"十四五"职业教育国家规划教材

（第二版）

护理营养学

HULI YINGYANGXUE

主　编　李焕勇　邓一洁　胡三莲

副主编　高　玲　李俊萍　蔡晶晶

U0244316

编　者　（按姓氏笔画排序）

邓一洁　（邢台医学高等专科学校）

李俊萍　（邢台医学高等专科学校）

李焕勇　（滨州职业学院）

张省爱　（滨州职业学院）

陈建勇　（湖北中医药高等专科学校）

胡三莲　（上海交通大学附属第六人民医院）

高　玲　（滨州职业学院）

董芳辉　（上海交通大学附属第六人民医院）

蔡晶晶　（上海城建职业学院）

主　审　张金沙

大连理工大学出版社

图书在版编目(CIP)数据

护理营养学 / 李焕勇，邓一洁，胡三莲主编. -- 2
版. -- 大连 : 大连理工大学出版社，2022.1(2024.1重印)
ISBN 978-7-5685-3698-1

Ⅰ. ①护… Ⅱ. ①李… ②邓… ③胡… Ⅲ. ①临床营
养－营养学 Ⅳ. ①R459.3

中国版本图书馆 CIP 数据核字(2022)第 021598 号

大连理工大学出版社出版

地址:大连市软件园路 80 号 邮政编码:116023
发行:0411-84708842 邮购:0411-84708943 传真:0411-84701466
E-mail:dutp@dutp.cn URL:https://www.dutp.cn
大连永盛印业有限公司印刷 大连理工大学出版社发行

幅面尺寸:185mm×260mm 印张:20 字数:551千字
2017 年 1 月第 1 版 2022 年 1 月第 2 版
2024 年 1 月第 4 次印刷

责任编辑:刘俊如 责任校对:程砚芳
封面设计:张 莹

ISBN 978-7-5685-3698-1 定 价:53.80 元

李红伟　泰山护理职业学院

李建华　南阳医学高等专科学校

余尚昆　长沙卫生职业学院

佘金文　长沙卫生职业学院

沈小平（美）　上海思博职业技术学院

张玉侠　复旦大学附属儿科医院

张雅丽　上海中医药大学附属曙光医院

陈淑英　上海思博职业技术学院

易传安　怀化医学高等专科学校

周文海　武汉科技大学城市学院

郑艾娟　永州职业技术学院

施　雁　同济大学附属第十人民医院

徐元屏　湖北中医药高等专科学校

徐建鸣　复旦大学附属中山医院

唐晓凤　泰山护理职业学院

凌　峰　永州职业技术学院

黄　群　中国福利会国际和平妇幼保健院

康爱英　南阳医学高等专科学校

彭月娥　长沙卫生职业学院

彭慧丹　湖北中医药高等专科学校

董小文　长沙卫生职业学院

韩玉霞　滨州职业学院

程　云　复旦大学附属华东医院

简亚平　永州职业技术学院

本人在医学教育领域学习、工作了四十余年,其中在白求恩医科大学十二年,在上海交通大学附属第六人民医院三年,在美国俄亥俄州立大学医学院十五年,回国创办上海思博职业技术学院卫生技术与护理学院已十年有余。从国内的北方到南方,从东方的中国到西方的美国,多年来在医学院校的学习、工作经历使我深深感到,相关医学类如护理专业的教材编写工作是如此重要,而真正适合国内医学护理高职高专院校学生的教材却并不多见,教学效果亦不尽如人意。因此,组织编写一套实用性、应用性较强的高等职业技术教育创新系列教材的想法逐渐浮出台面,并开始尝试付诸行动。当本人主编的《多元文化与护理》和《护理信息学》两本书作为高等职业技术教育创新教材先后由人民卫生出版社正式出版发行后,我又欣然接受大连理工大学出版社的邀请,担任新世纪高职高专护理类课程规划教材的编委会主任暨总主编工作。

　　为适应我国高职高专护理教育的改革与发展、护理专业教学模式和课程体系改革的需要,依据以"人"为中心的护理理念,以知识、能力、素质综合发展和高等技术应用型护理人才的培养目标为导向,以高职高专护理职业技能的培养为根本,我们组织来自全国各地护理院校的资深教师及临床第一线的护理专家们编写了这套高职高专护理类课程规划教材。本教材的编写满足了学科需要、教学需要和社会需要,以求体现高职高专教育的特色。根据护理专业各学科本身的知识构架,本教材有利于学生对学科有系统的认识,并形成学科的思维和学习方法;有利于教师教,有利于学生学,符合学科规定和学生的认知特点;能够保证社会对学生技能和知识的要求,学生通过学习本教材应具有基础知识适度、技术应用能力强、知识面宽、素质较高等优点。

　　本系列教材的编写得到了上海思博职业技术学院和全国各地兄弟院校广大教师以及各教学实习医院有关专家、学者的大力支持和帮助,特别是大连理工大学出版社的鼓励和帮助,在此一并表示衷心的感谢! 鉴于本人教学经验水平有限,本系列教材一定存在许多不足之处,恳请读者批评指正。

沈小平

2013 年 8 月 于上海

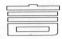

前　言

　　《护理营养学》(第二版)是"十四五"职业教育国家规划教材、"十三五"职业教育国家规划教材,也是新世纪高等职业教育教材编审委员会组编的护理类课程规划教材之一。

　　本教材为响应教育部高等职业教育教学改革的号召,基于护理专业培养目标及发展的新动向,紧密围绕护理专业的职业新要求,结合我国高等职业教育的现状而精心编写。

　　本教材具有以下特点:

　　1.注重编写队伍的多元化

　　编写人员有来自医院临床一线的护理专家,也有来自学校教学一线的教学能手;有经验丰富的宿将,也有年轻有为的新秀,为保证教材质量打下了基础。

　　2.注重使用对象的适应性

　　教材紧紧围绕高职高专学生的知识结构、学习习惯和身心特点,运用通俗易懂的语言风格,内容结构上由简到繁,由浅入深,既有对基础知识的描述,也有对基本原理的解释,还有对基本操作的强化。布局上设置了学前导入、学后思考环节,激发学生的学习兴趣。

　　3.注重内容结构的创新性

　　教材编写过程中非常注重创新和更新。教材采用项目下设任务模式,正文之中穿插案例导入、知识链接等;在知识更新方面,关注最新政策导向,跟踪最新行业动态和专业标准,反映专业发展的新技术、新成果。

　　4.注重课程思政的趣味性

　　坚持立德树人的根本任务,贯彻落实党的二十大精神。在每个项目中设立"思政小课堂",并在学习目标中,体现素养目标。结合教学内容,有机嵌入思政元素,如政策发布、热点跟踪等,形式多样,贴近生活,贴近实际,更易让学生产生共鸣。

5.注重理论实践的实用性

教材内容力争贴近教学实际、贴近临床实践,既注重理论知识的传授,又兼顾专业技能的强化,使理论与实践更好地结合,服务于"技能型人才"的培养目标。

6.注重配套元素的多样性

为积极响应市场需求,此次教材编写工作高度重视教材配套资源的建设,配套资料更加标准、规范、齐全。本教材及时解决教学过程中遇到的问题,是任课教师的好工具、好帮手。

本教材由李焕勇、邓一洁、胡三莲任主编,高玲、李俊萍、蔡晶晶任副主编,陈建勇、董芳辉、张省爱参与了部分内容的编写工作。具体分工如下:项目一由李焕勇编写;项目二中的任务一至四由蔡晶晶编写,任务五、六、八由陈建勇编写,任务七由李焕勇、陈建勇编写;项目三由李俊萍编写;项目四中的任务一、三由李焕勇编写,任务二、四由高玲编写;项目五中的任务一、二由李焕勇编写,任务三由高玲编写;项目六由董芳辉编写;项目七中的任务一至五由邓一洁编写,任务六至八由胡三莲编写;实训部分的实训一由董芳辉编写,实训二由张省爱编写,实训三由邓一洁编写。湖北中医药高等专科学校张金沙审阅了全书并提出宝贵意见。

为方便教师教学和学生自学,本教材配有教学课件、课后案例分析及习题答案,如有需要请登录职教数字化服务平台进行下载。

本教材在编写过程中,引用和汲取了近年来许多营养学、护理学等相关学科的新知识、新观点和新理念,在此对这些专家、作者表示诚挚感谢。相关著作权人看到本教材后,请与出版社联系,出版社将按照相关法律的规定支付稿酬。

由于编写水平有限,加之时间紧迫,肯定存在不足之处,恳请各位专家、学者不吝指教,并希望广大读者提出宝贵意见和建议,帮助我们不断提高和改进。

编　者

所有意见和建议请发往:dutpgz@163.com

欢迎访问职教数字化服务平台:https://www.dutp.cn/sve/

联系电话:0411-84706671　84707492

目 录

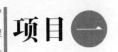

项目一

绪 言

健康是人类永恒的追求,营养是健康的物质基础。随着社会经济和科学技术的迅速发展,营养学越来越受到人们的重视,因为营养学在维护人类健康、防病治病方面的作用,越来越得以凸显。

任务一 营养学的基本概念及研究内容

学习目标

【掌握】

1.营养、营养素、食物与食品、营养价值的概念

2.营养学的定义

【熟悉】

3.食物分类

4.营养学的研究内容

【了解】

5.学习营养学知识的重要性

6.了解我国慢性病的严峻现状,增强危机感和使命感

案例导入 1-1

【慢病报告·世卫组织】中国要努力"阻止慢性病海啸"

据路透社、英国广播公司等外媒在 2015 年 1 月 20 日报道,世界卫生组织于 1 月 19 日发表报告指出,中国每年有超过 300 万人因慢性非传染性疾病而过早死亡。该组织呼吁中国加大努力"阻止慢性病海啸"。世卫组织发布的《2014 年全球非传染性疾病现状报告》显示,2012 年全球共有 3 800 万人死于非传染性疾病,其中 42% 的人,即 1 600 万人的死亡是本可避免的过早死亡,比 2000 年过早死亡人数 1 460 万人要多。中国在 2012 年因肺癌、中风、心脏病和糖尿病等慢性非传染性疾病死亡的人数高达 860 万人。世界卫生组织还称,中国的很多关键性风险指标都高得令人担忧。

另外,从国务院新闻办公室于 2020 年 12 月 23 日举行的《中国居民营养与慢性病状况报告(2020 年)》新闻发布会上获悉:我国营养改善和慢性病防控工作取得积极进展和明显成效。主要体现以下几个方面:一是居民体格发育与营养不足问题持续改善,城乡差异逐步缩小;二是居民健康意识逐步增强,部分慢性病行为危险因素流行水平呈现下降趋势;三是重大慢性病过早死亡率逐年下降,因慢性病导致的劳动力损失明显减

少。2019年,我国居民因心脑血管疾病、癌症、慢性呼吸系统疾病和糖尿病等重大慢性病导致的过早死亡率为16.5％,与2015年的18.5％相比下降了2个百分点,降幅达10.8％,提前实现了2020年国家规划目标。

请问:(1)面对2015年报道我国慢性病触目惊心的现状,你有何思考?

(2)看到2020年我国慢性病现状的显著改善,你又有何感想?

一、营养学的基本概念

(一)营养

营养(nutrition)从字义上讲,"营"是经营,即谋求、获得的意思,"养"为养生、养分的意思。营养就是谋求养生、获得养分的意思。从生理学角度来看,营养是指人体通过从外界摄取各种食物,经过消化、吸收、代谢和排泄,利用食物中的营养素和其他对身体有益的成分以维持机体的生长发育和各种生理功能的生物学过程。营养是一个动态的过程,其中任何一个环节发生异常都会损害健康。

(二)营养素

营养素(nutrient)是指食物中所含有的能维持生命,促进正常生长发育和机体新陈代谢的化学物质。目前已知人体的必需营养素有四十余种,按传统的分类方法将其分为六大类:蛋白质、脂类、糖类(俗称碳水化合物)、维生素、矿物质和水。一部分营养素不能在体内合成,必须从食物中获得,称为必需营养素;另一部分营养素可在体内由其他食物成分转换生成,不是必须从食物中直接获得的,称为"非必需营养素"。其中,蛋白质、脂肪、糖类由于摄入量大并有产能作用,所以称为宏量营养素或产能营养素;维生素和矿物质由于需要量较小,称为微量营养素;而水则被列入其他膳食成分,随着营养学和相关科学的深入发展,人们逐渐发现了膳食纤维具有相当重要的生理作用。以至于在膳食构成越来越精细的今天,膳食纤维更成为学术界和普通百姓关注的物质,并被营养学界补充认定为第七类营养素,和传统的六类营养素——蛋白质、脂类、糖类、维生素、矿物质与水并列。但无论膳食纤维的作用多么重要,从其组成结构上看,它是一种多糖,所以把它归属于糖类更妥帖一些。

(三)食物与食品

食物(food)是指能够满足机体正常生理和生化能量需求,并能延续正常寿命的物质。简单地说,含有营养素的物料统称为食物。食物按照来源一般分为植物性食物和动物性食物两大类。

食品(food)是指以食物为原料经过加工制作的产品。食品种类繁多,分类方法多样。

按照原料种类可分为:果蔬制品、肉禽制品、水产制品、乳制品、粮油制品等。

按照保藏方法可分为:罐头食品、干制食品、冷冻食品或冻制食品、腌渍食品、烟熏食品等。

(四)营养价值

营养价值(nutrient value)指食物营养素及能量满足人体需要的程度,如营养素种类是否齐全、数量是否充足,比例是否适宜等。一般来说,哪种食物(或食品)满足人体需要的程度越高,说明该食物的营养价值就高。营养价值反映的是特定食物(或食品)中的营养素及其质和量的关系。

(五)营养学

营养学(nutriology)属于生命科学的一个分支,也是预防医学的重要组成部分,它是研究人体营养过程、营养素需要和来源以及营养与健康关系的一门学科。

在理论方面,它与生物化学、病理学、临床医学、食品科学、农牧科学等学科均有密切联系。在应用方面,它可指导个体或群体的膳食安排,并参与指导国家的食品生产和加工,改善国民体质,促进社会经济发展。

二、营养学的研究内容

营养学的研究总体上分为食物营养和人体营养两大领域,即食物中对人体有益的成分及人体摄取和利用这些成分增进健康这两个领域。具体来说,大体包括以下主要内容:

(1)基础营养知识:各类营养素的生理功能及其对人体健康、疾病的作用。

(2)食物营养与卫生:各类食物(或食品)的营养价值与合理营养。

(3)不同生理阶段人群的营养需求特点。

(4)食物资源的开发利用和新型食品的研发。

(5)营养学的临床应用:医院膳食、疾病营养、营养缺乏病的防治等。

(6)开展各种与营养有关的研究。

‖ 思政小课堂 ‖

让中医药更好地造福人类健康
——在第76届联合国大会上的发言(摘选)
联合国健康产业基金会中医药委员会主任委员　张少平

中医药作为中华民族的原创医学科学,拥有 5 000 多年的悠久传承发展历史和丰富治病救人实践,它从宏观、系统、整体三个维度揭示人的健康和疾病的发生发展规律,是人类文明的瑰宝。

随着中国 40 多年的不断开放,中医药国际交流与合作不断扩大,在全球迅速发展。目前,中医药已传播到 183 个国家和地区,103 个会员国认可使用针灸,有 30 多个国家和地区开办了数百所中医药院校。中国政府与相关国家和国际组织签署了 86 份中医药合作协议,在海外建立了 10 个中医药中心,在国际标准化组织成立了中医药技术委员会。"中医针灸"列入联合国教科文组织非物质文化遗产名录,《黄帝内经》和《本草纲目》入选世界记忆名录。世界针灸学会联合会有 53 个国家和地区的 194 个会员团体,世界中医药学会联合会有 67 个国家和地区的 251 个会员团体。

中医药除在常见病、多发病、疑难杂症的防治中贡献力量外,在重大疫情防治和突发公共卫生事件医疗救治中也发挥重要作用。例如中医在治疗埃博拉病毒、治疗肿瘤、治疗传染性非典型肺炎,疗效得到世界卫生组织肯定;中医治疗甲型 H1N1 流感,良好效果赢得国际社会高度赞誉。同时,中医药在防治艾滋病、手足口病、人感染 H7N9 禽流感等传染病,特别是2020年爆发的全球新冠肺炎大流行国际抗疫中,中医药发挥了并且继续发挥着独特有效的救治作用。这一切,都说明了中医的独特优势与重要性。

Key Words

1.人体需要的七大类营养素有_____、_____、_____、_____、_____、_____、_____。

2.营养学的研究总体上分为_____和_____两大领域。

任务二 | 营养学的发展和应用

学习目标

【掌握】
1.营养学发展的历程和主要成果
2.营养学在临床上的应用
3.护理营养学的发展现状

【熟悉】
4.营养对人体健康的影响和作用
5.我国现代营养学的发展阶段和特点

【了解】
6.我国目前面临的营养问题和任务
7.全面了解中医药在重大疫情防治等方面所发挥的重要作用。

案例导入 1-2

现代医学之殇

让现代医学最尴尬的是,不管它自恃多么先进,但它能够治愈的疾病并不多,又有谁知道有多少治疗糖尿病的专家死于糖尿病,有多少治疗心脑血管的专家死于心梗或脑血栓,有多少精神科、神经科的医生自己长期失眠,有多少患高血压的医生、肥胖医生和切除子宫的妇科专家,他(她)们还在为病人开刀、开药方。

医学发展到今天,出现一些瓶颈,无论是中医还是西医,各自面临自己的问题。而越来越多的慢性病肆虐全球,肝炎、糖尿病、肿瘤等不仅耗费病人及家庭巨额钱财,也耗费国家巨额经费来对这些疾病进行深入研究。然而收效甚微,病人也长期处在彷徨、苦闷、无奈、无助的状态下。

请问:(1)未来医学将如何发展?

(2)人们生病又该怎么办呢?

一、营养学的发展

人类生存离不开营养。人类在漫长的生活实践中,对饮食营养的认识由感性上升到理性,便产生了营养学。随着社会经济和科学技术的发展,营养学也得到不断的提升和完善。总之,营养学经历了一个由"简单到复杂、由宏观到微观",漫长而曲折的发展历程。

(一)古代的营养学

约公元前400年至18世纪中期,许多营养学家称这段时期为营养学发展的自然主义时期。在这一时期,人们虽然知道要生存就必须饮食,但对食物的认识非常模糊,不少观念源于医道或一些经验积累,也有的是出于迷信。当时的西方居民经常将食物用作化妆品或药品。在《圣经》中就曾描述有人将肝汁挤到眼睛中治疗一种眼疾。古希腊的名医,世称医学之父的希伯克拉底(Hippocrates)在公元前300多年前就提出了饮食的法则:"把你的食物当药物,而不是把你的药物当食物。"他提出了多吃食物少吃药、提前预防疾病的医学思想。在那时人们已经开始用海藻来治疗甲状腺肿和用动物肝脏来治疗夜盲症。有记载显示,当时的人们已经用铸造宝剑用来淬火的含铁的水来治疗贫血。

在5000多年的中华文明史中,我国的饮食文化源远流长,可以说我国是最早提出膳食指导的国家。西周时期,官方医政制度将医学分为四大类:食医、疾医、疡医和兽医。食医排在诸医之首,专管调和食味、注意营养、防止疾病、确定四时的饮食,可以说是世界上最早的营养师。在先秦至西汉时期编写的中医经典著作《黄帝内经》中,集纳古代学派的先进观点,以朴素的辩证思想提出了许多至今仍然有益的见解:"五谷为养,五果为助,五畜为益,五菜为充,气味合而服之,以补精益气。"这就是说,人们必须要以谷、肉、果、菜等类食物的互相配合以补充营养,增强体质。又提及:"谷肉果菜,食养尽之,无使过之,伤其正也。"也就是说,谷、肉、果、菜等虽是养生之物,但若过食偏食,非但不能补益,反而有伤正气,于健康不利。上述论点可以看作是世界上最早的膳食指南。唐代名医孙思邈的《千金方》中第二十六卷为"食治"专篇,强调以食治病。除序言外,分"果实、菜蔬、谷米、鸟兽虫鱼"四门来叙述,是现存最早的营养疗法专篇。他对饮食养生非常重视,认为"安生之本,必资于饮食,不知食宜者,不足以存生也。"强调饮食有节,五味不可偏盛等,这与现代膳食平衡的观点非常吻合。此外,对于老年养生、妇幼养生、四时养生等也多有论述。东汉《神农本草经》和明代《本草纲目》等中医学术经典中记载了数百种食物的性质和对人体的影响。此外,历史上还有《食经》《千金食治》等书籍,都凝集着我国古代人民在营养学方面的智慧。

(二)现代营养学的发展

现代营养学奠基于18世纪中叶。当时欧洲的文艺复兴打破了宗教的思想禁锢,人们的思想空前解放,诞生了许多人文科学和自然科学的伟人。而后的工业革命也要求自然科学为提高生产力开辟道路,因而物理、化学有了突飞猛进的发展,科学方法学和实验技术也得以建立。营养学借助于化学、生物化学、微生物学、生理学、医学等多门学科的基本原理,使自身得到不断进步。

现代营养学从开始至现在,可大致分为以下三个时期:

1. 营养学的萌芽与形成期(1785—1945年)

这一时期是营养学历史上突破最大、最多的时期。主要成果有:其一,在认识到食物与人体基本化学元素组成基础上,逐渐形成了营养学的基本概念、理论;其二,建立了食物成分的化学分析方法和动物实验方法;其三,明确了一些营养缺乏症(nutritional deficiency)的病因;其四,1912—1944年,分离和鉴定了食物中绝大多数营养素,该时期是发现营养素的鼎盛时期,也是营养学发展的黄金时期;其五,1934年美国营养学会的成立,标志着营养学的基本框架已经形成。

2.营养学的全面发展与成熟期(1945—1985年)

这一时期的主要成果有:其一,继续发现一些新营养素并系统研究了这些营养素消化、吸收、代谢及生理功能,也包括营养素缺乏所引起的疾病及其机制;其二,不仅关注营养缺乏问题,而且还开始关注营养过剩对人类健康的危害;其三,公共营养(public nutrition)的兴起,这是该时期营养学发展的显著特点。第二次世界大战后,国际上开始研究宏观营养,营养工作的社会性不断得到加强,在世界卫生组织(World Health Organization,WHO)和联合国粮农组织(Food and Agriculture Organization of the United Nations,FAO)的努力下,加强了全球营养工作的宏观调控性质,于是公共营养学应运而生。1996年,John Mason等人提出并经1997年第16届国际营养大会讨论同意,"公共营养"的定义最终明确下来,它标志着公共营养学的发展已经成熟。

3.营养学发展新的突破孕育期(1985年至今)

新时期的主要成果有:其一,营养学研究领域更加广泛。除传统营养素外,植物化学物(phytochemical)对人体健康的影响及其对慢性病的防治作用逐渐成为营养学的研究热点。植物化学物的深入研究不仅有利于健康促进和防治人类重大慢性疾病,同时对植物化学物作用机制的深入研究将更加明确其在人类健康中的作用、地位,并将一部分植物化学物划分为新的营养素。另外,不仅研究营养素的营养生理功能,还研究其对疾病的预防和治疗作用;其二,营养学的研究水平更加深入。随着分子生物学技术和理论向各学科的逐渐渗透,特别是在1985年分子营养学(molecular nutrition)概念的提出,标志着营养学研究已进入分子时代。分子营养学将从更加微观的角度研究营养与基因之间的相互作用及其对人类健康的影响。分子营养学的深入研究,将促进发现营养素新的生理功能,同时促进人体内有益基因的表达和(或)有害基因的抑制。另外,还可根据人群个体基因型不同制定不同的膳食供给量标准,为预防营养相关疾病做出重要贡献;其三,营养学的研究内容更加宏观。2005年5月发布的吉森宣言(Giessen Declaration)以及同年9月第18届国际营养学大会上均提出了营养学的新定义:营养学(也称之为新营养学,new nutrition science)是一门研究食品体系、食品和饮品营养成分与其他组成成分和它们在生物体系、社会和环境体系之间及之内的相互作用的科学。新营养学特别强调营养学不仅是一门生物学,而且还是一门社会科学和环境科学,是三位一体的综合性学科。因此,它的研究内容不仅包括食物与人体健康,还包括社会政治、经济、文化以及环境与生态系统的变化对食物供给进而对人类生存、健康的影响。它不仅关注一个地区、一个国家的营养问题,更加关注全球的营养问题;不仅关注现代的营养问题,更加关注未来营养学持续发展的问题。因此,新营养学比传统营养学的研究内容更加广泛和宏观。新营养学的进一步发展将从生物学、社会科学和环境科学的角度,综合制定出"人人享有安全、营养的食品"的方针、政策,最大限度地开发人类潜能,拥有最健康的生活,发掘、保持和享受多元化程度逐渐提高的居住环境与自然环境。

以上三个方面的研究才刚刚起步,还处于初级阶段,但其未来的发展前景、将要产生的重大突破及其对人类和社会发展的巨大贡献是可预见的。因此,这一时期是营养学发展的新的突破孕育期。

（三）中国现代营养学

中国现代营养学初创于20世纪早期，其发展可以分四个历史阶段。这些阶段的形成既受到国际营养学和其他相关科学发展的影响，也和我国不同时期的政治、经济和社会生活密切联系在一起。

第一阶段：萌芽时期，20世纪初到1923年。我国营养研究最早开始于医学院及医院，主要有：齐鲁大学的阿道夫（Adolph）进行的山东膳食调查以及大豆产品的营养价值研究；协和医院的瑞德（Read）对荔枝进行分析；威尔逊（Wilson）进行了中国食物初步分析等。这一时期虽然实验设备简陋，成就不大，但却开启了我国现代营养学研究的篇章。

第二阶段：成长时期，1924—1937年。在此时期内，中国的营养学、生物化学及其他各门科学都有很大发展。北京协和医学院生化系主任吴宪等对营养研究起了带头作用，同时燕京大学化学系、上海雷士德医学研究所、北京大学农学院营养室等机构也都相继建立。1927年，《中国生理学杂志》问世，开始刊载营养学论文。此外，《中华医学杂志》《中国化学会会志》，以及北平农学院的《营养专报》《中国科学社生物研究所论文丛刊》等刊物也间或有营养论文发表，营养研究在此期间有了长足的发展。

第三阶段：动荡时期，1938—1949年。这段时期日本全面侵华，我国各学术机关纷纷西迁，设备器材大多简陋，图书资料也无法补充，研究队伍也不整齐。但由于营养科学工作者艰苦奋斗，克服种种困难，亦取得了许多营养学研究成果。各营养研究机构在抗日战争期间均曾积极努力致力于食物营养的研究，成都的前国立中央大学（新中国成立后改称南京大学）医学院生化科、华西大学医学院生化科、四川大学农学院营养研究室等都做出了突出的贡献，推进了营养学在此期间的发展。1939年，中华医学会提出了我国第一个营养素供给量——中国人民最低营养需要量的建议。1941年和1945年，中央卫生实验院先后召开了全国第一次、第二次营养学会议，并于第一次全国营养学会议上酝酿组织成立中国营养学会，1945年中国营养学会正式成立。《中国营养学杂志》亦在第二年正式出刊，但于出版两卷后停刊。此后由于时局动荡，直到1949年无较大成绩可言。

第四阶段：发展时期，1949年中华人民共和国成立后，中国营养学进入一个空前发展时期，在建立专业机构队伍、进行科学研究、防治营养缺乏病等方面做了大量工作，取得显著成绩。营养学研究经过长期的发展，已经形成了一个系统的、包含多个研究领域的独立学科。宏观和微观两个方面的研究工作都得到不断的扩展和深入。

新中国成立初期，营养工作主要针对当时比较紧迫的实际问题展开，先后进行了"粮食适宜碾磨度""军粮标准化""5410豆制代乳粉"以及"野菜营养"等研究。1952年我国出版第一版"食物成分表"，至今已多次更新和改进；1956年创刊了《营养学报》；1959年对全国26个省市的50万人进行了四季膳食调查；1962年提出了新中国成立后第一个营养素供给量建议；1982—2002年，每隔十年进行一次全国性营养调查；1988年中国营养学会修订了每人每天膳食中营养素供给量，并于1989年又提出中国居民膳食指南。

在此期间，我国的营养工作者进行了一些重要营养素缺乏病的防治研究工作，包括癞皮病、脚气病、碘缺乏病及佝偻病等，并结合对克山病及硒中毒病的防治研究，提出了人体硒需要量，得到各国营养学界认可和采用。中国营养学会在1997年修订了膳食指南,并发布了"中国居民平衡膳食宝塔",广泛开展了营养知识的普及宣传。2000年公布了我国第一版《中国居民膳食营养素参考摄入量》(DRIs),标志着我国营养学在理论研究和实践运用的结合方面又迈出了重要的一步。

从2010年开始,营养学会将修订工作列为第七届理事会重点任务,2013年完成《中国居民膳食营养素参考摄入量》(DRIs)修订。增加了与非传染性慢性病(NCD)有关的三个参数:宏量营养素可接受范围、预防非传染性慢性病的建议摄入量和某些膳食成分的特定建议值。

从理论研究的角度,我国营养工作者开展了广泛而深入的工作。在宏观研究方面,我国营养工作者对营养素生理功能的认识逐步趋于完善和系统化。一方面对营养素缺乏所造成的身体和智力损害有了更深入的了解,另一方面对膳食成分和营养素摄入在预防慢性疾病、提高机体适应能力以及延缓衰老等方面的意义有诸多发现。在微观研究方面,对营养素生理作用的认识已由器官组织水平推进到亚细胞结构及分子水平。叶酸、维生素 B_{12}、维生素 B_6 与出生缺陷、心血管疾病相关联的研究、肥胖等慢性病的发病机制研究已深入到分子水平;维生素 E、维生素 C、胡萝卜素及硒、锌等在体内的抗氧化作用及有关细胞机制和分子机制的研究也都有新的进展。

知识链接

营养学的研究层次

营养学的研究层次一共分六层。

一是物质层次。即中医提到的各种食物进行寒、热、平等类别划分。对植物和食物、动物进行详细的功能记忆和搭配。

二是营养元素层次。即西方营养学。把营养成分进行微小结构解剖,并明确各元素的功用。

三是化学结构层次。即对元素的结构组成与人体结构作用、过程等进行详细描述,是更深入的微小领域。

四是分子、原子研究层次。即对组成元素的分子、原子的结构方面进行探讨。

五是基因结构层次。通过物质最细结构领域与人体基因领域进行观察,了解物质之间的作用和原理。

六是信息研究。如果说前面都是实际物质方面的研究,这里的研究就是指"虚无"的信息研究。

美国属于分解领域的营养学代表,中国是整体营养学的代表,而日本兼备了两者的特点。

二、营养学的应用

(一)营养学在医学中的重要地位

营养学在预防医学、临床医学、康复医学和卫生保健学中均占有十分重要的位置,其涉及内容十分广泛。临床上,在预防某些常见病的发生、提高临床治疗效果、手术治疗的支持和促进术后康复及防止疾病恶化,减少并发症和治疗中的不良反应以及对临床患者肠内、肠外营养等方面均起到重要作用，它是现代医学综合治疗中不可缺少的组成部分；在社区保健工作中，它具有重要的营养指导作用，其中对社区慢性病患者的饮食指导、预防营养缺乏病等方面起重要作用，同时营养学还担负着社区健康教育和健康促进的使命。世界卫生组织将合理膳食作为保证健康的四大基石之一，使营养学在医学中的作用和地位不断提高。

(二)营养与健康

在漫长的人类历史发展过程中，早期因为对营养知识的无知而付出过沉重的代价。最典型的是航海过程中发现的坏血病。1498年，葡萄牙航海家瓦斯特·达·伽马(Vasco Da Gama)首先发现坏血病，他的船队在航海过程中，160人中有102人死亡。1740年，英国海军上将乔治·安森(George Anson)带领6艘战舰和1 955名水手开始环球航行，四年后返回英国时丧失了五艘战舰，死去1 051名海军将士，均患有一种出血不止的疾病，即坏血病。但法国海军在同一年，却因指定的口粮中每人配给酸果汁一桶，而未发生同类事件，战士们幸免于难。1928年，圣捷尔吉·阿尔伯特(Szent-Gyorgyi Albert)在柠檬中分离出维生素C，坏血病的致死原因才真相大白。其实早在1405至1433年，我国郑和曾六次带领船队下西洋，人数多达2.7万人，最远到达今天的肯尼亚与坦桑尼亚，但未有死于坏血病的报道，其原因就在于沿途中停泊，随时补给蔬菜，以及船队在甲板上有种植蔬菜的做法。这不愧是当时中国人创造的航海奇迹。

18世纪末到19世纪初，因为维生素缺乏而引起大量人群病死，数量仍然是惊人的。在地中海沿岸国家、美国南部以玉米为主食的地区，癞皮病猖獗，以皮肤粗糙、腹泻及精神失常为特征，严重时会引起死亡。当时人们认为这是一种传染病，后来戈德伯格(Goldberger)发现这种疾病与病区的食物有关。1937年，埃尔维耶姆(Elvehjem)在酵母中提取出烟酸，才了解到这也是一种维生素缺乏症，类似情况在亚洲也曾发生过。工业革命后，以蒸汽机为动力的大型碾米机出现，亚洲以米为主食地区即出现广泛的脚气病，患者数以千万计，直到艾克曼(Eijkman)在动物实验中证明米糠可治疗鸡或鸽子的软脚病，治疗才得以取得突破，最后从米糠中分离出了硫胺素。

解放战争时期，渡江战斗中战士阴囊皮炎的流行；抗美援朝时期，部队中大批士兵夜盲症的出现，均极大地影响了战斗力，但一经补充核黄素或维生素A，这些营养缺乏病就能很快痊愈。新中国成立初期，新疆南部也流行过癞皮病，且发生在春耕时期，严重影响了当地农业生产。政府一方面向疾病流行地区人群补给烟酸，一方面以研究结果指导当地采取了加碱处理的办法，使玉米中的结合型烟酸形成游离型烟酸而释放，能为人体吸收利用，这种缺乏病就基本消除了。这些典型事例充分说明了营养缺乏对于国防建设和人民健康的重大影响。

营养对人体健康的影响和作用，可归纳为以下几个方面：

1.构成机体组织

营养素是人体的物质基础，任何组织都是由营养素组成的，因此生长发育、组织修复、延缓衰老都与营养状况有关。从胎儿期起，直至成年，营养对组织器官的正常发育甚为重要。充足的营养素可以在体内储备，以应付各种特殊情况下的营养需求。

2.维持生理功能

首先要保证能量需要，其中基础代谢消耗的能量是生命活动所必需的。其次，各种器官的正常功能均有赖于营养素通过神经系统、酶、激素来调节，特别是脑功能、心血管功能、肝肾功能、免疫功能尤为重要。再次,食物中含有的许多生物活性物质,虽然不属于营养素范畴,但它们具有调节多种生理功能的作用,所以备受关注。

3.促进心理健康

所谓身心健康就是指除保持正常器官的生理功能以外,还要保持较好的心理承受能力。现已证明营养素不仅构建神经系统的组织形态,而且直接影响各项神经功能的形成。在儿童时期表现为学习认识能力即智力的发育,成人则表现为日常应激适应能力及对恶劣环境的耐受能力。当今激烈的社会竞争、较快的工作节奏、复杂的人际关系、巨大的工作压力等因素造成的心理应激很强,在这种情况下,心理因素会诱发器质性病变,因此维持心理健康显得尤为重要。

4.预防疾病发生

营养素的缺乏或摄入过多都会引发疾病。营养素缺乏可以是摄入不足的原发性缺乏,也可以是其他原因引起的继发性缺乏。在临床上,除了直接由缺乏引起的各种症状外,还可诱发其他并发症。营养素过多会引起急慢性的中毒反应,也可以引起许多慢性非传染性疾病的发生。肥胖是营养素过盛的最普遍的表现,而肥胖又是心脑血管病、糖尿病、肿瘤等慢性病的危险因素。营养素合理摄入,防止缺乏或摄入过多,也就预防了营养素缺乏诱发的并发症与过多引起的慢性病。

营养对健康的影响必须通过食物与膳食以营养素及其他食物活性物质的形式发挥作用,脱离食物与膳食谈营养与健康是空洞的,其次营养对健康的影响必须通过正常的生理过程发挥作用。

(三)临床营养学的发展

临床营养学是研究合理利用食物和营养素,促进生长发育、增进健康、提高机能、防治疾病和延缓衰老的综合性学科,与生理学、生物化学、临床医学以及食物科学都有非常密切的联系,在临床医学、预防医学、康复医学中都占有很重要的位置。

20世纪60年代完全的胃肠外营养素(TPN)的应用,已作为现代医学科学的一大成就被载入史册,视为临床营养的"第一革命";20世纪80—90年代,在肠内和肠外营养的选择中,尽量采用自然途径补充营养的新发现,视为临床营养的"第二革命"。这两次"革命"为正确应用营养治疗途径指明了方向。

卫生部2009年11月12日发布的《临床营养科建设与管理指南(试行)》当中也明确提出,三级医院和具备条件的二级医院应设立临床营养科,并规定了营养科的人员配置标准、收费方式及查房制度等。在医院等级评审中,"三甲"医院的一个重要指标就是营养专业人才的配备。

营养治疗是现代综合治疗中不可缺少的一个重要组成部分,营养治疗是根据疾病的病理和生理特点,为病人制定各种不同的膳食配方,以达到辅助治疗及辅助诊断的目的,借以增强机体的抵抗力,促进组织修复,纠正营养缺乏。

合理的营养饮食,不仅饮食中所含的营养成分齐全,配比恰当,色、香、味、形美观,且可增进病人的食欲,在病人康复过程中起到药物所起不到的作用。因此,利用营养治疗可达到以下目的:

(1)调整营养需要,依疾病治疗需要,利用营养素的补充或减少以达到辅助治疗的目的;

(2)减轻体内某一脏器的负荷,以利于疾病的治疗;

（3）控制营养成分的摄入以达到控制疾病发展的目的；

（4）利用营养食品的选择、应用和烹调方法来改变食物的性质，以利于疾病的治愈；

（5）供给特种治疗需要；

（6）利用试验膳食可辅助临床诊断。

由于历史原因，我国临床营养学科长期落后于其他学科的发展。目前，营养学科面临着机构设置不健全、人才队伍不合理、学科定位不明确、诊断技术落后、干预技术缺乏等诸多问题。临床营养作为疾病综合治疗的重要组成部分，无论对于医院或对于国家，都未发挥其应有的作用，成为医疗服务"木桶"中的"短板"。所以，这块"短板"如何加长是值得医院重视的。

据了解，日本每 330 人就有 1 名营养师，美国注册营养师多达 9 万多名。现在美国 70% 以上的医院设有由医师、临床营养师、药剂师和护士共同组成的"营养支持小组"，为病人实行肠道和静脉营养支持。美国排名第一的肿瘤医院，2011 年医疗营业收入 27.3 亿美元、住院人数 2.5 万人、平均开放床位数 594 张、平均住院时间 7.15 天、临床营养师人数 48 人，平均每 12.4 张床位就有 1 名营养师。

我国目前仅有 4 000 余名专业营养师，即每 32.5 万人才拥有 1 名营养师，相当于 1 名营养师服务于一个中小县城的全部人口。据中国营养学会 2002 年的一项调查显示：在受访的 403 所医院中，只有 47% 的医院设有营养科，在从业的人员中也仅有 22% 的人员是真正具备营养师资格的，正规医院的营养师配备现状尚且如此，食堂、学校、宾馆更可想而知了。目前按国际上配备营养师的人口比例，我国营养师缺口达 100 万～400 万名。因此，大力发展医院的临床营养科是势在必行、任重道远、功在当代利在千秋。

现代医学迅猛发展，临床营养已进入分子营养学时代，利用特殊营养素和调控因子减轻基因表达及整个机体代谢，对于临床营养治疗和支持的进一步深化有着重要意义。

（四）护理营养学的应用

护理营养学是临床营养学的重要组成部分。护理营养学实际上是营养学知识在临床护理工作中的具体应用，因此，具有较强的实用价值。

护理人员应根据病人的病情和实际情况，运用营养学知识，对病人做出正确的营养状况评价后进行膳食指导和营养教育，这是整体护理不可缺少的一个重要组成部分。随着社会经济和人民生活水平的提高，人们对健康的期盼也越来越强烈，同时营养与疾病的关系也日益受到重视。护士由于所从事工作的特殊性，营养知识水平的高低不仅影响其自身，更将影响与其接触的病人和周围人群，对人群的整体健康产生重大影响。有调查发现，护理人员在实践工作中缺乏对病人在饮食营养方面进行正确指导的能力。因此，在护士群体中积极开展营养知识教育，特别是提高她（他）们的临床营养知识水平是十分必要的。

随着健康教育工作的不断深化，营养已与医疗、护理、康复一起构成了现代医学综合治疗的四大支柱。但在以往的护理教育中，护理人员所学的营养知识非常有限。护理教育是多元学科的综合教育，其中营养学教育是一个不可分割的组成部分。由于各种原因，护理教育中营养学教育所占的分量很小，甚至部分院校没有独立开设营养学课程，护理专业学生的营养学教育主要来自《基础护理学》《卫生学》或《预防医学》等教材，涉及临床营养学内容很少。

知识链接

我国护理专业临床营养知识现状

某校针对在校护理专业学生做出试题问卷调查,调查显示护理专业学生具有一定的营养知识水平,但水平不高,平均正确率仅 62.54%,不仅体现在调查对象对营养学基本知识尚缺乏更为全面的了解,还反映出对营养专业问题,营养与疾病关系方面缺乏更深入的了解。另有某省针对各级医院护士所做的有关营养知识内容的问卷调查显示,目前病人营养问题 81% 由医护人员回答,95.5% 的护士在护理工作中会面临有关营养学的问题,76% 的病人对临床营养支持不够满意,63% 的病人希望护理人员能进行关于营养知识的指导,但只有 11% 的护士认为自己的营养知识能满足临床护理工作需要,53% 的护士认为应该加强营养知识的教育。从这些调查中我们发现,营养知识对护理工作者非常重要,但不管是医院的临床护士还是学校的护理专业学生,营养知识都掌握不足,目前的营养教育都不能满足他们的需要。

因此,在我国护理高等职业教育中有必要独立开设临床营养学课程,从师资配备、教学时数、实验条件等方面予以保证,从而完善高等护理教育的课程体系建设。

三、当前我国营养工作的重点

从 21 世纪开始,我国人民向全面建设小康社会迈进,人民生活水平不断提高,然而,由于经济发展的不平衡,营养不良问题的地区差异极大。一些边远地区营养缺乏问题仍然存在;一些富裕地区则出现严重的营养过剩情况,与营养相关的慢性病有日渐流行的趋势。基于以上情况,我国目前营养工作的重点在于:

(一)预防儿童营养不良,全面提高国民身体素质

通过改善我国人民的膳食营养状况来消除营养不良,提高人民的总体素质,是我国营养工作的重要任务。

(二)预防慢性病,延长人群寿命

膳食营养与目前人们高度关心的慢性非传染性疾病如高血压、糖尿病等的发生、发展均有密切联系。加强这方面的营养学研究,对于提高人们的健康水平,延长人群寿命具有重要意义。

(三)建立健全医院膳食管理工作

目前我国大部分医院尚未建立健全规范的医院膳食管理工作模式。提高疾病营养治疗在临床中的效果和地位,建立健全医院膳食管理工作体制是我国开展疾病营养治疗的重要工作内容。

(四)高度重视营养保健和疾病预防的普及教育工作

建立完善的营养保健知识普及教育以及疾病预防宣传讲座机制,利用好学校、医院和社区三大阵地,发挥好医护人员和教师学生两大群体的优势,大力开展营养、保健、疾病预防知识等的宣传教育工作,帮助人们树立正确的营养健康观。

(五)开发食物新资源,满足人们营养需求

人口数量的不断增加和日益提高的居民生活水平,要求我国应尽快开发新的的食

品资源,实现食物多样化和优质化。

（六）加强营养素功能的基础研究

根据我国实际营养卫生问题,加强营养素生理功能的基础研究,探讨更科学的膳食营养措施,对改善社区居民健康状况具有重要作用。

Key Words

1.我国西周时期,官方医政制度将医学分为四大类,分别是：_____、_____、_____、_____。

2.现代医学综合治疗的四大支柱：_____、_____、_____、_____。

3.营养对人体健康的影响和作用可归纳为：_____、_____、_____、_____。

4.《临床营养科建设与管理指南（试行）》是卫生部在_____年发布的。

 思考题

1.阐述营养、营养素的含义。
2.营养学中营养价值的含义是什么？
3.我国现代营养学的发展经历了哪些阶段？
4.如何理解营养治疗的积极作用。
5.我国营养工作的重点有哪些？

项目二

人体需要的能量和营养素

任务一 | 能 量

学习目标

【掌握】

1.能量系数的概念

2.人体能量消耗的基本途径

3.能量的来源

【熟悉】

4.能量代谢率的影响因素

5.能量平衡的调节

【了解】

6.能量对健康的影响

7.了解在校生目前食用早餐的现状

案例导入 2-1

患者,女性,初二学生。以近来上课时经常感到头晕、发困,接受和理解知识效率低,听不进课,学习成绩下降为主诉来医院就诊。检查结果显示血糖偏低,其余血液检查一切正常。经询问得知,该女生因怕肥胖,平时控制食量,早餐不吃或仅喝杯牛奶。

请问:(1)该女生出现的现象与早餐和食量有关吗?

(2)如何改善该女生目前的情况?有何建议?

(3)如何避免此类情况的发生?

人体每时每刻都在消耗能量,以满足心脏跳动、血液循环、呼吸、腺体分泌、新陈代谢等生命活动及体力活动的需要。人体在进行物质代谢的同时,也在进行能量的转换。一般说来,人体所需的能量几乎都来自于食物的蛋白质、脂肪和糖类,我们把这三种物质称为产能营养素。它们在体内经过氧化产生能量,供机体利用。如果人体摄入过多的能量,那么能量将以脂肪的形式存储在机体内,而如果人体长期摄入能量不足则会使机体出现营养不良等症状。因此,人体的能量消耗和能量摄入应保持平衡,能量平衡失调可能会给身体健康造成危害。

一、能量单位和能量系数

(一)能量单位

国际通用的能量单位是焦耳(Joule,J),为了方便使用,常以千焦耳(kJ)或兆焦耳(MJ)计。营养学上使用最多的是卡(cal)和千卡(kcal)。能量单位的换算如下:

$$1 \text{ kcal} = 4.186 \text{ kJ} \qquad 1 \text{ kJ} = 0.239 \text{ kcal}$$

近似计算可简化为: $\quad 1 \text{ kcal} = 4.2 \text{ kJ} \qquad 1 \text{ kJ} = 0.24 \text{ kcal}$

(二)能量系数

每克蛋白质、脂肪和糖类在体内氧化时所产生的能量值称为能量系数。在计算每克产能营养素产生多少能量时,目前通用的能量系数分别为蛋白质 16.7 kJ/g(4 kcal/g);脂肪 37.6 kJ/g(9 kcal/g);糖类 16.7 kJ/g(4 kcal/g)。

二、人体能量消耗

人体每天的能量消耗主要用于维持基础代谢、满足体力活动及食物特殊动力作用的需要,对于儿童、孕妇、乳母等还要满足其特殊生理需要。人体能量消耗主要有基础代谢、体力活动、食物热效应三个方面。

(一)基础代谢

基础代谢(basal metabolism,BM)是指用以维持机体最基本的生命活动时所需要的能量消耗(basal energy expenditure,BEE),即人体在安静和恒温条件下(18～25 ℃),禁食 12 h 以上,清醒、静卧、全身肌肉松弛,无任何体力活动及紧张思维活动时的能量消耗。此时,能量仅用于维持细胞和组织的代谢活动,维持体温、呼吸、血液循环及其他器官的生理需要。

为了确定基础代谢的能量消耗(BEE),必须首先测定基础代谢率(basal metabolic rate,BMR)。基础代谢率(BMR)是指人体处于基础代谢(BM)状态下,单位时间内每平方米体表面积所需要的能量消耗,通常用 kJ/(m² · h)表示。人体基础代谢率平均值见表 2-1。

表 2-1 人体基础代谢率平均值

性别	基础代谢率/(kJ · m² · h⁻¹)						
	11～15 岁	16～17 岁	18～19 岁	20～30 岁	31～40 岁	41～50 岁	51 岁以上
男	195.5	193.4	166.2	157.8	158.6	154.0	149.0
女	172.5	181.7	154.0	146.9	146.5	142.4	138.6

注:1 kJ=0.239 kcal   引自:姚泰.生理学.北京:人民卫生出版社,2005

1.基础代谢率的计算方法

(1)直接用公式计算

按照 Harris-Benedict 公式,可根据年龄、身高和体重直接计算 24 h 基础代谢消耗的能量。

男:BEE=66.473 0+13.75×体重(kg)+5.003 3×身高(cm)−6.755 0×年龄(岁)

女:BEE=65.955+9.463×体重(kg)+1.849 6×身高(cm)−4.675 6×年龄(岁)

更为简单的方法是成年男性按每千克体重每小时 1 kcal(4.18 kJ),女性按每千克体重每小时 0.95 kcal(3.97 kJ),与体重相乘直接计算。

（2）WHO 建议的计算方法

WHO 于 1985 年推荐使用 Schofield 公式计算 24 h 的基础代谢能量消耗,WHO 推荐基础代谢计算公式见表 2-2。

表 2-2　　　　　　　　　WHO 推荐基础代谢计算公式　　　　　　　kcal

年龄（岁）	公式（男）	公式（女）
0～3	$60.9W-54$	$61.0W-51$
3～10	$22.7W+495$	$22.5W+499$
10～18	$17.5W+651$	$12.2W+746$
18～30	$15.3W+679$	$14.7W+496$
30～60	$11.6W+879$	$8.7W+829$
>60	$13.5W+487$	$10.5W+596$

注:W 为体重(kg)

引自 Technical Report Series 724,Geneva,WHO,1985

中国营养学会建议,我国儿童和青少年的基础代谢参考值按上表公式计算,18 岁以上人群的基础代谢应将计算结果减去 5%。

2. 基础代谢率的影响因素

人体的基础代谢受许多因素影响,如体表面积、年龄与性别、环境温度与气候和某些内分泌器官的功能等。

（1）体表面积:一般来说,体表面积大者向环境中散热较快,基础代谢亦较强。20 世纪 30 年代,史蒂文森(Stevenson)曾经得出人体表面积的计算公式。1983 年赵松山等人对我国人体表面积与身高、体重的关系进行了研究,得出了我国成年男性及女性的体表面积计算公式:

男性:$A=0.006\ 07H+0.012\ 7W-0.069\ 8$

女性:$A=0.005\ 86H+0.012\ 6W-0.046\ 1$

（A:体表面积,m^2;H:身高,cm;W:体重,kg）

（2）年龄与性别:基础代谢率随年龄增加而逐渐降低,成人比儿童基础代谢率低,老年人又比青壮年人低。女性的受体组织比男性少,所以同年龄女性比男性基础代谢率低 5%～10%,即使在相同身高体重的情况下也是如此。

（3）环境温度与气候:环境温度对基础代谢率有明显影响,在舒适环境中(20～25 ℃),基础代谢率最低;在低温或高温环境中,基础代谢率都会增高。环境温度过低可能引起不同程度的颤抖而导致基础代谢率升高;当环境温度较高,因为散热而出汗,呼吸及心跳加快,也会引起基础代谢率升高。

（4）其他:甲状腺功能亢进时,基础代谢率明显升高;交感神经活动及某些药物的影响,也会使基础代谢率发生改变。

（二）体力活动

体力活动消耗的能量是人体总能量消耗的重要部分。体力活动包括生活活动和劳动。不同体力活动所消耗的能量不同,一般来说,其能量的消耗与劳动强度、劳动持续时间以及工作熟练程度有关。劳动强度越大、持续时间越长、工作越不熟练,能量消耗越多,其中劳动强度为主要影响因素。中等强度劳动时每天消耗的能量占总能量的 15%～30%。

体力活动的能量消耗用体力活动水平表示。中国营养学会2001年将我国居民的活动强度由原来的五级调整为三级，即轻、中、重体力活动，成人能量的推荐摄入量用BMR乘以不同的体力活动水平（physical activity level，PAL）系数进行计算。中国成人活动水平分级见表2-3。

表2-3 中国成人活动水平分级

活动水平	职业工作时间分配	工作内容举例	PAL	
			男	女
轻	75%时间坐或站立 25%时间站着活动	办公室工作、修理电器钟表、销售、酒店服务、化学实验操作、教师讲课等	1.55	1.56
中	40%时间坐或站立 60%时间特殊职业活动	学生日常活动、机动车驾驶、电工安装、车床操作、精工切割等	1.78	1.64
重	25%时间坐或站立 75%时间特殊职业活动	非机械化劳动、炼钢、舞蹈、体育运动、装卸、采矿等	2.10	1.82

注：引自《中国营养科学全书》

（三）食物热效应

食物热效应也叫食物特殊动力作用（specific dynamic action，SDA），是由于摄入食物而引起的机体能量代谢率额外增高的一种现象。目前认为是由于机体对食物中的营养素进行消化吸收、食物中的营养素氧化产能以及产能营养素在体内进行合成代谢等，需要额外消耗能量所致。SDA从进食后1 h开始，2～3 h达到最大，可延续7～8 h。

食物热效应受食物组成成分、进食量和进食速度等的影响。不同营养素所引起的食物热效应不同，摄入蛋白质时消耗的能量相当于蛋白质本身产能的30%～40%，糖类为5%～6%，脂类为4%～5%。成人摄入一般的混合膳食时，由食物热效应所引起的能量消耗为每天600 kJ（143 kcal）左右，相当于基础代谢的10%。进食量越大，能量消耗也越多；进食速度越快，能量消耗也会相对增多。

（四）人体能量消耗的测定

1. 测量法

（1）直接测热法。直接测热法的原理是根据人体释放能量的多少反映机体能量代谢情况。该法通过特殊的测热装置，收集并测量人体在一定时间内散发出的能量，从而求出能量消耗量。直接测热法的准确性和测量精度高，但其测热装置结构复杂、体积庞大、操作烦琐，故实用价值不大。

（2）间接测热法。间接测热法的原理是机体在氧化蛋白质、脂肪和糖类的同时，会释放一定的能量，消耗氧并产生二氧化碳和水，因此通过测定受试者的氧气消耗量或产生水量的多少，即可间接计算受试者能量的消耗。

2. 测算法

测算法的测定原理是以已知的不同人群的基础代谢率为基础，根据体力活动比（physical activity ratio，PAR）计算人体能量消耗量的方法。

$$能量消耗量＝基础代谢率×体力活动比$$

体力活动比是指某项活动每分钟消耗的能量相当于每分钟基础代谢率消耗的能量的倍数。不同项目的活动，其体力活动比不同。

$$体力活动比 = \frac{某项活动每分钟消耗的能量}{每分钟基础代谢率消耗的能量}$$

3. 生活观察法

生活观察法即通过观察记录测定对象 24 h 的各种活动,根据各种活动的能量消耗率计算出 24 h 能量消耗量的方法。

测算方法如下:

(1)选择身高、体重、活动有代表性的受试对象 3～5 名,派专人跟踪,详细记录受试对象 24 h 从事的各种活动及时间。

(2)将从事的同种活动时间相加,分类整理出 24 h 内完成各种活动所用的时间。

(3)从各种活动能量消耗率表(表 2-4)中查出某项活动的能量消耗率,再乘以该项活动的时间,得出从事该项活动的能量消耗量。

(4)分别计算出 24 h 中各项活动的能量消耗量,将各项能量消耗量相加,得出 24 h 各种活动的能量消耗总量。在计算出的能量消耗量上加 5%～10%,以补充观察记录中被遗漏或被忽视的能量消耗。

(5)加上食物特殊动力作用消耗的能量,即可得出受试对象 24 h 实际能量消耗量。观察时间以 3 天为宜,最后取其平均值作为测定结果。

表 2-4 各种活动能量消耗率表 kcal/(h·kg)

活动项目	消耗能量	活动项目	消耗能量	活动项目	消耗能量
骑车(快)	7.6	开会学习	0.32	个人卫生	0.9
骑车(慢)	2.5	高声读书	0.4	整理床铺	0.8
走路(缓慢)	2.0	打字	1.0	擦地	1.2
走路(快速)	3.4	写字	0.4	洗碗盘	1.0
走路(极快)	8.3	下棋	0.4	穿衣脱衣	0.7
骑马(慢速)	1.4	闲谈	0.36	吃饭	0.4
骑马(快速)	4.3	睡醒静卧	0.1	砌砖	4.7
跑步	7.0	坐着休息	0.3	扫地(轻)	1.4
滑冰	3.5	站立	0.6	扫地(重)	1.7
游泳	7.9	乘汽车	0.6	开车	0.9
体操	3.1	上下楼梯	3.0	挖土	5.9
打乒乓球	4.4	缝衣服	0.9	施工	3.6
跳舞	3.8	熨衣服	2.0	抬重物	6.1

三、能量平衡的调节

能量平衡的调节主要包含两个方面,即能量摄入和能量消耗,两个方面相互作用的结果决定了体内能量的储备。根据能量守恒定律,每天摄入的能量除粪便排出外,其他由身体吸收。吸收的能量小部分作为蛋白质代谢产物从尿中排出,其余的或进入代谢,或储存于组织,成为身体中的三大营养素。吸收的能量在体内用于许多化学过程,维持肌肉张力与身体的基础需要,以及各种体力活动。对于一般成人来说,保持能量消耗与能量摄入的平衡,对维持身体健康是十分重要的。

人体的能量需要是由能量消耗决定的。人体基础代谢能量消耗占能量消耗的 60%～70%,因此基础代谢能量消耗可用于推算成人能量需要量。据 WHO 成年人能量推荐摄入量计算方法可推算出中国18～59岁居民能量推荐摄入量（表2-5）。

表2-5　　　　　　　　　中国18～59岁居民能量推荐摄入量

18～49岁	RNI(kcal/d)		50～59岁	RNI(kcal/d)		PAL	
	男	女		男	女	男	女
参考体重(kg)	63	56	参考体重(kg)	65	58		
BMR	1 561	1 253	BMR	1 551	1 267		
轻	2 420	1 955	轻	2 404	1 976	1.55	1.56
中	2 779	2 055	中	2 761	2 079	1.78	1.64
重	3 278	2 280	重	3 257	2 306	2.10	1.82

注：BMR计算公式：18～49岁，男＝$(15.3W+679)\times95\%$；女＝$(14.7W+496)\times95\%$

　　　　　　　　50～59岁，男＝$(11.63W+879)\times95\%$；女＝$(8.7W+829)\times95\%$

引自：孙长颢.营养与食品卫生学.第7版

四、能量的膳食推荐摄入量

能量平衡与否对健康关系极大，中国营养学会新修订的《中国居民膳食营养素参考摄入量》(2013)，简称DRIs(2013)(注：详见项目四之任务二)，此量表中不仅对各年龄组人群的能量摄入有具体的推荐量，而且也根据不同的活动水平，按轻体力劳动、中体力劳动和重体力劳动来推荐能量摄入量。中国营养学会推荐的中国各类人群能量参考摄入量见表2-6。

表2-6　　　　　　　　　中国各类人群能量参考摄入量

年龄/体力活动强度	能量/(MJ/kcal)		年龄/体力活动强度	能量/(MJ/kcal)	
	男	女		男	女
0～	0.38(90)	0.38(90)	孕早期/轻		7.53(1 800)
0.5～	0.33(80)	0.33(80)	中		8.79(2 100)
1～	3.77(900)	3.35(800)	重		10.04(2 400)
2～	4.60(1 100)	4.18(1 000)	孕中期/轻		8.79(2 100)
3～	5.23(1 250)	5.02(1 200)	中		10.05(2 400)
4～	5.44(1 300)	5.23(1 250)	重		11.30(2 700)
5～	5.86(1 400)	5.44(1 300)	孕后期/轻		9.41(2 250)
6～	6.69(1 600)	6.07(1 450)	中		10.67(2 550)
7～	7.11(1 700)	6.49(1 550)	重		11.92(2 850)
8～	7.74(1 850)	7.11(1 700)	乳母/轻		7.53(1 800)
9～	8.37(2 000)	7.53(1 800)	中		8.79(2 100)
10～	8.58(2 050)	7.95(1 900)	重		10.04(2 400)
11～/轻	8.58(2 050)	7.53(1 800)	50～/轻	8.79(2 100)	7.32(1 750)
中	9.83(2 350)	8.58(2 050)	中	10.25(2 450)	8.58(2 050)
重	10.88(2 600)	9.62(2 300)	重	11.72(2 800)	9.83(2 350)
14～/轻	10.46(2 500)	8.37(2 000)	65～/轻	8.58(2 050)	7.11(1 700)
中	11.92(2 850)	9.62(2 300)	中	9.83(2 350)	8.16(1 950)
重	13.39(3 200)	10.67(2 550)	80～/轻	7.96(1 900)	6.28(1 500)
18～/轻	9.41(2 250)	7.53(1 800)	中	9.20(2 200)	7.32(1 750)
中	10.88(2 600)	8.79(2 100)			
重	12.55(3 000)	10.04(2 400)			

五、能量来源

膳食能量主要来源于食物中的蛋白质、脂肪和糖类,这三种营养素在氧化生成水和二氧化碳过程中,释放出大量的能量供机体利用。这三大营养素广泛存在于各种食物中,其中蛋白质主要存在于动物性和豆类食物中;脂肪主要存在于各种植物油与肉类中;糖类主要存在于谷类、薯类、根茎类植物中,蔬菜和水果一般含能量较少。

蛋白质在体内的功能主要是构成体蛋白质,供给机体能量是它的次要生理功能。蛋白质分解成氨基酸,其后再分解成非氮物质与氨基。非氮物质进入三羧酸循环被氧化利用,氨基则形成氨或尿素随尿排出。这部分尿氮在体外仍可进一步氧化释放能量。

脂肪也是人体重要的供能物质。脂肪水解成脂肪酸进入血液而运送到肝脏和肌肉组织中被氧化利用。脂肪酸经 β-氧化形成乙酰辅酶 A 后,必须进入三羧酸循环才能彻底氧化成水及二氧化碳并释放能量。乙酰辅酶 A 还可在肝脏形成酮体。在正常情况下,酮体进入血液,在骨骼肌和心肌中再形成乙酰辅酶 A,进入三羧酸循环继续氧化代谢。因此,脂肪氧化必须依赖糖代谢。脂肪是肌体储存能量的重要载体,在进行长时间劳动时,脂肪可被动员,并经血液源源不断地运送到骨骼肌以提供所需能量。

糖类是人体内的主要供能物质,它供给约 70% 的人体所需能量。脑组织所需能量唯一来源就是糖类,这使得糖类在能量供给上更具有特殊的重要性。人体虽然可以依靠其他物质供给能量,但必须定时进食一定量的糖类,维持正常血糖水平,以保证大脑的功能正常运转。

六、能量与健康

能量摄入与消耗应保持平衡,摄入过多或过少均不利于健康。能量摄入过多引起肥胖及其他慢性退化性疾病,是当前营养性疾病的主要问题。能量摄入过少会引起消瘦,同时免疫功能下降,易继发其他疾病。

(一)体重的维持

体重为能量平衡的常用观察指标。正常人体能量摄入与消耗较容易达到平衡,但对于住院患者,尤其是危重病患者,因原发性或继发性疾病,常发生厌食、消化吸收不良或基础代谢率增高等情况,引起不同程度的蛋白质缺乏,从而出现营养不良。据调查,住院患者当中会出现不同程度能量摄入不足,出现体重降低、生理功能紊乱、营养不良及抵抗力下降的现象,影响了康复的进程。所以,对于这类住院患者均需额外补充能量,以达到维持体重、保证营养的目的。近年来由于肠内、肠外营养的开展,为患者的营养补给开拓了新的途径。

(二)临床患者能量需要的计算

对临床患者进行能量补给的时候,首先应估计临床患者能量的消耗,按身高、体重、年龄及基础代谢消耗计算能量。最经典的计算能量需要的方法是按 Harris-Benedict 公式计算基础代谢消耗值,以此估计临床患者的基本需要量。按 Harris-Benedict 公式计算所得基础代谢能量消耗是指人体处于安静状态,不受活动、环境温度、食物及精神等因素影响时的能量代谢率,与临床不同状态下患者的能量代谢消耗相差极大。如在长期禁食状态下能量消耗将减少 10%～15%,而当存在发热、应激活动等因素时,能量消耗将增加。临床患者能量需要的估计可按表 2-7 中的公式计算。

表 2-7　　　　　　　　临床患者能量需要的估计

基本公式	1.维持体重能量需要(kJ/d)：正常 BMR×应激系数×1.25					
	2.增加体重能量需要(kJ/d)：维持体重能量需要＋(2.9~3.3) MJ*					
BMR 的确定	体重/kg	50	55	60	65	70	75
	kcal/d	1316	1411	1509	1602	1694	1784
	MJ/d	5.5	5.9	6.3	6.7	7.1	7.5

应激系数的确定

状态	轻度饥饿	术后无并发症	癌症	长骨骨折	腹膜炎	多发性创伤及感染	烧伤面积>40%
应激系数	0.85~1.00	1.00~1.05	1.10~1.45	1.25~1.30	1.05~1.25	1.30~1.55	2.00

* 此值为预期每周增加体重 0.5~1 kg 之对象，并只适用于在康复过程中无并发症的患者。

Key Words

1.人体能量消耗测定常用的方法有 _____、_____、_____。

2.人体能量消耗主要包括三个方面，分别为 _____、_____、_____。

3.基础代谢率的影响因素包括 _____、_____、_____、_____。

4.食物热效应也叫 _____，是由于 _____ 而引起的 _____ 的一种现象。它受 _____、_____ 和 _____ 等的影响。

任务二　蛋白质

学习目标

【掌握】

1.蛋白质的分类

2.蛋白质的生理功能

3.必需氨基酸的定义及名称

【熟悉】

4.蛋白质的来源

5.蛋白质的营养评价

【了解】

6.蛋白质对健康的影响

7.了解科学家是如何发现蛋白质和氨基酸的

案例导入 2-2

患儿，女，10 个月，身高 70 cm，体重 5 kg。

主诉：体重不增 2 月余。患儿近三个月来反复腹泻，大便呈稀水样或蛋花样，每天十余次，病初有呕吐，治疗后好转，食欲尚可，进食即泻，小便多，明显消瘦，无抽搐。近 2 个月主要以米粉喂养。

体格检查:T 36.2 ℃,P 108 次/min,R 28 次/min。

精神欠佳,消瘦,皮下脂肪少,无水肿,皮肤松弛,弹性差,全身浅表淋巴结无肿大,前囟 1 cm×1 cm,稍凹陷,头发稀少,干枯;双肺呼吸音清晰,心音有力,无杂音;腹软,腹壁皮下脂肪 0.2 cm。血常规:WBC 5.2×10⁹/L,Hb 87 g/L;大便常规:黄色稀便;血生化:ALT 55.21 U/L,AST 581 U/L,GGT 871 U/L,LDH 6191 U/L,HBDH 2271 U/L,TP 49 g/L,ALB 29 g/L,GLU 3.5 mmol/L。

请问:(1)该患儿是何病症?

(2)如何治疗?

蛋白质是细胞构成中含量最丰富、功能最多的高分子物质,它几乎在所有的生命过程中都起到了非常重要的作用。早在 1742 年,意大利学者雅可布·贝卡利(Jacopo Beccaria)就发现在植物性食物和动物性食物中有一些相同的物质,即蛋白质。1893 年荷兰化学家穆尔德(Mulder),由于认识到食物中这部分物质对生命的重要性,所以把它用希腊文 proteios(头等重要的意思)来命名。蛋白质是一切生命的物质基础,没有蛋白质就没有生命。

蛋白质主要由碳、氢、氧、氮、硫五种元素构成,有些还含有磷、铁、锌、铜、碘、锰、钴等元素。大多数蛋白质的含氮量相当接近,平均约为 16%,即每克氮相当于 6.25 g 蛋白质。一个体重为 70 kg 健康成年男性体内含有 11.2~14.0 kg 蛋白质。

一、蛋白质的组成与分类

蛋白质的基本单位是氨基酸,分子量较小的蛋白质含 50~100 个氨基酸,分子量较大的蛋白质可含 300 个左右的氨基酸,更大的蛋白质如肌球蛋白,由 1 750 个氨基酸组成。大分子蛋白质一般是由许多氨基酸以肽键链接在一起,蛋白质被分解时的次级结构就称之为肽,含 10 个以上氨基酸的肽称为多肽,含 10 个以下氨基酸的肽称为寡肽,含 2 个或 3 个氨基酸分别称为二肽和三肽。蛋白质结构不同决定了其功能的多样性。

现已知存在于自然界中的氨基酸有 300 多种,但组成人体蛋白质的氨基酸只有 20 余种。这些氨基酸按照侧链以及氨基与羧基的数量不同可分为以下几类:

(1)脂肪族氨基酸:甘氨酸、丙氨酸等

(2)芳香族氨基酸:苯丙氨酸、酪氨酸等

(3)杂环氨基酸:色氨酸、脯氨酸和组氨酸

(4)碱性氨基酸:赖氨酸和精氨酸

(5)酸性氨基酸:天冬氨酸和谷氨酸

(6)支链氨基酸:亮氨酸、异亮氨酸和缬氨酸

(一)必需氨基酸与非必需氨基酸

在构成人体蛋白质的氨基酸中,大部分可在人体内合成,但有 8 种氨基酸人体不能合成,必须由膳食提供,称为必需氨基酸(essential amino acid,EAA),包括异亮氨酸、亮氨酸、赖氨酸、蛋氨酸、苯丙氨酸、苏氨酸、色氨酸、缬氨酸。组氨酸和精氨酸虽然也能在体内合成,但是合成量并不多,称为半必需氨基酸(semi-essential amino acid,SEAA)。其中,组氨酸对婴儿来说不能体内合成,是一种必需氨基酸,所以婴儿有 9 种必需氨基酸。其他氨基酸可以在人体内合成,称为非必需氨基酸(non-essential amino acid，NEAA)，在人体合成蛋白质时，非必需氨基酸与必需氨基酸同样重要。

(二)氨基酸模式与限制氨基酸

不同食物来源的蛋白质及人体蛋白质在必需氨基酸的种类和含量上存在着差异，营养学上用氨基酸模式来反映这种差异。氨基酸模式是指某种蛋白质中各种必需氨基酸的构成比例，即根据蛋白质中必需氨基酸含量，以含量最少的色氨酸为 1 计算出的必需氨基酸的相应比值。几种食物和人体蛋白质氨基酸模式见表 2-8。当食物蛋白质氨基酸模式与人体蛋白质氨基酸模式越接近时，必需氨基酸被机体利用的程度就越高，食物蛋白质的营养价值也相对越高，如蛋、奶、肉、鱼等动物性蛋白质及大豆蛋白，因此这类蛋白质被称为优质蛋白质。

表 2-8 　　　　　　　　　　几种食物和人体蛋白质氨基酸模式

氨基酸	人体	全鸡蛋	鸡蛋白	牛奶	瘦猪肉	牛肉	大豆	面粉	大米
异亮氨酸	4.0	2.5	3.3	3.0	3.4	3.2	3.0	2.3	2.5
亮氨酸	7.0	4.0	5.6	6.4	6.3	5.6	5.1	4.4	5.1
赖氨酸	5.5	3.1	4.3	5.4	5.7	5.8	4.4	1.5	2.3
蛋氨酸＋半胱氨酸	3.5	2.3	3.9	2.4	2.5	2.8	1.7	2.7	2.4
苯丙氨酸＋酪氨酸	6.0	3.6	6.3	6.1	6.0	4.9	6.4	5.1	5.8
苏氨酸	4.0	2.1	2.7	2.7	3.5	3.0	2.7	1.8	2.3
缬氨酸	5.0	2.5	4.0	3.5	3.9	3.2	3.5	2.7	3.4
色氨酸	1.0	1.0	1.0	1.0	1.0	1.0	1.0	1.0	1.0

引自：孙长颢.营养与食品卫生学.第 7 版。

食物蛋白质中某一种或某几种必需氨基酸缺少或不足时，其他必需氨基酸在体内不能被充分利用，使食物蛋白质合成为机体蛋白质受到限制，蛋白质营养价值降低，这一种或几种含量相对较低的必需氨基酸称为限制性氨基酸。其中，含量最低的称为第一限制性氨基酸，余者以此类推。如面粉、大米蛋白质的赖氨酸含量最低，为第一限制性氨基酸。植物蛋白质中，相对缺少赖氨酸、苏氨酸、蛋氨酸和色氨酸，所以营养价值也相对较低。为了提高植物蛋白质的营养价值，常将两种或两种以上的食物混合食用，通过不同食物蛋白质中必需氨基酸的相互补充，提高混合食物蛋白质的营养价值。这种不同食物蛋白质所含必需氨基酸之间取长补短、相互补充的作用，称为蛋白质的互补作用。蛋白质互补作用的本质就是各种蛋白质在必需氨基酸的种类、数量及比例方面的相互补充，如大豆蛋白质可以弥补大米、面粉蛋白质中赖氨酸的不足，而大米、面粉又可以在一定程度上补充大豆蛋白质中蛋氨酸的不足。

(三)蛋白质的分类

蛋白质种类繁多，功能广泛且结构异常复杂。因此，营养学上常按蛋白质营养价值(氨基酸组成)进行分类。

1.完全蛋白质

完全蛋白质是指在必需氨基酸种类齐全、数量充足的情况下，且各种必需氨基酸的比例与人体蛋白质必需氨基酸的比例接近的蛋白质。此类蛋白质容易被人体吸收利用，用此类蛋白质作为膳食蛋白质唯一来源时，不但能维持成人的生命与健康，还能促进儿童生长发育。这类蛋白质包括乳类中的酪蛋白、乳清蛋白，蛋类中的卵白蛋白，肉类中的白蛋白和肌蛋白，大豆中的大豆蛋白，小麦和玉米中的谷蛋白等。

2. 半完全蛋白质

半完全蛋白质是指所含必需氨基酸种类齐全,但比例不合适的蛋白质。若此类蛋白质作为人体蛋白质的唯一来源时,仅能维持生命,但不能促进生长发育。如小麦、大麦中的麦胶蛋白,其赖氨酸含量较少。

3. 不完全蛋白质

不完全蛋白质指那些所含必需氨基酸种类不全,既不能维持生命也不能促进生长发育的一类蛋白质,用作唯一蛋白质来源时,由于缺乏某些必需氨基酸,导致人体自身蛋白质合成障碍,因此既不能维持身体健康,也不能促进生长发育。如动物肉皮、骨和结缔组织中的胶原蛋白或角蛋白,豌豆中的豆球蛋白等。该类蛋白质不能作为唯一蛋白质来源长期食用。

总的来说,动物性食物中的蛋白质大多数是完全蛋白质,植物性食物中的蛋白质大多数是不完全蛋白质。

二、蛋白质的生理功能

(一)构成和修补机体组织

蛋白质最重要的生理功能是作为构成人体各种组织、器官的成分。人体的基本结构和功能单位是细胞,而细胞膜、细胞质和细胞核中均含大量蛋白质,约占细胞内物质的80%;人体中,不但肌肉、心、肝、肾等组织和器官含有大量蛋白质,在骨骼、牙齿中也含有大量胶原蛋白,指、趾甲中也含有角化蛋白。身体的生长发育可视为蛋白质的不断积累过程,充足蛋白质的供给对于儿童尤为重要。成人体内每天约有300 g的蛋白质被更新,食物蛋白质被消化吸收后,成人主要用于组织蛋白质的更新,而儿童、青少年、孕妇、产妇和组织损伤患者,除维持组织更新外,主要用于合成新的组织,由此可见蛋白质的供给必不可少。

(二)参与调节机体生理功能

体内大多数具有生理活性物质的成分都属于蛋白质,它们参与了身体中众多的生理功能活动。

1. 维持体液平衡

血液中的白蛋白、球蛋白构成了胶体渗透压的主要成分,帮助维持身体内的体液平衡。如果蛋白质摄入不足,可以导致血液中蛋白质含量下降,进而导致水分从血管内进入血管外,造成水肿的发生。

2. 维持酸碱平衡

体内主要有碳酸氢盐、磷酸氢盐、血浆蛋白、血红蛋白四对缓冲对,帮助血液 pH 维持在弱碱性。

3. 形成激素和酶

体内催化生物代谢反应的酶都属于蛋白质,另外,体内激素如甲状腺素、肾上腺素等都是氨基酸的衍生物。胰岛素、下丘脑激素、垂体激素是多肽,这些激素也都属于蛋白质,在体内都起着重要的调节功能。

4.构成抗体和补体

蛋白质构成参与免疫反应的抗体和补体,可以抵御外来微生物及其他有害物质的入侵,如免疫球蛋白、糖蛋白等。如果蛋白质摄入不足,免疫功能将会下降。

5.构成神经组织与神经递质

蛋白质占神经组织固体物的$38\%\sim40\%$,其中包括多种球蛋白、核蛋白和神经角蛋白。γ-氨基丁酸、多巴胺、去甲肾上腺素、5-羟色胺等这些重要的神经递质都是氨基酸的衍生物。

(三)供给能量

供给能量是蛋白质的次要功能,可以由糖类、脂肪所代替。当通过氧化糖和脂肪供给能量不足时,机体将增加蛋白质的分解来提供能量。

三、蛋白质的代谢

(一)蛋白质的分解

人体内蛋白质处在不断的分解和合成的动态平衡之中。蛋白质的分解产物即氨基酸,人体氨基酸的主要来源就是食物中的蛋白质和体内蛋白质的分解。蛋白质的寿命通常用半衰期来表示,即其含量减少一半所需的时间。人血浆蛋白的半衰期为白蛋白20 d,转铁蛋白8 d,前白蛋白2 d,视黄醇结合蛋白0.5 d。

食物蛋白质经消化而吸收的氨基酸(外源性氨基酸)和体内蛋白质分解产生的氨基酸(内源性氨基酸)混合在一起,汇集在体内的氨基酸代谢库中,它们被用于合成新的蛋白质和多肽,如组织结构蛋白、酶、激素等,以及其他含氮的生物活性物质,如嘌呤、嘧啶、胆碱和磷酸肌酸等。氨基酸库中的氨基酸主要用于合成人体蛋白质,人体的各种组织细胞均可合成蛋白质,但肝脏的合成速度最快。机体由于皮肤、毛发和黏膜脱落,以及女性月经期的失血、肠道菌体的死亡排出,每天损失约20 g以上的蛋白质,这种氮排出是机体不可避免的氮消耗,称为必要的氮损失。未被利用的氨基酸经代谢转化为含氮化合物,如尿素、氨、尿酸和肌酐等,由尿和其他途径排出体外,也可转化为糖原和脂肪,有的必需氨基酸可用于合成非必需氨基酸。

(二)氮平衡

营养学把氮摄入和氮排出之间的关系称为氮平衡,可表达为:

$$氮平衡=氮摄入量-氮排出量$$
$$=氮摄入量-(尿氮量+粪氮量+经皮肤排出的氮量)$$

当机体氮摄入量与氮排出量(尿氮量、粪氮量及经皮肤排出的氮量)相等时,称为氮平衡状态。若氮摄入量大于氮排出量,称为正氮平衡,常见于生长中的儿童、孕妇、乳母、疾病恢复期人群;若氮摄入量小于氮排出量,则称为负氮平衡,常见于蛋白质摄入不足、饥饿、消耗性疾病的患者及老年人等,长期的负氮平衡将导致人体营养不良。

(三)蛋白质的合成

蛋白质在分解的同时也在体内不断合成,以补偿分解。蛋白质合成的具体过程大体上分为五个阶段:首先,在细胞质内,利用腺苷三磷酸(adenosine triphosphate,ATP)

供能,氨基酸活化成氨基酰-tRNA;其次,在起始因子的作用下,tRNA 形成翻译起始复合物;第三,通过延长因子和三磷酸鸟苷的作用,将相应的氨基酸逐个连接到肽键,合成肽键的延长;第四,通过释放因子的作用,肽键合成终止释放新生的肽键;最后,新生的肽键合成后经过加工处理,形成具有活性的蛋白质。

人体非必需氨基酸可在体内直接合成,而必需氨基酸则需要由食物供给,在膳食组成中,如果缺少某个必需氨基酸,即使其他种类必需氨基酸很多,也不能合成需要的蛋白质。所以,在饮食当中,我们强调食物多样化,以满足全部必需氨基酸的供给。

四、食物蛋白质的营养评价

评定食物蛋白质的营养价值,对于食物品质的鉴定、新资源食品的研究与开发、人群膳食的指导等方面都是十分重要的。不同食物蛋白质含量、氨基酸模式等均有差异,人体对其消化、吸收和利用程度也存在差异,同时蛋白质之间又有互补作用,所以,营养学上主要从食物的蛋白质含量、蛋白质的消化率、蛋白质的利用率和蛋白质的互补作用四个方面来全面地评价食物蛋白质的营养价值。

(一)食物的蛋白质含量

食物的蛋白质含量是评价食物蛋白质营养价值的基本指标。动、植物来源的食物蛋白质含氮量一般在 16% 左右,因此通过测定食物的含氮量乘以换算系数 6.25 即可得到该食物蛋白质含量的近似值,称为粗蛋白质含量。当需要比较准确的计算蛋白质含量时,可采用不同的换算系数,常见食物蛋白质含量的换算系数见表 2-9。

表 2-9　　　　　　　　常见食物蛋白质含量的换算系数

食物	换算系数	食物	换算系数
小麦粉	5.70	大米	5.95
大豆	5.71	花生	5.46
杏仁	5.18	栗子	5.30
芝麻、葵花籽	5.30	奶类	6.38
肉类及其他	6.25		

(二)蛋白质消化率

蛋白质消化率指的是在消化道内被吸收的蛋白质占摄入蛋白质的百分比,反映了食物蛋白质被消化酶分解的程度以及消化后的氨基酸和肽被吸收的程度。蛋白质消化率愈高,被机体吸收的数量愈多,其营养价值愈高。计算公式如下:

$$蛋白质消化率 = \frac{摄入氮量 - 粪氮量}{摄入氮量} \times 100\%$$

蛋白质消化率用吸收氮量和摄入氮量的比值来表示。因粪氮不完全是未消化的食物氮,还有一部分来自脱落肠黏膜细胞、消化酶和肠道微生物,这部分氮称粪代谢氮,在计算蛋白质消化率时,如果把其考虑在内,那么得到的消化率称为真实消化率(true digestibility,TD),如果不计粪代谢氮,测得的消化率称为表观消化率(apparent digestibility,AD)。

$$真实消化率=\frac{摄入氮量-(粪氮量-粪代谢氮量)}{摄入氮量}\times100\%$$

$$表观消化率=\frac{摄入氮量-粪氮量}{摄入氮量}\times100\%$$

按一般方法烹调食物时,常见食物的蛋白质消化率分别为奶类97%～98%、肉类92%～94%、蛋类98%、米饭82%、面包79%、马铃薯74%、玉米面窝头66%。过去,动物蛋白质一直被称为优质蛋白质,因为它们在人体内的消化率高于植物蛋白质,而且其氨基酸组成更接近人体的氨基酸模式,因此蛋白质利用率也高,但是,有越来越多的研究结果证明植物蛋白质对人类的健康有益。比如安德森(Anderson)等人对38项人体试验进行汇总,分析显示摄入大豆蛋白比摄入动物蛋白质的人血清总胆固醇平均低9.3%,低密度脂蛋白及胆固醇低12.9%。

(三)蛋白质利用率

蛋白质利用率是指食物蛋白质被消化吸收后在体内被利用的程度。测定蛋白质利用率的方法有很多,常见的有以下几种:

1. 蛋白质的生物价(biological value,BV)

蛋白质利用率的测定最常用的方法是测定蛋白质的生物价。BV是指蛋白质被吸收后的储留氮量与吸收氮量的比值,它取决于食物蛋白质中必需氨基酸满足机体需要的程度。BV越高,说明蛋白质的机体利用率越高,即蛋白质的营养价值越高。常见食物蛋白质的生物价见表2-10。BV的最高值为100,计算公式如下:

$$生物价=\frac{储留氮量}{吸收氮量}\times100$$

储留氮量=摄入氮量-(粪氮量-粪代谢氮量)-(尿氮量-尿内源氮量)

吸收氮量=摄入氮量-(粪氮量-粪代谢氮量)

表 2-10   常见食物蛋白质的生物价

蛋白质	生物价	蛋白质	生物价
鸡蛋	94	熟黄豆	64
鸡蛋白	83	扁豆	72
鸡蛋黄	96	蚕豆	58
脱脂牛奶	85	精白面粉	52
鱼	83	小米	57
牛肉	76	玉米	60
猪肉	74	白菜	76
大米	77	红薯	72
小麦	67	土豆	67
生黄豆	57	花生	59

注:根据 Mitchend 报道,1976

蛋白质生物价的高低取决于蛋白质的氨基酸模式,生物价高,表明食物蛋白质中氨基酸主要用来合成人体蛋白,极少有过多的氨基酸经肝、肾代谢而释放能量,和由肾脏排出多余的氮,从而大大减少肝肾的负担,因此,对肝、肾功能不全的患者,应食用优质蛋白质膳食。

2. 蛋白质净利用率(net protein utilization,NPU)

蛋白质净利用率是指蛋白质被吸收后的储留氮量占摄入氮量的百分比。NPU考

虑了被测食物蛋白质消化和利用两个方面,能更全面地反映被测食物蛋白质的实际利用程度。计算公式如下:

$$蛋白质净利用率＝生物价×消化率＝\frac{储留氮量}{摄入氮量}×100$$

3. 蛋白质功效比值(protein efficiency ratio, PER)

在一定条件下测定动物生长速率,可选择一种简单的测定膳食蛋白质营养价值的方法,最常用的是蛋白质功效比值。蛋白质功效比值是指平均每摄入 1 g 蛋白质后体重增加的克数。计算公式如下:

$$蛋白质功效比值＝\frac{动物增加的体重(g)}{实验期内蛋白质消耗量(g)}$$

PER 测定的标准方法一般是选择初断乳的雄性大鼠,用含 10% 被测蛋白质摄入量的饲料喂养 28 天,逐日记录进食量,每周称量体重,并按上述公式计算。例如,常作为参考蛋白质的酪蛋白的 PER 是 2.5,即指每摄入 1 g 酪蛋白,可使动物体重增加 2.5 g。不同食物蛋白质的 PER 不同,其营养价值也不同。PER 越高,表明蛋白质的营养价值越高,如酪蛋白的 PER 为 2.5,大豆蛋白为 2.4。

4. 氨基酸评分(amino acid score, AAS)

氨基酸评分也叫蛋白质化学评分,是目前被广泛采用的一种评价方法。它是基于当身体合成蛋白质时,缺少任何一种氨基酸都会影响合成速度而来的。将膳食蛋白质的氨基酸模式与理想模式的氨基酸模式对比时,最缺乏的必需氨基酸的缺乏程度,决定膳食蛋白质的营养价值,此最缺乏的必需氨基酸称为第一限制性氨基酸。氨基酸评分就是将被测食物蛋白质的第一限制性氨基酸含量和理想模式的参考蛋白质中该氨基酸含量进行比较,从而反映蛋白质构成和利用的关系。计算公式如下:

$$氨基酸评分＝\frac{被测蛋白质中氨基酸含量(mg)}{理想模式参考蛋白质中氨基酸含量(mg)}×100$$

假设 1 g 某谷类蛋白质中赖氨酸是第一限制性氨基酸,其含量为 23 mg,而每 1 g 参考蛋白质中赖氨酸的含量是 55 mg,则可计算出赖氨酸的比值为 0.4,所以该谷类的氨基酸评分为 40。

用氨基酸评分可以快速、简单地评价蛋白质质量,费用也低,但是,它不能反映蛋白质在生物体内的利用情况,若结合蛋白质消化率对蛋白质进行评价,可部分弥补其缺陷。

5. 蛋白质消化率校正的氨基酸评分

1991 年,联合国粮农组织和世界卫生组织专家提出用蛋白质消化率校正的氨基酸评分来表示食物蛋白质的营养价值。蛋白质消化率校正的氨基酸评分(protein digestibility corrected amino acid score, PDCAAS)是用氨基酸参考模式来计算氨基酸评分,用动物喂养试验所得的消化率进行校正得出的数值。

$$蛋白质消化率校正的氨基酸评分＝氨基酸评分×真实消化率$$

这种方法弥补了蛋白质功效比值 PER 的缺陷,几种常见食物蛋白质的 TD、AAS 和 PDCAAS 见表 2-11。

表 2-11　　　　　　　几种常见食物蛋白质的 TD、AAS 和 PDCAAS

食物蛋白质	TD	AAS	PDCAAS	食物蛋白质	TD	AAS	PDCAAS
酪蛋白	99	1.19	1.00	豌豆粉	88	0.79	0.69
鸡肉	100	1.19	1.00	花生粉	94	0.55	0.52
牛肉	98	0.94	0.92	全麦	91	0.44	0.40
浓缩大豆蛋白	95	1.04	0.99	小麦麦麸	96	0.26	0.25
分离大豆蛋白	98	0.94	1.00	燕麦片	91	0.63	0.57
菜豆	83	0.82	0.68	葵花籽	94	0.39	0.37

（四）蛋白质的互补作用

一直以来，人们就知道利用两种以上的膳食蛋白质混合食用以提高其营养价值，例如将谷类和豆类混合，豆类中的赖氨酸弥补了谷类赖氨酸的不足，而谷类的含硫氨基酸又是豆类所缺少的，两者所含的必需氨基酸之间取长补短，相互补充，即为蛋白质的互补作用，可以大大提高其生物价值。几种食物蛋白质单独和混合使用的生物价值见表 2-12。

表 2-12　　　　　　　几种食物蛋白质单独和混合使用的生物价值

食物名称	单独使用生物价值	在混合食物所占的百分比（%）							
		方法 1	方法 2	方法 3	方法 4	方法 5	方法 6	方法 7	方法 8
大豆	64	20	25	20	33	20	20	70	70
高粱米	56	30		40					
玉米	60	50	75	40	67	40	40		
小麦	67						40		
小米	57					40			
鸡蛋	94								30
猪肉	74							30	
混合蛋白质生物价值		75	76	73	77	73	70	67	77

五、蛋白质的食物来源及膳食参考摄入量

（一）蛋白质的食物来源

蛋白质的食物来源可分为动物性蛋白质和植物性蛋白质两大类。动物性蛋白质质量好、利用率高，是优质蛋白质的良好来源。植物性蛋白质中，粮谷类蛋白质含量不算高，但由于是我国居民的主食，摄入量较大，因此仍然是膳食蛋白质的主要来源；豆类含有丰富的蛋白质，特别是大豆，含蛋白质高达 36%～40%，氨基酸组成也比较合理，是植物中优质蛋白质的良好来源。

（二）蛋白质的膳食参考摄入量

中国营养学会以国内的研究为依据，推算成人蛋白质推荐摄入量（RNI）为 1.16 g/(kg·d)。2013 年修订的中国居民膳食蛋白质推荐摄入量见表 2-13。

表 2-13　　　　　　　　中国居民膳食蛋白质推荐摄入量

年龄/岁	蛋白质/(g/d)		年龄/岁	蛋白质/(g/d)	
	男	女		男	女
0～	1.5～3 g/(kg·d)		11～	75	75
1～	35	35	14～	85	80
2～	40	40	18～		
3～	45	45	/轻体力劳动	75	65
4～	50	50	/中体力劳动	80	70
5～	55	55	/重体力劳动	90	80
6～	55	55	孕产妇	第一孕期+5,第二孕期+15,第三孕期+20,乳母+20	
7～	60	60	60～	75	65
8～	65	65	70～	75	65
9～	65	65	80～	75	65
10～	70	65			

六、蛋白质与健康

(一)蛋白质缺乏

如果饮食中长期缺乏蛋白质,成人主要表现为逐渐消瘦、体重减轻;生长发育阶段的儿童和青少年则表现为发育迟缓、贫血、抵抗力下降、易继发感染而患病。人体蛋白质损失达到 20% 以上将危及生命。

蛋白质缺乏在成人和儿童中都有发生,但对于生长阶段的儿童表现得更加明显。蛋白质缺乏和能量缺乏往往同时存在,严重缺乏者可发生蛋白质-能量营养不良(protein-energy malnutrition,PEM)。PEM 主要由于食物缺乏和蛋白质供应不足引起,也可继发于某些疾病,如恶性肿瘤、结核病、肝硬化、肾病、慢性胃肠炎等。根据其临床特征不同可分为三种类型:①水肿型,主要表现为全身水肿,在蛋白质严重缺乏而能量勉强满足需要时出现;②消瘦型,主要表现为消瘦、皮下脂肪缺失,多因能量和蛋白质均长期严重缺乏引起;③混合型,兼有消瘦和水肿两型的特征,较多见。患有 PEM 的儿童常伴有腹泻、感染和多重营养素缺乏。

(二)蛋白质摄入过多

蛋白质摄入过多,尤其是动物性蛋白质摄入过多,同样对人体健康产生危险。首先,过多的动物性蛋白质的摄入,常伴随摄入过多的动物脂肪和胆固醇;其次,蛋白质过多本身也会产生有害影响。正常情况下,人体不贮存蛋白质,所以必须将过多的氨基酸脱氨分解,由尿液排出体外,这一过程需要大量水分,同时,人类高蛋白膳食也会增加肾血流量和肾小球滤过率,从而加重了肾脏的负荷,若肾脏功能不全,则危险更大;过多的动物蛋白质摄入,也会造成含硫氨基酸摄入过多,同样可加速骨骼中钙质的丢失,造成尿钙的排出量,一方面可以引起尿路结石,另一方面也易产生骨质疏松,从而易发生骨折。

Key Words

1.必需氨基酸包括_____、_____、_____、_____、_____、_____、_____、_____。

2.婴幼儿和青少年的蛋白质代谢状况应维持_____。

3.PEM 根据其临床特征不同可分为三种类型,分别为_____、_____和_____。其中_____型较多见。

任务三 | 脂 类

学习目标

【掌握】

1.脂肪的分类及生理功能

2.脂肪的消化和吸收

3.胆固醇的来源及生理功能

【熟悉】

3.常见脂肪的运输

4.磷脂的生理功能

【了解】

5.脂类与人体健康之间的关系

案例导入 2-3

患儿,男性,12 岁,身高 150 cm,体重 68 kg。

患儿平素喜静,缺乏运动,身体脂肪堆积以腹部、臀部最为显著,活动时气短腿痛,常有疲劳感,食欲旺盛,喜食甜食和油炸食品。

请问:(1)该患者目前存在什么健康问题?

(2)如何避免此类问题的发生?

脂类包括脂肪和类脂,具有脂溶性,不仅易溶于有机溶剂,而且可溶解其他脂溶性物质。脂肪又称为甘油三酯(也叫三酰甘油),由甘油和脂肪酸构成;类脂主要包括磷脂、糖类和胆固醇及类固醇。脂类广泛存在于人体,其中脂肪主要分布在皮下结缔组织、腹腔大网膜及肠系膜等处,一般可达体重的 10%～20%;类脂是细胞的构成原料,与蛋白质结合成为细胞膜及各种细胞器膜的脂蛋白,它们广泛存在于血液、淋巴、脏器、皮脂腺、胆囊等处。

一、脂类的分类、生理功能及代谢

(一)脂肪

脂肪是人体内重要的储能和供能物质。1 g 脂肪在体内完全氧化所产生的能量约为 37.7 kJ,比糖类和蛋白质产生的能量多 1 倍以上。

1.脂肪的分类

脂肪有两种分类方法,一种是根据其化学结构式,将其分为单纯甘油酯和混合甘油酯两类,人体的脂肪一般为混合甘油酯;另一种是根据脂肪的来源,将其分为动物性脂肪和植物性脂肪。

动物性脂肪又分为两大类,一类为水生动物脂肪,如鱼、虾等,其中的脂肪酸大部分为不饱和脂肪酸,所以这一类脂肪的熔点低,并且也很易消化,同时它们在体内具有降血脂、改善血液循环、抑制血小板凝集、阻抑动脉粥样硬化斑块和血栓形成等功效,对心脑血管病有良好的防治效果等;另一类是陆生动物脂肪,包含大量饱和脂肪酸和少量不饱和脂肪酸。其中饱和脂肪酸多存在于动物脂肪及乳脂中,同时这些食物也富含大量胆固醇。饱和脂肪酸摄入量过高是导致血胆固醇、甘油三酯、低密度脂蛋白胆固醇(LDL-C)升高的主要原因,从而继发引起动脉管腔狭窄,形成动脉粥样硬化,增加患冠心病的风险。

2.脂肪的生理功能

(1)储存和提供能量

脂肪是人体内重要的储能和供能物质,人体内摄入过多的能量,可转变为脂肪储存起来,而当机体需要时,脂肪可被分解为甘油和脂肪酸释放出能量。脂肪是三大产能营养素中产能最高的,这是因为脂肪中碳、氢的含量高于蛋白质和糖。研究发现,安静状态下空腹的成年人所需的能量大约 25% 来源于游离脂肪酸,15% 来源于葡萄糖代谢,剩余的全部由内源性脂肪提供。

(2)保温及保护作用

人体皮下脂肪层能起到隔热保温作用,保留体内的热度和维持体温。分布在腹腔、皮下和肌纤维间的脂肪组织,在人体内还能对器官和关节等起到支撑和沉淀作用,防止损伤和震动,从而保护内脏器官免受外力伤害;存在于器官组织间的脂肪组织,使器官与器官之间减少摩擦,保护机体免受损伤。

(3)节约蛋白质作用

脂肪在体内的分解产物可促进糖类的能量代谢,脂肪充足的情况下,体内蛋白质不被作为能量来源,使蛋白质能够发挥有效的生理功能,这种作用被称为节约蛋白质作用。

(4)内分泌作用

脂肪组织的内分泌作用近年来受到广泛重视,其内分泌作用主要表现在由脂肪组织分泌的因子[包括瘦素、肿瘤坏死因子-α(TNF-α)、白细胞介素、雌激素、胰岛素样生长因子、脂联素等]参与机体的代谢、免疫、生长发育等生理过程,近年来还发现其与一些营养慢性病的发生有关。

(5)增加饱腹感

膳食脂肪由胃进入十二指肠时,可刺激十二指肠产生抑胃素,使胃蠕动受到抑制,造成食物由胃进入十二指肠的速度相对缓慢。因此,膳食中脂肪含量越高,胃排空的速度越慢,所需时间越长。

(6)提供机体必需脂肪酸(EFA)

多数脂肪酸在人体内均能合成,而必需脂肪酸是指机体不能合成,但是对人体来说又是不可缺少的脂肪酸,因此必须从膳食中获取,包括 n-6 系列中的亚油酸,n-3 系列中的 α-亚麻酸等,当食物供给不足时会出现相应的缺乏症状。

（7）促进脂溶性维生素的吸收

脂肪不仅含有丰富的脂溶性维生素，还可协助脂溶性维生素和胡萝卜素等的吸收。临床上肠梗阻病人不仅脂肪的消化与吸收发生障碍，同时也常伴有脂溶性维生素吸收障碍，造成维生素缺乏。

（8）其他

脂肪作为食品烹调的重要原料，不但可以改善食物的色、香、形，还能增加膳食的美味，达到促进食欲的作用。

3. 脂肪的代谢

（1）脂肪的消化和吸收

脂肪的消化主要在小肠上段进行。食物经过胃时，会刺激胃黏膜产生大量的胃泌素，从而引起胰液和胆汁的分泌，参与食物的消化。胆汁中的胆汁酸盐是强有力的乳化剂，脂肪被乳化后，形成细小的脂肪微粒，有利于和胰液中的脂肪酶相结合，促进脂肪的消化。

脂肪的消化产物主要在十二指肠下端及空肠上段进行吸收。脂肪的代谢产物经过胆汁酸盐的乳化，在肠黏膜细胞内脂肪酶的作用下，水解为脂肪酸和甘油，经过门静脉进入血液循环。

（2）脂肪的合成

脂肪合成有两条途径：一是利用食物中的脂肪消化产物转化成人体脂肪；另一种是将糖类直接转化为脂肪，这是体内脂肪的主要来源。人体内脂肪合成的主要场所有肝脏、脂肪组织和小肠，其中以肝脏的合成能力最强，但是，肝脏只能合成脂肪，却不能储存脂肪。

（3）脂肪的分解

脂肪的分解即脂肪动员，是将储存在脂肪细胞内的脂肪颗粒水解为脂肪酸和甘油，并释放进入血液，以供其他组织氧化利用的过程。当人体摄入的能量小于消耗时，机体会动员体内储存的脂肪氧化供能。脂肪酸主要在线粒体中经 β-氧化生成乙酰辅酶 A，又是肝合成酮体的原料。酮体可被心、肾、骨骼肌、脑等许多器官和组织利用，尤其是长期饥饿或血糖不足时，酮体可替代葡萄糖成为脑的主要能量来源。如果酮体生成过多，超过肝组织利用的能力，则可引起酮血症，导致酮症酸中毒。

4. 脂肪的运输

（1）乳糜微粒（CM）：含甘油三酯多，可达干重的98%，主要运输外源性甘油三酯到肝和脂肪组织。

（2）极低密度脂蛋白（VLDL）：含三酰甘油达 50%～65%，主要从肝运输内源性甘油三酯到脂肪组织或其他组织。

（3）低密度脂蛋白（LDL）：大部分由血浆中 VLDL 分解产生，其组成中胆固醇酯占 2/3，主要将肝内合成的内源性胆固醇转运到肝外组织。

（4）高密度脂蛋白（HDL）：在肝和小肠中合成，参与胆固醇的逆向转运，即将肝外组织中的胆固醇运输到肝，在肝内转化为胆汁酸后排出体外，减少胆固醇在动脉壁的沉积。故血浆中 HDL 含量高的人，患动脉粥样硬化和冠心病的可能性低一些。

（二）磷脂

磷脂，也称磷脂类、磷脂质，是指含有磷酸的脂类，属于复合脂，它是体内磷脂酸的衍生物。

1.磷脂的分类

磷脂主要包括甘油磷脂和神经磷脂。人体中含量最多的磷脂是甘油磷脂,它指的是甘油三酯中的一个或两个脂肪酸被含有磷酸的基团取代的脂类。甘油磷脂又按性质的不同可分为中性甘油磷脂和酸性甘油磷脂两类。前者包括卵磷脂、脑磷脂、大豆磷脂等;后者包括磷脂酸、磷脂酰丝氨酸、心磷脂等。神经磷脂主要包括鞘磷脂、脑酰胺磷酸甘油等。

2.磷脂的生理功能

(1)磷脂构成细胞膜的重要成分。磷脂可与蛋白质结合形成脂蛋白,并以此构成细胞的各种膜,维持细胞和细胞器的正常形态和功能。同时,这些膜在体内新陈代谢中起着重要作用,如选择性物质交换、摄取营养素、排出废物等。

(2)促进生长。动物实验表明,磷脂可使细胞发育旺盛。

(3)乳化脂肪。磷脂酰胆碱是一种很强的乳化剂,能有效地将血液中的脂肪和胆固醇乳化,阻止其沉积在血管壁上,能降低血液黏度,促进血液循环,从而具有一定预防心脑血管疾病的作用。

(4)组成神经递质。磷脂酰胆碱在消化道能被分解为胆碱,随血液进入大脑形成乙酰胆碱,乙酰胆碱是大脑中传递信息的神经递质,对思维和记忆能力有促进作用。

3.磷脂的代谢

(1)磷脂的消化和吸收

磷脂的消化是在小肠中进行的,在磷脂酶 A 的作用下,释放出脂肪酸和溶血磷脂酰胆碱。磷脂的消化产物大多数是水溶性的,在小肠内即可被吸收,少部分非水溶性的磷脂在胆盐的协助下,混合于乳胶微粒内,在肠内不经消化而直接被吸收。

(2)磷脂的合成与分解

体内部分磷脂直接从食物中获得,另一部分在各组织细胞内,经过一系列酶的催化而合成。体内存在很多能使磷脂水解的磷脂酶,例如磷脂酶 A2 使磷脂分解产生溶血磷脂和花生四烯酸等。

(三)胆固醇

固醇类是一类含有同样多个环状结构的脂类化合物,包括动物固醇和植物固醇两大类。动物性食物中的固醇主要是胆固醇及其与脂肪酸结合的固醇脂类;植物固醇主要有 β-谷固醇、豆固醇、菜油固醇、麦角固醇等。

1.胆固醇的生理功能

胆固醇是细胞膜和细胞器膜的重要组成部分,它关系膜的通透性和细胞内某些酶的分布。人体 90% 的胆固醇存在于细胞内,是人体内许多重要活性物质的合成材料,如胆汁酸、性激素、肾上腺素和维生素 D 等。一些国家的科学家还认为,血液中正常的胆固醇含量有一定的抗癌功能。另外,神经髓鞘中也含有大量胆固醇和磷脂,它们是神经纤维间的重要绝缘体,防止神经冲动从一条纤维向其他神经纤维扩散。

2.胆固醇的代谢

(1)胆固醇的消化和吸收

食物中所含的胆固醇,一部分是与脂肪酸结合的胆固醇酯,另一部分则处于游离状态。胆固醇为脂溶性物质,必须借助胆汁酸盐的乳化才能在肠内被吸收,被吸收的胆固醇约有 2/3 在肠黏膜内经酶的催化重新酯化,形成适合体内需要的胆固醇酯,再与部分未酯化的游离胆固醇、磷脂、甘油三酯及与肠黏膜细胞合成的脱辅基酶蛋白,形成乳糜微粒,经淋巴系统进入血液循环。

胆固醇的吸收受到多种物质的影响,比如胆固醇的吸收率随着进食量的增加而递减,食物中的脂肪和脂肪酸具有提高胆固醇吸收能力的作用,食物中不能被利用的纤维素、果胶等能降低胆固醇的吸收等。

（2）胆固醇的合成

人体内 40% 的胆固醇来自于动物性食物,称为外源性胆固醇;60% 是由体内各组织细胞自行合成,称为内源性胆固醇。人体内几乎所有的组织都具有合成胆固醇的能力,肝脏是人体合成胆固醇最活跃的场所,其次是小肠。人体胆固醇合成受能量及胆固醇摄入量、脂肪种类、胰岛素水平等影响。当体内胆固醇增加时,可负反馈抑制肝脏等组织中胆固醇合成限速酶的活性,使胆固醇合成降低。

（3）胆固醇的分解

人体内胆固醇代谢途径主要有以下四个:①在肝脏转化为胆汁酸:这是胆固醇在体内代谢的主要途径（$0.4 \sim 0.6$ g/d,约占体内合成胆固醇的 40%）;②转化为类固醇激素:肾上腺皮质细胞、睾丸间质细胞、卵巢的卵泡内膜细胞和黄体细胞均以胆固醇为原料,合成肾上腺皮质激素或性激素;③脱氢成为 7-脱氢胆固醇:7-脱氢胆固醇蓄积于皮下,经紫外线照射转变为维生素 D_3;④分泌入肠道:胆固醇在肠道细菌作用下转化为粪固醇,并随粪便排出。

二、脂肪酸

（一）脂肪酸的分类

脂肪酸按其碳链长短可分为长链脂肪酸（12 碳及以上）、中链脂肪酸（$7 \sim 12$ 碳）、短链脂肪酸（$1 \sim 6$ 碳）;按其饱和程度可分为饱和脂肪酸（SFA）和不饱和脂肪酸（UFA）。不饱和脂肪酸又分为单不饱和脂肪酸（MUFA）和多不饱和脂肪酸（PUFA）;按其空间结构不同可分为顺式脂肪酸和反式脂肪酸。

各种脂肪酸的结构不同,功能也不一样。目前认为,在营养学上最具价值的脂肪酸有两类,即 n-3 系列和 n-6 系列不饱和脂肪酸。α-亚麻酸作为 n-3 系列脂肪酸的前体,可转变生成二十碳五烯酸（EPA）、二十二碳六烯酸（DHA）等 n-3 系列脂肪酸;亚油酸作为 n-6 系列脂肪酸的前体在体内转变生成 γ-亚麻酸、花生四烯酸（ARA）等脂肪酸。临床研究发现 EPA、DHA 有降低血清甘油三酯的作用。动物实验表明 EPA、DHA 对化学致癌剂引起的乳腺、结肠、前列腺、胰腺癌或移植瘤有延迟发生与减少数目的作用。但其作用机制尚未完全明晰。由于 EPA、DHA 是组成磷脂、胆固醇酯的重要脂肪酸,故 n-3 系列脂肪酸受到营养学界的广泛重视。

（二）必需脂肪酸

1.定义

必需脂肪酸是指人体内不能合成,必须由食物供给的多不饱和脂肪酸。人体必需脂肪酸主要包括两种,一种是 ω-3 系列的 α-亚麻酸（18：3）,一种是 ω-6 系列的亚油酸（18：2）。脂肪因其所含的脂肪酸的链的长短、饱和程度和空间结构不同,呈现不同的特性和功能。

2.生理功能

必需脂肪酸是人体不可缺少的营养素,其生理功能主要有:构成细胞膜和线粒体的成分和合成前列腺素的前体;组成磷脂、胆固醇的重要脂肪酸;促进胆固醇的运转和代谢;具有降低血栓形成和血小板黏结作用等。

三、食物来源及参考量

绝大多数食物都含有脂肪,只不过含量有多有少。常见的蔬菜类脂肪含量最少,绝大多数都在1%以下,其次是谷类,约在3.2%以下,而动物性食物中脂肪含量则较高,尤其是肥肉和骨髓,脂肪含量可高达90%。常见食物的脂肪含量见表2-14。

表 2-14　　　　　　　　　常见食物的脂肪含量　　　　　　　　　　g/100g

食物名称	脂肪含量	食物名称	脂肪含量
猪肉(肥)	90.4	鸡蛋黄	28.2
猪肉(瘦)	37.0	带鱼	4.9
牛肉(瘦)	2.3	大黄鱼	2.5
羊肉(瘦)	3.9	鲤鱼	4.1
鸡	2.3	草鱼	5.2
鸭	19.7	花生	48.0
鸡蛋	11.1	核桃	58.8
鸭蛋	18.0	葵花籽	52.8

所有的动植物均含有磷脂酰胆碱,动物的磷脂酰胆碱富含于脑、心、肾、骨髓、肝等组织中,植物中则以大豆含量较为丰富。脑磷脂和磷脂酰胆碱并存于各组织中,而神经组织内含量比较高。

胆固醇只存在于动物性食物中,肥肉比瘦肉含量高,内脏和脑中含量更高,蛋类含量不一,但蛋黄含量较多,小白虾的胆固醇含量虽不高,但虾米、虾皮的胆固醇含量却高出其10倍左右,脱脂奶粉胆固醇含量比全脂奶粉低近4倍,海参的胆固醇含量为零。几种常见食物的胆固醇含量见表2-15。

表 2-15　　　　　　　　　几种常见食物的胆固醇含量　　　　　　　　g/100 g

食物名称	胆固醇含量	食物名称	胆固醇含量
猪肉(肥)	107	鸡蛋(全)	680
猪肉(瘦)	77	蛋黄	1705
牛肉(肥)	194	大黄鱼	79
牛肉(瘦)	63	草鱼	81
羊肉(肥)	173	鲤鱼	83
羊肉(瘦)	65	带鱼	97
猪心	158	鲫鱼	93
猪肝	368	小白虾	54
猪脑	3100	对虾	150
鸡肉	117	青虾	158
鸭肉	101	虾皮	608
牛奶	13	海参	0
脱脂牛奶	28	黄油	89
全脂牛奶	104	奶油	295

四、脂类与健康

脂肪摄入过多,易引起肥胖,肥胖不仅使人体外观臃肿,行为迟缓,活动时易感疲乏,而且还可导致糖尿病、高血压、高脂血症、冠心病,并使某些癌症的患病率升高,另外,脂肪在某些组织器官中堆积,又可造成器官的功能障碍。因此,限制和降低膳食脂肪的摄入,已成为预防上述疾病发生的重要措施。

中国营养学会推荐成人脂肪摄入量应占摄入总能量的 20%～30%,2015 年的美国膳食指南推荐每天摄入的饱和脂肪酸(SFA)应占每天总能量的 5%～6%,必需脂肪酸的摄入量一般认为应不小于总能量的 3%。多国流行病学调查结果证实,膳食中胆固醇、饱和脂肪酸的摄入量与冠心病发病率和病死率呈显著正相关,而多不饱和脂肪酸(PUFA)则有显著降低血脂的功效,有利于防止冠心病的发生,所以美国心脏协会提出膳食脂肪中饱和脂肪酸(SFA):单不饱和脂肪酸(MUFA):多不饱和脂肪酸(PUFA)的比例为 1:1:1。中国营养学会于 2013 年修订的《中国居民膳食营养素参考摄入量》标准中关于脂肪的推荐量见表 2-16。

表 2-16　　　　中国居民膳食脂肪适宜摄入量(脂肪供能占总能量)

年龄(岁)	脂肪(%)	SFA(%)	MUFA(%)	PUFA(%)	n-6:n-3	胆固醇(mg)
0～	45～55				4:1	
0.5～	35～40				4:1	
2～	30～35				4～6:1	
7～	25～30				4～6:1	
14～	25～30	10	8	10	4～6:1	
18～	20～30	<10	10	10	4～6:1	<300
60～	20～30	6～8	10	8～10	4:1	<300

Key Words

1. 必需脂肪酸包括_____和_____。

2. 脂类包括_____和_____,其中类脂又包括了_____、_____、_____。

3. 胆固醇在人体内的代谢途径主要有以下四条:_____、_____、_____和_____。

任务四　糖　类

学习目标

【掌握】

1. 糖类的分类及生理功能

2. 膳食纤维的定义

3. 膳食纤维的作用

【了解】

4. 糖类的代谢

5. 糖类的来源

【熟悉】

6. 糖类与人体健康之间的关系

案例导入 2-4

患者,男性,60岁。

平素喜欢吃肉类食物,缺乏蔬菜摄入,经常会出现便秘症状,因腹部不适到医院就诊,经检查诊断为结肠癌。

请问:(1)导致患者出现结肠癌的主要原因是什么?

(2)如何减少结肠癌的发生呢?

糖类俗称碳水化合物,其分子式是 $C_m(H_2O)_n$,是由碳、氢、氧三种元素组成的一大类有机化合物,是人类膳食能量的主要来源。

一、糖类的分类

糖类在相互结合时要失水,根据其化学结构及营养成分将其分为糖、寡糖和多糖三大类见表 2-17。

表 2-17 糖类的分类

分类	亚组	组成
糖(1～2)	单糖 双糖 糖醇	葡萄糖、半乳糖、果糖 蔗糖、乳糖、麦芽糖、海藻糖 山梨醇、甘露醇、木糖醇
寡糖(3～9)	麦芽低聚寡糖 其他杂寡糖	麦芽糊精 棉籽糖、木苏糖、低聚果糖
多糖(≥10)	淀粉 非淀粉多糖	直链淀粉、支链淀粉、变性淀粉 纤维素、半纤维素、果胶、亲水胶质物

注:括号内为单糖分子数。引自联合国粮农组织/世界卫生组织。

(一)糖

1. 单糖

不能被水解的最简单的糖类称为单糖,是糖类的基本单位,一般具有两个或者更多羟基的醛或酮类。单糖有3～7个碳原子,按照碳原子数目的多少依次分为丙糖、丁糖、戊糖、己糖、庚糖。自然界中存在最多的单糖是戊糖和己糖,如核糖和脱氧核糖都属于戊糖,是核酸的结构片段;食物中最常见的己糖是葡萄糖和果糖,其次为半乳糖。

2. 双糖

每分子能水解成两分子单糖的糖称为双糖,常见的双糖如蔗糖、麦芽糖、乳糖、海藻糖等。

3. 糖醇

糖醇是单糖还原后的重要衍生物。糖醇在体内消化、吸收速度慢,提供的能量也比葡萄糖少,但其广泛存在于生物体内,如山梨醇、甘露醇、木糖醇、麦芽糖醇、乳糖醇等。山梨醇亲水性强,临床上常用20%或25%的山梨醇作为脱水剂,消除脑水肿,降低颅内压。麦芽糖醇、木糖醇存在于多种水果、蔬菜中,因其代谢不受胰岛素调节,属于低热量甜味剂,故常用于糖尿病病人的专用食品中,另外木糖醇作为口香糖的原料,可预防龋齿。

(二)寡糖

每分子能水解成3～9个分子单糖的糖称为寡糖,又叫低聚糖。寡糖分为两类:一类是水解产生的所有糖分子都是葡萄糖的麦芽寡糖;另一类是水解时产生不止一种单糖的杂寡糖。目前已知的几种重要寡糖有异麦芽低聚糖、低聚果糖、大豆低聚糖、棉籽糖、木苏糖等。人体内没有能水解杂寡糖的酶,所以杂寡糖无法消化和吸收,但是人体自己合成的杂寡糖常有重要的生理功能,如低聚果糖可以在结肠发酵,促使益生菌如双歧杆菌、乳酸菌等增殖,抑制有害菌生长等。

(三)多糖

每分子能水解成10个及以上分子单糖的糖称为多糖,多糖一般不溶于水,无甜味,不形成结晶,多糖可在酸或酶的作用下分解,最后成为单糖。多糖从功能上分类可分为储存多糖和结构多糖,植物细胞的储存多糖主要是淀粉,动物细胞的储存多糖主要是糖原;结构多糖是细胞壁或细胞膜、细胞间隙和结缔组织的结构成分。1998年联合国粮农组织/世界卫生组织对糖类的分类中,将多糖分为淀粉多糖与非淀粉多糖两类,其中非淀粉多糖是膳食纤维的主要成分。

1.淀粉

淀粉是人类最重要的多糖,也是最丰富、最廉价的能量营养素。淀粉由单糖聚合而成,在淀粉酶和麦芽糖酶作用下可分解为葡萄糖,被人体消化和吸收。根据聚合方式不同分为直链淀粉和支链淀粉。直链淀粉又称糖淀粉,在热水中可以溶解,天然食品中含量较少,仅占淀粉成分的19%～35%;支链淀粉又称胶淀粉,难溶于水,在食物淀粉中含量较高,一般占65%～81%。不同食物或不同品种的同一食物(如不同品种的大米),其直链淀粉和支链淀粉的比例各不相同,含支链淀粉越多,糯性越大。通过遗传工程技术、化学方法、物理方法等可以改变谷物淀粉中的直链淀粉和支链淀粉的比例,使其某些性质发生改变,称为改性淀粉或变性淀粉。

抗性淀粉是指在小肠内不被消化吸收的淀粉及其水解物的总称,即在模拟胃肠道内环境的前提下,120 min仍未被 α-淀粉酶水解的淀粉,如整粒的粮谷类和豆类、生土豆和青香蕉、放冷的熟土豆等食物中的淀粉。抗性淀粉的共同特性是在小肠内不被酶分解,但在结肠内与挥发性脂肪酸起发酵反应并完全吸收。

2.糖原

糖原也被称为动物淀粉。主要在动物肝脏和肌肉中合成并储存,当机体需要时可分解成葡萄糖参与能量代谢。肝糖原可用于维持正常的血糖浓度,而肌肉内储存的糖原大约150 g,经过运动锻炼,糖原的储备量可增加5倍,但不能直接用于维持血糖。

3.非淀粉多糖

非淀粉多糖是指食物中不能被消化吸收的多糖,也称之为膳食纤维,包括纤维素、半纤维素、果胶、亲水胶质物等。

二、糖类的生理功能

(一)储存和供给能量

膳食糖类是人体最重要、最经济的能量来源。每克葡萄糖在体内氧化可释放 16.7 kJ（4 kcal）能量，正常人体摄入的平衡膳食的糖类提供的能量占人体总能量的 $55\%\sim65\%$，葡萄糖在体内氧化迅速、供能快，是神经系统和心肌的主要能量来源。糖原是体内糖类的主要储存形式，体内约 1/3 的糖原储存于肝脏，当机体需要时，可以立即动员肝糖原进入血液，为大脑等重要器官组织提供能量。

(二)构成机体组织的重要部分

细胞内含 $2\%\sim10\%$ 的糖，主要分布在细胞膜、细胞器膜、细胞质以及细胞间质中。核糖和脱氧核糖是合成 RNA 和 DNA 及游离核苷酸、辅酶类核苷酸的成分；糖脂和糖蛋白是构成神经髓鞘和细胞膜的成分；糖与蛋白质结合形成的蛋白多糖，如硫酸软骨素、硫酸皮肤素、硫酸角质素、透明质酸等作为结构成分，分布于软骨、结缔组织、角膜、玻璃体、关节的滑液以及黏液内，起支持、润滑和保护作用；蛋白多糖中的肝素是体内重要的抗凝血物质；此外，许多酶、激素和血浆蛋白中都含有糖，如凝血酶原、促红细胞生成素、运铁蛋白等。

(三)影响体内物质代谢

当体内糖类供给不足时，机体为了满足自身对葡萄糖的需要，要通过蛋白质的糖异生作用产生葡萄糖，供给能量。若同时摄入糖类和蛋白质时，由于胰岛素分泌增加而抑制蛋白质分解，促进了蛋白质合成，同时，为糖类的氧化分解提供了大量三磷酸腺苷，又有利于体内蛋白质的合成。因此，适量摄入糖类可起到节约蛋白质的作用。

饥饿时机体利用储存的脂肪供给能量，但脂肪酸的氧化需要葡萄糖的协同作用。如糖类供应不足，草酰乙酸产生相应减少，脂肪酸分解所产生的乙酰基无法与草酰乙酸结合进入三羧酸循环被彻底氧化，就会产生大量的酮体，在体内蓄积产生酮血症和酮尿症，统称为酮中毒。因此，糖类具有抗生酮作用。

(四)其他

经糖醛酸途径生成的葡萄糖醛酸，是体内一种重要的结合解毒剂，其在肝中能与许多有害物质如细菌毒素、酒精、砷等结合，从而起到解毒保肝作用；某些多糖如燕麦 β-葡聚糖、瓜尔胶等已被证实能降低血清胆固醇的浓度；非淀粉多糖可以增加粪便容积和延长肠道蠕动时间，从而起到促进排便的作用；一些真菌多糖通过提高机体免疫功能起到抗肿瘤的作用等。

三、糖类的代谢

(一)糖类的消化

人只能吸收单糖，所以，双糖以上的糖类都要先分解成单糖才能被吸收，糖类的分解离不开消化酶的参与。糖类的消化如图 2-1 所示。

$$\text{淀粉} \xrightarrow{\text{淀粉酶}} \text{α-糊精、麦芽寡糖、麦芽糖} \xrightarrow{\text{糊精酶、麦芽糖酶}} \text{葡萄糖}$$

$$\text{蔗糖} \xrightarrow{\text{蔗糖酶}} \text{果糖、葡萄糖}$$

$$\text{乳糖} \xrightarrow{\text{乳糖酶}} \text{半乳糖、葡萄糖}$$

图 2-1　糖类的消化

成人摄入的糖类主要是淀粉、蔗糖和果糖,口腔中的唾液淀粉酶能水解 α-1,4 糖苷键,使少量的淀粉水解,产生 α-糊精、麦芽寡糖、麦芽糖。小肠内的胰 α-淀粉酶,能水解 α-1,4 糖苷键为异麦芽糖、麦芽三糖、麦芽糖 α-临界糊精及少量葡萄糖等。小肠黏膜上皮含有 α-糊精酶、麦芽糖酶、蔗糖酶、乳糖酶等,可把淀粉中的多糖和寡糖完全分解为葡萄糖、果糖及半乳糖。

婴儿食物以乳汁为主,乳汁中的糖类绝大部分是乳糖,小肠壁微绒毛膜上的乳糖酶将它消化成半乳糖和葡萄糖。

（二）糖类的吸收

糖类消化后生成的单糖在小肠内进行吸收。葡萄糖的吸收机制有主动吸收、被动吸收和通过细胞间隙直接吸收三个途径,其中主动吸收是主要的吸收途径。半乳糖的吸收与葡萄糖相同。膳食纤维和抗性淀粉等在小肠内不被消化的糖类到达结肠后,被肠道细菌分解产生水分、气体和短链脂肪酸等。

四、膳食纤维

（一）膳食纤维的定义

不能被机体消化、吸收的多糖通常被称为膳食纤维,膳食纤维主要包括水溶性纤维与非水溶性纤维,非水溶性纤维又包括纤维素、半纤维素和木质素等物质。

（二）膳食纤维的结构特性

1. 纤维素

纤维素的化学结构与支链淀粉相似,是由 β-1,4 糖苷键链接而成的直链多糖,人体内的淀粉酶不能水解 β-1,4 糖苷键,所以,纤维素不能被消化。纤维素具有亲水性,在肠道内起吸收水分的作用。

2. 半纤维素

半纤维素是由多种糖基组成的一类多糖,和纤维素一样,主要以 β-1,4 糖苷键链接,但也含有混合键的 β-葡聚糖以 β-1,3 链接,在人体大肠内半纤维素比纤维素易于被细菌分解。

3. 果胶

果胶是被甲酯化的半乳糖醛酸,主要存在于水果和根茎类蔬菜中,可在热溶液中溶解,具有与离子结合的能力,与糖、酸在适当条件下能形成凝胶。

4. 树胶

树胶是植物中含有 D-半乳糖、葡萄糖醛酸和 L-阿拉伯糖的聚合物,为一类可溶于水、具有凝胶性质的多糖。

5.木质素

木质素是植物木质化过程中形成的非糖类,由苯丙烷单体聚合而成,人和动物均不能消化。

(三)膳食纤维的作用

1.降低胆固醇,预防心血管疾病

果胶、树胶等可吸附胆汁酸,减少胆汁酸的再吸收,从而促进胆固醇转化为胆汁酸排出,降低血胆固醇水平;阻碍脂肪和胆固醇的吸收,对膳食性高脂血症有预防作用。

2.降低餐后血糖,预防糖尿病

膳食纤维含量高的食物其能量密度低,胃排空的速度慢,加之膳食纤维有吸水作用而产生饱腹感,故可减缓能量摄入,达到控制体重和减肥的作用。果胶、树胶等可减缓小肠对糖的吸收,使血糖不致因进食而快速升高,同时可控制血糖反应和增强葡萄糖耐量,增加胰岛素敏感度。

3.促进肠道蠕动,改善肠道功能

膳食纤维在肠道内虽然不能被消化吸收,但它们多具有吸水膨胀和促进肠道蠕动的特性,能稀释粪便中的有害物质,并减少其与肠壁的接触时间,预防肠癌的发生;膳食纤维及其发酵产物可促进肠道有益菌群生长繁殖、维持肠道正常菌群平衡,有益于增强肠道功能。

4.控制热量过度摄入,防止肥胖

可溶性膳食纤维可以减缓食物由胃进入肠道的速度,同时还有吸水作用,可增加胃内的填充物,并延缓胃内容物的排空,使葡萄糖的吸收趋于平缓;还可以减少胰岛素的分泌,降低消化率,增加饱腹感,减少能量的摄入,降低全日总热量的摄取,增加由粪便排出的能量,从而起到控制体重和减肥的作用。

(四)膳食纤维的摄入量

根据《中国居民平衡膳食宝塔》推算出我国居民膳食纤维的适宜摄入量:低能量7.53 MJ 膳食纤维摄入量为 24.9 g/d;中等能量 10.04 MJ 膳食纤维摄入量为30.2 g/d;高能量 11.72 MJ 膳食纤维摄入量为 35.4 g/d。

五、食物来源及参考摄入量

(一)糖类的食物来源

糖类的食物来源有谷类、根茎类、食糖、豆类、蔬菜、水果、乳制品等,还可来自于各种精制糖,如蔗糖和麦芽糖等。膳食纤维的来源非常广泛,植物性食物品种不同、加工方法不同,其膳食纤维的种类和含量也不同。食物中的膳食纤维来自植物性食物,如水果、蔬菜、豆类、坚果和各种谷类。全谷类和麦麸富含膳食纤维,而精加工的谷类食品则含量较少。

常见食物的糖类含量见表 2-18。

表 2-18　　　　　　　常见食物的糖类含量

食物种类	能量(kJ)	糖类(g)	非淀粉多糖(g)	总膳食纤维(g)	淀粉(g)	糖(g)
大米	1 531	80.1	2.0	3.5	80.1	1.0
麦子	1 318	63.9	9.0	12.6	61.8	2.1
玉米	1 515	77.7		11.0	7.1	1.6
小米	1 481	75.4		8.5	60.0	4.0
燕麦	1 698	72.8	6.8	10.3	72.8	1.2
大豆	1 610	57.4		13.8	50.0	1.3
花生	2 341	12.1	6.2	8.0	6.3	6.2
土豆	318	17.2	1.3	1.8	16.6	0.6
甘薯	374	21.3	2.4	3.0	15.6	5.0
山药	488	28.2	1.3	3.3	27.5	0.7
芋头	451	26.2	2.4	2.9	25.1	1.1
木薯	607	36.8	1.7		35.3	1.5
香蕉	403	23.2	1.1	1.6	2.3	20.9

注:常见食物的糖类含量为每 100 g 可食部分。

(二)糖类的参考摄入量

糖类是机体能量最经济的来源,尤其是淀粉。糖类的参考摄入量一般用其提供能量占膳食总能量的百分比表示。中国营养学会推荐我国成人糖类的适宜摄入量应提供总能量的 50%～65%,摄入的糖类最好来源于多种食物,防止精制糖摄入过多,精制糖不应超过总能量的 10%。

六、糖类与健康

膳食中缺乏糖类将导致全身无力、疲乏、血糖含量降低,产生头晕、心悸、脑功能障碍等症状,严重者会导致低血糖昏迷。当膳食中糖类过多时,就会转化成脂肪储存于身体内,使人过于肥胖而导致各类疾病如高脂血症、糖尿病等。膳食纤维可以起到减少心血管疾病、预防糖尿病、控制肥胖等作用,同时可以减少胃肠疾病的发生,如十二指肠溃疡、大肠癌等,但是,大量的膳食纤维摄入,也会对人体健康产生一定程度的不良反应。过多摄入膳食纤维会引起腹部不适,如增加肠道的蠕动和增加产气等,此外,会降低营养素的吸收。体外实验也证明,各种膳食纤维均能抑制胰酶的活性,使食物在小肠内的消化和吸收受到影响。

Key Words

1.按结构和营养成分的不同,糖类分为 _____ 、_____ 和 _____ 三类。

2.通常情况下,机体能量的主要来源是 _____ 。

3.不能被机体消化吸收的多糖通常被称为 _____ ,它的功能是:_____ 、_____ 、_____ 和 _____ 。

任务五 | 维生素

学习目标

【掌握】

1. 常见维生素的主要生理功能、缺乏或过量的危害及主要食物来源

【熟悉】

2. 各类维生素的理化性质和参考摄入量

【了解】

3. 各类维生素的吸收与代谢以及营养状况评价

案例导入 2-5

患者,男性,海员,30岁。饮食以罐头食品为主,近半月来牙龈反复出血,皮下出血。

请问:(1)该海员可能是缺乏哪种维生素?

(2)应建议该海员多吃哪些食物?

一、概述

维生素是维持人体正常生命活动所必需的一类低分子有机化合物。在体内其含量极微,但在机体的代谢、生长发育等过程中起重要作用。这类低分子有机化合物的共同特点为:

(1)均以维生素本体或前体化合物(维生素原)的形式存在于天然食物中;

(2)非机体结构成分,不提供能量;

(3)一般不能在体内合成(维生素D例外)或合成量太少,必须由食物提供;

(4)人体只需少量即可满足,但绝不能缺少,缺乏可引起维生素缺乏病;

(5)各种维生素在机体代谢、生长发育过程中各具独特的作用。

维生素种类很多,营养学按其溶解性分为脂溶性维生素和水溶性维生素两大类。脂溶性维生素有维生素A、维生素D、维生素E、维生素K;水溶性维生素有B族维生素(包括维生素B_1、维生素B_2、维生素B_6、烟酸、叶酸、泛酸等)和维生素C。脂溶性维生素大部分储存在脂肪组织中,通过胆汁缓慢排出体外,大量摄入时,由于排出较少,可致体内积存超负荷而造成中毒。水溶性维生素在体内仅有少量储存,常以原形从尿中排出体外,几乎无毒性,但摄入过大(非生理)剂量时,常干扰其他营养素的代谢且易排出体外,必须每天通过食物补给,当供给不足时,易出现缺乏症。

二、脂溶性维生素

(一)维生素A

维生素A的化学名为视黄醇(retinol),包括所有具有视黄醇生物活性的一类物质,

即动物性食物来源的维生素 A₁ 与维生素 A₂、植物性食物来源的 β-胡萝卜素及其他类胡萝卜素。

1. 理化性质

维生素 A 属脂溶性维生素,在高温和碱性的环境中比较稳定,一般烹调和加工过程中不易被破坏。但是维生素 A 极易氧化,特别在高温条件下,紫外线照射可以按酯、醇、醛、酸顺序加快氧化破坏。因此,维生素 A 或含有维生素 A 的食物应避光在低温条件下保存效果更好。食物中如含有磷脂、维生素 E、维生素 C 和其他抗氧化剂时,其中的视黄醇和胡萝卜素较为稳定。

2. 生理功能与缺乏

(1)维持正常视觉功能

视网膜上对暗光敏感的杆状细胞含有感光物质——视紫红质,是 11-顺式视黄醛与视蛋白结合而成,为暗视觉的必需物质。经光照漂白后,11-顺式视黄醛转变为全反式视黄醛并与视蛋白分离。此过程产生电能刺激视神经形成视觉。全反式视黄醛经还原为全反式视黄醇,再经过酶的作用重新转化为 11-顺式视黄醛,在暗光下 11-顺式视黄醛与视蛋白结合,再次形成视紫红质,因而维持着视觉功能。在此过程中,有部分视黄醛变成视黄醇被排泄,所以必须不断地补充维生素 A,才能维持视紫红质的合成和整个暗光视觉过程。缺乏维生素 A 时,眼暗适应能力下降,严重时可致夜盲症。

(2)维持皮肤黏膜层的完整性

维生素 A 对上皮细胞的细胞膜起稳定作用,维持上皮细胞的形态完整和功能健全。故维生素 A 缺乏的初期,上皮组织会干燥,继而使正常的柱状上皮细胞转变为角状的复层鳞状上皮,形成过度角化变性和腺体分泌减少,累及全身上皮组织。最早受影响的是眼睛的结膜和角膜,出现眼干燥症,表现为结膜或角膜干燥、软化甚至穿孔,以及泪腺分泌减少。皮肤改变则为毛囊角化,皮脂腺、汗腺萎缩。消化道表现为舌味蕾上皮角化,肠道黏膜分泌减少,食欲减退等。呼吸道黏膜上皮萎缩、干燥,纤毛减少,抗病能力减退。消化道和呼吸道感染性疾病的危险性提高,且感染常迁延不愈。泌尿和生殖系统的上皮细胞也同样改变,影响其功能。

(3)促进生长发育和维护生殖功能

维生素 A 参与细胞的 RNA、DNA 的合成,对细胞的分化、组织更新有一定影响。参与软骨内成骨,缺乏时长骨形成和牙齿发育均受影响。维生素 A 缺乏时还会导致男性睾丸萎缩,精子数量减少、活力下降,也可影响胎盘发育。

(4)维持和促进免疫功能

维生素 A 对许多细胞功能活动起到维持和促进作用,是通过其在细胞核内的特异性受体——视黄酸受体实现的。对基因的调控结果可以提高免疫细胞产生抗体的能力,也可以促进细胞免疫的功能,以及促进 T 淋巴细胞产生某些淋巴因子。维生素 A 缺乏时,免疫细胞内视黄酸受体的表达相应下降,因此影响机体的免疫功能。

(5)防癌作用

近年来对防治癌症的研究证明,维生素 A 及其衍生物有防癌作用。

3. 吸收与代谢

胡萝卜素的吸收具有物理扩散性,吸收量与摄入多少相关。胡萝卜素的吸收部位在小肠,小肠细胞内含有胡萝卜素双氧化酶,在其作用下进入小肠细胞的胡萝卜素被分解为视黄醛或视黄醇。维生素 A 则为主动吸收,需要能量,吸收速率比胡萝卜素快 7～30 倍。胡萝卜素或维生素 A 在小肠细胞中转化成棕榈酸酯,与乳糜微粒结合通过淋巴系统进入血液循环,大部分转运到肝脏储存。维生素 A 在体内氧化后转变为视黄酸,视黄酸是维生素 A 在体内发生多种生物作用的重要活性形式,进入细胞的视黄酸与视黄酸结合蛋白结合后,可以进一步与特异性核内受体结合,并介导细胞的生物活性。

4. 过量危害与毒性

(1)维生素 A 过多症

维生素 A 摄入过多可以引起维生素 A 过多症,维生素 A 过量会降低细胞膜和溶酶体膜的稳定性,导致细胞膜受损,组织酶释放,引起皮肤、骨骼、脑、肝等多种脏器组织病变。脑受损可使颅压增高。骨组织变性引起骨质吸收、变形,骨膜下新骨形成,血钙和尿钙都上升。肝组织受损则引起肝脏肿大,肝功能改变。

(2)胡萝卜素血症

胡萝卜素血症是因摄入富含胡萝卜素的食物(如胡萝卜、南瓜、橘子等)过多,以致大量胡萝卜素不能充分迅速在小肠黏膜细胞中转化为维生素 A 而引起的。因摄入的 β-胡萝卜素在体内仅有 1/6 发挥维生素 A 的作用,故大量摄入胡萝卜素一般不会引起维生素 A 过多症,但可使血中胡萝卜素水平增高,致使黄色素沉着在皮肤和皮下组织内。停止大量摄入富含胡萝卜素的食物后,胡萝卜素血症可在 2～6 周内逐渐消退,一般没有生命危险,不需特殊治疗。

5. 营养状况评价

(1)血浆维生素 A 测定:血浆维生素 A 水平含量为 0.35～0.70 μmol/L 是摄入不足的界限。但当摄入量大于 0.70 μmol/L 时,还有一些个体有不足表现。由于肝储备水平个体差异很大,故血浆维生素 A 含量极低时,可确定为维生素 A 营养状况欠佳;即使含量在正常范围内,尚不能肯定维生素 A 营养状况良好。

(2)维生素 A 耐量:当补充维生素 A 后,血浆中维生素 A 高峰出现的时间与高度,可反映肝内维生素 A 储存状况。也可用视黄醇体库反应法,即测定空腹与维生素 A 补充 3 个半小时后血中维生素 A 含量的差数,除以补充后维生素 A 含量的百分比表示。

(3)血浆视黄醇结合蛋白测定:血浆视黄醇结合蛋白(RBP)水平能比较敏感地反映体内维生素 A 的营养状态,正常值为 23.1 mg/L,低于此值有缺乏可能。

(4)暗适应能力:用暗适应计和视网膜电流变化检查,如发现暗光视觉异常,有助诊断。

(5)生理盲点:当维生素 A 供给不足时,盲点扩大、补充后即缩小至正常范围。

6. 需要量与膳食参考摄入量

《中国居民膳食营养素参考摄入量》(2013)提出的中国居民膳食维生素 A 推荐摄入量成人男性为 800 μg RE/d;女性为 700 μg RE/d,UL 为 3 000 μg E/d。

附:视黄醇当量(retinol equivalent,RE)换算:

1 μg RE＝1 μg 视黄醇＝6 μg β-胡萝卜素＝12 μg 其他类胡萝卜素＝3.33 IU 来自视黄醇的维生素 A 活性＝10 IM 来自 β-胡萝卜素的维生素 A 活性。

7. 食物来源

(1)动物性食物来源:动物内脏、蛋类、乳类,乳类中维生素 A 含量丰富。

(2)植物性食物来源:红、黄、绿三种深颜色的蔬菜、水果。其中胡萝卜素含量丰富,如胡萝卜、杧果、橘子、枇杷、西兰花、菠菜、苋菜、生菜、油菜、荷兰豆等。

(二)维生素 D

维生素 D 是一族来源于类固醇的环戊氢烯菲环结构相同,但侧链不同的复合物的总称,目前已知的维生素 D 至少有 10 种,但最重要的是维生素 D_2(麦角骨化醇)和维生素 D_3(胆钙化醇)。25-(OH)-D_3 和 1,25-(OH)$_2$-D_3 是其在体内的代谢物,其中 1,25-(OH)$_2$-D_3 被认为具有类固醇激素的作用。

1.理化性质与体内分布

维生素 D_2 是由紫外线照射植物中的麦角固醇产生,但在自然界的存量很少。维生素 D_3 则由人体表皮和真皮内含有的 7-脱氢胆固醇经日光中紫外线照射转变而成。维生素 D 溶于脂肪溶剂,对热、碱较稳定,对光及酸不稳定。维生素 D 在肝和各种组织中都有分布,特别在脂肪组织中有较高的浓度,但代谢较慢。在组织中大约一半是以维生素 D 的形式存在,其余一半中 25-(OH)-D_3 所占比例较大,约为总量的 20%。在血浆中 25-(OH)-D_3 占绝对优势,也存在于其他组织中如肾、肝、肺、主动脉和心脏等。

2.生理功能与缺乏

维生素 D 的最主要功能是提高血浆钙和磷的水平到超饱和的程度,以适应骨骼矿物化的需要。

(1)促进肠道对钙、磷的吸收

维生素 D 作用的最原始点是在肠细胞的刷状缘表面,能使钙在肠腔中进入细胞内。此外 1,25-(OH)$_2$-D_3 可与肠黏膜细胞中的特异受体结合,促进肠黏膜上皮细胞合成钙结合蛋白,对肠腔中的钙离子有较强的亲和力,对钙通过肠黏膜的运转有利。维生素 D 也能激发肠道对磷的转运过程,这种转运是独立的,与钙的转运不相互影响。

(2)对骨骼钙的动员

与甲状旁腺协同,维生素 D 使未成熟的破骨细胞前体转变为成熟的破骨细胞,促进骨质吸收;使旧骨中的骨盐溶解,钙、磷转运到血内,以提高血钙和血磷的浓度;另一方面刺激成骨细胞,促进骨样组织成熟和骨盐沉积。

(3)促进肾脏对钙、磷的重吸收

促进肾近曲小管对钙、磷的重吸收以提高血钙、血磷的浓度。婴幼儿维生素 D 缺乏可引起维生素 D 缺乏病,以钙、磷代谢障碍和骨样组织钙化障碍为特征,严重者出现骨骼畸形,如方头、鸡胸、漏斗胸、"O"形腿和"X"形腿等。成年人维生素 D 缺乏会使成熟骨矿化不全,表现为骨质软化症,特别是妊娠、哺乳妇女及老年人容易发生此种病症,常见症状是骨痛、肌无力,活动时加剧,严重时骨骼脱钙引起骨质疏松,发生自发性或多发性骨折。

3.吸收与代谢

维生素 D 吸收最快的部位在小肠的近端即十二指肠和空肠,维生素 D 最大的吸收部位主要在空肠和回肠。维生素 D 像其他的疏水物质一样,通过胶体依赖被动吸收。大部分的维生素 D(约 90% 的吸收总量)与乳糜微粒结合进入淋巴系统,其余仅与球蛋白结合,维生素 D 的这种吸收过程有效性约为 50%。乳糜微粒可直接或在乳糜微粒降解的过程中与血浆中的蛋白质结合,没有结合的血浆维生素 D 随着乳糜微粒进入肝脏,在肝脏中再与蛋白质结合进入血浆。皮肤中的维生素 D 可与维生素 D 结合蛋白(DBP)结合直接进入循环,而口服维生素 D 是以 DBP 复合物和乳糜微粒进入,口服维生素 D 在肝中停留时间较长,可引起非常高的 25-(OH)-D_3 的水平,而易引起中毒,但紫外线照射很少引起 25-(OH)-D_3 的血浆浓度增高,未见紫外线照射引起的高维生素 D 血症。在 25-(OH)-D_3 的血浆浓度正常时,仅有少量 25-(OH)-D_3 从血浆池中释放进入组织。因此,25-(OH)-D_3 的循环水平是良好的维生素 D 营养状况的评价指标。通过 1,25-(OH)$_2$-D_3、甲状旁腺激素(PTH)、降钙素和几个其他的激素以及 Ca^{2+} 和磷的循环水平,严格控制肾脏 1-羟化酶的活性,来调节维生素 D 的内分泌系统。维生素 D 以几种不同的方式被分解,许多其他的代谢物包括葡萄糖苷和亚硫酸盐已被确定,大多数通过胆汁从粪便排出,有 2%～4% 出现在尿中。

4. 过量危害与毒性

一般认为通过膳食来源的维生素 D 不会引起中毒,但摄入过量维生素 D 补充剂或强化维生素 D 的奶制品,有发生维生素 D 过量或中毒的可能。准确的中毒剂量还未有定论,一些学者认为长期摄入 25 μg/d 维生素 D 可引起中毒,这其中可能包含一些对维生素 D 较敏感的人,但长期摄入 125 μg/d 维生素 D 则肯定会引起中毒。目前普遍接受维生素 D 的每天摄入量不宜超过 25 μg。维生素 D 中毒可能会出现厌食、呕吐、头痛、嗜睡、腹泻、多尿、关节疼痛和弥漫性骨质脱矿化等症状。随着血钙和血磷水平长期升高,最终导致钙、磷在软组织中沉积,特别是心脏和肾脏,其次为血管、呼吸系统和其他组织,引起功能障碍。维生素 D 高摄入量的危险也和钙、磷摄入量有关。

5. 营养状况评价

25-(OH)-D_3 是血浆中的主要存在形式,测定血浆 25-(OH)-D_3 的浓度是评价个体维生素 D 营养状况最有价值的指标,它的半衰期约 3 周,在血浆中的浓度稳定,是几周甚至是几个月来自膳食和通过紫外线照射产生的总和。正常值为 35～200 nmol/L,低于 35 nmol/L 为维生素 D 缺乏。

6. 需要量与膳食参考摄入量

由于维生素 D 既可由膳食提供,又可暴露在阳光之下通过皮肤合成,而皮肤合成量的多少又受到纬度、暴露面积、阳光照射时间、紫外线强度、皮肤颜色等影响,因此维生素 D 的需要量很难确切估计。《中国居民膳食营养素参考摄入量》(2013)膳食维生素 D 推荐摄入量成人(18 岁～)为 10 μg/d,UL 为 50 μg/d。

7. 来源

维生素 D 有两个来源,一个为外源性,依靠食物获得;另一个为内源性,通过阳光(紫外线)照射由人体皮肤产生。

(1)食物来源

动物性食物来源:主要含有维生素 D_3,以鱼肝和鱼油含量最丰富,其次在鸡蛋、乳牛肉、黄油和咸水鱼如鲱鱼、鲑鱼和沙丁鱼中含量相对较高,牛乳和人乳的维生素 D 含量较低。

植物性食物来源:蔬菜、谷物和水果中几乎不含维生素 D,只是在蘑菇、蕈类中含有维生素 D_2。

(2)内源性来源

人体的表皮和真皮内含有 7-脱氢胆固醇,经阳光或紫外线照射后形成前维生素 D_3 然后再转变为维生素 D_3。产生量的多少与季节、纬度、紫外线强度、年龄、暴露皮肤的面积和时间长短有关。所以多接触阳光,可使维生素 D 满足身体需要。

（三）维生素 E

1. 理化性质与体内分布

维生素 E 又名生育酚，它有多种活性形式。维生素 E 在肠道内吸收后，通过淋巴进入血液循环，血浆中维生素 E 的浓度随脂类的含量而变化。维生素 E 大部分储存于肝脏和肌肉组织中。

2. 生理功能与缺乏

维生素 E 的主要生理功能是抗氧化作用。因为维生素 E 本身是强还原剂，可防止脂质过氧化和自由基对生物膜上不饱和脂肪酸以及细胞膜的损害；调节体内某些物质的合成，如 DNA 辅酶 Q、维生素 C 等。

维生素 E 缺乏可引起新生儿溶血性贫血及早产儿的水肿和过敏，可增加动脉粥样硬化、癌症、白内障及其他老年退行性危险。动物实验证实，大鼠缺乏维生素 E 可致生殖器损害，精子形成受阻、睾丸退化、胚胎死亡。维生素 E 缺乏较少发生于人类，但是人类一旦摄入大量的维生素 E 可引起短时期的胃肠不适，婴幼儿维生素 E 缺乏可导致坏死性小肠结肠炎。

3. 食物来源与供给量

维生素 E 主要存在于植物油、谷类、坚果类、肉类、蛋类中，奶类中也有一定含量，但易在烹调过程中丢失。青少年、成人每天适宜摄入量为 10 mg，孕妇、老年人为 12 mg。

（四）维生素 K

1. 理化性质

维生素 K 是具有叶绿醌生物活性的一类物质，又叫凝血维生素，有维生素 K_1、维生素 K_2、维生素 K_3、维生素 K_4 等几种形式。其中维生素 K_1、维生素 K_2 是天然存在的，是脂溶性维生素，分别从绿色植物中提取和由肠道细菌（如大肠杆菌）合成。而维生素 K_3、维生素 K_4 是通过人工合成的，是水溶性的维生素。最重要的是维生素 K_1 和维生素 K_2，通常呈油状液体或固体，不溶于水，能溶于油脂及醚等有机溶剂。所有维生素 K 的化学性质都较稳定，耐酸、耐热，正常烹调中只有很少损失，但对光敏感，也易被碱和紫外线分解。维生素 K 最早于 1929 年由丹麦化学家达姆从动物肝脏和麻子油中发现并提取。

2. 生理功能与缺乏

(1) 促进血液凝固

维生素 K 是凝血因子 γ-羧化酶的辅酶。而其他凝血因子 7、9、10 的合成也依赖维生素 K。人体缺少维生素 K 时，凝血时间延长，严重者会流血不止，甚至死亡。维生素 K 含量正常对女性来说可减少生理期大量出血，还可防止内出血及痔疮。经常流鼻血的人，可以考虑多从食物中摄取维生素 K。

(2) 参与骨骼代谢

维生素 K 参与合成维生素 K 依赖蛋白质（BGP），BGP 能调节骨骼中磷酸钙的合成。特别对老年人来说，他们的骨密度和维生素 K 呈正相关。经常摄入大量含维生素 K 的绿色蔬菜的妇女能有效降低骨折的概率。

（3）缺乏症

缺乏维生素 K 会减少机体中凝血酶原的合成,从而导致出血时间延长、出血不止,即便是轻微的创伤或挫伤也可能引起血管破裂,出现皮下出血以及肌肉、脑、胃肠道、腹腔、泌尿生殖系统等器官或组织的出血或尿血、贫血甚至死亡。如新生儿出血疾病、吐血、脐带及包皮部位出血;成人不正常凝血,导致流鼻血、尿血、胃出血及瘀血等症状。维生素 K 缺乏症还包括低凝血酶原症,症状为血液凝固时间延长、皮下出血;小儿慢性肠炎;热带性下痢。摄入过量的维生素 K 可引起溶血、正铁血红蛋白尿和卟啉尿症。

3. 来源与供给量

人类维生素 K 的来源有两方面:

一是由肠道细菌合成,主要是维生素 K_2,占维生素来源 50%～60%。维生素 K 在回肠内吸收,细菌必须在回肠内合成,才能为人体所利用,有些抗生素抑制上述消化道的细菌生长,影响维生素 K 的合成。

二是从食物中来,主要是维生素 K_1,占维生素来源 40%～50%,绿叶蔬菜中维生素 K 含量高,其次是奶及肉类,水果及谷类含量低。牛肝、鱼肝油、蛋黄、乳酪、优酪乳、海藻、紫花苜蓿、菠菜、甘蓝菜、莴苣、花椰菜、豌豆、香菜、大豆油、螺旋藻、藕中均含有维生素 K。

维生素 K 在体内主要储存于肝脏、动物性食物中。菜花、甘蓝、莴苣、菠菜、芜菁叶、紫花苜蓿、豌豆、香菜、海藻、干酪、乳酪、鸡蛋、鱼、鱼卵、蛋黄、奶油、黄油、大豆油、肉类、奶、水果、坚果、肝脏和谷类食物等维生素 K 含量较丰富。

《中国居民膳食营养素参考摄入量》(2013)推荐成人维生素 K 的 AI 为 80 μg/d,儿童(1～11 岁)30～50 μg/d。

三、水溶性维生素

（一）维生素 B_1

维生素 B_1 又称硫胺素(thiamine),也称抗脚气病因子、抗神经炎因子等,是由一个含氨基的嘧啶环和一个含硫的噻唑环组成的化合物。

1. 理化性质与体内分布

维生素 B_1 常以盐酸盐的形式出现,为白色结晶,极易溶于水,不易溶于其他有机溶剂。维生素 B_1 固态形式比较稳定,一般烹调温度下很少被破坏。水溶液呈酸性时稳定,在碱性环境中不耐热易被氧化失活,二氧化硫、亚硫酸盐等在中性介质中能加速维生素 B_1 分解。所以,不宜用亚硫酸盐作为防腐剂,或以二氧化硫熏蒸谷仓。正常成年人体内维生素 B_1 的含量为 25～30 mg,其中约 50% 在肌肉中。心脏、肝脏、肾脏和脑组织中含量亦较高。体内的维生素 B_1 中 80% 以焦磷酸硫胺素(thiamine pyrophosphate,TPP)形式贮存,10% 为三磷酸盐硫胺素(thiamine triphosphate,TTP),其他为单磷酸硫胺素(thiamine monophosphate,TMP)。体内维生素 B_1 的生物半衰期为 9～18 d,如果膳食中缺乏维生素 B_1,在 1～2 周后人体组织中的维生素 B_1 含量就会降低,为维持组织中的正常含量,需要定期供给。

2. 生理功能与缺乏

（1）构成辅酶,维持体内正常代谢

维生素 B_1 在硫胺素焦磷酸激酶作用下,与三磷酸腺苷(ATP)结合形成 TPP。TPP 是维生素 B_1 的活性形式,在体内构成 α-酮酸脱氢酶体系和转酮醇酶的辅酶。

（2）抑制胆碱酯酶的活性，促进胃肠蠕动

维生素 B_1 可抑制胆碱酯酶对乙酰胆碱的水解。乙酰胆碱（副交感神经化学递质）有促进胃肠蠕动的作用。维生素 B_1 缺乏时胆碱酯酶活性增强，乙酰胆碱水解加速，因而胃肠蠕动缓慢，腺体分泌减少，食欲减退。

（3）对神经组织的作用

维生素 B_1 对神经组织的确切作用还不清楚。只是发现在神经组织以 TPP 含量最多，大部分位于线粒体，10％在细胞膜。目前认为，硫胺素三磷酸酯（TrP）可能与膜钠离子通道有关，当 TTP 缺乏时渗透梯度无法维持，引起电解质与水转移。

（4）维生素 B_1 缺乏

如果维生素 B_1 摄入不足或机体吸收利用出现障碍，以及其他各种原因引起需要量增加，会引起机体维生素 B_1 缺乏。维生素 B_1 缺乏初期症状轻，常有疲乏、淡漠、食欲差、恶心、忧郁、急躁、沮丧、腿麻木和心电图异常等情况的出现。一般分为：干性脚气病，以多发性神经炎症状为主；湿性脚气病，以水肿和心脏症状为主；婴儿脚气病，以 2～5 月龄婴儿出现水肿、心脏扩大、心力衰竭、强直痉挛甚至死亡为主。

3. 吸收与代谢

食物中的维生素 B_1 有 3 种形式：游离形式、硫胺素焦磷酸酯和蛋白磷酸复合物。结合形式的维生素 B_1 在消化道裂解后被吸收。吸收的主要部位是空肠和回肠。浓度高时为被动扩散，浓度低时为主动吸收。主动吸收时需要钠离子及 ATP，缺乏钠离子及 ATP 酶时可抑制其吸收。大量饮茶会降低肠道对维生素 B_1 的吸收。酒中含有抗硫胺素物质，摄入过量，也会降低维生素 B_1 的吸收和利用。此外叶酸缺乏也可导致吸收障碍。

维生素 B_1 进入小肠细胞后，在 ATP 作用下磷酸化成酯，其中约有 80％磷酸化为 TPP，10％磷酸化为 TTP，其余为 TMP。在小肠的维生素 B_1 被磷酸化后，经门静脉被运送到肝脏，然后经血转运到各组织。血液中的硫胺素约 90％存在于血细胞中，而血细胞中硫胺素 90％在红细胞内。血清中的硫胺素有 20％～30％与白蛋白结合在一起。

维生素 B_1 由尿排出，不能被肾小管再吸收，罕见人体维生素 B_1 的中毒现象，由尿排出的维生素 B_1 多为游离型，尿中维生素 B_1 的排出量与摄入量有关。尿中排出量随摄入量的增加而升高，并呈线性关系。

4. 营养状况评价

（1）红细胞转酮酶活力与 TPP 效应测定：维生素 B_1 不足，TPP 效应在 16％以上，＞25％为缺乏，＜15％为正常。

（2）尿负荷试验：成人一次口服 5 mg 硫胺素后，收集测定 4 h 尿硫胺素排出量。评价标准：＜100 μg 为缺乏，100～200 μg 为不足，＞200 μg 为正常。

（3）24 h 尿中维生素 B_1 排出量：40～100 μg 为正常。

（4）任意一次尿中维生素 B_1 排出量对肌酐比值：成人评价标准：＜27 为缺乏，27～66 为不足，＞66 为正常。

5. 需要量与膳食参考摄入量

根据国内外研究结果，《中国居民膳食营养素参考摄入量》（2013）推荐成年男女维生素 B_1 的摄入量分别为 1.4 mg/d 和 1.3 mg/d。

6.食物来源

(1)动物性食物:含量丰富的有动物内脏(肝、心及肾)及瘦猪肉类。

(2)植物性食物:含量最为丰富的是葵花籽仁、花生、大豆粉,其次为粗粮、小麦粉、小米、玉米、大米等谷类食物,蔬菜和水果中含量较少。

(二)维生素 B_2

维生素 B_2 又称核黄素(riboflavine),由异咯嗪加核糖醇侧链组成,并有许多同系物。

1.理化性质与体内分布

维生素 B_2 在水中的溶解性较差,在 27.5 ℃时,每 100 mL 水可溶解 12 mg 维生素 B_2。但其在 pH<1 时形成强酸盐,在 pH>10 时可形成强碱盐而易溶于水。维生素 B_2 的中性和弱碱性溶液为黄色。维生素 B_2 在强酸性溶液中稳定,碱性溶液中较不稳定。游离维生素 B_2 对光敏感,特别是在紫外线光照射下,可引起不可逆的分解。膳食中大部分维生素 B_2 是以黄素单核苷酸(FMN)和黄素腺嘌呤二核苷酸(FAD)辅酶形式和蛋白质结合形成黄素蛋白,在加工烹调过程中,一般损失较少。进入胃后,在胃酸的作用下,FMN 和 FAD 与蛋白质分离,并通过磷酸化与脱磷酸化的主动过程快速吸收。进入血液后,一部分与白蛋白结合,大部分与其他蛋白质如免疫球蛋白结合运输。维生素 B_2 在生理浓度下,通过特殊载体蛋白进入人体内组织器官细胞,高浓度情况下可通过扩散进入人体内器官细胞。在体内大多数组织器官细胞内,一部分转化为 FMN,大部分转化为 FAD,然后与黄素蛋白结合。前者占维生素 B_2 量的 60%~95%,后者占维生素 B_2 量的 5%~22%,游离维生素 B_2 仅占 2%以下。肝、肾和心脏中结合型维生素 B_2 浓度最高,在视网膜、尿和奶中有较多的游离维生素 B_2,脑组织中维生素 B_2 的含量不高,其浓度相当稳定。

2.生理功能与缺乏

(1)生理功能

维生素 B_2 以黄素酶辅酶形式参与许多代谢中的氧化还原反应,在细胞呼吸链中的能量产生中发挥作用,或直接参与氧化反应,或参与复杂的电子传递系统。黄素蛋白催化不同的化学反应,有依赖于嘧啶核苷酸和不依赖于嘧啶核苷酸的脱氢反应、含硫化合物的反应、羟化反应、氧化脱羧反应、氧气还原为过氧化氢等。很多黄素蛋白化合物含有金属,如铁、钼及锌等,黄素通过与金属的结合调节单电子与双电子供体之间的传递。维生素 B_2 在氨基酸、脂肪酸和糖类的代谢中均起重要作用,可归纳为以下几方面:

①参与体内生物氧化与能量生成。维生素 B_2 在体内以 FAD,FMN 与特定蛋白质结合,形成黄素蛋白,通过三羧酸循环中的一些酶及呼吸链等参与体内氧化还原反应与能量生成。

②FAD 和 FMN 分别作为辅酶参与色氨酸转变为烟酸和维生素 B_2 转变为维生素 B_6 的过程。

③FAD 作为谷胱甘肽还原酶的辅酶,参与体内抗氧化防御系统,维持还原性谷胱甘肽的浓度。由维生素 B_2 形成的 FAD 被谷胱甘肽还原酶及其辅酶利用,并有利于稳定其结构,NADPH(还原型铺酶Ⅱ,学名还原型烟酰胺腺嘌呤二核苷酸磷酸)在一磷酸己糖旁路中由葡萄糖-6-磷酸脱氢酶产生,谷胱甘肽还原酶在 NADPH 消耗时,将氧化型谷胱甘肽(GSSG)转化为还原型谷胱甘肽(GSH),恢复其还原作用,如将过氧化氢转化为水等。

④与细胞色素 P450 结合,参与药物代谢,提高机体对环境应激适应能力。

（2）缺乏

维生素 B_2 缺乏常引起眼球结膜充血,角膜周围血管增生,角膜与结膜相连处有时发生水泡。严重时角膜下部有溃疡,有睑缘炎、羞光、视物模糊、流泪等症状出现;口角湿白、裂隙、疼痛、溃疡（口角炎）;唇肿胀、裂隙、溃疡及色素沉着（唇炎）;舌疼痛、肿胀、红斑及舌乳头萎缩（舌炎）典型者全舌呈紫红色或红紫相间,出现中央红斑,边缘界线清楚的如地图样变化（地图舌）;脂溢性皮炎（常见于鼻唇沟、下颌、眉间、腋下、腹股沟等处）;维生素 B_2 缺乏还干扰铁在体内的吸收,易引起缺铁性贫血。此外,严重维生素 B_2 缺乏可引起免疫功能低下和胎儿畸形。

3. 吸收与代谢

食物中维生素 B_2 与蛋白质形成的结合物,进入消化道后,先在胃酸、蛋白酶的作用下,水解释放出黄素蛋白,然后在小肠上端磷酸酶和焦磷酸化酶的作用下,水解为游离维生素 B_2。维生素 B_2 在小肠上端以依赖 Na^+ 的主动转运方式吸收,饱和剂量为 66.5 μmol（25 mg）。吸收后的维生素 B_2 中,绝大部分又很快在肠黏膜细胞内被黄素激酶磷酸化为 FMN,这一过程需由 ATP 供能。大肠也吸收一小部分维生素 B_2。许多因素可影响维生素 B_2 的吸收,如胃酸和胆汁酸盐。维生素 B_2 摄入量与其吸收量成正比。氢氧化铁和氢氧化镁、酒精等可以干扰维生素 B_2 在肠道中的吸收。其他如咖啡因、糖精及铜、锌、铁离子等也影响维生素 B_2 吸收。外周血液中维生素 B_2 的大部分与蛋白质结合,有小部分与免疫球蛋白 IgG 相结合转运。在生理浓度下,维生素 B_2 通过特异载体蛋白进入细胞内,但在高浓度时,可通过扩散进入细胞内。正常成年人从膳食中摄入的维生素 B_2,60%～70%从尿液中排出。即使维生素 B_2 摄入过量,也很少在体内储存,主要随尿液排出。还可以从其他分泌物如汗液中排出,汗液中维生素 B_2 的排出量约为摄入量的 3%。

4. 过量危害与毒性

从膳食中摄取过量维生素 B_2 的情况未见报道。可能与人体对维生素 B_2 的吸收率低有关,机体对维生素 B_2 的吸收有上限,大剂量摄入并不能无限增加机体对维生素 B_2 的吸收。此外,过量吸收的维生素 B_2 也很快通过尿液排出体外。

5. 营养状况评价

（1）红细胞中维生素 B_2 含量测定:作为评定维生素 B_2 营养水平的良好指标,红细胞中维生素 B_2 含量＞200 $\mu g/L$ 为良好,140～220 $\mu g/L$ 为正常,含量＜140 $\mu g/L$ 为缺乏。

（2）红细胞内谷胱甘肽还原酶活性测定:酶还原活性系数（AC 值）是指 FAD 后谷胱甘肽还原酶活力除以不加 FAD 时谷胱甘肽还原酶活力的值。所得结果以活性系数 AC 表示,AC＜1.2 为维生素 B_2 营养水平正常,1.2～1.5 为不足,＞1.5 为缺乏。此法为灵敏的功能性指标,被广泛应用。

（3）负荷试验:口服 5 mg 维生素 B_2 后测定 4 小时负荷尿中维生素 B_2 排出量,评价机体维生素 B_2 营养状况,以＞1 300 μg 为充裕,800～1 300 μg 为正常,400～799 μg 为不足,＜400 μg 为缺乏。

6. 需要量与膳食参考摄入量

机体维生素 B_2 需要量应从蛋白质和能量摄入量及机体代谢状况三方面来考虑,有研究表明体力活动增加,尿液中维生素 B_2 排出量减少,血中红细胞谷胱甘肽还原酶活性系数下降;低脂肪、高糖膳食使机体对维生素 B_2 的需要量减少,高蛋白质、低糖膳食或高蛋白质、高脂肪、低糖膳食可使机体对维生素 B_2 需要量增加。《中国居民膳食营养素参考摄入量》(2013)提出居民膳食维生素 B_2 推荐摄入量,成人男性为1.4 mg/d,女性为 1.2 mg/d。

7.食物来源

(1)动物性食物来源:含量丰富的主要有奶类、蛋类、各种肉类、动物内脏等。

(2)植物性食物来源:含量丰富的主要有谷类、蔬菜和水果等。

(三)维生素 C

维生素 C 又称抗坏血酸,是一种含有 6 个碳原子的酸性多羟基化合物,具有有机酸的性质。

1.理化性质与体内分布

维生素 C 在自然界有 L 型、D 型两种,D 型无生物活性。维生素 C 呈无色无臭的片状结晶体,易溶于水。在酸性环境中稳定,遇空气中氧、热、光、碱性物质,特别是有氧化酶及痕量铜、铁等金属离子存在时,可促进其氧化破坏。氧化酶一般在蔬菜中含量较多,特别是黄瓜和白菜类,在柑橘类含量较少。蔬菜在储存过程中,维生素 C 都有不同程度损失。但在某些植物中,特别是枣、刺梨等水果中含有生物类黄酮,能保护食物中维生素 C 的稳定性。正常摄入量情况下,体内可贮存维生素 C 1.2~2.0 g,最大储量为3 g。分布在各个组织器官中,其中以肾上腺、脑、胰、脾、唾液腺及睾丸内含量最高。

2.生理功能与缺乏

(1)还原作用

维生素 C 是一种较强的还原剂,在体内氧化还原反应过程中发挥重要作用。它可以促进抗体形成、促进四氢叶酸形成、促进铁的吸收、维持巯基酶的活性和清除自由基。

(2)胶原合成

维生素 C 可使脯氨酸羟化酶和赖氨酸羟化酶复合体中的铁为 2 价形式而保持酶的活性,并使脯氨酸和赖氨酸转化成羟脯氨酸与羟赖氨酸,后两者是胶原蛋白的重要成分。

(3)降低胆固醇

维生素 C 还可在体内将胆固醇转变为溶于水的硫酸盐而增加排泄;也参与肝中胆固醇的羟化作用,以形成胆酸,从而降低胆固醇含量。

(4)缺乏

维生素 C 缺乏可导致坏血病的发生,其早期症状是倦怠、疲乏、急躁、呼吸急促、牙龈疼痛出血、伤口愈合不良、关节肌肉短暂性疼痛、易骨折等。典型症状是牙龈肿胀出血、牙床溃烂、牙齿松动、毛细血管脆性增加。严重者可致皮下、肌肉和关节出血及血肿形成,出现贫血,肌肉纤维衰退,心脏衰竭,有猝死的危险。维生素 C 缺乏还会引起胶原合成障碍,可致骨骼有机质形成不良而导致骨质疏松。

3.吸收与代谢

食物中的维生素 C 被人体小肠上段吸收,吸收量与其摄入量有关。摄入量为30~60 mg 时,吸收率可达100%;摄入量为 90 mg 时,吸收率降为80%左右;摄入量分别为

1 500 mg、3 000 mg 和 12 000 mg 时,吸收率分别下降至 49％、36％和 16％。维生素 C 一旦被吸收,就分布到体内所有的水溶性结构中,其中以肾上腺、脑、胰、脾、唾液腺及睾丸内含量最高。正常情况下,维生素 C 绝大部分在体内经代谢分解成草酸或与硫酸结合由泌尿道排出,汗、粪便中也有少量维生素 C。

知识链接

如何判断缺乏哪些维生素

维生素 A 缺乏:指甲出现深刻明显的白线,头发枯干,皮肤粗糙,记忆力减退,心情烦躁及失眠。

维生素 B_1 缺乏:对音响有过敏性反应,小腿有间歇性的酸痛。

维生素 B_2 缺乏:嘴角破裂溃烂,出现各种皮肤性疾病,手脚有灼热感觉。对光有过度敏感的反应。

维生素 B_3 缺乏:舌头红肿,口臭,口腔溃疡,情绪低落。

维生素 B_6 缺乏:舌苔厚重,嘴唇浮肿,头皮较多,口腔黏膜干燥。

维生素 B_{12} 缺乏:行动易失平衡,身体有间歇性不定位置痛楚,手指及脚趾酸痛。

维生素 C 缺乏:伤口不易愈合,虚弱,牙齿出血,舌苔厚重。

如果发现自身有上述现象,尤其是中老年人最好请教一下医生,不要自作主张乱服维生素。服用剂量不准的维生素,对身体反而有害。

4. 过量危害与毒性

尽管维生素 C 的毒性很小,但服用量过多也可引起渗透性腹泻。当服用量超过 1 g 时,尿酸排出量明显增加。研究发现,每天服用 4 g 维生素 C,可使尿液中尿酸的排出量增加一倍,并因此而形成的尿酸盐结石增多。过量的维生素 C 还可引起子宫颈黏液中糖蛋白二硫键改变,阻止精子的穿透,造成不育。妊娠期服用过量的维生素 C,可能影响胚胎的发育。当每天摄入的维生素 C 为 2～8 g 时,可能出现恶心、腹部痉挛、铁吸收过度、红细胞破坏及尿道结石等不良反应。

5. 营养状况评价

维生素 C 的营养状况,可根据膳食摄入水平、临床缺乏症状、血和尿中的含量等进行评价。

(1)血中维生素 C 含量可测定血浆和白细胞中维生素 C 含量。血浆维生素 C 的含量能反映维生素 C 摄入情况,但不能反映体内储存状况。血浆总维生素 C 含量评价:≥4.0 mg/L 为正常,2.0～3.9 mg/L 为不足,<2.0 mg/L 为缺乏。白细胞中维生素 C 含量能反映组织中的维生素 C 的储存情况,不反映近期内维生素 C 的摄取量,一般认为<2 μg/10 个白细胞为不足。

(2)尿中维生素 C 含量可测定全日尿维生素 C 含量和进行 4 h 负荷试验。4 h 负荷试验方法为:口服 500 mg 维生素 C 测定 4 h 尿中总维生素 C 含量,<5 mg 为不足,5～13 mg 为正常,>13 mg 为充裕。

6. 需要量与膳食参考摄入量

维生素 C 需要量的研究结果显示,预防成人明显症状维生素 C 缺乏病的最低必需量是 10 mg/d。但这个摄入水平使体内维生素 C 储存很少。根据国内外调查研究资料,《中国居民膳食营养素参考摄入量》(2013)提出中国居民膳食维生素 C 的推荐摄入量成人为 100 mg/d,孕早期 100 mg/d,孕中、晚期 115 mg/d,乳母 150 mg/d,婴儿、儿童、青少年按年龄不同分别为 40～100 mg/d。

7. 食物来源

(1)动物性食物来源:动物的内脏中含有少量的维生素 C。

(2)植物性食物来源:维生素 C 的主要食物来源是新鲜蔬菜与水果。蔬菜中,辣椒、茼蒿、苦瓜、豆角、菠菜、土豆、韭菜等维生素 C 含量丰富;水果中,酸枣、鲜枣、草莓、柑橘、柠檬等中维生素 C 含量最多。

(四)其他水溶性维生素

其他几种水溶性维生素的理化性质、功能、缺乏症及食物来源见表 2-19。

表 2-19 其他几种水溶性维生素简表

名称	理化性质	主要生理功能	缺乏症	主要食物来源
维生素 PP (烟酸或尼克酸)	水溶性,对酸、碱、光、热稳定	1. 是辅酶和辅酶的组成成分 2. 是氧化还原反应的递氢者	癞皮病	1. 肝、肾、畜肉、鱼、奶、蛋等 2. 粮谷类、花生、玉米等
维生素 B_6	水溶性,空气中、酸性环境下稳定,易为碱破坏	1. 参与氨基酸、脂肪酸代谢 2. 参与色氨酸转变为烟酸 3. 与某些激素有关	1. 精神抑郁、易激动 2. 脂溢性皮炎 3. 婴儿出血等	1. 肝脏、鱼类、畜禽类、蛋黄等 2. 豆类、谷类、蔬菜
维生素 B_{12} (钴胺素)	水溶性、对热稳定;对强酸、强碱和光照敏感而破坏	1. 参与一碳单位的代谢 2. 参与红细胞形成发育 3. 参与胆碱等合成	1. 神经系统疾患 2. 巨幼红细胞贫血	1. 肝、肾、肉类 2. 发酵食品
叶酸	水溶性	1. 一碳单位的载体 2. 促进红细胞生成 3. 参与氨基酸代谢	1. 巨幼红细胞贫血 2. 神经系统疾患 3. 胎儿畸形	1. 牛肉、肝、肾、蛋 2. 绿叶蔬菜、菜花、土豆等 3. 酵母

▍ Key Words ▍

1. 维生素 D 缺乏,婴幼儿可导致_____病;成年人可导致_____症。

2. 脚气病是由于缺乏_____所导致。

3. 营养学按维生素溶解性分为_____和_____两大类。维生素 A、D、E、K 属于_____,维生素 B 族(包括 B_1、B_2、B_6、烟酸、叶酸、泛酸等)和维生素 C 属于_____。

任务六 | 矿物质

学习目标

【掌握】
1.常见矿物质的主要生理功能、缺乏或过量危害及主要食物来源

【熟悉】
2.各类矿物质的理化性质及参考摄入量

【了解】
3.各类矿物质的吸收及营养状况评价

案例导入 2-6

患者,男孩,3岁。消瘦,体重偏低,头颅略方,囟门尚未闭合,牙萌出迟缓,"X"形腿,肋呈串珠状,"鸡胸"等,X线检查提示:掌、腕骨愈合缓慢,骨质较疏松。

请问: (1)该男孩可诊断为哪种疾病?

(2)如何对该男孩进行治疗?

一、概述

人体是由多种元素组成的,除碳、氢、氧、氮构成蛋白质、脂类、糖类等有机物及水外,其余元素无论含量多少,统称为矿物质(mineral),亦称无机盐。凡体内含量占人体重量 0.01% 以上,每天需要量在 100 mg 以上的矿物质,称为常量元素,常量元素有钙、磷、镁、钾、钠、氯、硫 7 种。各种常量元素在人体新陈代谢过程中,每天都有一定量随各种途径,如粪、尿、汗、头发、指甲、皮肤及黏膜的脱落排出体外,因此必须通过膳食补充。凡体内含量占人体重量 0.01% 以下的矿物质,称为微量元素。

矿物质是构成机体组织和维持正常生理功能所必需的,但不能提供能量。其生理功能包括:

(1)构成机体组织,如钙、磷、镁构成骨骼和牙齿等。

(2)维持体内渗透压,如钠、钾等与蛋白质沟通维持各种组织的渗透压,在体液移动和潴留中起到重要作用。

(3)维持机体酸碱平衡。

(4)维持神经肌肉的兴奋性以及细胞膜的通透性。

(5)构成机体内某些特殊的生理活性物质。

(6)构成酶系统的活化剂。

二、常量矿物质元素

(一)钙

钙是人体内最重要的含量最多的元素成分之一,在人体内的总量达 1 200 g,其含

量仅次于碳、氢、氧、氮，居第5位，约占体重的2.0%。其中约99%集中于骨骼和牙齿中，主要以非晶体的磷酸氢钙和晶体的羟磷灰石两种形式存在；其余约1%的钙，一部分与柠檬酸螯合或与蛋白质结合，另一部分则以离子状态分布于软组织、细胞外液和血液中，统称为混溶钙池。钙是生物必需的元素，对人体而言，无论肌肉、神经、体液和骨骼中，都有用Ca^{2+}结合的蛋白质，因此，人体中钙含量不足或过剩都会影响生长发育和健康。

1. 钙的生理功能

(1)钙是构成骨骼和牙齿的成分。身体中99%的钙都储存于人体的骨骼和牙齿中，剩余1%大部分呈离子状态存在于血液和软组织中。成人骨骼内，成骨细胞与破骨细胞仍然活跃，钙的沉淀与溶解一直在不断进行。成人每天有700 mg的钙在骨中进出，随年龄的增加，钙沉淀逐渐减慢，到了老年，钙的溶出占优势，可能出现骨质疏松的症状。

(2)钙维持细胞膜的稳定性。钙对维持细胞膜的通透性及完整性是十分必要的。钙与细胞膜的某些蛋白质结合，能降低毛细血管和细胞膜的通透性，防止液体渗出，控制炎症与水肿。很多过敏性疾病，如哮喘、荨麻疹、湿疹都与缺钙有关。

(3)钙促进细胞信息传递。钙离子参与神经递质过程，当机体受到外界刺激时，神经末梢就会释放出去甲肾上腺素和多巴胺-β-羟化酶，使神经系统处于兴奋状态。在神经冲动的传递过程中，轴突的电位变化也与钙离子有关，影响神经-肌肉的相互作用。

(4)钙参与凝血过程。钙作为凝血因子Ⅳ参与血液凝固，可催化凝血酶原，使其成为有活性的凝血酶，发挥凝血作用，将血纤维蛋白原转变为不溶性的血纤维蛋白的网状物，以发挥止血功能。

(5)钙对多种酶有激活作用。钙离子对于许多参与细胞代谢的酶具有重要的调节作用，体内许多酶系统(三磷酸腺苷酶、琥珀酸脱氢酶、脂肪酶、蛋白质水解酶等)在钙激活作用下活性增强。

(6)其他钙能维持体液酸碱平衡及调节细胞的正常生理功能，还参与激素的分泌，并能增强骨骼肌和心肌收缩力。

2. 钙的食物来源及参考摄入量

《中国居民膳食营养素参考摄入量》(2013)推荐我国成人钙的AI为800 mg/d。食物来源中奶及奶制品钙含量丰富且吸收率高。小虾皮、鱼、海带、坚果类、芝麻酱含钙量高，豆类特别是黄豆、黑豆钙含量丰富。绿色蔬菜如甘蓝菜、花椰菜也是钙的较好来源，必要时可补充钙剂。谷物、肉类和禽类含钙量不多。充分磨碎的动物骨粉是一种可利用的钙源，因为其含钙量约为20%，吸收率约为70%。蛋壳粉亦含大量钙。蔬菜中的草酸、膳食纤维会阻止钙质的吸收。不良的饮食习惯包括吸烟、喝酒、常饮碳酸饮料、高盐摄食等，均能够阻止人体对钙的吸收或促使体内钙的流失增多。

3. 钙与健康的关系

人体中钙缺乏，儿童可导致佝偻病，出现方颅、鸡胸、牙齿缺损等症状。成人缺钙会发生骨质疏松症、骨质软化症，并可出现神经紧张、脾气急躁、烦躁不安等症状。老年人缺钙易患骨质疏松症。过量钙的摄入可能增加肾结石的危险。持续摄入大量的钙可使降钙素分泌增多，以及发生骨硬化。

（二）磷

磷是人体含量较多的元素之一,成人体内磷含量约为 650 g,占体重 1% 左右。磷是细胞膜和核酸的组成成分,也是骨骼的必需构成物质。人体内的磷有 85%～90% 以羟基磷灰石形式存在于骨骼和牙齿中,其余 10%～15% 与蛋白质、脂肪、糖类及其他有机物结合,分布在细胞膜、骨骼肌、皮肤、神经组织及体液中。在细胞膜和软组织中的磷大部分以有机磷脂形式存在,少部分为磷蛋白和磷脂等形式存在,而骨骼中的磷主要为无机磷酸盐。

1. 磷的生理功能

(1)磷构成骨骼和牙齿。

(2)磷酸是组成生命的重要物质,促进成长及身体组织器官的修复。磷是核糖核酸和脱氧核糖核酸的组成成分,磷脂是细胞膜必需的成分。

(3)磷参与代谢过程,协助脂肪和淀粉的代谢,供给能量与活力。

(4)磷参与酸碱平衡的调节。

(5)磷是酶的重要成分,如焦磷酸硫胺素、磷酸吡哆醛、辅酶Ⅰ和辅酶Ⅱ等。

2. 磷的食物来源及参考摄入量

磷在食物中广泛存在,瘦肉、禽、蛋、鱼、坚果、油料种子、豆类等均是磷的良好食物来源。谷类食物中的磷主要以植酸磷形式存在,其与钙结合不易吸收。

成人磷的适宜摄入量为 700 mg/d,考虑妊娠期因机体对磷的吸收增加及哺乳期无须增加磷的摄入量,所以孕妇和哺乳期妇女磷的适宜摄入量也定为 700 mg/d。理论上,膳食中钙磷比例维持在 1∶1～1∶5 比较好,不宜低于 0.5∶1。

3. 磷与健康的关系

几乎所有食物均含有磷,所以磷缺乏较少见。临床所见磷缺乏的病人大多为长期使用大量抗酸药或禁食者。过量的磷酸盐可引起低血钙症,导致神经兴奋性增强,手足抽搐和惊厥。

（三）镁

镁是人体细胞内的主要阳离子,浓集于线粒体中,仅次于钾和磷,在细胞外液仅次于钠和钙居第三位,是体内多种细胞基本生化反应的必需物质。正常成人身体总镁含量约 25 g,其中 50% 存在于骨骼中,48% 分布于细胞内,细胞外液的镁不超过 2%。在钙、维生素 C、磷、钠、钾等的代谢上,镁是必要的物质,在神经肌肉的机能正常运作、血糖转化等过程中扮演着重要角色。

1. 镁的生理功能

(1)镁作为酶的激活剂,参与 300 种以上的酶促反应。糖酵解、脂肪酸氧化、蛋白质合成、核酸代谢等都需要镁离子参加。

(2)镁促进骨骼的形成。镁在骨骼中含量仅次于钙、磷,是骨细胞结构和功能所必需的元素,对促进骨形成和骨再生,维持骨骼和牙齿的强度和密度具有重要作用。

(3)镁调节神经肌肉的兴奋性。镁、钙、钾离子协同维持神经肌肉的兴奋性。血中镁过低或钙过低,兴奋性均增高,反之则有镇静作用。

(4)镁维护胃肠道和激素的功能。

(5)镁也是重要的神经传导物质,它可以让肌肉放松下来;与含钙食品一同补充,能促进钙的吸收。

2.镁的食物来源及参考摄入量

镁广泛分布于植物中,肌肉和脏器中镁含量也较高,乳制品中较少。动物性食品中镁的利用率较高,达 30%～40%,植物性食品中镁的利用率较低。

《中国居民膳食营养素参考摄入量》(2013)推荐,一般成人 RNI 为 330 mg/d,孕妇 RNI 为 370 mg/d,乳母 RNI 为 330 mg/d。

3.镁与健康的关系

镁缺乏在临床上主要表现为情绪不安、易激动、手足抽搐、反射亢进等,正常情况下,由于肾的调节作用,口服过量的镁一般不会发生镁中毒。当肾功能不全时,大量口服镁可引起镁中毒,表现为腹痛、腹泻、呕吐、烦躁、干渴、疲乏无力,严重者会出现呼吸困难、发绀、瞳孔散大等症状。

(四)钾

钾可以调节细胞内渗透压和体液的酸碱平衡,参与细胞内糖类和蛋白质的代谢,有助于维持神经健康和心跳规律正常,可以预防中风,并协助肌肉正常收缩。在摄入高钠而导致高血压时,钾具有降血压作用。

1.钾的生理功能

(1)钾参与糖类、蛋白质和能量代谢。糖原合成时,需要钾与之一同进入细胞,糖原分解时,钾又从细胞内释出。蛋白质合成时每克氮约需钾 3 mmol,分解时,则释出钾。腺苷三磷酸形成时亦需要钾。

(2)钾参与维持细胞内、外液的渗透压和酸碱平衡。钾是细胞内的主要阳离子,所以能维持细胞内液的渗透压。酸中毒时,由于肾脏排钾量减少,以及钾从细胞内向外移,所以血钾往往同时升高;碱中毒时,情况相反。

(3)钾维持神经肌肉的兴奋性。

(4)钾维持心肌功能。心肌细胞膜的电位变化主要动力之一是由于钾离子在细胞内、外转移。

2.钾的食物来源及参考摄入量

在乳制品、水果、蔬菜、瘦肉、内脏、香蕉、葡萄干中都含有丰富的钾。我国成人每天膳食钾的适宜摄入量为 2 000 mg。美国一般膳食中钾摄入量为 50～80 mmol/d,相当于氯化钾 3.7～5.9 g。

3.钾与健康的关系

人体钾缺乏可引起心跳不规律和加速、心电图异常、肌肉衰弱和烦躁,最后导致心跳停止。一般而言,身体健康的人,会自动将多余的钾排出体外。但肾病患者则要特别留意,避免摄取过量的钾。

(五)钠

钠是人体中的一种重要矿物质元素,一般情况下,成人体内钠含量为 3 200～4 170 mmol,约占体重的 0.15%,体内钠主要存在于细胞外液,占总体钠的 44%～50%,骨骼中的含量占 40%～47%,细胞内液含量较低,仅占 9%～10%。

1. 钠的生理功能

(1)钠是细胞外液中带正电的主要离子,参与水的代谢,保证体内水的平衡,调节体内水分与渗透压。

(2)钠维持体内酸和碱的平衡。

(3)钠是胰液、胆汁、汗水和泪水的组成成分。

(4)钠与腺苷三磷酸的生产和利用、肌肉运动、心血管功能、能量代谢都有关系。此外,糖代谢、氧的利用也需有钠的参与。

(5)维持血压正常。

(6)增强神经肌肉兴奋性。

2. 钠的食物来源及参考摄入量

人体钠的主要来源为食盐。钠在小肠上部吸收,吸收率极高,几乎可全部被吸收,故粪便中含钠量很少。钠在空肠的吸收大多是被动性的,在回肠则大部分是主动的吸收。钠与钙在肾小管内的重吸收过程中发生竞争,故钠摄入量高时,会相应减少钙的重吸收,而增加尿钙排泄。因尿钙丢失约为钙潴留的 50%,故高钠膳食对钙丢失有很大影响。钠的成人适宜摄入量为 2 200 mg/d。

3. 钠与健康的关系

正常情况下,钠摄入过多并不蓄积,但某些特殊情况下,如误将食盐当食糖加入婴儿奶粉中喂养,则可引起中毒甚至死亡。急性中毒,可出现水肿、血压上升、血浆胆固醇升高、脂肪清除率降低、胃黏膜上皮细胞受损等症状。

（六）氯

氯是人体必需常量元素之一,是维持体液和电解质平衡所必需的元素,也是胃液的一种必需成分。自然界中常以氯化物形式存在,最普通的形式是食盐。氯在人体中含量平均为 1.17 g/kg 体重,总量为 82～100 g,占体重的 0.15% 左右,广泛分布于全身。主要以氯离子形式与钠、钾化合存在。其中氯化钾主要在细胞内液中,而氯化钠主要在细胞外液中。

1. 氯的生理功能

(1)氯维持体液酸碱平衡。

(2)氯离子与钠离子是细胞外液中维持渗透压的主要离子,二者约占总离子数的80%,调节与控制着细胞外液的容量和渗透压。

(3)氯参与血液 CO^{2+} 离子运输。

(4)氯离子参与胃液中胃酸形成,胃酸促进维生素 B_{12} 和铁的吸收;激活唾液淀粉酶分解淀粉,促进食物消化;刺激肝脏功能,促使肝中代谢废物排出。同时氯还有稳定神经细胞膜电位的作用等功能。

2. 氯的食物来源及参考摄入量

膳食氯几乎完全来源于氯化钠,仅少量来自氯化钾。因此,食盐及其加工食品如酱油、腌制肉或烟熏食品、酱菜类以及咸味食品等都富含氯化物。一般天然食品中氯的含量差异较大;天然水中也几乎都含有氯。

《中国居民膳食营养素参考摄入量》(2013)推荐,成人 AI 为 2 300 mg/d。

3. 氯与健康的关系

氯化钠是食盐的主要成分,是人类不可缺少的调味品。氯离子具有维持细胞外液渗透压、调节体内酸碱平衡、参与胃酸的生成等作用,但过多的食盐摄入能够导致高血压、心脏病及水肿等疾病的发生。

另外长期接触低浓度的氯气,可引起呼吸道、眼结膜及皮肤的刺激症状,慢性支气管炎、哮喘的发病率较高,并可引起牙酸蚀病。

三、微量矿物质元素

(一)铁

铁是人体必需微量元素中含量最多的一种,也是微量元素中最容易缺乏的元素。成人体内约有 3~5 g,其中 60%~70% 存在于血红蛋白中,1% 存在于含铁酶类、辅助因子及运载体中,称之为功能铁,其余 26~30% 为储备铁。体内储备铁有两种形式,即铁蛋白和含铁血黄素,主要存在于肝、脾和骨髓中。近端小肠(十二指肠和空肠)是铁吸收的主要部位,也是调节铁平衡的一个关键。

1. 铁的生理功能

铁是构成血红蛋白、肌红蛋白、细胞色素以及多种氧化酶的重要成分,因此铁参与体内氧的运送和组织呼吸过程。铁参与体内氧化还原反应和质子、电子的传送,维持正常的造血功能,还能提高机体的免疫力,增加中性粒细胞和吞噬细胞的吞噬功能,同时也使机体的抗感染能力增强。

2. 铁的食物来源及供给量

血红素铁主要存在于动物性食物,吸收率为 10%~30%,含量丰富的有牛肉、羊肉、动物肝、动物血、蛋黄等。非血红素铁主要存在于植物性食物,吸收率低,一般不到 10%。主要食物有:蘑菇、发菜、黑木耳、芝麻、海带等。《中国居民膳食营养素参考摄入量》(2013)推荐每天膳食铁的摄入量成年男子为 12mg/d,女子为 20mg/d。

3. 铁与健康的关系

机体缺铁会导致缺铁性贫血,特别是婴幼儿、孕妇及乳母更易发生缺铁性贫血。临床表现为食欲减退、烦躁、乏力、面色苍白、头晕、眼花、指甲脆薄、免疫力低下等。

当机体长期摄入过量铁或误服过量铁制剂时可导致急、慢性铁中毒。

(二)碘

1. 碘的生理功能

碘是人体必需微量矿物质元素之一,主要生理功能为合成甲状腺素。

2. 碘的食物来源及供给量

碘含量丰富的食物主要为水产品,如海带、紫菜、海鱼、海参等。成人每天碘的推荐摄入量为 120 μg/d。

3. 碘与健康的关系

碘在机体内主要是参与甲状腺素的合成。每天供给人体水和食物中的碘不足,可引起地方性甲状腺肿和地方性克汀病。食物与水中的钙盐、氟过多,钴、钼、维生素 B_1、维生素 B_2、维生素 B_{12} 等不足可加重碘缺乏。含有氰化物的某些食品可促进碘的排出。有些蔬菜的水解产物可抑制碘的有机化。饮食及饮用水中含碘量过高,也可引起甲状腺肿。

（三）锌

成年人机体中平均含锌量为 2～2.5 g，在皮肤中的含量占全身含量的 20%，还有部分存在于骨骼、牙齿、肌肉、肝、肾、心、胰、睾丸、肺、脑、肾上腺等器官，血液中的锌主要存在于含锌酶中。

1. 锌的生理功能

（1）锌参与体内酶的构成。锌是人体许多金属酶的组成部分或激活剂，碳酸酐酶、碱性磷酸酶、乳酸脱氢酶、羧肽酶、RNA 聚合酶、DNA 聚合酶等多种酶的活性与锌相关，这些酶在组织呼吸、能量代谢及抗氧化过程中发挥重要作用。

（2）锌促进生长发育和组织再生锌。锌参与体内蛋白质和核酸合成，以及细胞生长、分裂和分化的过程。缺锌可引起 RNA、DNA 及蛋白质的合成障碍，细胞分裂减少，导致生长停滞。锌对胎儿生长发育、促进性器官和性机能发育均具有重要调节作用。临床上缺锌时会引起食欲减退，生长发育停滞，性器官发育不全，性功能低下，创伤愈合迟缓。

（3）锌促进机体免疫功能。锌能增强体液及细胞的免疫功能，加强吞噬细胞的吞噬能力及趋向性，并可促成淋巴细胞有丝分裂，通过控制免疫调节因子的分泌和产生，增加 T 细胞的数量和活力，所以对机体免疫功能具有调节作用。缺锌可引起胸腺萎缩、脾脏减重、胸腺激素生成减少，使淋巴细胞、自然杀伤细胞、中性粒细胞的功能减弱，细胞介导免疫改变。

（4）锌可维持细胞膜结构。锌可与细胞膜上各种基团、受体等作用，增强膜稳定性和抗氧自由基的能力。缺锌可造成膜的氧化损伤，结构变形，膜内载体和运载蛋白的功能改变。对于糖尿病患者而言，锌缺乏时，胰岛素活性降低，细胞膜稳定性下降，胰腺细胞溶酶体的外膜破裂造成细胞自溶，加重患者病情。

2. 锌的参考摄入量及食物来源

《中国居民膳食营养素参考摄入量》(2013)提出成人锌的 RNI 男性为 12.5 mg/d，女性为 7.5 mg/d，孕期每天增加 2 mg，乳母每天增加 4.5 mg。成人锌的 UL 为 40 mg/d。锌在食物中的来源很广泛，存在于各种自然食物中，一般情况下完全可以满足人体对锌的基本需求而不会引起缺乏。但一般植物性食物中锌含量较低；贝壳类水产品、红色肉类和动物内脏都是锌的良好来源，如牡蛎、鲱鱼等水产品含锌丰富，其次是肉、肝、蛋类食品。干果类、谷类胚芽、麦麸、奶酪、虾、燕麦和花生等也富含锌。

3. 锌与健康的关系

锌与唾液蛋白结合成味觉素可增进食欲，儿童缺锌可表现为生理性生长速度缓慢、食欲降低甚至异食癖。锌对视力和皮肤具有保护作用，缺锌可导致夜盲症，严重时会造成角膜炎。人体缺锌会导致皮肤干燥粗糙和上皮角化。急性缺乏时，以皮肤症状为主，四肢末端、口腔周围、眼睑、肛门周围或外阴部以及易受机械刺激的部位糜烂，形成水疱和脓疱，并出现毛发脱落。慢性缺乏时，皮肤干燥粗糙，易生痤疮，伤口愈合缓慢。

（四）硒

硒在人体内总量为 14～20 mg，广泛分布于组织和器官中，在肝和肾中浓度最高，其次为肌肉、骨骼与血液，脂肪组织中硒的浓度最低。血硒和发硒及末梢神经组织如指甲中的硒常可反映体内硒的营养状况。体内大部分硒主要以硒半胱氨酸和硒蛋氨酸两种形式存在。硒蛋氨酸在体内不能合成,来自于膳食,硒半胱氨酸为具有生物活性的化合物。

1. 硒的生理功能

(1)硒具有抗氧化作用。硒是构成谷胱苷肽过氧化酶(GSH-Px)的重要组成成分。GSH-Px 是维护健康、防治某些疾病所必需的一种酶,在体内具有抗氧化功能、清除体内脂质过氧化物、阻断活性氧和自由基的损伤作用,使得细胞膜和细胞免受过氧化物损害,保证了细胞正常分裂过程,维持细胞功能正常。

(2)硒有对有毒重金属的解毒作用。硒和部分有毒的重金属(汞、铅、镉等)有较强的亲和力,硒与其形成金属-硒-蛋白质复合物而起到解毒作用,并促进金属排出体外。

(3)硒能保护心血管和心肌的健康。心血管疾病的发病与低硒有关。动物实验证明,硒可防止心肌纤维化,改善心室收缩和舒张性能,调整心律。硒降低血液胆固醇及甘油三酯水平,防止动脉粥样硬化,降低血液黏稠度,减少血栓形成。机体缺硒可引起以心肌损害为特征的克山病,硒的缺乏还可以引起脂质过氧化反应增强,导致心肌纤维坏死,心肌小动脉和毛细血管损伤。

此外,硒还有促进生长、抗衰老、提高免疫力、抗肿瘤以及保护视觉器官,改善和提高视力的作用,当体内硒含量不足时可能诱发晶状体混浊而致白内障。人群流行病学调查发现,硒缺乏地区的肿瘤发病率明显增高。

2. 硒的参考摄入量及食物来源

《中国居民膳食营养素参考摄入量》(2013)中,提出成人硒 RNI 为 50 $\mu g/d$,UL 为 400 $\mu g/d$。硒的良好来源是水产品和动物的肝、肾及肉类。谷类和其他种子作物的硒含量依赖其生长的土壤,因环境不同而差异较大。蔬菜和水果含硒量甚微。日常生活中,可在水产品、动物内脏中获得硒元素。

3. 硒与健康的关系

调查发现机体缺硒可引起以心肌损害为特征的克山病,硒的缺乏还可以引起脂质过氧化反应增强,导致心肌纤维坏死,心肌小动脉和毛细血管损伤。此外,硒还有促进生长、抗衰老、提高免疫力、抗肿瘤作用以及保护视觉器官,改善和提高视力,当体内硒含量不足时可能诱发晶状体混浊而致白内障。人群流行病学调查发现硒缺乏地区的肿瘤发病率明显增高。

(五)铜

人体含铜量 $100\sim150$ mg,其中 $50\%\sim70\%$ 在肌肉和骨骼中,20% 在肝脏中,$5\%\sim10\%$ 在血液中。以肝、肾、心脏、头发和脑中最高,脾、肺、肌肉、骨骼次之,腺体如脑垂体、甲状腺和胸腺含量最低。正常人体血清中铜含量为 $10\sim24$ $\mu mol/L$。

1. 铜的生理功能

(1)铜维持正常的造血功能。

(2)铜维持中枢神经系统的完整性。

(3)铜促进骨骼、血管和皮肤健康。

(4)铜具有抗氧化作用。

另外,铜与胆固醇代谢、心脏功能、机体免疫功能及激素分泌等也有关系。

2. 铜的食物来源及参考摄入量

铜广泛存在于各种食物中,牡蛎含量最高,贝类、动物肝、肾及坚果类、谷类胚芽、豆类等含铜丰富,是铜的良好食物来源。植物性食物含铜取决于生长土壤中铜的水平。一般奶和蔬菜中铜含量较低。

《中国居民膳食营养素参考摄入量》(2013)推荐,一般成人铜的 RNI 为 0.8 mg/d,孕妇为 0.9 mg/d,乳母为 1.4 mg/d;UL 为 8 mg/d。

3.铜与健康的关系

正常膳食可以满足人体对铜的需求,一般不易缺乏。铜缺乏多见于早产儿,婴儿会出现长期腹泻、长期完全肠外营养、铜代谢障碍等情况。机体缺铜可引起贫血、白细胞减少、血浆铜蓝蛋白和红细胞含铜超氧化物歧化酶含量下降、心律不齐、神经变性、胆固醇升高、皮肤毛发呈驼色和骨质疏松等症状。

体内过量铜可引起急、慢性中毒,急性中毒多为饮用与铜容器或铜管道长时间接触的酸性饮料或误服大量铜盐而引起的。铜中毒表现为呕吐、恶心、上腹部不适、腹泻、头痛、眩晕及口有金属味等临床症状,严重者可出现黄疸、溶血性贫血、血尿、尿毒症,甚至死亡。

知识链接

人体内矿物质不足可能出现的症状

缺乏钙、镁、磷、锰、铜,可能引起骨骼或牙齿不坚固。缺乏镁,可能引起肌肉疼痛。缺乏铁,可能引起贫血。缺乏铁、钠、碘、磷可能会引起疲劳等。

矿物质如果摄取过多,容易引起过剩症及中毒。所以一定要注意矿物质的适量摄取。

Key Words

1._____不足可引起味觉异常。

2.影响人体对钙的吸收或促使体内钙流失的不良饮食习惯有_____、_____、_____、_____。

3.在微量元素与健康的关系中,机体缺铁时血红蛋白降低,出现_____;碘不足,可引起_____,碘量过高,也可引起_____;儿童缺锌可表现为_____。

任务七 | 水

学习目标

【掌握】

1.水的营养学意义

2.人体水平衡的调节及水的需要量

【熟悉】

3.机体水的摄入途径和摄入量

4.机体水的排出途径和排出量

【了解】

5.水与健康的关系

6.饮用水的基本卫生要求

7.关注我国的水资源状况

案例导入 2-7

患者,男,40岁。呕吐、腹泻伴发热、口渴、尿少四天入院。体格检查:T 38.2℃,BP 110/80mmHg,汗少、皮肤黏膜干燥。实验室检查:血 Na^+ 155 mmol/L,POP 320mmol/L,尿比重 1.02.其余化学检查正常。

请问:(1)该患者可能的病因是什么?

(2)如何进行治疗?

水是维持生命的重要物质,是构成机体的主要成分之一,具有调节人体生理功能的重要作用。

一、水的生理功能

1.构成机体组织的重要成分

水是人体中含量最多的营养素。成人体内水分含量约占体重的65%(新生儿含水量可达体重的80%),血液中含水量占80%以上,水广泛分布在组织细胞内外,构成人体的内环境。

2.参与机体新陈代谢

水的溶解力很强,可使水溶物质以溶解状态和电解质离子状态存在,甚至一些脂肪和蛋白质也能在适当条件下溶解于水中,构成乳浊液或胶体溶液;水不仅是体内生化反应的介质,而且水本身也参与体内氧化、还原、合成、分解等化学反应;水具有较强的流动性,在消化、吸收、循环、排泄过程中,可协助加速营养物质的运送和废物的排泄,使人体内新陈代谢和生理化学反应得以顺利进行。

3.调节机体体温

水的比热值大,1 g水升高或降低1 ℃需要约4.2 J的能量,大量的水可吸收代谢过程中产生的能量,使体温不至于显著升高。水的蒸发热大,在37 ℃体温的条件下,蒸发1 g水可带走2.4 kJ的能量。因此在高温下,体热可随水分经皮肤蒸发散热,以维持人体体温的恒定。当人体缺水时,多余的能量就难以及时散出,从而引发中暑。

4.润滑滋润

在关节、韧带、肌肉以及胸腔、腹腔和胃肠道等部位,都存在一定量的水分。由于水的黏度小,可作为润滑剂使体内摩擦部位润滑,减少体内脏器的摩擦,防止损伤,对器官、关节、肌肉、组织能起到缓冲、润滑、保护的作用。

同时水还有滋润功能,使身体细胞经常处于湿润状态,保持肌肤丰满柔软。定时定量补水,会让皮肤特别水润、饱满、有弹性。

5. 稀释和排毒

机体代谢不可避免地会产生一些毒素(或有害成分),人体排毒必须有水的参与。没有足够的水,毒素就难以有效排出,淤积在体内,就容易引发痤疮。

此外,水分还能够维持机体的渗透压和酸碱平衡。

二、人体水平衡及调节

在正常情况下,人体摄入的水和排出的水保持着动态平衡,每日约为 2 500 mL。人体内储留过多的水或失水过多,都会影响人体正常生理功能。

(一)水的摄入

人体水分的摄入主要有饮用水、食物水和代谢水三种途径。

1. 饮用水

成人每日饮用水、茶、汤、乳制品或其他饮料,人体可获得水约 1 200 mL。

2. 食物水

人体摄入的食物中含有一定量的水分,成人一般每日从食物中可获得水约 1 000 mL。

3. 代谢水

代谢水是体内蛋白质、脂肪、糖类代谢时氧化产生的水。据测定每 100 g 蛋白质产生 41 mL 水,每 100 g 脂肪产生 107 mL 水,每 100 g 糖类产生 60 mL 水。每日体内代谢水的总量约为 300 mL。

(二)水的排出

人体水分主要通过尿液、粪便、皮肤和呼吸四种途径排出体外,其中主要以尿液方式排出。一般成人每日通过尿液排出水分约 1 500 mL,通过粪便排出水分约 150 mL,通过皮肤蒸发水分约 500 mL,通过肺部呼吸排出水分约 350 mL。每日总排水量约为 2 500 mL。

(三)水平衡的调节

通常情况下,人体每日都要摄入和排出一定量水分,当摄入水与排出水的量相当时,机体水分即处于平衡状态。体内水平衡是一个动态平衡。

体内水的平衡受中枢系统、神经垂体分泌的抗利尿激素及肾调节。在特殊条件下,如高温环境,或特殊人群,如胃肠道炎症患者,由于体内失水过多时就会引起细胞外液渗透压升高,刺激下丘脑渗透压感受器,一方面产生兴奋并传至大脑皮层,通过产生口渴的感觉直接激发饮水行为;另一方面刺激由下丘脑神经细胞分泌并由垂体后叶释放的抗利尿激素增加,促进肾小管和集合管对水的重吸收来减少水的排出。相反,当机体内水分过多时,则排尿量增加。

电解质与体内水的平衡也有重要关系。如细胞内钠含量增大时,水进入细胞引起水肿;反之,当出汗过多钠丢失严重时,水量减少而引起机体缺水。钾则与钠有拮抗作用。

三、水的需要量

机体水的需要量受年龄、体重、身体活动情况、膳食、外界温度以及健康状况等因素

影响。一般年龄越大每千克体重需要的水量相对较少。

中国营养学会颁布的《中国居民膳食营养素参考摄入量》(2013)推荐,成人每日饮水约 1 500~1 700 mL。

四、水与健康的关系及饮用水的基本卫生要求

(一)水与健康的关系

水是生命之源,对机体健康有着特殊意义。机体断食至体脂和蛋白质耗损 50% 时才会死亡,而失水 10% 即可危及生命。除此以外,水还有治疗常见病的功能,比如,清晨一杯凉白开水可治疗色斑;餐后半小时喝一些水,可以减肥;热水可以按摩作用,是强效的安神剂,可以缓解失眠;大口大口地喝水可以缓解便秘;睡前一杯水对心脏有好处;恶心的时候可以用盐水催吐。

水质不良,可以引起健康损害及疾病。如水质硬度过高,容易导致结石,受污染的水源能够传播介水传染病等。

(二)饮用水的基本卫生要求

(1)流行病学上安全饮水中不得含有致病微生物,以防止肠道传染病、寄生虫病及其他传染病等。

(2)化学组成对人体有益无害,水中可含有适量的对人体有益的物质,对人体有害的物质应控制在卫生标准允许的范围内,不会引起急、慢性中毒及影响子孙后代的健康成长。

(3)感官性状良好水应透明无色、无臭、无味,不得含有肉眼可见物,为人们乐于饮用。

Key Words

1. 体内水的摄入途径有_____、_____和_____。
2. 体内水的排出途径有_____、_____、_____和_____。
3. 通常情况下,成人每日适宜的饮水量为_____。

任务八 | 植物化学物

学习目标

【掌握】

1. 植物化学物的概念、生理功能及分类

【熟悉】

2. 各种不同植物化学物对人体的重要作用

【了解】

3. 各种不同植物化学物的化学结构

4. 了解我国药学家屠呦呦团队在青蒿素应用方面的科研历程

案例导入 2-8

大蒜是中国居民常用的一种佐料,用"天然杀菌剂"之美称。

请问: (1)大蒜中含有的主要对人体有益的成分有哪些?

(2)这些成分对人体有哪些作用?

一、概述

植物由种类繁多的化学物质组成,根据其代谢产物的产生过程将代谢产物分为初级代谢产物和次级代谢产物。次级代谢产物是植物代谢产生的多种低分子量末端产物,通过降解或合成产生不再对代谢过程起作用的化合物。这些产物除个别是维生素的前体物外均为非营养成分,现已将它们统称为植物化学物。从广义上讲,植物化学物是生物进化过程中植物维持其与周围环境互相作用的生物活性分子。植物次级代谢产物对植物本身而言具有多种功能,如保护其不受杂草、昆虫及微生物侵害,作为植物生长调节剂或形成植物色素,维系植物与其生长环境之间的互相作用等。从化学结构上讲,这些次级代谢产物种类众多;从数量上讲,与初级代谢产物相比又微乎其微。然而直到近年来营养科学工作者才开始系统地研究植物中这些生物活性物质对机体健康的促进作用。

植物次级代谢产物对健康具有双重作用。过去我们认为并一直强调,在植物性食品中植物次级代谢物是天然毒物并对人体健康有害,或因限制营养素的利用而被认为是"抗营养"物质。对植物化学物有益作用的认识始于对农场动物的观察。大量的流行病学调查结果证明,在蔬菜和水果中含一些生物活性物质,它们具有预防诸如心血管疾病和癌症等慢性病的作用,因此又重新引起了营养科学工作者对植物化学物的兴趣。

植物化学物可按照它们的化学结构或者功能特点进行分类。植物化学物的分类和主要作用见表 2-20,从该表中可以看出它们的生理作用区别很大。

表 2-20　　　　　　　　　植物化学物的分类和主要作用

植物化学物	主要作用									
	抗癌	抗微生物	抗氧化	抗血栓	免疫调节	抑制炎症	影响血压	降低胆固醇	调节血糖	促进消化
酚和多酚	√	√	√	√	√	√	√		√	
有机硫化物	√	√	√	√	√	√	√	√		√
萜类	√									
皂苷类	√	√			√			√		
植物固醇	√							√		
类胡萝卜素	√		√		√			√		
植酸	√					√				
蛋白酶抑制剂	√		√							
芥子油苷	√	√						√		
植物雌激素	√	√								

思政小课堂

中国药学家屠呦呦等人获诺贝尔生理学或医学奖

没有事先预告,没有官方通知,北京时间(2015年)10月5日晚间,中国中医科学院中药研究所研究员屠呦呦在家中通过电视得知自己摘取诺奖的消息。10月6日早9时许,在记者多次恳切提出简短采访的请求后,一直不愿接受采访的屠呦呦终于把记者请进家门,一边请记者落座,一边还再强调"也没什么好讲的"。从5日晚间获奖消息传来,屠呦呦家中的电话就响个不停,祝贺的、采访的,她的老伴儿李廷钊一边帮着招呼记者落座,一边忙不迭地接着持续响起的电话。"作为一个科学工作者获得了诺贝尔奖是个很高的荣誉。青蒿素研究获奖是当年研究团队集体攻关的成绩,是中国科学家集体的荣誉,也标志中医研究科学得到国际科学界的高度关注,是一种认可,这是中国的骄傲,也是中国科学家的骄傲。"这段获奖感言,屠呦呦写在了一张纸上,一字一句地向记者念出来。她的声音清脆,口音夹带着浓浓的宁波味道。

(中央政府门户网站 www.gov.cn 2015-12-17 来源:新华社)

二、酚和多酚化合物

多酚化合物是指一组植物中化学物质的统称,因具有多个酚基团而得名。多酚在一些植物中起到了呈现颜色的作用,如秋天的叶子。常见多酚化合物包括酚酸及类黄酮,后者亦称黄酮类化合物。下面主要介绍黄酮类化合物。

(一)黄酮类化合物的结构与类型

黄酮类化合物是广泛存在于植物界的一大类多酚化合物,多以苷类形式存在,也有一部分以游离形式存在。黄酮类化合物可以分为10个类别:黄酮、黄烷醇、异黄酮、双氢黄酮、双氢黄酮醇、橙酮、黄烷酮、花色素、查耳酮、色原酮。

(二)黄酮类化合物的生物学作用

(1)抗氧化、清除氧自由基;
(2)抗肿瘤;
(3)保护心血管,主要体现在抗心律失常和改善冠脉血压;
(4)抗炎、抗衰老,提高免疫力;
(5)降低血糖。

(三)儿茶素

儿茶素是较常见的多酚化合物,在茶叶、银杏、罗布麻、槟榔中存在,表儿茶素在茶叶、银杏、越橘、贯叶连翘等中存在。它们具有止泻、保肝、降低胆固醇、抗炎等方面的作用。茶多酚是茶叶中儿茶类成分和其他多酚类成分,如花青素、黄酮类成分、酚酸等成分的总称,占茶叶的10%～20%。在未经过发酵的绿茶中儿茶素类成分含量最高,可达25%,主要以儿茶素、表儿茶素、没食子儿茶素、表没食子儿茶素呈现,经过发酵的茶叶如红茶、乌龙茶等主要含有上述多酚的缩合物,以及茶黄素、花青素的多聚物合高度缩合的鞣质等。茶叶除了具有由于咖啡因、茶碱、可可碱所引起的提神、利尿作用以外,其茶多酚所具有的多种药理作用受到越来越多的关注。茶多酚具有很强的抗氧化和清除自由基的作用,具有明显的抗衰老作用,特别是儿茶素的作用更为明显,其作用强于广泛应用的生育酚和抗血酸,并与之有协同作用。

三、有机硫化合物

大蒜和洋葱中的含硫化合物最为丰富,所以此节以大蒜为代表重点介绍含硫化合物的生物活性作用。

(一)大蒜的化学成分

大蒜为百合科葱属多年生草本植物生蒜的地下鳞茎。它不仅是膳食的常用作料,也是常用的中药之一。其特点为除含有各种营养素外,还具有特殊臭味的挥发油及其他组成。大蒜主要成分包括糖类、氨基酸类、脂质类、肽类、含硫化合物和多种维生素、微量元素等。

(二)大蒜的生物学作用

1.抗突变作用

大蒜提取物对诱变剂 2-氨基芴诱发的 Ames 试验菌株 TA100 的回变有抑制作用,推测大蒜提取物具有阻断由"前诱变剂"向"终诱变剂"转换的作用。

2.抗癌作用

各项研究结果表明,长期食用大蒜有防癌作用,试验也证实蒜叶、蒜瓣、鲜蒜泥、蒜片及蒜粉均有抗癌作用。

3.对免疫功能的影响

大蒜能够提高免疫功能低下的小鼠的淋巴细胞转化率、促进血清溶血素的形成、提高碳粒廓清指数及对抗由幻灵酰胺所致的胸腺、脾萎缩,说明大蒜对免疫功能低下的小鼠具有提高细胞免疫、体液免疫、非特异性免疫功能的作用。

细胞免疫是机体一个重要的防护机制,细胞免疫水平下降可使杀伤肿瘤细胞的功能减退,这种免疫监视能力的减弱可促进肿瘤的发生。用大蒜对焦炉工在不脱离生产的情况下进行为期半年的试食实验,发现服用大蒜制剂后,焦炉工的唾液酸和脂质过氧化物比服用前降低,而谷胱甘肽过氧化物酶提高。在细胞免疫方面表现为酸性 α-醋酸萘脂酶活性升高。而对照组人群的细胞免疫功能及生物损伤情况均无改善,说明大蒜对焦炉工的抗氧化能力和细胞免疫功能均有一定的保护作用。

4.抗氧化和延缓衰老作用

大蒜及其水溶性提取物对羟自由基、超氧阴离子自由基等活性氧有较强的清除能力,从而阻止体内的氧化反应和自由基的产生。有试验表明,大蒜素对四氯化碳诱发大鼠肝损伤和血清转氨酶及脂质过氧化物水平的升高均有明显抑制作用,说明大蒜素对化学性肝损伤具有保护作用。

四、萜类化合物

萜类化合物是指存在于自然界中、分子式为异戊二烯单位倍数的烃类及其含氧衍生物。这些含氧衍生物可以是醇、醛、酮、羧酸、酯等。萜类化合物广泛存在于自然界,是构成某些植物香精、树脂、色素等的主要成分。如玫瑰油、桉叶油、松脂等都含有多种萜类化合物。另外,某些动物的激素、维生素等也属于萜类化合物。

按异戊二烯单位的多少,可将常见萜类化合物分为单萜、倍半萜、二萜、二倍半萜、三萜、四萜和多萜。每类再根据基本碳链是否成环及成环数的多少进一步分类。

单萜:单萜类化合物可看成是由两个异戊二烯单元聚合而成的化合物及其衍生物,为挥发油的组分。多数具有较强的香气和生理活性。如链状单萜香叶醇具有抗菌作用;单环单萜辣薄荷酮具有平喘、止咳、抗菌的作用;双环单萜龙脑(冰片)具有发汗、兴奋、镇痉和驱虫作用。

倍半萜:倍半萜化合物是由 3 个异戊二烯单元聚合而成的化合物及其衍生物,可存在于挥发油中,多具有香气和生物活性。单环倍半萜青蒿素具有抗恶性疟疾的作用。

二萜:二萜类化合物是由 4 个异戊二烯单元聚合而成的化合物及其衍生物。分子量增大,绝大多数不具挥发性。双环二萜类的银杏内脂为治疗心血管疾病的有效药物,穿心莲内酯具有抗菌、抗炎作用;三环二萜类的雷公藤内酯具有抗癌、抗炎、抗生育等作用;四环二萜类的甜菊苷可用作禁糖病人的甜味剂,其甜度为蔗糖的 300 倍;五环二萜的乌头碱具有镇痛、局部麻醉、降温、消肿的作用。

三萜:三萜类化合物是由 6 个异戊二烯单元聚合而成的化合物及其衍生物。以游离状态存在时称为三萜类化合物或三萜苷元,与糖结合则称为三萜皂苷。

五、皂苷类化合物

皂苷别称碱皂体、皂素或皂草苷。"皂苷"一词由英文名"Saponin"意译而来,英文名则源于拉丁语的"Sapo",意为肥皂。皂苷是苷元为三萜或螺旋甾烷类化合物的一类糖苷,主要分布于陆地高等植物中,也少量存在于海星和海参等海洋生物中。许多中草药如人参、远志、桔梗、甘草、知母和柴胡等的主要有效成分都含皂苷。有些皂苷还具有抗菌的活性或解热、镇静、抗癌等有价值的生物活性。

(一)皂苷的化学结构

皂苷由皂苷元与糖构成。组成皂苷的糖常见的有葡萄糖、半乳糖、鼠李糖、阿拉伯糖、木糖、葡萄糖醛酸和半乳糖醛酸等。

苷元为螺旋甾烷类(C-27 甾体化合物)的皂苷称为甾体皂苷,主要存在于薯蓣科、百合科和玄参科等,分子中不含羧基,呈中性。燕麦皂苷 D 和薯蓣皂苷为常见的甾体皂苷。

苷元为三萜类的皂苷称为三萜皂苷,主要存在于五加科、豆科、远志科及葫芦科等,其种类比甾体皂苷多,分布也更为广泛。大部分三萜皂苷呈酸性,少数呈中性。

皂苷根据苷元连接糖链数目的不同,可分为单糖链皂苷、双糖链皂苷及三糖链皂苷。在一些皂苷的糖链上,还通过酯键连有其他基团。

皂苷的化学结构中,由于苷元具有不同程度的亲脂性,糖链具有较强的亲水性,使皂苷成为一种表面活性剂,水溶液振摇后能产生持久性的肥皂样泡沫。一些富含皂苷的植物提取物多被用于制造乳化剂、洗洁剂和发泡剂等。

(二)皂苷的生物学作用

1.抗突变作用

皂苷可明显降低电离辐射诱发的小鼠骨髓细胞染色体畸变和微核形成。辐射对DNA 有直接损伤和间接损伤作用。

2. 抗癌作用

皂苷可抑制人类多种肿瘤细胞的生长。在离体试验中对鼠白血病细胞的 DNA 合成有明显的抑制作用。

3. 抗氧化作用

皂苷因抑制血清中脂类氧化而减少过氧化脂质的生成,从而防止过氧化脂质对细胞的损伤。大豆皂苷能通过自身调节增加超氧化物歧化酶(SOD)含量、清除自由基来减轻自由基的损伤。有人曾向大豆皂苷与沙拉油的混合物中注入氧气,同时加热 40 分钟,结果加大豆皂苷的脂质过氧化物的生成量与不加大豆皂苷相比明显减少。

4. 免疫调节作用

大豆皂苷对 T 细胞功能有明显增强作用,具有增加 IL-2 的分泌、促进 T 细胞产生淋巴因子、提高 B 细胞转化增殖、促进体液免疫功能的作用。

5. 对心脏血管的作用

皂苷类化合物具有溶血作用,因此早期视大豆皂苷为抗营养因子,但同时也说明它具有抗血栓作用。另外,大豆皂苷可降低血清胆固醇含量,将大豆皂苷掺入高脂饲料同时喂饲大鼠,可使其血清总胆固醇及甘油三酯水平下降。

大豆皂苷能延长缺氧大鼠存活时间,说明它可改善心肌缺血和对氧的需求。以离体培养的大鼠心室肌细胞作为试验模型,发现大豆皂苷可抑制自由基对细胞膜的损伤。此外,大豆皂苷还可降低冠状动脉和脑血管阻力、增加冠状动脉和脑的血流量并减慢心率。

6. 抗病毒作用

大豆皂苷不仅对单纯疱疹病毒和腺病毒等 DNA 病毒有作用,对脊髓灰质炎病毒和柯萨奇病毒等 RNA 病毒也有明显作用,这一结果表明大豆皂苷具有广谱的抗病毒能力。

六、植物甾醇

植物甾醇是从玉米、大豆中经过物理提纯而得到的,具有营养价值高、生理活性强等特点。植物甾醇可通过降低胆固醇减少心血管病的风险,其广泛应用在食品、医药、化妆品、动物生长剂及纸张加工、印刷、纺织等领域,特别是在欧洲作为食品添加剂非常普遍,广泛用于食品中以降低人体胆固醇。

植物甾醇用于预防治疗冠状动脉粥样硬化类的心脏病,对治疗溃疡、皮肤鳞癌、宫颈癌等有明显的疗效;此外,植物甾醇还是重要的甾体药物和维生素 D_3 的生产原料。

植物甾醇具有良好的抗氧性,可作为食品添加剂(抗氧化剂、营养添加剂);也可作为动物生长剂原料,促进动物生长,增进动物健康。

七、类胡萝卜素

类胡萝卜素是水果和蔬菜中广泛存在的植物次级代谢产物,它们的主要功能之一是使植物显示出红色、橙色或黄色。通常将类胡萝卜素分成无氧和含氧两种类型。在自然界存在的 700 多种天然类胡萝卜素中,对人体营养有意义的有 40～50 种。根据个人膳食特点不同,人类血清中含有不同比例的类胡萝卜素,主要以无氧型类胡萝卜素的形式存在。而有氧型的类胡萝卜素,如黄体素、玉米黄素也有少量存在。有氧型和无氧型类胡萝卜素的区别主要在于它们对热的稳定性不同。人体每天摄入的类胡萝卜素大约为 6 mg。

八、植酸

植酸又称肌酸、环己六醇六全-二氢磷酸盐,它主要存在于植物的种子、根干和茎中,其中以豆科植物的种子、谷物的麸皮和胚芽中含量最高。植酸的应用非常广泛:在食品工业中可用作食品添加剂;在酿酒工业中可用作除金属剂;在医药工业中可用于治疗糖尿病、肾结石等病症;在化工、石油、冶金、日用化学工业中的应用都很广泛,可用作油脂的抗氧剂、食品和水果的保鲜剂、聚氯乙烯聚合釜防粘釜剂、饲料的添加剂,还可用作防锈、清洗、防静电及金属表面处理剂等,尤其可作为生产肌醇的重要原料之一。

植酸具有以下生理功能:

(1)植酸以植酸钙镁钾盐的形式广泛存在于植物种子内,也存在于动物有核红细胞内,可促进氧合血红蛋白中氧的释放,改善血红细胞功能,延长血红细胞的生存期。

(2)植酸本身就是对人体有益的营养品,植酸在人体内水解产物为肌醇和磷脂,前者具有抗衰老作用,后者是人体细胞重要组成部分。

(3)植酸对绝大多数金属离子有极强络合能力,络合力与乙二胺四乙酸(EDTA)相似,但比 EDTA 的值应用和范围更广。植酸二价以上金属盐均可定性沉淀。

(4)每个植酸分子可提供六对氢原子使自由基的电子形成稳定结构,从而代替被保鲜物分子作为供氧分子,避免被保鲜物氧化变质。

▋ 知识链接 ▋

植物化学物是近年被认知的一类对人体有益的天然植物化合物,包括多酚、硫化物、皂苷、类胡萝卜素、植物固醇、植酸等。

西红柿的红色、黄瓜的绿色等,都是植物化学物在植物中的一种体现。

植物在吸收二氧化碳,释放氧气的过程中,污染了自身的环境,为了保护自身免受高活性氧的侵害,植物产生了抗氧化成分,它帮助植物在恶劣的环境中生存下来,使植物免受细菌、真菌、病毒和细胞损伤的侵害。

这些植物化学物不仅可以保护植物自身,对食用这些植物的人也起到抗氧化的作用。

▋ Key Words ▋

1. _____ 和 _____ 含硫化合物最为丰富。

2. 黄酮类化合物的主要生物学作用有 _____、_____、_____、_____、_____。

3. 通常将类胡萝卜素分成 _____ 和 _____ 两种类型。根据个人膳食特点,人类血清中含有不同比例的类胡萝卜素,主要以 _____ 类胡萝卜素的形式存在。

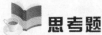

思考题

1. 王某，女性，35 岁，身高 160 cm，体重 50 kg。请问王某每天的基础代谢率如何计算？

2. 张某，男性，65 岁。独自一人生活，听人说老年人最好吃得清淡，所以平时吃饭时肉不敢吃得太多，经常吃蔬菜，可照样感觉身体一天不如一天，经常感冒，还有轻微贫血和骨质疏松等症状。请问张某存在什么样的营养问题？为什么？

3. 李某，男性，50 岁，身高 170 cm，体重 80 kg。目前从事轻体力劳动，特别喜欢吃动物性食物。经咨询营养师后，去医院做了个血脂检查。结果如下：TG 5.7 mmol/L（参考值 0.46～1.7 mmol/L），TC 6.5 mmol/L（参考值 2.84～5.18 mmol/L），LDL-C 3～7 mmol/L（参考值 2.07～3.12 mmol/L）。请问该患者目前存在有什么样的健康问题？饱和脂肪酸摄入过多对人体健康有什么影响？

4. 每天下班后到健身房运动是阿丽多年的习惯，由于时间匆忙，阿丽的晚餐通常都留在健身后才吃，而为了保持健身的"成果"，阿丽健身后拒绝食用米饭、面等一切淀粉类的食物。几年下来，阿丽的身材确实保持得非常苗条，但在最近的一次体检中，她却被查出了贫血，而且在每次运动结束后，阿丽都会感觉全身肌肉无力，非常疲惫。请问阿丽目前存在什么样的健康问题？为什么？

5. 维生素的分类及主要特点是什么？

6. 简述维生素 A 的生理功能，缺乏症和食物来源。

7. 简述钙的生理功能、缺乏症和食物来源。

8. 饮用水的基本卫生要求有哪些？

9. 大蒜的有哪些生物学作用？

项目三

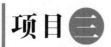

食物营养与食品卫生

任务一 概 述

学习目标

【掌握】

1.食物营养价值的概念

2.食物的分类

【熟悉】

3.食物营养价值的评定方法

4.食物营养价值的评定意义

【了解】

5.营养质量指数 INQ 的概念及含义

6.了解当地及我国"舌尖上的浪费"现状,增强"光盘"意识

案例导入 3-1

患者,女性,19 岁,身高 166 cm,体重 47 kg。近来出现头晕乏力,来医院营养科进行咨询。经询问得知该女性为了保持苗条,经常不吃早餐,中餐和晚餐也以谷物、蔬菜、水果等素食为主,基本不吃肉蛋奶,也很少吃豆类和菌类食物。大夫说她吃得食物太单调,存在营养不良问题。

请问:(1)食物分几大类?

(2)食物营养价值怎么评定?

(3)怎么吃才能营养合理?

一、食物的分类

食物是供给人体热能和各种营养素的物质基础。食物的营养价值通常是指食物中所含营养素和热能能满足人体营养需要的程度,包括所含营养素的种类、数量及其相互比例是否合适,食物中的营养素是否容易被人体消化、吸收和利用等。不同食物所含的营养素种类和数量是不相同的。即使是同种食物,也可因为种植或饲养条件以及品系的不同,而使营养价值有很大差别。人类的食物种类很多,且各有不同特点,一般分为植物性食物(包括粮谷类、豆类、蔬菜水果类)和动物性食物(包括畜禽肉类、鱼类、蛋类和奶类)两大类。营养学习惯上根据食物的性质、来源及营养特点,把食物分成五大类。

(1)粮谷类及薯类:包括各种米、面、杂粮、甘薯等。

(2)豆类及其制品:包括大豆、杂豆以及各种豆制品。

(3)动物类:包括畜禽肉类、鱼类(水产类)、蛋类和奶类及其制品。

(4)蔬菜水果类:包括各种蔬菜、菌藻类、鲜果、干果和坚果。

(5)纯热能食物:包括食用油脂、食用糖和酒类等。

二、食物营养价值的评定

(一)食物营养价值的评定依据

食物营养价值的评定主要依据以下三个方面:

1.营养素的含量

当评定食物中某营养素的营养价值时,应首先对其所含营养素的含量进行分析确定。一定的营养素数量是食物营养价值的前提。

2.营养素的质量

营养素的质与量同样重要。当评定食物中某营养素的营养价值时,应对其所含营养素的种类及含量进行分析确定。食物中所含的营养素的种类和营养素的相对含量,越接近于人体需要或组成,该食物的营养价值就越高。如同等重量的蛋白质,因其所含必需氨基酸的种类、数量、比值不同,故在促进儿童生长发育方面的作用也就不同。

3.营养素在加工烹调过程中的变化

营养素在加工烹调过程中过度加工,一般会造成某些营养素的损失,如粮谷类食物的过度加工。但某些食物如大豆通过加工制作可提高蛋白质的利用率。因此,食物加工处理应选用合理的加工技术。

(二)食物营养价值的评定指标

有专家推荐利用营养质量指数(INQ)作为评价食物营养价值的指标。其含义是以食物中营养素能满足人体营养需要的程度(营养密度)对同一种食物能满足人体热能需要的程度(热能密度)之比值来评定食物的营养价值。INQ=1,表示该食物营养素与热能的供给平衡;INQ>1,表示该食物营养素的供给量高于热能的供给量;INQ<1,表示该食物中该营养素的供给量少于热能的供给量,长期摄入会发生营养不平衡。一般认为前两种食物的营养价值高,后一种食物的营养价值低。

(三)食物营养价值评定的意义

(1)全面了解各种食物的天然组成成分,以充分利用食物资源。

(2)了解在加工过程中食物成分的变化和损失,以充分保存营养素。

(3)指导人们科学地选购食物及合理配制营养平衡的膳食。

Key Words

1.营养学习惯上把食物分 _____ 、_____ 、_____ 、_____ 、_____ 五大类。

2.食物营养价值的评定,主要依据 _____ 、_____ 、_____ 三个方面。

3.食物营养价值评定的意义有 _____ 、_____ 、_____ 。

任务二 植物性食物的营养价值

学习目标

【掌握】

1. 粮谷类及薯类、豆类及其制品、蔬菜、水果类食物的营养价值特点

【熟悉】

2. 粮谷类结构和营养素分布
3. 粮谷类及薯类、豆类及其制品、蔬菜、水果类食物的合理利用

【了解】

4. 蔬菜、水果的分类
5. 了解我国作为人口大国保证粮食安全的重要性

案例导入 3-2

素食主义者,俗称"吃素的",即只吃素菜而不吃荤菜的人。他们不食用一切肉类,包括家畜、野兽、飞禽、各种海鲜等。有的素食主义者甚至不食用蛋类、奶类及其制品、黄油等。

请问:(1)长期吃素容易出现什么营养问题?

(2)素食主义者怎样搭配膳食才能保证营养?

植物性食物包括粮谷类及薯类、豆类、蔬菜和水果等,是人们获取营养素的主要来源。但每类食物因其品种、地区、生长环境与条件不同,营养素种类和含量也各不相同。了解它们各自的营养价值,就可以合理选择、利用食物以达到平衡膳食、满足身体健康的需要。

一、粮谷类及薯类的营养价值

(一)结构与分类

1. 粮谷类结构和营养素分布

粮谷类有相似的结构,最外层是谷皮;谷皮内是糊粉层,再往内为占谷粒绝大部分的胚乳和一端的胚芽。各部分营养成分分布极不均匀。

(1)谷皮主要由纤维素、半纤维素等组成,含较高的矿物质和脂肪。

(2)糊粉层含较多的磷和丰富的 B 族维生素及矿物质。

(3)胚乳含大量的淀粉和一定的蛋白质及少量的矿物质、维生素。

(4)胚芽中富含脂肪、蛋白质、矿物质、B 族维生素和维生素 E。

2. 分类

粮谷类包括米、面、杂粮、甘薯等食物,主要类型有稻米、小麦、玉米、高粱、大麦、燕麦、小米、荞麦和青稞等。粮谷类食物是我国人民传统膳食的主体,是蛋白质、热能以及一些矿物质和 B 族维生素(硫胺素与烟酸)的重要来源。

（二）营养价值

1. 粮谷类的营养价值

（1）蛋白质：粮谷中蛋白质含量一般在 $7\%\sim16\%$，粮谷蛋白质中氨基酸组成极不平衡，赖氨酸含量较低，而亮氨酸含量又较高，因此其营养价值常较低。为改善谷类蛋白质营养价值，常进行营养素强化，或采取与其他食物共同食用的方法，如与豆类混食，通过蛋白质互补作用来提高其利用程度。

（2）脂类：粮谷中脂肪含量较少，约占谷粒重量的 $0.4\%\sim7.2\%$，以小麦胚粉最高，其次为莜麦面、玉米和小米，稻米类最低。粮谷类脂肪多为不饱和脂肪酸，具有降低血清胆固醇，防治动脉硬化的作用。此外，尚有少量植物固醇（谷固醇）与卵磷脂。

（3）糖类：粮谷中糖类含量比例最大的是淀粉，多数含量达 70% 以上，主要集中在胚乳中，以支链淀粉为主。除淀粉外，尚有少量糊精、戊聚糖、葡萄糖与果糖等。全谷粒中还含有较多的膳食纤维。

（4）矿物质：粮谷类含矿物质总量约为 $1.5\%\sim3.0\%$，包括磷、钙、钾、钠、镁等，主要分布在谷皮和糊粉层中，绝大部分以植酸盐形式存在，吸收率较低。其中磷的含量最多，约占矿物质总量的一半。谷类中铁含量较低，每 $100\ g$ 仅含 $1.5\sim3.0\ mg$。

（5）维生素：粮谷类所含维生素主要为 B 族维生素，其中维生素 B_1、维生素 B_2 和烟酸含量较多，主要集中在糊粉层和胚芽，过分加工可使其大量丢失。玉米中的烟酸主要是结合型的，必须经加工处理转化为游离型，才能被人体吸收利用。

2. 薯类的营养价值

薯类包括甘薯、马铃薯、芋类、木薯等。薯类中蛋白质含量比粮谷类低，只有 $1\%\sim2\%$，但氨基酸组成与大米相近，其中的黏蛋白属胶原和黏多糖类物质，对人体有特殊的功能，可提高免疫能力、维持血管壁弹性，对预防高血压、冠心病等有一定作用。薯类的淀粉含量约占 $8\%\sim30\%$，仅次于谷类，所提供的热能只相当于相同重量的谷类的 $1/4\sim1/3$，对于一些欲控制热能的人有一定帮助。甘薯中所含的矿物质、膳食纤维、维生素 C、B 族维生素和胡萝卜素均比粮谷类高。作为主食，薯类是粮谷类的重要补充。

（三）合理利用

粮谷类加工有利于食用和消化吸收，但由于矿物质和维生素主要存在于谷粒表层和谷胚中，因此加工精度越高，营养素损失就越多。所以，加工粮谷类时，既要使粮谷类有较高的消化吸收率及良好的感官性状，又要最大限度地保留其中的营养成分。有些不当的烹调方法也会使粮谷类营养损失很多，如大米淘洗次数过多、浸泡及面食加碱蒸煮、油炸等。

思政小课堂

人民网评：中国的饭碗要端在自己手中（摘选）

"中国依靠自身力量端牢自己的饭碗，实现了由'吃不饱'到'吃得饱'，并且'吃得好'的历史性转变。"近日，国务院新闻办公室发布《中国的粮食安全》白皮书，全面总结中国的粮食安全成就，深入介绍中国特色粮食安全之路，并针对未来形势系统阐释了中国相关政策主张。在新中国成立 70 周年之际，这部白皮书的发布，向世界宣告：中国有能力保障自己的吃饭问题。

笃定"中国人的饭碗要端在自己手中"的信念,袁隆平在更高产、更高品质的水稻育种路上燃烧生命。平均亩产 700 公斤、900 公斤、1 100 公斤,一次次突破为中国粮食安全做出不朽贡献。在国家勋章和国家荣誉称号颁授仪式上,荣获共和国勋章的袁隆平向习近平总书记说:正向亩产 1 200 公斤冲刺! 秉持这样的信念与决心,瞄准新技术、新业态,练就"为耕者谋利、为食者造福"的本领,中国的粮食安全将牢牢把握在自己手中。

(资料来源:人民网,原石 2019 年 10 月 15 日)

二、豆类及其制品的营养价值

(一)分类

豆类品种很多,根据其营养成分,大致可分为两类:一类是大豆(黄豆、黑豆、青豆等);另一类是杂豆(豌豆、蚕豆、绿豆、豇豆、赤小豆与芸豆等)。豆类及其制品包括大豆、杂豆以及各种豆制品。豆类食品是我国居民膳食中优质蛋白质的良好来源,它所提供的蛋白质和脂肪高出粮谷类数倍,所以应充分开发利用。

(二)营养价值

1. 大豆的营养价值

(1)蛋白质:大豆是"豆中之王",被称为"植物中的肉",平均含蛋白质 30%～40%,是粮谷类的 3～5 倍。其氨基酸组成和比例较适合于人体需要,尤其富含赖氨酸,可与粮谷类互补。蛋白质消化率因加工、烹调方法的不同而有很大的区别,煮整粒大豆时蛋白质消化率为 65.3%,豆浆为 84.9%,豆腐为 92%～96%。

(2)脂类:大豆平均含脂肪 18%,其中 84.7% 为不饱和脂肪酸,饱和脂肪酸仅占 15.3%。脂肪酸中 55% 为亚油酸,磷脂约占 1.5%,其中主要是大豆磷脂,卵磷脂为 29.0%,脑磷脂为 31.0%。大豆脂肪不含胆固醇,只含有少量植物固醇,可抑制动物固醇的吸收,有降低血清胆固醇的作用,较适于老人和心血管病人食用。

(3)糖类:豆粒重量的四分之一左右为糖类,其组成较为复杂,多为纤维素、淀粉、阿拉伯糖、半乳糖等,其含量约占糖类的二分之一。另一半是存在于大豆细胞壁中,为人体所不能消化的寡糖,如棉籽糖、水苏糖等。这些寡糖在肠道细菌作用下,可发酵产气,引起腹胀,称为胀气因子。整粒大豆加热烘炒并不能去除,但在分离蛋白或制成豆腐过程中,以及黄豆发芽时,可部分减少。所以进行大豆营养价值计算时,其糖类含量应折半计算。同时大豆含丰富的膳食纤维。

(4)矿物质:大豆矿物质含量约为 4%,包括钾、钠、磷、钙、镁、铁、锌、硒等,大豆含的钙、磷和铁(每 100 g 分别为 370 mg、570 mg 与 11 mg 左右)较丰富。

(5)维生素:豆类含有多种维生素,如硫胺素、核黄素、烟酸等的含量,比粮谷类多数倍,且有一定含量的维生素 E 和胡萝卜素。干豆发芽后可产生维生素 C,是冬、春季蔬菜的重要来源。

2. 杂豆的营养价值

杂豆主要有豌豆、赤小豆、绿豆与蚕豆等,其化学组成与大豆类有较大不同,糖类含量较高,占 50%～60%;蛋白质与脂肪含量低于大豆,分别为 25% 与 1% 左右,但不同豆类各有不同的营养特点。

3.豆类制品的营养价值

我国人民传统食用的豆制品主要有:豆腐及其制品、豆浆、豆芽以及发酵豆制品。

(1)豆腐及其制品:豆腐蛋白质含量为 5%～6%,脂肪为 0.8%～1.3%,糖类为 2.8%～3.4%;豆腐干、百叶等蛋白质含量较高,可达 17%～45%。加工过程中,大部分纤维素、可溶性糖类被去除,胀气因子(水苏糖、棉籽糖等)明显降低,抗胰蛋白酶被破坏,因此其消化率明显提高。

(2)豆浆:根据其稀释度不同,营养成分变化较大。一般 1 份黄豆加 8 份水制成的豆浆,蛋白质含量可达 4.0% 左右,脂肪与糖类含量分别在 1.8% 与 1.5% 左右,其他矿物质和 B 族维生素也有一定含量。

(3)豆芽:大豆、绿豆均可制豆芽,豆芽营养素种类几乎等同于原材料,但豆类发芽后可产生维生素 C,一般每 100 g 大豆芽产生维生素 C 17～25 mg,每 100 g 绿豆芽可产生 30 mg。对于缺乏新鲜蔬菜与水果条件的地区,豆芽可作为抗坏血酸的食品来源。

(4)发酵豆制品:如豆豉、豆瓣酱、腐乳等,由大豆经加工、发酵等工艺处理,其中蛋白质部分被分解,消化率有所提高,一些营养素含量稍有增加。

(三)合理利用

大豆中除含有较高的营养成分外,还含有一些抗营养因素,一定要合理加工烹调,合理利用。

1.蛋白酶抑制剂

蛋白酶抑制剂(PI)指与蛋白酶分子活性中心上的一些基团结合,使蛋白酶活力下降,甚至消失,但不使蛋白酶变性的物质。生豆粉中含有此种因子,对胰蛋白酶活性有部分抑制作用,对动物生长可产生一定影响,经加热煮熟后可被破坏。

2.豆腥味

豆腥味主要是脂肪酶的作用结果,95 ℃以上加热 10～15 min 的方法可脱去部分豆腥味。

3.胀气因子

胀气因子主要是大豆低聚糖的作用。大豆低聚糖是生产浓缩和分离大豆蛋白时的副产品。大豆低聚糖可不经消化直接进入大肠,可为双歧杆菌所利用并有促进双歧杆菌繁殖的作用,对人体产生有利影响。

4.植酸

植酸(AA)又称肌酸、环己六醇磷酸脂,主要存在于植物的种子、根干和茎中,其中以豆科植物的种子、谷物和麸皮和胚芽中含量最高,植酸可与钙、铁、镁、锌等产生不溶性化合物,会影响矿物质的吸收。

5.皂甙和异黄酮

皂甙和异黄酮这两类物质有抗氧化、降低血脂和血胆固醇的作用。尤其是异黄酮有类似雌激素的作用,对女性有特殊的保健功能。

6.植物红细胞凝集素

植物红细胞凝集素为一种蛋白质,它可影响动物生长,但加热即被破坏。

三、蔬菜的营养价值

（一）分类

蔬菜品种繁多,按食用部位可分为根茎类、叶菜类、瓜茄类、花芽类等。鲜豆类和蕈藻类也常作为蔬菜食用,在此也一并讲解。各类蔬菜间营养成分含量差别很大。

（二）营养价值

1.蛋白质

蔬菜中蛋白质含量较少,仅占 1%~3%,但鲜豆类中毛豆、蚕豆、发芽豆、豌豆蛋白质含量可达 12% 左右。

2.脂类

蔬菜中脂肪含量有限,多数不及 1%,尤其是根茎类与瓜茄类,但豌豆可达 5.1%。

3.糖类

蔬菜中糖类包括淀粉、糖类、纤维素、半纤维素和果胶以及木质素等,不同蔬菜中所含糖类种类及数量有很大不同。根茎类糖类含量较高,如土豆、山药、芋艿等含量在 15% 以上,红皮甘薯高达 30%,南瓜、胡萝卜、西红柿含有较多的果胶。蔬菜还是膳食纤维的主要来源。

4.矿物质

蔬菜类矿物质含量十分丰富,是人体矿物质的重要来源。其中钙、镁、钾、钠等呈碱性元素含量特别高,对于维持体内酸碱平衡有重要作用;铁、铜、锌、碘、钴、钼、锰等元素也有一定含量;钙在绿叶菜中每 100 g 含量大多在 100 mg 以上,雪里红、荠菜、苋菜、塌棵菜、芥蓝与油菜等含钙量较多;菠菜、蕹菜、洋葱等含钙量虽然也较多,但由于这些蔬菜同时还含有一定量的草酸,影响钙的吸收。此外,野菜中常含有更丰富的矿物质,如钙和铁等。

5.维生素

蔬菜中含有多种维生素,特别是胡萝卜素与维生素 C。胡萝卜素在各种绿色、红色、橘黄色蔬菜中含量都很高。根茎类、瓜茄类、淡叶菜等一般含量较低。维生素 C 一般在蔬菜代谢旺盛的叶、花等部分含量较高,每 100 g 多数在 30 mg 以上,个别可达 100 mg 以上。如 100 g 青椒维生素 C 含量为 144 mg、菜花为 61 mg、苦瓜为 56 mg、油菜为 36 mg 等。核黄素含量不高,但绿叶等深色菜中,多数有一定含量。此外,野菜中常含有更丰富的胡萝卜素、维生素 C 与核黄素。

蔬菜中除含有丰富的营养成分外,尚有多种非营养成分,其中有的成分尚有重要的特殊生物作用,而被作为保健食品的原料。

菌藻类包括食用菌和藻类食物。食用菌指专供人类食用的真菌,目前有 500 多个品种,常见的有蘑菇、香菇、金针菇、杏鲍菇、木耳、银耳等。藻类是无胚、自养、以孢子进行繁殖的低等植物,供人类食用的有海带、紫菜、发菜等。菌藻类富含蛋白质、糖类、膳食纤维、维生素和微量元素。多数菌藻类的蛋白质含量很高,像发菜、香菇、蘑菇等,可达 20% 以上,而且氨基酸组成比较均衡,生物价较高。脂肪含量较低,约为 1%。糖类含量差别很大,干品可能在 50% 以上,鲜品可能不足 7%。菌藻类食物含丰富的微量元素,尤其是铁、锌、碘、硒等,是其他食物的几倍甚至十几倍。

(三)合理利用

蔬菜所含的矿物质和维生素易溶于水,所以宜先洗后切,以减少损失,洗好的菜放置时间不宜过长,以避免维生素氧化破坏,尤其不要将切碎的菜长时间浸泡。烹调时应尽可能急火快炒,加少量淀粉或醋都可以保护维生素 C 少被破坏。

菌藻类除了营养丰富外,还具有明显的保健作用。如蘑菇、香菇、银耳中含有的多糖物质具有提高免疫力和抗肿瘤作用。香菇中的香菇嘌呤可抑制胆固醇吸收,促进胆固醇排泄,有降脂作用。黑木耳能对抗血小板凝聚,具有防止血栓形成作用,有助于预防动脉粥样硬化。海带因含碘量较高,临床上可用于治疗缺碘性甲状腺肿。

四、水果类食物的营养价值

(一)分类

水果可分为鲜果、干果和坚果,与蔬菜一样,主要提供维生素、矿物质和膳食纤维。

(二)营养价值

1. 鲜果的营养价值

鲜果的营养价值与蔬菜相近,但又有所不同。鲜果水分含量较高,营养素含量相对较少。蛋白质、脂肪含量一般不超过 1%,糖类含量差异较大,低者为 5%,高者可达 30%。糖类主要为葡萄糖、果糖、蔗糖、膳食纤维与果胶。此外还含有丰富的钙、钾、钠、镁等矿物质,但不同水果间含量差别很大。水果也是人体维生素的重要食品来源,特别是胡萝卜素、维生素 C 在一些水果中含量较高,其中含胡萝卜素较高的为柑、橘、杏和鲜枣,含维生素 C 丰富的水果依次为鲜枣、草莓、橙、柑等。水果含有各种有机酸,如苹果酸、柠檬酸、酒石酸等。有机酸的存在是水果具有酸味的原因,也有利于水果中维生素 C 的稳定性。某些野果如酸枣、猕猴桃、刺梨等的维生素 C 含量比柑、橘高数十倍。

2. 干果的营养价值

新鲜水果经加工晒干就制成了干果,如葡萄干、杏干、蜜枣、柿饼等。加工后维生素损失最多,尤其是维生素 C,但其他营养素相差不大。干果便于储存和运输,并别具风味,有一定的食用价值。

3. 坚果的营养价值

坚果因外覆木质或革质硬壳而得名。坚果分油脂类坚果和淀粉类坚果,前者富含油脂,如核桃、花生、榛子、松子、腰果、葵花籽等;后者淀粉含量高而脂肪含量很少,如栗子、莲子、银杏、芡实等。坚果中蛋白质含量多在 12%～22%,油脂类坚果脂肪含量较高,多在 40%左右,其中松子、榛子、葵花籽等可达 50%以上。坚果的脂肪多为不饱和脂肪酸,富含必需脂肪酸,是优质的植物脂肪。油脂类坚果的糖含量多在 15%以下,但栗子、莲子等淀粉类坚果糖含量可达 40%以上。坚果类是维生素 E 和 B 族维生素的良好来源,钾、钙、镁、铁、锌、硒等矿物质含量也很丰富。铁的含量以黑芝麻最高,腰果含有丰富的硒。

(三)合理利用的营养价值

水果作为人类膳食的有益补充,不仅美味可口、营养丰富,还含有大量的非营养物质,可以防病治病,但食用不当也会致病。如梨有清热降火、润肺去燥等功效,对于肺结核与急、慢性气管炎有辅助疗效,但不适于产妇、胃寒及脾虚腹泻者食用;荔枝可健脾、和胃、补气、养血,但过多食用会发生低血糖性昏厥(荔枝病);红枣可补铁、增加机体抵抗力,适于体虚乏力、贫血患者食用,但龋齿疼痛、下腹胀满、大便秘结者禁用;杏仁中含有杏仁甙、柿子中含有柿胶酚,食用不当会引起溶血性贫血、消化不良等症状。

Key Words

1. 植物性食物包括_____、_____、_____、_____等。

2. 粮谷中蛋白质含量一般在_____,其氨基酸组成极不平衡,_____含量较低,而_____含量较高。

3. 大豆是"豆中之王",被称为_____,平均含蛋白质_____,是粮谷类的_____倍。

4. 大豆所含的抗营养因素主要有_____、_____、_____、_____、_____。

5. 水果类可分为_____、_____、_____,与蔬菜一样,主要提供_____、_____。

任务三 | 动物性食物的营养价值

学习目标

【掌握】

1. 畜禽肉类、鱼类(水产类)、蛋类、奶类及其制品的营养价值特点

【熟悉】

2. 畜禽肉类、鱼类(水产类)、蛋类、奶类及其制的合理利用

【了解】

3. 动物性食物的分类

案例导入 3-3

俗话说:吃"四条腿的"不如吃"两条腿的",吃"两条腿的"不如吃"没有腿的"。"四条腿的"是指猪、牛、羊等畜类,"两条腿的"是指鸡、鸭、鹅等禽类,"没有腿的"是指鱼类等水产品。

请问: 这句话在营养学上怎么解释,有道理吗?

动物性食物包括畜禽肉类、鱼类(水产类)、蛋类、奶类及其制品。动物性食物种类繁多、味道鲜美,是人体优质蛋白质、脂肪、脂溶性维生素和矿物质的主要来源。

一、畜禽肉类的营养价值

(一)畜禽肉类的营养组成及特点

畜禽肉类食物包括家畜、家禽的肌肉、内脏及其制品。此类食物含有丰富的营养

素,是人体蛋白质、脂肪、矿物质与维生素的重要来源。

畜禽肉类食物中蛋白质含量为 $10\%\sim20\%$,肌肉中的蛋白质主要为肌浆中蛋白质 $(20\%\sim30\%)$、肌原纤维中的蛋白质 $(40\%\sim60\%)$ 以及间质蛋白质 $(10\%\sim20\%)$。前两类蛋白质均属于完全蛋白质,其氨基酸组成和比例与人体蛋白质的模式较接近,故消化率与生物学价值均较高,达 80% 以上,氨基酸评分为 90 以上。但间质蛋白质如胶原蛋白和弹性蛋白质,由于其组成中色氨酸、酪氨酸及蛋氨酸含量极少,属于不完全蛋白质,生物利用率很低。

畜禽肉类食物中有较多的含氮浸出物,主要为肌肽、肌酸、肌酐、氨基酸、嘌呤类化合物等。畜禽含氮浸出物较多,尤其是成熟(成年)的畜禽较幼年畜禽的含量更多,故其肉汤鲜味较浓。

2. 脂肪

畜肉脂肪,以饱和脂肪酸为主,熔点较高,胆固醇含量每 100 g 瘦肉中为 80 mg 左右,每 100 g 肥肉则高达 109 mg,而每 100 g 内脏为 200 mg。禽肉中脂肪熔点较低,含有较多的不饱和脂肪酸。每 100 g 禽肉中胆固醇含量约为 100 mg。脂肪含量常因动物品种、年龄、肥瘦、部位而有很大的差异,畜肉类脂肪含量为 $10\%\sim90\%$,禽类含量为 $2\%\sim11\%$。

3. 糖类

畜禽肉类中糖类含量极低,仅少量以糖原形式存在于肌肉(肌糖原)和肝脏(肝糖原)中。

4. 矿物质

畜禽肉类中矿物质含量在 $0.6\%\sim1.0\%$,主要有磷、钙、铁等,肉类铁的存在形式有 40% 左右是血红素铁,由于不受膳食因素的干扰,其吸收效率高。

5. 维生素

畜禽肉类含有丰富的 B 族维生素,包括核黄素、硫胺素、泛酸、吡哆酸、胆碱等;肝脏中富含维生素 A,其中鸡、鸭肝脏中的维生素含量明显高于牛、羊、猪的肝脏;禽肉中还含有维生素 E。

(二)合理利用

畜禽肉类蛋白质营养价值较高,含有较多的赖氨酸,可与粮谷类食物搭配食用,以发挥蛋白质的互补作用。畜肉脂肪和胆固醇含量较高,脂肪主要由饱和脂肪酸组成,食用过多易引起肥胖和高脂血症等,故应适量食用。禽肉脂肪中含不饱和脂肪酸较多,故更适合老人及心血管病人食用。相比于肌肉组织,内脏含有较多的维生素和矿物质,故可适当食用。

二、鱼类(水产类)的营养价值

(一)营养组成及特点

1. 蛋白质

鱼类(水产类)包括淡水鱼、海水鱼及虾、蟹、贝类等。鱼类(水产类)蛋白质含量一般为 $15\%\sim25\%$,易于消化吸收,其营养价值与畜、禽肉相似。氨基酸组成中色氨酸偏低。鱼类(水产类)含氮浸出物更多,占其体重的2‰~3‰,但其中因含有磷酸肌酸而略带苦味;三甲胺是鱼腥味的主要成分,氧化三甲胺则是使鱼味鲜的重要物质。

2.脂肪

鱼类(水产类)脂肪含量一般为1%~3%,范围在0.5%~11%。鱼类(水产类)脂肪主要分布在皮下和内脏周围,多由不饱和脂肪酸组成,占80%,熔点低、消化吸收率高,达95%。鱼类(水产类)脂肪中的二十碳五烯酸(EPA)和二十二碳六烯酸(DHA)具有降血脂、防止动脉粥样硬化的作用。每100 g鱼类胆固醇含量一般为100 mg,但鱼子胆固醇含量很高,每100 g鱼子中胆固醇可达350~900 mg。

3.糖类

鱼类(水产类)糖类含量较低,约为1.5%,主要是以糖原形式存在。鱼肉中的糖原含量与其致死方式有关,捕后即杀者糖原含量最高,挣扎疲劳而死去的鱼类,体内糖原含量明显降低。除糖原之外,鱼类(水产类)体内还含有黏多糖类物质。

4.矿物质

鱼类(水产类)矿物质含量稍高于畜禽肉类,占1%~2%,有磷、钙、钠、钾、镁、氯等,其中硒和锌含量丰富。钙含量也较畜禽肉类多,鱼类(水产类)是钙的良好来源。特别是小鱼、小虾含钙丰富(如虾皮中钙含量可高达2%)。海水鱼含丰富的碘。

5.维生素

鱼类(水产类)是核黄素和烟酸的良好来源,如每100 g黄鳝含核黄素2.08 mg。海鱼的肝脏是维生素A和维生素D富集的地方。有些生鱼(如鲤鱼、鲱鱼、青蛤和虾等)含有硫胺素酶,能分解硫胺素,如果不经加工烹调处理,硫胺素则易被破坏。

(二)合理利用

鱼肉富含优质蛋白质,容易被人体消化吸收,而且含脂肪量较低,对于改善营养不良及预防某些慢性病的发生具有重要意义。但鱼类(水产类)因水分和蛋白质含量高,结缔组织少,较畜禽肉类更容易腐败变质,因此打捞的鱼类(水产类)要及时保存和加工处理,防止腐败变质。另外,有些鱼(如河豚)有剧毒,要防止因加工不当食用后中毒。

三、蛋类的营养价值

常见的蛋类有鸡蛋、鸭蛋、鹅蛋和鹌鹑蛋等,但普遍食用的蛋类为鸡蛋。

(一)蛋的结构

各种禽蛋的结构都很相似,主要由蛋壳、蛋清、蛋黄三部分组成。以鸡蛋为例,每个蛋平均重约50 g,蛋壳重量占总重量的11%,其主要成分是碳酸钙(占96%),其余为碳酸镁和蛋白质。蛋壳表面布满直径为15~65 μm的角质膜,在蛋的钝端角质膜分离成一气室。蛋壳的颜色由白到棕色,颜色深度因鸡的品种而异。颜色是由卟啉的存在决定的,与蛋的营养价值无关。蛋清包括两部分,外层为中等黏度的稀蛋清,内层包围在蛋黄周围的为角质冻样的稠蛋清。蛋黄表面包有蛋黄膜,有两条韧带将蛋黄固定在蛋的中央。

(二)蛋的组成成分及营养价值

蛋清和蛋黄分别约占总可食用部分的2/3和1/3。蛋清中营养成分主要是蛋白质,不但含有人体所需要的全部必需氨基酸,且氨基酸组成与人体组成模式接近,生物学价值达95以上。全蛋蛋白质几乎能被人体完全吸收利用,是食物中最理想的优质蛋白质。在进行各种食物蛋白质的营养质量评价时,常以全蛋蛋白质作为参考蛋白质。蛋清也是核黄素的良好来源。

蛋黄比蛋清含有更多的营养成分。钙、磷和铁等矿物质多集中于蛋黄中。蛋黄还含有较多的维生素 A、维生素 D、维生素 B_1 和维生素 B_2。维生素 D 的含量随季节、饲料组成和鸡受光照的时间不同而有一定变化。

蛋黄中磷脂含量较高,还含有较多的胆固醇,每 100 g 蛋黄含有胆固醇 1 500 mg。蛋清中基本不含胆固醇。蛋类的铁含量较高,但因有卵黄高磷蛋白的干扰,其吸收率只有 3%。

(三)合理利用

采用一般烹调方法,温度不超过 100 ℃时,对蛋的营养价值影响很小,仅 B 族维生素有一些损失,如维生素 B_2 不同烹调方法的损失率为:荷包 13%;油炸 16%;炒 10%。煮蛋时蛋白质变得软且松散,容易消化吸收,利用率较高。

烹调过程中的加热不仅具有杀菌作用,而且具有提高其消化吸收率的作用,因为生蛋清中含有抗生物素蛋白和抗胰蛋白酶,前者妨碍生物素的吸收,后者抑制胰蛋白酶的活力,但当蛋煮熟时,两者均被破坏。

鸡蛋虽然营养丰富,但其胆固醇含量也较高,平均每 50 g 鸡蛋含胆固醇 300 mg 左右。所以,成年人吃鸡蛋一天不要超过 2 个,否则长此以往会增大高胆固醇血症的概率。另外,人体所需的 8 种必需氨基酸,每天吃 1~2 个鸡蛋就可以满足需要,吃鸡蛋过多还会增加肝脏与肾脏的负担。

四、奶类及其制品的营养价值

奶类是一种营养丰富、食用价值很高的食物。各种动物乳汁所含的营养成分与其幼畜的生长速度有关,对各种初生动物都是一种完全食物。动物奶类,尽管其成分与人奶不同,对于人类也是一种优良食物。增加奶类制品的食用,对于改善我国居民营养情况有非常重要的意义。

(一)奶类的营养组成及特点

奶类是由蛋白质、乳糖、脂肪、矿物质、维生素、水等组成的复合乳胶体。较常饮用的奶类为牛奶。牛奶呈乳白色,味道温和,稍有甜味,具有特有的香味与滋味。牛奶的密度为 1.028~1.032 kg/L,密度大小与奶中固体物质有关,牛奶的各种成分除脂肪外,含量均较稳定,因此脂肪含量和比重可作为评定鲜奶质量的指标。

1. 蛋白质

牛奶蛋白质平均含量为 3%,由 80% 的酪蛋白、20% 的乳清蛋白组成。蛋白质消化吸收率高达 87%~89%,生物学价值为 89.9。必需氨基酸含量及构成与鸡蛋近似,属优质蛋白质。

由于牛奶中蛋白质含量较人乳高三倍,且酪蛋白与乳清蛋白的构成比与人乳蛋白正好相反,可利用乳清蛋白改变其构成比,调制成近似母乳的婴儿食物。

2. 脂肪

牛奶脂肪含量约为 3%,其中 95% 左右为甘油三酯。乳脂中油酸含量占 30%,亚油酸和亚麻酸分别占 5.3% 和 2.1%。牛奶中胆固醇含量不高,每 100 mL 牛奶含胆固醇 7～17 mg。牛奶脂肪呈极细微粒,高度分散在乳中,多为直径为 1～10 um 的微粒,易消化吸收,消化率高达 98%。

3. 糖类

牛奶所含糖类为乳糖,含量 4.5% 左右,较人奶的 7.4% 低。乳糖有调节胃酸、促进胃肠蠕动的作用,在肠道中可被乳糖酶分解为乳酸,有助于肠道中乳酸杆菌的繁殖与抑制肠道腐败菌的生长。人出生时,体内一般都有较多的乳糖酶,但随年龄的增长,此酶含量将逐渐减少。有些人在长期不饮用牛奶后,此酶活性非常低,甚至没有,因此,当他们饮牛奶时,常由于乳糖不能被分解而出现腹泻、腹痛等症状,称为"乳糖不耐症"。这类人可以改喝酸奶。

4. 矿物质

牛奶中矿物质含 0.65%～0.70%,其中以钙、磷、钾含量较高。每 100 mL 鲜牛奶中约含钙 110 mg 且吸收率高,是人体钙的良好食物来源。但牛奶中铁含量很低,每 100 g 鲜牛奶中仅含 0.2～0.3 mg,吸收也较差,属"贫铁食物"。如以牛奶喂养婴儿,应注意铁的及时补充。

5. 维生素

牛奶中含量较多的维生素是维生素 A 和胡萝卜素,此外,还有维生素 B_1、维生素 B_2、维生素 B_6、维生素 C 和维生素 H,含量一般比人奶高。但奶中维生素含量与饲养条件和季节有一定关系,如当饲以青饲料时,其维生素 A 和维生素 C 的含量较饲以干饲料时有明显增加。奶中维生素 D 含量不高,夏季日照多时,其含量有一定增加。

(二)奶制品的营养组成及特点

鲜奶经过加工,可制成多种奶制品,如炼乳、奶粉、酸奶等。

1. 炼乳

炼乳又分淡炼乳和甜炼乳两类。淡炼乳又名蒸发乳、浓缩牛奶,由鲜奶在巴氏消毒瓶匀质后,再经低温真空法,将奶浓缩至原有体积的三分之一,装罐、灭菌而成。食用时,加水稀释至原来浓度即可。其营养价值与鲜奶基本相同,但赖氨酸和硫胺素稍有损失。甜炼乳是在鲜奶中加入约 15% 蔗糖,再经低温减压浓缩至原体积 40%,装罐而成,其含糖量可高达 40% 以上。稀释后,其营养素含量仅为鲜奶的三分之一左右。

2. 奶粉

奶粉由鲜奶经脱水干燥而成,有全脂奶粉、脱脂奶粉、调制奶粉(母乳化奶粉)等。全脂奶粉为鲜奶经浓缩,再脱水干燥而成。脱水干燥方法现在多采用喷雾干燥法,其所制奶粉溶解性好,对蛋白质的性质、奶的色香味及其他营养成分影响很小。市售全脂奶粉有加糖与不加糖两种。脱脂奶粉工艺与全脂奶粉基本相同,只是先将鲜奶脱去脂肪(奶油),此种奶粉含脂肪量仅为 1.5% 左右。除脂溶性营养素有部分随奶油一起被脱去,其他变化不大。此种奶粉适合于腹泻的婴儿及要求少油膳食的患者。调制奶粉,也称母乳化奶粉,该奶粉是以牛奶为基础,按照人乳组成的模式和特点,加以调制而成。使各种营养成分的含量、种类、比例接近人乳。如改变牛奶中酪蛋白的含量和酪蛋白与乳清蛋白的比例,补充乳糖的不足,以适当比例强化维生素 A、维生素 D、维生素 B_1、维生素 C、叶酸和微量元素等。调制奶粉更适合婴幼儿生长发育的需要。

3. 酸奶

酸奶是将鲜奶加热消毒后接种嗜酸乳酸菌,在 30 ℃ 左右环境中培养,经 4～6 h 发酵制成。酸奶营养成分与鲜奶基本一致,但更容易消化吸收,还可刺激胃酸分泌。乳酸菌在肠道繁殖,可调节肠道菌群,抑制一些腐败菌的繁殖,防止腐败胺类对人体产生不利的影响。此外,牛奶中的乳糖已被发酵成乳酸,对"乳糖不耐受"的人,不会出现腹痛、腹泻的现象。因此,酸奶也特别适于消化功能不良的患者、婴幼儿和老年人食用。

(三)合理利用

鲜奶营养丰富,十分有利于微生物生长繁殖,因此需严格消毒灭菌后方可食用。消毒方法有煮沸法和巴氏消毒法。煮沸法简单,但营养损失较多,多在家庭使用。大规模生产时多采用巴氏消毒法。奶应避光保存,以保护其中的维生素。

▌ 知识链接 ▌

世界卫生组织公布的最佳食品榜

最佳水果:依次是木瓜、草莓、橘子、柑子、猕猴桃、杧果、杏子、柿子和西瓜。

最佳蔬菜:红薯既含丰富维生素,又是抗癌能手,为所有蔬菜之首。其后依次是芦笋、卷心菜、花椰菜、芹菜、茄子、甜菜、胡萝卜、荠菜、苤蓝菜、金针菇、雪里红、大白菜。

最佳肉食:鹅、鸭肉化学结构接近橄榄油,有益于心脏。鸡肉则被称为"蛋白质的最佳来源"。

最佳护脑食品:菠菜、韭菜、南瓜、葱、椰菜、菜椒、豌豆、番茄、胡萝卜、小青菜、蒜苗、芹菜等蔬菜,核桃、花生、开心果、腰果、松子、杏仁、大豆等壳类食品以及糙米饭、猪肝等。

最佳汤食:鸡汤最优,特别是母鸡汤还有防治感冒、支气管炎的作用,尤其适于冬春季饮用。

最佳食油:玉米油、米糠油、芝麻油等尤佳,植物油与动物油按1∶0.5的比例调配食用更好。

▌ Key Words ▌

1.动物性食物包括_____、_____、_____、_____。

2.有些人喝牛奶会出现腹泻、腹痛等症状,称为_____,这种人可以改喝_____。

任务四 | 调味品、饮品的营养价值

🖥 学习目标

【掌握】

1.酱油及酱类、醋类、酒类、茶类的营养价值特点

【熟悉】

2.酱油及酱类、醋类、酒类、茶类的合理利用

【了解】
3.茶叶的功效与分类

案例导入 3-4

在日常生活中,总会用上一些调味品来改善食物的色、香、味。

请问:这些调味品除了能给我们带来美味的感觉之外,有没有相应的营养价值呢?

调味品和饮品也是日常膳食中不可缺少的重要组成部分。调味品是用来调和食物风味,使之更迎合人们的口味,促进食欲的一类物质的总称。调味品种类繁多,按味道分为咸味料、甜味料、酸味料、鲜味料、香味料、辣味料等。饮品琳琅满目,有碳酸饮料、果汁饮料、功能性饮料、茶饮料、酒等。下面重点介绍酱油及酱类、醋类、酒类和茶类的营养价值。

一、酱油及酱类的营养价值

酱油是以大豆、小麦等为原料,经过原料预处理、制曲、发酵、浸出淋油及加热配制等工艺生产出来的调味品,营养极其丰富,主要营养成分包括氨基酸、可溶性蛋白质、糖原以及少量糊精、一定数量的 B 族维生素,还含有钙、铁等矿物质、有机酸和芳香物质等。能赋予食物适当的色、香、味,多用于红烧菜肴,可起到增鲜、增香的作用。

酱是以富含蛋白质的大豆、蚕豆和富含淀粉的面粉、谷物等为主要原料,经制曲、发酵,在生物酶作用下分解制成的糊状调味品。酱类制品酱香味浓郁,营养丰富,是一种受欢迎的大众化调味品,常用种类有面酱、大豆酱、豆瓣酱及其加工制品等。

酱油和酱都富含钠盐,高血压、冠心病、糖尿病等需要限盐的患者都不能多用。

二、醋类的营养价值

食醋是烹饪中必不可少的调味佳品,按加工方法不同分为酿造醋和勾兑醋两大类。酿造醋主要有米醋、陈醋、熏醋、香醋、白醋、果醋等,是以粮食(大米、玉米、高粱、糯米等)为原料酿造而成的。勾兑醋是在食用醋酸的稀释液里添加糖类、酸味剂、食盐、食用色素等制成的食醋。食醋含有一定量的氨基酸和较为丰富的钙和铁,具有一定的营养价值。食醋的有机酸含量丰富,主要是醋酸,其次是乳酸、丙酮酸、苹果酸、柠檬酸等。食醋不仅有调味作用,还具有调节人体生理功能及祛病保健的功能。如生津开胃、帮助消化、增加食欲,降低血压、软化血管、减少血中胆固醇堆积,预防动脉硬化及辅助治疗心血管病。醋还能抑制过氧化脂物质的产生,起到消除过氧化自由基和防止色素沉淀等美容保健作用。

三、酒类的营养价值

按酿造方法,酒可分为发酵酒、蒸馏酒和配制酒;按原料,酒可分为白酒、黄酒和果酒。酒含有不同数量的乙醇、糖和微量肽类或氨基酸,乙醇可提供能量 29.2 kJ/g(7 kcal/g)。酒的营养成分因酒的配料和酿造方法不同而差别较大。黄酒、葡萄酒、啤酒等发酵类酒中,氨基酸、短肽和矿物质(尤其是钾)含量比较高,啤酒和果酒还含有多种 B 族维生素。酒除了上述营养成分外,还有很多非营养成分,如有机酸、醇、酯、醛、酮及酚类等,虽然含量不多,但这些成分却直接或间接地赋予了酒的色泽、香型、风味、口感等,从而决定着酒类的种类、档次和质量。

酒类是人们膳食中很重要的一部分,少量食用可促进食欲,软化血管,有益健康。但其主要成分为乙醇,人体对乙醇吸收迅速,主要在肝脏氧化分解,长期过量饮酒除可引起脂肪肝外,还会增加患心脑血管病、消化系统疾病、营养不良的危险。

四、茶类的营养价值

经分析鉴定,茶叶内含化合物多达 500 种左右。这些化合物中有些是人体所必需的营养成分,如维生素、蛋白质、氨基酸、类脂类、糖类及矿物质等。还有一部分化合物对人体有保健和药效作用,如茶多酚、咖啡因、脂多糖等。经常饮茶可以补充人体需要的多种维生素、蛋白质和氨基酸、微量元素等。根据茶的种植、采摘及制茶的工艺与方法等的不同,一般把茶分为五大类。

(一)绿茶

绿茶是未经发酵的茶,最大限度地保留了茶的营养素,在各种茶叶中营养价值最高,含有丰富的维生素 C、胡萝卜素等。适宜于夏季饮用,具有清热解毒、抗癌降脂、醒脑提神之功效,对胃溃疡、细菌性痢疾、坏血病等有明显疗效。患有冠心病、动脉硬化等病症的患者适合饮用绿茶。

(二)红茶

红茶是经过发酵的茶,含有的营养素比绿茶低,但容易吸收,适合于老年人、体弱者和产妇饮用。红茶适合于冬季饮用,因其具有驱寒养阳之功效和消食化积、止泻治痢的疗效,同时能防止龋齿。

(三)青茶

青茶一般指乌龙茶,是半发酵茶,营养素在绿茶之下红茶之上,青茶对蛋白质和脂肪具有较好的分解作用,男女老幼均可饮用。青茶更适合于秋季饮用,可帮助消化,尤其对食用油腻菜肴有益。青茶具有利尿作用,还有减肥去脂之功效。

(四)花茶

花茶以绿茶为茶坯,加入香花制成。其保健作用多与配入的香花有关。花茶春夏秋冬均宜饮用。女性月经前后、更年期时饮用花茶具有调理作用。某些疾病患者,如前列腺炎、肝脏疾病患者等常饮花茶也有益健康。

1. 菊花茶

菊花茶具有抑制多种病菌的作用,同时可增强微血管弹性,还可减慢心率,降低血压与胆固醇。对于风热感冒、目赤肿痛、眩晕耳鸣、头痛、高血压早期等病症均具有防治作用。

2. 茉莉花茶

茉莉花茶具有清热解毒、健脾安神、宽胸理气、化湿治痢、和胃止腹痛的良好效果。

3. 桂花茶

桂花茶具有提神解渴、消炎解毒、止咳祛痰、治牙痛除口臭、滋润肌肤、促进血液循环之功效。

4. 金银花茶

金银花茶具有清热解毒、提神解渴、治痢养肝、利尿抗癌之功效。另外对咽喉肿痛、痱子等病症具有较好的疗效。

（五）砖茶

砖茶又称紧压茶,是将粗老毛茶经过再加工,用蒸馏和压制的方法制成各种形状的砖块,其便于储存和运输。由于是再制茶,营养素损失较多,但是钙与B族维生素比一般茶叶含量高。砖茶最大的特点是味厚色浓,具有解渴、消食、去腻、防辐射之功效。对各种损伤、浮肿、软骨病等具有一定的疗效。居住在空气干燥、氧气稀薄、紫外线强烈照射、长年缺乏绿叶蔬菜地区的居民饮用砖茶非常适合。

▮ 知识链接 ▮

常见调料的妙用

1.啤酒:煎蛋、炒蛋、蒸蛋时,适当加点啤酒,味道会格外香嫩鲜美。

2.奶粉:炸鸡块、鱼片、里脊肉时,要挂面糊,传统的方法是用面和鸡蛋调糊。其实这样不如将面粉减少一半,以奶粉取而代之,这样挂糊做出的食品比传统方法制作的更好吃。

3.蜂蜜:蜂蜜可以用来代替糖,使用在红烧一类的食物中,也可以抹在烧烤一类的食物表面,其味道香甜无比,别具一番风味。

4.大蒜:大蒜可以在煎鱼、煎肉排、烧蘑菇时放一点,既可以除毒,又有利于身体健康且风味独特。

5.腐乳:腐乳可以用来腌制排骨、炒萝卜丝、炖鱼汤。

6.花椒:花椒又名山椒,按颗粒可分为大花椒和小花椒。椒皮麻辣且涩,芳香浓烈,是调味佳品,能刺激食欲,并且具有杀菌防腐之功效。在烹调菜肴时,可以在烧沸的食油里,先放一小撮花椒炸一炸,然后炒菜做汤,令气味芳香麻辣。

▮ Key Words ▮

1.酱油和酱类都富含_____,高血压、_____、_____等需要限盐的患者都不能多用。

2.食醋不仅有_____,还具有_____的功能。

3.一般把茶分为_____、_____、_____、_____、_____五大类。

任务五 ▍ 其他食品（各类新兴食品）

学习目标

【掌握】

1.强化食品、保健食品、绿色食品和新资源食品的概念和类型

【熟悉】

2.强化食品、保健食品、绿色食品和新资源食品的适用范围

3.强化食品、保健食品、绿色食品和新资源食品的合理利用

案例导入 3-5

小张是一名经营人员,多年来经常出差,买菜做饭的事儿一概不管。有一天休息,他被妻子硬拽着来到了超市。看到了琳琅满目的食品后,他就蒙了。原来食盐有那么多种啊!除了碘盐外,还有锌盐、铁盐、硒盐。另外,有富硒米、添加了多种维生素的面,就连油也有好多种。

请问:这些食品真的有益健康吗?他该如何选择?

一、强化食品

根据不同人群的营养需要,按照科学配方,向食品中添加一定量的营养强化剂,以提高其营养价值的过程称为食品营养强化,这样得到的食品称为营养强化食品,简称强化食品。所添加的营养素(可以是天然的或人工合成的)称为营养强化剂。

食品强化具体来讲,其实就是将人体所缺乏的微量营养素加入一种食品载体,以增加营养素在食品中的含量。这种措施的优点在于既能覆盖较大面积的人群,又能在短时间内见效,而且花费不多,还不需要改变人们的饮食习惯。

强化食品的种类繁多,可从不同的角度进行分类。从食用角度可分为三类:一类是强化主食,如大米、面粉等;另一类是强化副食,如鱼、肉、香肠、食盐及酱油等;第三类是强化公共系统的必需食品,如饮用水等。强化食品按食用对象可分为普通食品、婴幼儿食品、孕妇和乳母食品、老人食品以及军用食品、职业病食品、勘探采矿等特殊需要食品。强化食品从添加营养强化剂的种类来分,有维生素类、蛋白质氨基酸类、矿物质类及脂肪酸类等。另外,还有用若干富含营养素的天然食品作为强化剂的混合型强化食品等。应用较多的是强化谷物食品和强化奶粉。

(一)强化谷物食品

谷物食品的品种很多,但人们食用的主要是小麦和大米。谷类籽粒中营养素的分布很不均匀,在碾磨过程中,特别是在精制时很多营养素容易损失。目前许多国家对大米、面粉和面包等都进行营养强化。

1.强化大米

大米是我国居民尤其是南方地区居民的主食。由于其加工后的营养损失,以及蛋白质中缺乏赖氨酸与蛋氨酸等,因此,进行营养强化十分必要。大米的强化在防治维生素缺乏症等方面很有成效。强化的物质主要有维生素 B_1、维生素 B_2、维生素 B_6、维生素 B_{12} 和多种氨基酸(赖氨酸、苏氨酸、色氨酸、蛋氨酸)等。

2.强化面粉和强化面包

面粉和面包是最早进行营养强化的强化食品。通常在面粉中强化维生素 B_1、维生素 B_2、烟酸、钙和铁等。近年来有些国家和地区还会添加赖氨酸和蛋氨酸。目前,市场上除了普通强化面包外,还出现了一些具有保健功能的面包,如麦麸面包、纤维面包、防蛀牙面包、绿色面包、富钙面包等。

（二）强化奶粉

市场上常见的强化婴儿奶粉有婴儿配方奶粉和育儿奶粉。

1. 婴儿配方奶粉

婴儿配方奶粉以鲜牛奶为原料,脱盐乳清粉为主要配料,适量添加糖类和脂肪,减少钾、钙、钠等矿物质的含量,使其各种营养素接近于母乳成分,这样加工的奶粉,在我国称为婴儿配方奶粉。婴儿配方奶粉主要用于 6 个月以下婴儿母乳代用品。婴儿配方奶粉的强化原理是改变牛乳中乳清蛋白与酪蛋白的比例,使之近似于母乳,添加亚油酸及其他必需脂肪酸,添加微量营养成分,减少矿物质的含量,添加乳糖或可溶性多糖。

2. 育儿奶粉

育儿奶粉也是根据婴幼儿的生理特点,将牛乳进行一定的处理和强化所制成的婴幼儿食品。在强化中添加了适量的脱盐乳清粉、植物油、糖类以及婴幼儿生长发育所必需的维生素、微量元素,尤其是牛磺酸和异构化乳糖,使育儿奶粉在营养成分组成上接近或超过婴儿配方奶粉。

二、保健食品

（一）保健食品的含义

保健食品是指声称具有特定保健功能或者以补充维生素、矿物质为目的的食品,即适宜于特定人群食用,具有调节机体功能,不以治疗疾病为目的,并且对人体不产生任何急性、亚急性或者慢性危害的食品。保健食品在欧美各国被称为"健康食品",在日本被称为"功能食品"。我国保健食品的兴起是在 20 世纪 80 年代末 90 年代初,经过一、二代的发展,也将迈入第三代,即保健食品不仅需要人体及动物实验证明该产品具有某项生理调节功能,更需查明具有该项保健功能因子的结构、含量、作用机理以及在食品中应有的稳定形态。

（二）保健食品和一般食品的区别

保健食品和一般食品都能提供人体生存必需的基本营养物质（食品的第一功能）,都具有特定的色、香、味、形（食品的第二功能）。但保健食品含有一定量的功效成分（生理活性物质）,能调节人体的机能,具有特定的功能（食品的第三功能）;而一般食品不强调特定功能。保健食品一般有特定的食用范围（特定人群）,而一般食品无特定的食用范围。在一般食品中也含有生理活性物质,由于含量较低,在人体内无法调节机能的浓度,不能实现功效作用。保健食品中的生理活性物质是通过提取、分离、浓缩,添加了纯度较高的某种生理活性物质,使其在人体内达到发挥作用的浓度,从而具备了食品的第三功能。

（三）保健食品与药品的区别

药品是治疗疾病的物质,保健食品的本质仍然是食品,虽然有调节人体某种机能的作用,但它不是人类赖以治疗疾病的物质。对于生理机能正常,想要维护健康或预防某种疾病的人来说,保健食品是一种营养补充剂。对于生理机能异常的人来说,保健食品可以调节某种生理机能、强化免疫系统。从科学角度讲,注意平时营养均衡的饮食、有规律的生活习惯、适时适量的运动、保持开朗的性格,才是健康的根本保证。

(四)保健食品与特殊营养食品的区别

食品中还有一类特殊营养食品,是指通过改变食品的天然营养素的成分和含量比例,以适应某些特殊人群营养需要的食品。如适应婴幼儿生理特点和营养需要的婴幼儿食品、经添加营养强化剂的食品,都属于这类食品。特殊营养食品与保健食品的共性是都添加或含有一定量的生理活性物质,适于特定人群食用。区别是前者不需要通过动物或人群实验,不需要证实有明显的功效作用;而后者必须通过动物或人群实验,证实有明显、稳定的功效作用。

(五)保健食品的功效成分

保健食品的功效成分是指能通过激活酶的活性或其他途径,调节人体机能的物质,目前主要包括:

(1)多糖类:如膳食纤维、植物多糖、动物多糖等。

(2)功能性甜味剂:如单糖、低聚糖、多元醇糖等。

(3)功能性油脂类:如多不饱和脂肪酸、磷脂、角鲨烯、胆碱等。

(4)自由基清除剂类:如超氧化物歧化酶、谷胱甘酞过氧化酶等。

(5)维生素类:如维生素 A、维生素 C、维生素 E 等。

(6)肽与蛋白质类:如谷胱甘肽、免疫球蛋白、大豆多肽等。

(7)益生菌类:如乳酸杆菌、双歧杆菌、益生链球菌等。

(8)微量元素类:如硒、锌等。

(9)功能性植物化学物:二十八醇、植物甾醇、皂苷等。

三、绿色食品

绿色食品是指按特定生产方式生产并经国家专门机构认定允许使用绿色食品标志的无污染、无公害、安全、优质、营养型的食品。在许多国家,绿色食品又有许多相似的名称和叫法,诸如"生态食品""自然食品""健康食品""有机食品"等。它不是普通意义上仅为人们提供美味和营养的食品,而是包含了环保、发展、协调等社会价值和高品质、安全、营养等质量要求的特定产品。

▍▍ 知识链接 ▍▍

绿色食品(green food)标志

绿色食品标志由特定的图形来表示。绿色食品标志图形由三部分构成:上方的太阳、下方的叶片和中间的蓓蕾,象征自然生态。标志图形为正圆形,意为保护、安全。颜色为绿色,象征着生命、农业、环保。A 级绿色食品标志(图 3-1(a))与图案为白色,底色为绿色;AA 级绿色食品标志(图 3-1(b))与图案为绿色,底色为白色。整个图形描绘了一幅明媚阳光照耀下的和谐生机,告诉人们绿色食品是出自纯净、良好生态环境的安全、无污染食品,能给人们带来蓬勃的生命力。绿色食品标志还提醒人们要保护环境和防止污染,通过改善人与环境的关系,创造自然界新的和谐。

(a) A级绿色食品标志   (b) AA级绿色食品标志

图 3-1　绿色食品标志

绿色食品涵盖了有机食品和可持续农业产品。在中国经历了多年的发展,已分级生产 A 级和 AA 级绿色食品。A 级绿色食品标准对应的是限制使用农药、化肥等化学合成物的可持续农业产品,AA 级绿色食品吸收了传统农艺技术和现代生物技术,对应的是有机食品。AA 级绿色食品在现有绿色食品中的比例只占到 10％左右。

四、新资源食品

新资源食品是指在中国新研制、新发现、新引进的以前无食用习惯的,符合食品基本要求,对人体无毒无害的食品。一般来说,包括以下四类食品:

(1)以前中国居民没有食用习惯的动物、植物和微生物,如蝎子、金花茶、仙人掌、芦荟、螺旋藻等。

(2)从以前中国居民没有食用习惯的动物、植物、微生物中提取的食品原料,如从榨蚕蛹中提取的氨基酸、莼菜中提取的多糖等。

(3)食品加工中使用的微生物新品种,如双歧杆菌、嗜酸乳杆菌等。

(4)采用新工艺生产导致原有成分或者结构发生改变的食品原料,如转基因食品等。

▌▎ Key Words ▐▌

1.强化食品从食用角度可分为三类:_____、_____、_____。

2.保健食品是适宜于_____食用,具有_____功能,不以_____为目的,并且对人体不产生任何_____的食品。

3.A 级绿色食品标准对应的是_____产品,AA 级绿色食品对应的是_____。

4.新资源食品有_____、_____、_____、_____四类。

任务六 | 食品卫生安全和要求

🖥学习目标

【掌握】

1.食品安全、食品污染、食物中毒的概念

2.常见食品污染的危害及预防措施

3.食物中毒的特点及预防措施

【熟悉】

4.食品基本卫生要求

5.食物中毒的分类

【了解】

6.食物中毒的调查处理

案例导入 3-6

2015年1月29日下午,河北某中学多名师生在学校食堂用餐后,出现呕吐、腹泻、发热等现象,当晚被送往医院就诊,疑为食物中毒。这些学生多为高一住宿生,人数过百。据该校多名学生介绍,29日中午,他们在食堂吃的菜是白菜豆腐和土豆鸡块。

请问:(1)何为食物中毒?

(2)其原因是什么?

(3)该如何处理?

一、食品及其基本卫生要求

食品是指各种供人食用、饮用的成品或原料以及按照传统既是食品又是药品的物品,但是不包括以治疗为目的的物品。食品的基本卫生要求包括食品必须无毒、无害,符合应有的营养要求,具有相应的色、香、味等感官性状。

二、食品安全的概念和内涵

食品安全(food safety)指食品无毒、无害,符合应当有的营养要求,对人体健康不造成任何急性、亚急性或者慢性危害。食品安全问题是食品中有毒、有害物质对人体健康影响的公共卫生问题。

食品安全要求食品对人体健康造成急性、亚急性或慢性损害的所有危险都不存在,是一个绝对的概念。该概念表明,食品安全既包括生产的安全,也包括经营的安全;既包括结果的安全,也包括过程的安全;既包括当前的安全,也包括未来的安全。

食品安全也包括食品量的安全和食品质的安全。食品量的安全是指能不能解决吃得饱的问题,而随着生活质量的不断提高,人们提起食品安全,更多考虑的是食品质的安全。食品质的安全是指确保食品消费对人类健康没有直接或潜在的不良影响,是食品卫生的重要组成部分,也是一个全球性的问题。

三、食品污染及其危害

食品污染(food contamination)是指食品被外来的有毒有害物质所污染,改变或降低了食品原有的营养价值和卫生质量并对机体产生危害的现象。

(一)食品污染的分类

食品污染按污染物的性质可分为生物性污染、化学性污染和物理性污染三大类。

1.生物性污染

生物性污染主要是指有害微生物、寄生虫和昆虫等污染。其中以微生物污染范围最广、危害最大。细菌、霉菌及其毒素可通过病人、病畜、器具、手等,直接或间接污染食品。蛔虫、囊虫等寄生虫和虫卵主要是通过病人、病畜的粪便污染水体或土壤后,间接或直接污染食品。粮食储存过程中,易滋生昆虫而污染食品、损坏食品质量。

2. 化学性污染

食品化学性污染的来源复杂、种类繁多。主要有农药、化肥等施用后在食品中的残留;工业"三废"的不合理排放;不合格的食品包装材料和食品容器中的化学毒物污染;滥用食品添加剂等。

3. 物理性污染

物理性污染包括杂物污染和放射性污染。食品可吸附或吸收外来放射性核素,污染来源主要是放射性物质的开采、冶炼,放射性核废料不正确的排放等。

(二)食品污染的常见危害及其预防

食品受污染后,不仅降低了卫生质量,而且会对人体健康产生危害。食品污染对人体健康的危害很多,如食源性疾病、急慢性食物中毒和致癌、致畸、致突变作用等。下面介绍几种常见的食品污染。

1. 黄曲霉毒素对食品的污染及其预防

(1)种类及理化特性

黄曲霉毒素是由黄曲霉和寄生曲霉产生的一类代谢产物,主要有黄曲霉毒素 B_1、黄曲霉毒素 B_2、黄曲霉毒素 G_1、黄曲霉毒素 G_2、黄曲霉毒素 M_1、黄曲霉毒素 M_2 等,其中以黄曲霉毒素 B_1 最多见,其毒性和致癌性也最强。其产毒的适宜温度为 $24\sim30$ ℃,主要污染粮油及其制品,以花生、玉米、花生油最为严重。

黄曲霉毒素易溶于三氯甲烷、甲醇、乙醇等有机溶剂,但不溶于水;在中性及酸性溶液中很稳定,在碱性溶液中可被分解、破坏。黄曲霉毒素在一般烹调加工的温度下很难破坏,只有在加热至 280 ℃时才能发生裂解被完全破坏。

(2)危害

黄曲霉毒素属剧毒物质,其毒性为氰化钾的 10 倍。黄曲霉毒素对不同种类动物的毒性有很大的差异,以鸭雏等最为敏感。人的急性中毒症状以黄疸为主,兼有发热、呕吐、食欲不振等,重者会出现腹水、肝肿大及肝硬化等症状。慢性中毒主要表现为生长障碍,肝脏亚急性和慢性损伤。黄曲霉毒素是目前公认的最强的化学致癌物之一,对动物有强烈的致癌性,可诱发动物肝癌、肾癌、结肠癌、乳腺癌及卵巢癌等。据流行病学研究发现,人群中黄曲霉毒素污染程度与居民原发性肝癌的发生率成正相关,凡食品受黄曲霉毒素污染严重及其摄入量高的地区,人群肝癌发病率也高。

(3)预防措施

预防食品被黄曲霉毒素污染的主要措施有防霉和去毒两种。

防霉是预防食品被黄曲霉毒素污染的最根本措施。霉菌的生长需要一定温度、湿度及氧气。如果能有效控制其中一种生长条件,即可达到防霉的目的,而在所有控制条件中,控制水分是关键。在收获季节,应迅速干燥农作物,将其水分降到安全水分以下;在收获、贮藏、运输过程中,应保持粮粒及其外壳的完整;储藏应注意通风、干燥,低温和除氧冲氮的方法也有较好的效果。

去毒的措施有:①挑出霉粒法,适用于花生及玉米粒这种果实较大的农产品;②碾轧加工法,适用于大米、小米等,经碾轧加工可降低精米中毒素含量;③加碱、加水搓洗法或用高压锅蒸煮,适用于家庭中大米去毒;④加碱法、紫外线照射法、活性白陶土吸附法等均有一定的去毒效果。

2. N-亚硝基化合物对食品的污染及其预防

(1)种类及理化特性

N-亚硝基化合物可分为 N-二甲基亚硝胺和 N-亚硝酰胺两大类。在中性及碱性环境中较稳定,在紫外线作用下,可发生分解反应。

N-亚硝基化合物在天然食品中含量较低,在人和动物体内皆可由其前体物质(胺类、亚硝酸盐及硝酸盐)合成。胃是合成亚硝胺的主要部位。施用硝酸盐化肥可使蔬菜中含有较多的硝酸盐;蔬菜腌渍时,因盐分、时间不够,可导致亚硝酸盐含量增高;食物在烹调、烟熏、制罐过程中可使仲胺含量增高;霉变后的食物中仲胺含量可增加数十倍;鱼、肉类食品加工时,常用硝酸盐做防腐剂和发色剂。食品中 N-亚硝基化合物的含量以鱼类食品最高,其次为肉类制品和发酵食品等。

(2)危害

N-亚硝基化合物是公认的化学致癌物。100多种亚硝基化合物中,动物实验已证实的有80多种可诱发多种动物不同组织器官发生肿瘤,以肝癌、食管肿瘤、胃癌、肠癌较多见。一次大剂量摄入可产生急性肝损害,长期小剂量摄入,则产生以纤维增生为特征的肝硬化。亚硝基化合物还可通过实验动物的胎盘、乳汁,使其胎儿及子代发生中毒、畸胎或肿瘤的现象。

流行病学调查发现:人类的食管癌、肝癌及鼻咽癌的发生与食品中 N-亚硝基化合物的含量有关,且其分布具有明显的地区一致性。

(3)预防措施

要制定出食品加工中硝酸盐和亚硝酸盐的使用量及残留量标准;防止食品霉变及其他微生物污染,尽量低温贮存肉、鱼、贝类及蔬菜;减少腌制和酸渍食品的食用;提高维生素C、维生素E及胡萝卜素的摄入量,以阻断体内 N-亚硝基化合物的形成;在日光下暴晒,可促使 N-亚硝基化合物光解而破坏,并减少细菌及霉菌;注意口腔卫生,以减少唾液中亚硝酸盐的浓度。此外,有研究发现大蒜和大蒜素可抑制胃内硝酸盐还原菌,使胃内亚硝酸盐含量明显降低;茶叶对亚硝胺的生成也有阻断作用;施用钼肥既可以使粮食增产,又可以使硝酸盐含量下降。

3. 多环芳烃化合物对食品的污染及其预防

多环芳烃化合物主要由煤、汽油及香烟等有机化合物不完全燃烧产生的挥发性碳氢化合物,是重要的环境和食品污染物。目前,已发现200多种多环芳烃化合物,多数具有致癌性,下面以苯并(a)芘为代表。

(1)食品中苯并(a)芘的来源

食品中苯并(a)芘的来源途径众多,如食品烘烤或熏制时直接受到污染,或经高温热解或热聚而形成;芘经大气飘尘直接污染;在沥青路面晾晒粮食、油料种子;不良包装材料(含石蜡油、油墨等)污染;植物性食品吸收土壤及水体中污染的多环芳烃。

(2)危害

有资料表明,苯并(a)芘对各种动物具有致癌性,如可诱发胃癌、食管癌和肠道肿瘤等,并可经胎盘使子代发生肿瘤。流行病学调查表明,一些地区胃癌高发与当地居民经常食用家庭自制的苯并(a)芘含量较高的食品(如熏肉等)有关。此外,苯并(a)芘也是许多短期致突变实验的阳性物,是间接致突变物。

(3)预防措施

加强环境治理,减少环境对食品的污染;熏制食品、烘干粮食时,应改进燃烧过程和改良烟熏剂,不使食品直接接触炭火;粮食、油料种子不在沥青路面晾晒;选择安全的包装材料等。

当发现食品中有苯并(a)芘污染时,应采取去毒措施:如油脂类可采用活性炭吸附法,粮谷类可采用碾磨加工法等。此外,用紫外线照射食品,也可使苯并(a)芘含量降低。

4.农药对食品的污染及其预防

(1)农药对食品污染的来源与危害

农药可防治农作物病虫鼠害,提高农产品产量,是获得农业丰收的重要措施。施用农药后,在食品表面及内部残存的农药及其代谢、降解或衍生物,统称为农药残留。食用含有农药残留的食品,大剂量可能引起急性中毒,低剂量长期摄入可能会引起慢性中毒,甚至发生致癌、致畸和致突变作用。常用的农药有有机磷农药、拟除虫菊酯类和氨基甲酸酯类农药。

①有机磷农药:有机磷农药是目前最常用的一种杀虫剂,常用产品有美曲膦酯、敌敌畏、乐果、马拉硫磷等。大多数性质不稳定,能迅速分解,残留时间短,在生物体内也较易分解,故在一般情况下少有慢性中毒。有机磷农药对人的危害主要是引起急性中毒。有机磷属于神经性毒剂,可通过消化道、呼吸道和皮肤进入体内,经血液和淋巴转运至全身。其毒性作用机制主要是与生物体内胆碱酯酶结合,形成稳定的磷酰化乙酰胆碱酯酶,使胆碱酯酶失去活性,从而导致乙酰胆碱在体内大量堆积,引起胆碱能神经高度兴奋。

②拟除虫菊酯类农药:拟除虫菊酯是一类能防治多种害虫的广谱杀虫剂,具有高效、低毒、低残留、用量少的特点。目前大量使用的产品有数十个品种,如氯氰菊酯(灭百可)、溴氰菊酯(敌杀死)、氰戊菊酯(速灭杀丁)等。此类农药由于施用量小,残留低,一般很少出现慢性中毒,急性中毒多由于误服或生产性接触所致。其毒性作用机制是通过对钠泵的干扰使神经膜动作电位的去极化期延长,阻断神经传导。

③氨基甲酸酯类农药:这类农药属中等毒农药,目前使用量较大,主要用作杀虫剂(如甲萘威、速灭威、混灭威、呋喃丹、克百威、灭多威、敌克松、害扑威等)或除草剂(如丁草特、野麦畏、哌草丹、禾大壮等)。该类农药的特点是药效快、选择性高,对温血动物、鱼类和人的毒性较低,容易被土壤中的微生物分解,在体内不蓄积,属于可逆性胆乙酰碱酯酶抑制剂。急性中毒主要表现为胆碱能神经兴奋症状。

(2)预防措施

积极研发用量少、杀虫效果好、对人畜的毒性低、施用后降解速度快、食品中残留量少的农药;严格按照我国颁布的《农药安全使用标准》和《农药合理使用准则》使用农药;严格限制农药在食品中的残留量。

(三)食品腐败变质

食品腐败变质是指食品在一定外环境因素影响下,由微生物的作用而引起食品成分和感官性状发生改变并失去食用价值的一类变化。

1.食品腐败变质的原因

(1)微生物作用:引起食品腐败变质的主要原因是微生物的存在。微生物包括细菌、酵母和霉菌,一般细菌占优势。优势微生物本身的生理特性是能产生分解食品中特定成分的酶,而使食品发生带有一定特点的腐败变质。

(2)食品本身的组成和性质:动植物食品本身含有各种酶,在适宜温度下酶类活动,引起食品组成成分的分解,加速食品腐败变质。食品的营养成分组成、水分多少、pH高低和渗透压大小等,对食品中微生物增殖速度、菌相组成和优势菌种有重要影响,决定食品的耐藏或是易腐以及腐败变质的进程和特征。

(3)外部环境:外界环境如气温、湿度、紫外线和氧气对食品腐败变质也有一定的影响。

2.食品腐败变质的化学过程及其产物

食品腐败变质实质上是食品中蛋白质、脂肪、糖类等有效成分分解的过程,其程度常因食品种类、微生物种类和数量以及其他条件的不同而产生差异。

(1)蛋白质的分解:肉、鱼、禽、蛋及大豆制品等富含蛋白质的食品,主要是以蛋白质分解为其腐败变质的特征。食品中的蛋白质在腐败变质过程中,受食品动植物酶以及微生物酶作用,蛋白质分解为氨基酸再通过脱羧基、脱氨基、脱硫作用,形成多种腐败产物。蛋白质分解产物多具有恶臭味,可通过感官性状鉴定。

(2)脂肪的酸败:食品中脂肪的酸败程度,受脂肪的饱和程度、紫外线、氧气、水分、天然抗氧化物以及食品中微生物解脂酶等多种因素影响。油脂本身的脂肪酸不饱和度、油料动植物残渣等,均有促进油脂酸败的作用。脂肪分解酸败时先是过氧化值上升,这是脂肪酸败最早期的指标;其次是酸度上升,羰基(醛和酮)反应阳性。过氧化值和酸价是脂肪酸败的常用指标。另外,脂肪酸败所特有的"哈喇"味,肉鱼类食品脂肪变黄,即肉类的超期氧化,鱼类的"油烧现象",也都是油脂酸败鉴定中较为常用的指标。

(3)糖类的分解:含糖较多的食品主要是粮食、蔬菜、水果、糖类以及这些食品的制品。这些食品在细菌、酵母和霉菌所产生的相应酶作用下发酵或酵解,生成各种低级分解产物,如单糖、双糖、醇、羧酸、醛、酮、二氧化碳和水等。当食品发生以上变化时,食品的酸度升高、产气并带有甜味、醇类气味等。

3.食品腐败变质的预防措施

食品腐败变质后,先是感官性状改变,然后食品成分分解,营养价值降低。腐败变质的食品一般都存在微生物的严重污染,因而增加了致病菌和产毒霉菌存在的机会,极易造成肠源性疾病和食物中毒。

为了防止食品腐败变质,可对食品进行加工处理,即食品保藏(food preservation)。通过食品保藏可以改善食品风味,便于携带运输,但主要还是为了防止食品腐败变质。食品保藏方法的基本原理是改变食品的温度、湿度、渗透压、提高酸度或采取辐照等抑菌、杀菌措施,将食品中微生物杀灭或减弱其繁殖的能力,从而达到防止食品腐败变质、延长保质期的目的。常用的食品保藏方法有:①低温保藏;②高温灭菌,包括高温灭菌法、巴氏消毒法、超高温处理法和一般煮沸法等;③脱水与干燥;④腌渍和烟熏;⑤提高氢离子浓度;⑥添加化学防腐剂;⑦辐照等。

四、食物中毒及其预防

(一)食物中毒的概念

食物中毒(food poisoning)指健康人经口摄入正常数量、可食状态的"有毒食物"后所引起的以急性(亚急性)感染或中毒为主要临床表现的一类疾病。它既不包括食源性肠道传染病(如甲肝、伤寒)、寄生虫病(如囊虫病、蛔虫病)和人畜共患病,也不包括摄入非可食状态食物(如未成熟水果)和因暴饮暴食而引起的急性胃肠炎、胃肠破裂穿孔等疾病。

食物在一般情况下是无毒的,导致食物有毒的常见原因有:①被致病微生物污染后,大量繁殖或产生毒素;②有毒化学物质混入食物并达到中毒剂量;③食物本身含毒,食前未经合理加工或被误食;④食物在贮存过程中产生了毒素。

(二)食物中毒的特征

食物中毒的原因很多,症状也不尽相同,但一般都具有以下几种共同特征:

(1)发病突然,多为爆发,潜伏期较短,短时间内可能出现大量病人。

(2)中毒病人多有相似的临床症状,以恶心、呕吐、腹痛、腹泻等急性胃肠炎症状为主。

(3)发病与食用某种食物有明显的因果关系,中毒者都食用过某种有毒食物,未食者不发病,停止食用该食物后发病即停止。

(4)不具有传染性,病人和健康人之间一般不传染,没有传染病流行后的余波。

(三)食物中毒的分类

通常按病原学特点将食物中毒分为细菌性食物中毒和非细菌性食物中毒,后者又可分为有毒动植物中毒、化学性食物中毒和真菌性食物中毒。

1. 细菌性食物中毒

细菌性食物中毒是食物中毒最常见的类型。细菌性食物中毒是指由于食用了含大量细菌或细菌毒素的食物而引起的中毒,按发病机理可分为感染型食物中毒和毒素型食物中毒,前者有沙门氏菌属、副溶血性弧菌、致病性大肠杆菌食物中毒等,后者有葡萄球菌肠毒素、肉毒毒素食物中毒等。其共同特点有:发病率高,病死率低(肉毒毒素食物中毒除外),中毒食物多为动物性食物,临床表现多为急性胃肠炎症状,全年皆可发生,但夏、秋季高发。

(1)沙门氏菌属食物中毒

①病原:沙门氏菌属是革兰氏阴性肠道杆菌,现已知有 2 000 多种血清型,我国已发现 255 种。其中以猪霍乱沙门氏菌、鼠伤寒沙门氏菌、肠炎沙门氏菌引起的食物中毒最为常见。该菌属在自然界中广泛存在,最适生长温度为 20～37 ℃;在水、肉、乳制品中可生存数周至数月;在冻土中也可过冬;在含盐量为 10%～15% 的腌肉中可存活 2～3 个月。沙门氏菌属不耐热,在 55 ℃情况下 1 h 或在 60 ℃情况下 15～30 min 可将其杀灭,100 ℃情况下则立即死亡。

②引起中毒的食物:主要为肉、禽、蛋、奶、水产品等动物性食物。由于沙门氏菌属不分解蛋白质,因此被污染的食物通常无感官性状的变化,容易被忽视而食入。中毒原因多为生熟不分、交叉污染,食用前未加热或加热不彻底等。

③中毒机制:大量沙门氏菌进入机体后,可在肠道内繁殖,并通过淋巴系统进入血液,引起菌血症。沙门氏菌也可在肠系膜淋巴结和网状内皮系统中被破坏而释放出内毒素,大量沙门氏菌及其毒素作用于胃肠道,可使胃肠道黏膜发炎、充血、水肿和出血,并引起全身发热。一般摄入的活菌量要达到 $1 \times 10^6 \sim 1 \times 10^9$/h 才能出现临床症状,如果摄入的活菌量较少,可成为无症状的带菌者。

④临床表现:潜伏期一般为 12~24 h,短者 6~8 h,长者 48~72 h。主要症状为恶心、呕吐、腹痛、腹泻。便为黄绿色水样便,有时带黏液和脓血,会有里急后重的症状。多数病人体温可达 38~40 ℃。重症病人可出现寒战、惊厥、抽搐和昏迷等症状。病程 3~5 d,一般预后良好。

(2)副溶血性弧菌食物中毒

①病原:副溶血性弧菌是一种革兰氏阴性的嗜盐性细菌。在海水中能很好生存,在淡水中生存不超过 2 d。在含盐 3.0%~3.5%的培养基或食物中生长良好,最适生长温度为 30~37 ℃,生长 pH 范围为 5.0~9.6。该菌不耐热,在 90 ℃情况下 1 min 或 75 ℃情况下 5 min 立刻死亡;对酸敏感,在 2%醋酸或 50%食醋中 1 min 即可杀灭;常用消毒剂也可将其杀灭。

②引起中毒的食物:主要为水产品和盐腌食物,如海产鱼、虾、蟹、贝类、咸菜和凉拌菜等。在夏秋季节,水产品普遍带菌,所以夏秋季是中毒高发季节。水产品亦可污染其他食物,如肉、禽、蛋、凉拌菜等,进而引起食物中毒。中毒原因多为烹调时未彻底烧熟、煮透,或熟制品被污染后未再彻底加热。

③中毒机制:细菌在胃肠道繁殖,侵入肠上皮细胞,引起细胞及黏膜下组织病变,可产生肠毒素及耐热性溶血素。肠毒素是一种蛋白质,分子量为 4.5 万;溶血素具有心脏毒,对其他细胞亦有毒,肝功能亦可受损。该菌培养液中可分离出一种非耐热因子,可致水样腹泻。

④临床表现:潜伏期为 2~40 h,多为 14~20 h。发病初期有上腹部阵发性绞痛,继而出现腹泻,每天 5~6 次,大便呈洗肉水样,重者可转为脓血黏液样便,伴有恶性、呕吐、体温升高,多在 37.0~39.5 ℃,但患者里急后重不明显。重症病人可出现发冷、发热、脱水、血压下降、循环障碍等。病程 3~4 d,一般预后较好。

(3)葡萄球菌肠毒素食物中毒

①病原:葡萄球菌为革兰氏阳性菌,引起食物中毒主要为金黄色葡萄球菌。该菌不耐热,但能耐干燥及低温。在 31~37 ℃,pH=6~7,水分较多、基质中蛋白质和淀粉较丰富时繁殖极快,并产生大量肠毒素。肠毒素(外毒素)是一种蛋白质,已知有 A、B、C(C_1、和 C_2)、D、E 六种抗原型,A 型毒力最强。肠毒素极耐热,一般烹调不能将其破坏,在 218~248 ℃情况下 30 min 或 100 ℃情况下 2 h 才能将其破坏。

②引起中毒的食物:主要为熟肉及其制品、剩米饭、糯米糕、熏鱼、奶及奶制品等。

③中毒机制:肠毒素作用于迷走神经的内脏分支而致反射性呕吐;作用于肠道使水分的分泌和吸收失去平衡而致腹泻。肠壁产生炎症变化可见斑点状黏膜充血、水肿、糜烂,并可致伪膜性小肠结肠炎。

④临床表现:潜伏期短为 1~6 h,多为 2~4 h。主要症状为恶心、剧烈而频繁地呕吐(重者呈喷射状呕吐)、上腹部疼痛及水样泻,体温一般正常或稍高。病程为 1~2 d。年龄越小越对肠毒素敏感,故儿童发病率高,病情也较重。

(4)肉毒毒素食物中毒

①病原:肉毒毒素是肉毒梭状芽孢杆菌产生的一种外毒素,现已发现有 A、B、C_α、C_β、D、E、F、G 八型毒素,其中 A、B、E、F 型可引起人类中毒。肉毒梭状芽孢杆菌为革兰阳性厌氧性杆菌,可产生芽孢。该菌广泛存在,环境恶劣时可产生芽孢,芽孢对热的抵抗力很强,在干热 180 ℃情况下 5~15 min 或在湿热 100 ℃情况下 6 h 才能将其灭活。肉毒毒素不耐热,100 ℃情况下 1 min 即可破坏。

②引起中毒的食物:主要为家庭自制的发酵食品,其次为罐头食品、腊肉、火腿等。

③中毒机制:肉毒毒素属于剧毒神经毒素,经消化道进入血液后,主要作用于中枢神经系统颅脑神经核、神经肌肉接点及植物神经末梢,阻止神经末梢释放乙酰胆碱而引起肌肉麻痹和神经功能不全等症状。

④临床表现:潜伏期为 6 h 至半个月,一般为 1~5 d。早期症状有全身疲倦无力、头晕、头痛、食欲不振、走路摇摆等,少数患者有胃肠炎症状。特征性临床表现为对称性脑神经受损,如视力模糊、眼睑下垂、复视、咀嚼无力、吞咽困难等,可出现声音嘶哑、语言障碍、颈肌无力、头下垂等。严重者出现呼吸困难,常因呼吸衰竭而死亡。病人一般体温正常、意识清楚。若治疗不及时,本病病死率较高,在 10% 以上,病人多死于发病后 10 天内。若早期经积极治疗可逐渐恢复健康,一般无后遗症。

(5)细菌性食物中毒的诊断治疗原则及预防措施

①诊断依据

a.有明显的季节性:发病多见于夏、秋两季,肉毒毒素中毒则多见于 2 月至 5 月。

b.相同的中毒食品:发病者往往是共同用餐者,发病范围局限于食用某种食物的人群。找到引起中毒的食物及其具体原因即可做出诊断。

c.特异的临床表现:如副溶血性弧菌中毒多有便中带血,葡萄球菌肠毒素食物中毒的喷射状呕吐,肉毒毒素中毒的对称性脑神经受损等表现。

d.实验诊断:必要时进行细菌学、血清学检查和动物实验,获取实验证据。

②治疗原则

a.迅速排除毒物:对摄入有毒食物时间短的患者,应立即催吐、洗胃、导泻以促进毒物排出;对肉毒毒素中毒的早期患者,可用清水或 1:4 000 高锰酸钾溶液洗胃。

b.对症治疗:及时补液,纠正酸中毒及代谢紊乱,治疗腹部疼痛,抢救循环衰竭和呼吸衰竭等。

c.特殊治疗:细菌性食物中毒早期一般不主张用抗生素治疗,尤其对葡萄球菌肠毒素中毒者。肉毒毒素中毒患者应尽早使用多价抗毒血清(A、B 与 E 型)或单价抗毒血清,并可用盐酸胍以促进神经末梢释放乙酰胆碱。

③预防措施

a.防止食品污染:对污染源进行严格管理,做好牲畜宰杀前后的检疫工作,防止病死畜肉混入市场出售;严防食物在加工、储存、运输、销售过程中被病原体污染;食物容器、案板、刀具等生熟食应严格分开使用,防止交叉污染;生产场所、厨房、食堂要有防蝇、防鼠设施;严格执行饮食行业和炊事人员的个人卫生制度,化脓性疾病患者和上呼吸道感染的病人,在治愈前不应接触食物。

b.控制病原体繁殖及毒素的产生:食品加工厂、餐饮行业、食堂及食品超市应有冷藏设备,做到食物低温保存。盐腌、糖渍、酸渍等防腐技术也可控制细菌繁殖和毒素的形成。

c.食前彻底杀灭病原体和破坏毒素:入口前一定要彻底杀灭肉类食品中的病原体,烹调时肉块不应太大,要使肉块内部温度达到 80 ℃以上,并持续 12 min 以上。蛋类应彻底煮熟(8 min)。制作发酵食物的原料要高温灭菌,食用前还应加热处理。对疑有葡萄球菌肠毒素污染的食物,应加热至 100 ℃,持续 2 h 以上后方可食用。

2.有毒动植物中毒

有毒动植物中毒是指因误食有毒动植物或摄入因加工不当未能去除动植物中有毒

成分而引起的中毒。有毒动物如河豚、有毒贝类等；有毒植物有毒蕈、木薯、四季豆、发芽马铃薯、新鲜黄花菜等。下面只介绍较为常见的河豚中毒和毒蕈中毒。

（1）河豚中毒

河豚又名河鲀，河豚头呈棱形，头大、体圆、无腹鳍，背部呈黑黄色，肚腹为黄白色。在我国主要产于沿海及长江中下游地区，是一种味道鲜美但含有剧毒的鱼类。江浙一带曾有"拼死吃河豚"之说，可见该鱼味道鲜美，但食之却要冒生命危险。

①有毒成分：河豚的有毒成分为河豚毒素，毒素主要分布在河豚的内脏、血液、皮肤、生殖器和眼球中，以卵巢和肝脏含毒量最高。河豚毒素相当稳定，耐热、耐酸，盐腌、日晒或煮沸均不能将其破坏；碱性条件下较易被破坏；220 ℃以上高温方可被分解。

②中毒机制：河豚毒素是一种毒性极强的神经毒，主要作用于神经系统，阻断神经肌肉间的传导，使随意肌进行性麻痹；对骨骼肌纤维和感觉神经有阻断作用；可导致外周血管扩张及动脉压急剧降低；对呼吸中枢有特殊的抑制作用。

③临床表现：潜伏期为0.5～3 h，早期出现手指、口唇、舌尖麻木或有刺痛感，然后出现恶心、呕吐、腹痛、腹泻等胃肠道症状；中毒症状以麻痹为特征，如口唇、手指、四肢麻木，严重者四肢肌肉麻痹。患者语言障碍、呼吸困难、血压下降，常因呼吸麻痹、循环衰竭而死亡。

④预防措施：目前尚无特效解毒药。中毒后尽快对患者催吐、洗胃、导泻，使毒物及早排出，并予以对症治疗。加强宣传教育，宣传河豚的毒性及危害，让群众能识别河豚，防止误食。同时加强管理，新鲜河豚应统一加工处理，经鉴定合格后方准出售。

（2）毒蕈中毒

蕈俗称蘑菇，属于真菌类，种类很多。我国可食蕈有近300种，毒蕈约100多种，常因误食而中毒，大多散发于高温多雨季节。

①中毒机制：毒蕈毒素成分复杂，一种毒蕈可含有多种毒素，有时多种毒蕈含同一种毒素。中毒程度与毒蕈种类、进食量、加工方法及个体差异均有关。根据毒素的作用器官及中毒症状，大体将毒蕈中毒分为以下四种类型：

a. 胃肠炎型：毒素可能为类树脂物质，潜伏期为10 min～6 h。主要症状为恶心、呕吐、阵发性腹痛、剧烈腹泻，水样便，体温不高。此型一般对症处理可很快恢复，病程为2～3 d，预后良好。

b. 神经、精神型：毒素为毒蝇碱、蟾蜍素、幻觉原等。潜伏期为0.5～4.0 h，最短者可在食后10 min发病。中毒表现有胃肠炎症状和副交感神经兴奋症状，如多汗、流涎、脉缓、瞳孔缩小等，重者出现神经兴奋、精神错乱、精神抑制、幻听、幻视等。病程为1～2 d，恢复快，无后遗症。此型可用阿托品类药物治疗。

c. 溶血型：毒素为鹿花蕈素，潜伏期为6～12 h。除胃肠炎症状外，可有贫血、黄疸、血尿、肝脾肿大等症状。病程为2～6 d，死亡率一般不高。可用肾上腺皮质激素治疗。

d. 肝肾损伤型：毒素为毒伞七肽、毒伞十肽等。此型最为凶险，毒素为剧毒，对人致死剂量约为0.1 mg/kg体重。潜伏期为6 h至数天，随后出现胃肠炎症状，称为胃肠炎期；以后进入假愈期，无明显临床症状，仅有乏力、食欲减退等症状发生。轻度中毒病人由此进入恢复期；重度中毒病人则进入内脏损伤期，出现黄疸、肝功能异常、肝萎缩、肝昏迷、肾肿大、肾功能衰竭、尿毒症等症状，此期症状严重、病死率高。经积极治疗，患者在2～3周后进入恢复期。此型可用二巯基丁二酸钠或二巯基丙磺酸钠解毒，并用保肝治疗及其他对症处理。

②预防措施:毒蕈中毒后应立即催吐、洗胃、导泻,以尽快排出毒素;根据中毒症状,合理使用药物对症处理。加强宣传教育,提高群众对蕈类的识别能力,防止误采、误食。

知识链接

如何识别毒蘑菇?

一看颜色:有毒蘑菇一般菌面颜色鲜艳,有红、绿、墨黑、青紫等颜色,特别是紫色的蘑菇往往有剧毒,采摘后易变色。

二看形状:无毒的蘑菇通常菌盖较平,伞面平滑,菌柄下部无菌托,上部无菌轮;有毒的蘑菇往往菌盖中央呈凸状,形状怪异,菌面厚实、板硬,菌柄上有菌轮、菌托,菌柄细长或粗长,易折断。

三看分泌物:将采摘的新鲜野蘑菇撕断菌株,无毒的一般分泌物清亮如水(个别为白色),菌面撕断不变色;有毒的往往稠浓分泌物,呈赤褐色,撕断后在空气中易变色。

四闻气味:无毒的蘑菇一般有特殊香味,有毒蘑菇常有怪异味。

3. 化学性食物中毒

化学性食物中毒是指食用了被有毒化学物质污染的食品,或食用含有过量食品添加剂、营养强化剂的食品而引起的中毒。常见的有农药中毒、亚硝酸盐中毒、甲醇中毒、瘦肉精中毒、某些金属或类金属中毒等。下面只介绍常见的亚硝酸盐中毒和砷化物引起的食物中毒。

(1)亚硝酸盐食物中毒

亚硝酸盐中毒多由于过量食用不新鲜蔬菜、放置太久的熟剩菜或腌制不够充分的蔬菜等。也可因误把亚硝酸盐当盐食用而中毒。腌肉制品有时也会加入过量亚硝酸盐。

①中毒机制:亚硝酸盐为强氧化剂,进入血液后,可把红细胞中低铁血红蛋白氧化成高铁血红蛋白,使之失去携氧能力,引起组织缺氧而中毒。

②临床表现:潜伏期较短,多为 10 min~3 h。主要表现为口唇、指甲以及全身皮肤发绀等缺氧症状,常伴头晕、头痛、呼吸急促、乏力、烦躁等症状,严重者起病急,发展快,病情重,若治疗不及时常因呼吸循环衰竭而死亡。

③治疗措施:发现中毒后应尽快对病人洗胃、催吐、导泻,让毒物排出。特效治疗可采用 1% 亚甲蓝小剂量口服或以 25%~50% 葡萄糖液 20 mL 稀释后缓慢静脉注射,用量为 1~2 g/kg 体重,同时大量给予维生素 C。亚甲蓝和维生素 C 配合使用可使高铁血红蛋白还原而恢复携氧能力。

④预防措施:严格执行国家食品卫生标准,限制硝酸盐和亚硝酸盐的使用量;加强对亚硝酸盐的保管,防止误食;注意饮食卫生,不食存放过久的剩菜、腌肉制品等。

(2)砷化物中毒

常见的砷化物为三氧化二砷,俗称砒霜,为白色、无味粉末。中毒常见原因有食品加工时使用的添加剂含砷量过高、误食含砷农药拌种的粮食或喷洒过含砷农药不久的蔬菜等。

①中毒机制:砷与酶的巯基有很强的亲和力,使酶失去活性而影响细胞的正常代

谢,导致神经细胞、毛细血管等产生病变;对胃肠道也有强烈的腐蚀作用;对肝肾等器官亦有损害。

②临床表现:急性中毒潜伏期为十几分钟至数小时,中毒后口腔、咽喉及上腹部有烧灼感、口渴、吞咽困难等;口中有金属味;常有恶心、剧烈呕吐、腹绞痛、腹泻等消化道症状;大便呈米泔样或带血;严重者可引起兴奋、谵妄、昏迷、惊厥,多因呼吸、循环衰竭而死亡。

③治疗措施:发现中毒后要快速、及时采用催吐、洗胃、导泻等方法排除体内尚未吸收的毒物,给予二巯基丙醇或二巯基丙磺酸钠等特效解毒剂。

④预防措施:合理使用和严格保管含砷农药,包装应标明"有毒"字样;严禁将砷化合物放入食堂或与食品一起存放,以防误食。

4. 真菌性食物中毒

真菌性食物中毒是指食用被真菌或毒素污染的食物后引起的中毒,其发病率和死亡率都较高,具有明显的季节性和地区性。常见有赤霉病麦、霉变甘蔗等引起的食物中毒。

(1)赤霉病麦中毒

①中毒机制:误食被赤霉菌侵染的麦类、玉米等谷物会引起赤霉病麦中毒。赤霉病麦中的有毒成分为赤霉病麦毒素。该毒素对热稳定,一般烹调加热不会破坏。谷物赤霉病的流行除造成严重减产外,可引起人畜中毒。我国麦类赤霉病每年都会发生,每3～4 a有一次大流行,每流行一次,就发生一次人畜食物中毒事件,一般多发生于麦收以后,人或动物吃了受病害的新麦;也有因误食库存的赤霉病麦或霉玉米引起中毒的。

②临床表现:赤霉病麦中毒潜伏期一般为十几分钟至半小时,长的可延至2～4 h,主要症状有恶心、呕吐、腹痛、腹泻、头昏、乏力、颜面潮红、头痛、流涎等,重者血压不稳、四肢酸软、步态不稳等,症状一般为1～2 d,慢的一周左右即可恢复,预后良好。

③治疗措施:一般无须治疗,可自愈,呕吐严重者可补液。

④预防措施:预防赤霉病麦中毒的关键在于防止麦类、玉米等谷物受到霉菌的侵染和产毒。主要措施有:选用抗霉品种;降低田间水位,改善田间小气候;及时脱粒、晾晒,降低谷物水分含量至安全水分;贮存的粮食要勤翻晒,注意通风;去除或减少粮食中病粒或毒素等。

(2)霉变甘蔗中毒

①中毒机制:甘蔗因储存不当等原因易发生霉变,食用了霉变甘蔗后引起的急性中毒表现称霉变甘蔗中毒。常发生在我国北方地区的初春季节。引起中毒的真菌叫节菱孢霉菌,其毒素为3-硝基丙酸,是一种神经毒素,主要损害中枢神经系统。

②临床表现:潜伏期很短,多为15～30 min,最初为一过性消化道功能紊乱的表现,如恶心、呕吐、腹痛、腹泻等,随后出现神经系统症状,如头痛、头晕、眩晕、复视等,重者可出现阵发性抽搐,抽搐时四肢强直,屈曲内旋,手呈鸡爪状,眼球向上偏视,瞳孔散大,牙关紧闭,重者很快进入昏迷。患者可死于呼吸衰竭。幸存者常留下终生残疾等严重的后遗症。

③治疗措施:目前尚无特殊治疗措施,发生中毒后,应尽快洗胃、灌肠以排出毒物,并对症治疗。

④预防措施:不成熟的甘蔗容易霉变,甘蔗必须成熟后收割;甘蔗在收割、运输、储存过程中要防伤、防冻,伤冻后也易发霉;甘蔗应随割随卖,存放时间不要过长,并定期

对甘蔗进行感官检查,已霉变的甘蔗禁止出售;教育群众不买不吃霉变甘蔗。

(四)食物中毒的调查处理

当怀疑发生食物中毒后,医务人员应立即赶赴现场,迅速抢救病人。同时应及时向卫生监督部门报告,请求支援。对食物中毒的调查是各级食品卫生监督机构的职责,医护人员也有责任参与。调查前先暂时封存可疑食物,禁止继续食用或出售。要立即送检可疑食品、病人排泄物和洗胃液等,以便明确诊断。根据病人的进食史、发病情况、临床特征和实验室检验结果,进行综合分析判断,以得出中毒原因的结论。食物中毒的处理包括迅速、及时、有效地治疗病人;对含毒食物应经消毒后予以销毁;对接触过有毒食物的容器、用具等进行消毒;针对引起食物中毒的原因进行处理;对肇事单位或个人进行行政处罚甚至追究刑事责任等。在食物中毒调查结束后,应对调查的情况及所有资料进行整理和总结,写出专题报告。总之,要针对食物中毒的原因及时总结经验教训,杜绝类似事件再次发生。

Key Words

1. 食品污染分为_____、_____、_____三类。
2. 防治黄曲霉毒素污染的措施有_____、_____。
3. 常用的食品保藏方法有_____、_____、_____、_____、
_____、_____、_____。
4. 食物中毒的特征有_____、_____、_____、_____。
5. 细菌性食物中毒的预防措施有_____、_____、_____。

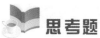 思考题

1. 粮谷类食物有哪些? 其营养价值有何特点?
2. 简述大豆的营养价值特点。
3. 俗语说:吃"四条腿的"不如吃"两条腿的",吃"两条腿的"不如吃"没有腿的"。试述这句话的营养依据。
4. 奶类制品有哪些? 其各自的营养特点如何?
5. 简述鸡蛋的合理利用。
6. 什么是保健食品? 其与普通食品有何不同?
7. 患者,女性,18 岁,大学生,身高 165 cm,体重 50 kg。为保持苗条经常不吃早餐,不喜欢吃肉类食品,晚上多以方便面为食。近来因经常感到头晕、乏力而来医院就诊,经检查 Hb 78.5 g/L。应该考虑其何种营养素缺乏? 该如何调整饮食?
8. 何为食品安全,其含义有哪些?
9. 2011 年 7 月 16 日,某户农民家办丧事,午餐为 200 人一起吃的大锅菜(猪肉、粉条、海带、豆芽、豆腐)。当晚 8 时起陆续有村民出现恶心、呕吐、腹泻等症状,至第二日凌晨已有 40 人有此症状,这些人都在办丧事农民家吃了大锅菜。村医初步怀疑为食物中毒,已向乡卫生院和卫生防疫机构报告。请问可疑中毒食物是什么? 这件事该如何处理?

项目四

健康人群的营养与膳食指导

任务一 | 合理营养概述

学习目标

【掌握】

1. 合理营养、平衡膳食、膳食结构的基本概念
2. 我国居民膳食结构的特点、现状及问题

【熟悉】

3. 合理营养的基本要求
4. 世界范围内膳食结构的类型和特点

【了解】

5. 中国食物与营养发展纲要(2014—2020)
6. 了解"健康中国 2030"规划纲要,积极参与"健康中国我行动"

案例导入 4-1

患者,男性,50 岁,身高 175 cm,体重 92 kg。某医学院临床医学专业,大学毕业后分到一家市级医院上班,20 世纪 90 年代辞职下海经营大药房,继而开办民营医院。由于患者敬业肯干、善于管理,并能妥善协调与主管部门和同行的关系,业绩不断攀升,很快在当地小有名气。可是,近两年来感觉容易疲劳,体力不支,有时伴有胸闷气短等症状。患者很不理解,自己本身是医生,不可能身体出现问题。但经医院化验血脂、血糖,化验结果显示部分指标已超标。患者十分苦恼,事业如日中天,经济相对富裕,可身体健康却亮起红灯。

据患者介绍,近几年由于医院患者多,人手少,自己几乎每天值门诊,再加上医院其他事情如后勤服务、基本建设等都需要他拍板,每天工作 10 个小时是家常便饭,并且为协调各种关系经常应酬。

请问:根据患者的健康状况,如何对引发症状的原因做出初步评判?

一、合理营养的概念

人体是一个有机的生命体,必须不断从外界摄入各种食物和水分,通过消化吸收获取自身需要的各种营养素和能量,以满足机体自身新陈代谢和从事社会活动的需要。因此,营养素和能量的供给程度,即营养和能量是否合理对机体健康至关重要。

（一）合理营养与平衡膳食

1. 合理营养

合理营养就是科学营养，它是一个综合性概念，涵盖两个层面：既要通过膳食调配提供种类齐全、数量充足、比例适当的营养素，以满足人体对能量和营养素的正常生理需要；又要考虑合理的膳食制度和烹调方法，以利于各种营养物质的消化、吸收和利用，从而达到预防疾病、促进人体健康的目的。

合理营养可维持人体的正常生理功能，促进健康和生长发育，提高机体的劳动能力、抵抗力和免疫力，有利于某些疾病的预防和治疗。不合理的营养将产生障碍以至发生营养缺乏病或营养过剩性疾病。

2. 平衡膳食

平衡膳食就是指符合合理营养要求的膳食，主要包括：膳食中产能营养素之间的平衡；动物性食物与植物性食物之间的平衡等。所以，合理营养是健康的物质基础，平衡膳食是合理营养的核心，也是实现合理营养的唯一途径。

（二）合理营养的基本要求

1. 膳食要平衡

摄取的食物应供给足够的能量和各种营养素，以保证机体活动和劳动所需要的能量，且应保持各种营养素之间的平衡。

（1）膳食中产能营养素的平衡

蛋白质、脂肪和糖类，三大营养物质之间的平衡是合理营养的重要内容，糖类和脂肪对蛋白质有节约作用。三大营养素同时摄入时，糖类和脂肪首先参与供能，减少了蛋白质的消耗，从而使蛋白质发挥更重要的作用。三大营养素均以氮的形式在体内贮存，维持机体氮平衡；进行器官组织的维修，抗体的形成，各种酶的合成，维持正常的生命活动。但要注意，在蛋白质供给不足时，仅提高糖类和脂肪的供给量，无法真正达到机体的氮平衡。

糖类和脂肪都是机体重要的供能物质，它们之间可以转化，以维持机体的热能代谢。脂肪在体内彻底代谢分解需要糖类（葡萄糖）的参与，脂肪酸分解所产生的乙酰基与草酰乙酰（葡萄糖氧化物）结合进入三羧酸循环而被彻底氧化。如果膳食中脂肪量过多，而糖类供给不足时，脂肪就会氧化参与热能代谢，因为没有糖的参与不能彻底氧化而产生酮体，临床上可以出现酮症酸中毒（酮血症）。所以强调每一餐一定要吃主食。而当糖类过多，超过人体所需要的热能时，过多的糖类就会通过肝转化合成中性脂肪在体内储存下来，使人发胖。

三大营养素提供热能的适宜比例是：糖类 55％～65％；脂肪 20％～30％；蛋白质 10％～15％。

（2）动物性食物与植物性食物的平衡

动植物性食物之间的平衡主要表现为必需氨基酸之间、饱和脂肪酸和不饱和脂肪酸之间的平衡。

必需氨基酸的比例模式只有接近人体需要时才能被人体吸收利用。如果膳食中存在限制性氨基酸，就会影响其他氨基酸的利用，从而影响食物蛋白质合成机体蛋白质，降低蛋白质的营养价值。建议：正常情况下每天摄入优质蛋白质的量应占蛋白质总摄入量的 1/3 以上(儿童应达到 1/2),即有 1/3 的蛋白质来源于动物性食物和豆类食物。

摄入脂肪的种类和比例对人体健康影响较大,特别是保持饱和脂肪酸和不饱和脂肪酸之间的平衡至关重要。不饱和脂肪酸包括单不饱和脂肪酸和多不饱和脂肪酸,是人体必需的脂肪酸。饱和脂肪酸对人类也有帮助,如提供能量、促进脂溶性维生素的吸收等,但摄入过多会增加动脉粥样硬化等心血管疾病的患病率。建议饱和脂肪酸、单不饱和脂肪酸和多不饱和脂肪酸的比例为 1:1:1。

2. 食物要安全

食物本身清洁卫生,不受污染,不含对机体有害的成分,食之无害。

3. 加工和烹调要恰当

食物通过合理加工、烹调,尽可能减少食物中各种营养素的损失,保持良好的色、香、味、形,并能提高其消化吸收率。同时,还应使食物多样化,促进食欲,满足饱腹感。

4. 膳食制度要合理

合理的膳食制度应保证食物中营养素能充分被人体消化、吸收和利用。这就要求确定合理的用餐时间,合理地分配全天各餐比例,同时还应考虑到与生活工作制度的协调等。

(1)合理安排餐次:按照我国居民的生活习惯和工作学习的要求,通常是一日三餐,每餐间隔 5~6 h。特殊人群可以选择少食多餐。

(2)合理分配热能:一般早、中、晚餐的能量分别占一日总能量的 30%、40%、30% 为宜。并要特别注意保证早餐的质量。

(3)定时定量进餐:定时进餐可以建立时间性的条件反射,进餐前有良好的食欲,促进消化液的分泌,保证食物的消化吸收,定时进餐也符合人体的生理规律,因为普通食物的胃排空时间大多为 4~6 h。定量进餐有利于提高工作效率和促进身体健康,每餐过饱,就会使血液过多、过久地停留在胃肠道,而使心脏、大脑等器官较长时间保持供血较低水平,正常人群会出现头晕、困倦、工作能力下降,效率降低等症状,冠心病人还可能引起心绞痛等。如一日三餐顿顿过饱,热量过剩,会导致发胖,容易诱发高血压、糖尿病等疾病。另外,暴饮暴食还能引起胆囊炎、胰腺炎等消化系统疾病。

(4)舒适的进餐环境:可以保证人们进餐时有良好的心情,促进食欲和健康。

二、膳食结构

膳食结构是指膳食中各类食物的数量及其在膳食中所占的比重。从某种程度上讲,膳食结构已成为反映一个国家或地区经济发展水平、社会文明程度以及国民膳食质量、营养水平和健康程度的重要标志。

(一)膳食结构的种类及特点

虽然膳食结构类型划分的方法较多,但最重要的依据仍然是动物性食物和植物性食物在膳食结构中的比例。根据膳食中动、植物性食物所占的比重,以及能量、蛋白质、脂肪和糖类的供给量作为划分膳食结构的标准,可将全世界不同地区的膳食结构分为以下 4 种类型。

1. 以植物性食物为主的膳食结构

以植物性食物为主的膳食结构类型以植物性食物为主,动物性食物为辅。其特点是：以谷物为主的植物性食物摄入量大，所供热能占总热能的80%以上，动物性食物较少不足20%。该类型的膳食能量基本可以满足人体需求，但蛋白质、脂肪的摄入量不足，主要是来自于动物性食物的营养素（如铁、钙、维生素A等）摄入不足。营养缺乏病是该类型人群的主要营养问题。

该膳食结构类型主要集中在一些落后、贫穷的经济不发达地区，某些宗教和素食者多选用。大多数发展中国家也属于该类型。

2. 以动物性食物为主的膳食结构

以动物性食物为主的膳食结构类型的特点是动物性食物所占比重大，所提供的热能达到总热能的50%，甚至更多，而谷类等植物性食物提供的热能很少，不足20%。即三高一低膳食结构，三高一低即高蛋白质、高脂肪、高热能、低膳食纤维。营养过剩是该类型膳食结构人群的主要健康问题。

该膳食结构类型主要集中在西方等发达国家和地区。

3. 动植物性食物平衡的膳食结构

动植物性食物平衡的膳食结构类型的特点是膳食中以植物性食物为主，动物性食物也占有一定的比重。一般植物性食物供能占总热能的50%～60%，大约50%的蛋白质来源于动物性食物。可以说该膳食结构类型能量充足而不过剩，蛋白质、脂肪和糖类的供能比例合理，来自于植物性食物的膳食纤维和来自于动物性食物的营养素（如铁、钙等）均比较充足，同时，动物性脂肪适当，有利于避免营养缺乏病和营养过剩性疾病。

对人体健康来说，该膳食结构类型是比较理想的类型，已成为世界各国调整膳食结构的参考。

日本人的膳食结构基本属于该类型。

4. 地中海膳食结构

地中海膳食结构是居住在地中海地区的居民所特有的，其主要特点如下：

(1)膳食富含植物性食物，包含水果、蔬菜、薯类、谷类、豆类、坚果等。

(2)食物的加工程度低，新鲜度较高，该地区居民以食用当季、当地产的食物为主。

(3)橄榄油是主要的食用油，所占比例较高。

▌ 知识链接 ▐

橄榄油在地中海沿岸国家有几千年的历史，在西方被誉为"液体黄金""植物油皇后""地中海甘露"，原因就在于其极佳的天然保健功效，美容功效和理想的烹调用途。可供食用的高档橄榄油是用初熟或成熟的油橄榄鲜果通过物理冷压榨工艺提取的天然果油汁，是世界上唯一以自然状态的形式供人类食用的木本植物油。

主要功用：①促进血液循环，预防心脑血管疾病；②改善消化系统功能；③保护皮肤；④提高内分泌系统功能；⑤对骨骼系统有益；⑥防癌作用；⑦防辐射作用；⑧制作婴儿食品；⑨抗衰老。

(4)每天食用少量、适量奶酪和酸奶。

(5)每周食用少量、适量鱼、禽、蛋类。

(6)以新鲜水果作为典型的每天餐后食品，甜食每周只食用几次。

(7)每月食用几次红肉(猪、牛和羊肉及其产品)。

(8)大部分成年人有饮用葡萄酒的习惯。

地中海地区居民心脑血管疾病发病率低,已引起了西方国家的注意,并纷纷参照这种膳食模式改进自己国家的膳食结构。

(二)我国居民膳食结构

1.我国居民膳食结构的特点

我国居民的传统膳食以植物性食物为主,谷类、薯类和蔬菜的摄入量较高,肉类的摄入量平均较低,豆制品总量不高且地区差异较大,奶类摄入量在大部分地区不高。其特点可概括为两高一低。

(1)高糖类:我国南方以大米为主食,北方以小麦粉为主食,谷类食物的供能比例在70%以上。

(2)高膳食纤维:谷类食物和蔬菜含有丰富的膳食纤维,故我国居民膳食纤维的摄入量也较高。这是我国传统膳食的优势之一。

(3)低动物脂肪:我国传统膳食中动物性食物的摄入量很少,动物脂肪的供能比例一般在10%以下。

2.我国居民膳食结构的现状和问题

改革开放以来,我国经济发展突飞猛进,居民生活水平有了明显提高,饮食结构发生了较大改变。应该说,我国居民膳食结构正处在由"温饱型"向"富裕型"的转变之中。由于我国幅员辽阔,民族众多,各地区、各民族以及城乡之间的膳食结构存在着较大差别。总体上讲,当前我国居民膳食仍然以植物性食物为主,动物性食物为辅。

2002年第四次全国营养与健康调查资料表明,我国居民膳食质量明显提高,城乡居民能量和蛋白质摄入得到基本满足,肉、禽、蛋等动物性食物消费量明显增加,优质蛋白比例上升。与1992年相比,农村居民膳食结构趋向合理,优质蛋白质占蛋白质总量的比例从17%增加到31%,脂肪供能比例由19%提高到28%,糖类供能比例由70%下降到61%。城市居民膳食结构中,畜肉类及油脂消费过多,谷类食物消费偏低。

我国居民膳食结构还存在很多不合理之处,居民营养与健康问题仍需高度关注。如奶类、豆类制品摄入量过低,铁、维生素 A 等微量营养素缺乏,仍是全国普遍存在的问题。

2010年原卫生部疾病预防控制局组织各省、自治区、直辖市相关部门开展了我国第五次全国性的营养调查,即 2010—2012 年中国居民营养与健康状况监测。该监测覆盖中国 31 个省、自治区和直辖市(不含香港、澳门和台湾)的 6 岁以上居民,调查人数约为 20 万名。调查内容主要包括膳食调查、询问调查、医学体检和生化检测。除膳食、营养相关问题和指标外,慢性病患病情况、生活方式和体力活动等也在调查范围之内。

2012 年全国营养与健康调查结果显示,每天能量摄入 2 172 kcal,蛋白质 65 g,糖类 301 g,脂肪 80 g,占总能量推荐量 30%以上;谷类食物供能比:城市 47%,农村 58.8%,低于推荐量下限 60%;奶类、豆类制品消费量依然偏低,蔬菜、水果摄入量略下降;钙、铁、维生素 D 等营养素缺乏依然存在;烹调用盐 10.5 g,较 2002 年下降 1.5 g,仍高于推荐量 6 g;成人营养不良率 6.0%,儿童青少年发育迟缓率 3.2%,消瘦率 9.0%,均较 2002 年低。

建议:中国居民应保持以植物性食物为主的传统膳食结构,增加蔬菜、水果、奶类和大豆及其制品的消费。贫困地区还应努力提高肉、乳、蛋类等动物性食品的消费。此外,中国居民的食盐摄入量普遍偏高,应降低到每人 6 g/d 以下。

三、我国相关营养政策

(一)国民营养计划(2017—2030 年)及其解读

1. 国民营养计划(2017—2030 年)制订背景

营养是人类维持生命、生长发育和健康的重要物质基础,国民营养事关国民素质提高和经济社会发展。近年来,我国人民生活水平不断提高,营养供给能力显著增强,国民营养健康状况明显改善。但仍面临居民营养不足与过剩并存、营养相关疾病多发、营养健康生活方式尚未普及等问题,成为影响国民健康的重要因素。为贯彻落实《"健康中国 2030"规划纲要》,提高国民营养健康水平,制订本计划。

2. 国民营养计划(2017—2030 年)总体要求

(1)指导思想

全面贯彻党的十八大和十八届三中、四中、五中、六中全会精神,深入贯彻习近平总书记系列重要讲话精神和治国理政的新理念、新思想、新战略,紧紧围绕统筹推进"五位一体"总体布局和协调推进"四个全面"战略布局,认真落实党中央、国务院决策部署,牢固树立和贯彻落实新发展理念,坚持以人民健康为中心,以普及营养健康知识、优化营养健康服务、完善营养健康制度、建设营养健康环境、发展营养健康产业为重点,立足现状,着眼长远,关注国民生命全周期、健康全过程的营养健康,将营养融入所有健康政策,不断满足人民群众营养健康需求,提高全民健康水平,为建设健康中国奠定坚实基础。

(2)基本原则

坚持政府引导;坚持科学发展;坚持创新融合;坚持共建共享。

3. 国民营养计划(2017—2030 年)主要目标

到 2020 年,实现以下目标:

(1)降低人群贫血率。5 岁以下儿童贫血率控制在 12% 以下;孕妇贫血率下降至 15% 以下;老年人群贫血率下降至 10% 以下;贫困地区人群贫血率控制在 10% 以下。

(2)孕妇叶酸缺乏率控制在 5% 以下;0~6 个月婴儿纯母乳喂养率达到 50% 以上;5 岁以下儿童生长迟缓率控制在 7% 以下。

(3)农村中小学生的生长迟缓率保持在 5% 以下,缩小城乡学生身高差别;学生肥胖率上升趋势减缓。

(4)提高住院病人营养筛查率和营养不良住院病人的营养治疗比例。

(5)居民营养健康知识知晓率在现有基础上提高 10%。

到 2030 年,实现以下目标:

(1)进一步降低重点人群贫血率。5 岁以下儿童贫血率和孕妇贫血率控制在 10% 以下。

(2)5 岁以下儿童生长迟缓率下降至 5% 以下;0~6 个月婴儿纯母乳喂养率在 2020 年的基础上提高 10%。

(3)进一步缩小城乡学生身高差别;学生肥胖率上升趋势得到有效控制。

(4)进一步提高住院病人营养筛查率和营养不良住院病人的营养治疗比例。

(5)居民营养健康知识知晓率在 2020 年的基础上继续提高 10%。

(6)全国人均每日食盐摄入量降低 20%,居民超重、肥胖的增长速度明显放缓。

4. 国民营养计划(2017—2030 年)实施策略

(1)完善营养法规政策标准体系。

(2)加强营养能力建设。

(3)强化营养和食品安全监测与评估。

(4)发展食物营养健康产业。

(5)大力发展传统食养服务。

(6)加强营养健康基础数据共享利用。

(7)普及营养健康知识。

5. 国民营养计划(2017—2030 年)重大行动

(1)生命早期 1 000 天营养健康行动。

(2)学生营养改善行动。

(3)老年人群营养改善行动。

(4)临床营养行动。

(5)贫困地区营养干预行动。

(6)吃动平衡行动。

▌ 思政小课堂 ▌

健康中国行动宣传片——《健康中国我行动》正式发布

2019 年 7 月,国务院正式公布了《关于实施健康中国行动的意见》,一个以"健康中国战略"为顶层设计,以《"健康中国 2030"规划纲要》为行动纲领,以"健康中国行动"为推进抓手的大国国民健康保护体系全面形成。

在这期间要完成的任务主要有 15 项,包括以下内容:1. 实施健康知识普及行动;2. 实施合理膳食行动;3. 全民健身行动;4. 实施控烟行动;5. 实施健康环境促进行动;6. 实施心理健康促进行动;7. 实施妇幼健康促进行动;8. 实施中小学健康促进行动;9. 实施职业健康保护行动;10. 实施老年健康促进行动;11. 实施心脑血管疾病防治行动;12. 实施癌症防治行动;13. 实施慢性呼吸系统疾病防治行动;14. 实施糖尿病防治行动;15. 实施传染病及地方病防控行动。

(发布时间:2019-07-31　16:30 新华网)

(二)中国食物与营养发展纲要(2014—2020 年)及其解读

1. 中国食物与营养发展纲要(2014—2020 年)制定的背景

当前,我国经济社会发展正处在工业化、信息化、城镇化、农业现代化同步推进的关键阶段,城乡居民收入水平明显提高、消费方式显著变化、消费结构加速升级,对食物的消费观念不再仅限"吃得饱",而是逐步向"吃得好""吃得营养""吃得健康"转变。针对我国食物生产还不能适应营养需求,居民营养不足与营养过剩并存,营养与健康知识缺乏等主要问题,为顺应经济社会发展和城乡居民期待,2014 年 2 月 10 日,国务院办公厅正式发布《中国食物与营养发展纲要(2014—2020年)》(以下简称《纲要》),这是继《九十年代中国食物结构改革与发展纲要》《中国食物与营养发展纲要(2001—2010年)》之后,我国政府制定的第三部关于食物与营养发展的纲领性文件。《纲要》立足保障食物有效供给、优化食物结构、强化居民营养改善,绘制出至2020年我国食物与营养发展的新蓝图。

2.《纲要》的主要内容

(1)基本原则

坚持食物数量与质量并重;坚持生产与消费协调发展;坚持传承与创新有机统一;坚持引导与干预有效结合。

(2)发展目标

第一,食物生产量目标。确保谷物基本自给、口粮绝对安全,全面提升食物质量,优化品种结构,稳步增强食物供给能力。到2020年,全国粮食产量稳定在5.5亿吨以上,油料、肉类、蛋类、奶类、水产品等生产稳定发展。

第二,食品工业发展目标。加快建设产业特色明显、集群优势突出、结构布局合理的现代食品加工产业体系,形成一批品牌信誉好、产品质量高、核心竞争力强的大中型食品加工及配送企业。到2020年,传统食品加工程度大幅提高,食品加工技术水平明显提升,全国食品工业增加值年均增长速度保持在10%以上。

第三,食物消费量目标。推广膳食结构多样化的健康消费模式,控制食用油和盐的消费量。到2020年,全国人均全年口粮消费135 kg、食用植物油12 kg、豆类13 kg、肉类29 kg、蛋类16 kg、奶类36 kg、水产品18 kg、蔬菜140 kg、水果60 kg。

第四,营养素摄入量目标。保障充足的能量和蛋白质摄入量,控制脂肪摄入量,保持适量的维生素和矿物质摄入量。到2020年,全国人均每天摄入能量2 200～2 300 kcal,其中,谷类食物供能比不低于50%,脂肪供能比不高于30%;人均每天蛋白质摄入量78克,其中,优质蛋白质比例占45%以上;维生素和矿物质等微量营养素摄入量基本达到居民健康需求。

第五,营养性疾病控制目标。基本消除营养不良现象,控制营养性疾病增长。到2020年,全国5岁以下儿童生长迟缓率控制在7%以下;全人群贫血率控制在10%以下,其中,孕产妇贫血率控制在17%以下,老年人贫血率控制在15%以下,5岁以下儿童贫血率控制在12%以下;居民超重、肥胖和血脂异常率的增长速度明显下降。

(3)主要任务

第一,构建供给稳定、运转高效、监控有力的食物数量保障体系。

第二,构建标准健全、体系完备、监管到位的食物质量保障体系。

第三,构建定期监测、分类指导、引导消费的居民营养改善体系。

(4)发展重点

第一,重点产品:大力发展优质食用农产品、方便营养加工食品和奶类与大豆食品。

第二,重点区域:贫困地区、农村地区和流动人群集中及新型城镇化地区。

第三,重点人群:重点人群有三类。

其一,孕产妇与婴幼儿。做好孕产妇营养均衡调配,重点改善低收入人群孕妇膳食中钙、铁、锌和维生素A摄入不足的状况,预防中高收入人群孕妇因膳食不合理而导致的肥胖、巨大儿等营养性疾病。大力倡导母乳喂养,重视农村地区6个月龄至24个月龄婴幼儿的辅食喂养与营养补充,加强母乳代用品和婴幼儿食品质量监管。

其二,儿童青少年。着力降低农村儿童青少年生长迟缓、缺铁性贫血的发生率,做好农村留守儿童营养保障工作。遏制城镇儿童青少年超重、肥胖增长态势。将食物与营养知识纳入中小学课程,加强对教师、家长的营养教育和对学生食堂及学生营养配餐单位的指导,引导学生养成科学的饮食习惯。强化营养干预,加大蛋奶供应,保障食物与营养需求。

其三,老年人。研究开发适合老年人身体健康需要的食物产品,重点发展营养强化食品和低盐、低脂食物。开展老年人营养监测与膳食引导,科学指导老年人补充营养、合理饮食,提高老年人生活质量和健康水平。

(5)政策措施

第一,全面普及膳食营养和健康知识。加强对居民食物与营养的指导,提高全民营养意识,提倡健康生活方式,树立科学饮食理念。研究设立公众"营养日"。开展食物与营养知识进村(社区)入户活动,加强营养和健康教育。发布适宜不同人群特点的膳食指南,定期在商场、超市、车站、机场等人流集中地发放。发挥主要媒体对食物与营养知识进行公益宣传的主渠道作用,增强营养知识传播的科学性。加大对食物与营养事业发展的投入,加强流通、餐饮服务等基础设施建设。

第二,加强食物生产与供给。全面落实"米袋子"省长负责制和"菜篮子"市长负责制,强化地方人民政府的食物安全责任。

第三,加大营养监测与干预。开展全国居民营养与基本健康监测工作,进行食物消费调查,定期发布中国居民食物消费与营养健康状况报告,引导居民改善食物与营养状况。加大财政投入,改善老少边穷地区的中小学校和幼儿园就餐环境。

第四,推进食物与营养法制化管理。抓紧进行食物与营养相关法律法规的研究工作,适时开展营养改善条例的立法工作。创新食物与营养执法监督,提高行政监管效能。

第五,加快食物与营养科技创新。针对食物、营养和健康领域的重大需求,引导企业加大食物与营养科技投入,加强对食物与营养重点领域和关键环节的研究。深入研究食物、营养和健康的关系,及时修订居民膳食营养素参考摄入量标准。

第六,加强组织领导和咨询指导。由农业部、卫生计生委牵头,发展改革委、教育部、科技部、工业和信息化部、财政部、商务部、食品药品监管总局、林业局等部门参加,建立部际协调机制,做好本纲要实施工作。

▌ 知识链接 ▌

"健康中国 2030"规划纲要(解读)

《"健康中国 2030"规划纲要》是为推进健康中国建设,提高人民健康水平,根据党的十八届五中全会战略部署制定。由中共中央、国务院于 2016 年 10 月 25 日印发并实施。

健康是促进人的全面发展的必然要求,是经济社会发展的基础条件,是民族昌盛和国家富强的重要标志,也是广大人民群众的共同追求。党的十八届五中全会明确提出推进健康中国建设,从"五位一体"总体布局和"四个全面"战略布局出发,对当前和今后一个时期更好的保障人民健康做出了制度性安排。编制和实施"健康中国 2030"规划纲要是贯彻落实党的十八届五中全会精神、保障人民健康的重大举措,对全面建成小康社会、加快推进社会主义现代化具有重大意义。同时,这也是我国积极参与全球健康治理、履行我国对联合国"2030可持续发展议程"承诺的重要举措。

"健康中国2030"规划纲要是今后15年推进健康中国建设的行动纲领。要坚持以人民为中心的发展思想,牢固树立和贯彻落实创新、协调、绿色、开放、共享的发展理念,坚持正确的卫生与健康工作方针,坚持健康优先、改革创新、科学发展、公平公正的原则,以提高人民健康水平为核心,以体制机制改革创新为动力,从广泛的健康影响因素入手,以普及健康生活、优化健康服务、完善健康保障、建设健康环境、发展健康产业为重点,把健康融入所有政策,全方位、全周期保障人民健康,大幅提高健康水平,显著改善健康公平。

Key Words

1.合理营养涵盖两个层面:_____;_____。

2.平衡膳食主要包括:_____、_____等两大方面内容。

3.三大产能营养素提供热能的适宜比例是:_____、_____、_____。

4.目前世界范围内四种膳食结构的类型是:_____、_____、_____、_____。

5.中国食物与营养发展纲要(2014－2020年)的基本原则是:_____、_____、_____、_____。

任务二 膳食营养素参考摄入量

学习目标

【掌握】

1.膳食营养素参考摄入量的四项指标

2.能运用膳食营养素参考摄入量评价个体和群体营养素摄入量

【熟悉】

3.营养素需要量和摄入量

4.会运用平均需要量切点法评价群体营养状况

【了解】

5.用DRIs计划膳食

案例导入 4-2

患者,20岁,每天膳食参考摄入量(DRIs)如下:能量2 300 kcal,蛋白质70 g,钙800 mg,磷700 mg,维生素A 700 μgRE,维生素B_1 11.3 mg,维生素C 100 mg。

请问:如何用估计平均需要量评价该患者能量和营养素的摄入量?

一、概述

人们靠每天从膳食中摄取各种营养素来维持其生存和发展,膳食营养素参考摄入量是衡量人们摄取食物营养素是否适宜的尺度,是帮助个体和群体评价营养素摄入量并制订膳食计划的工具。长期摄入营养素不足或过量都有可能导致相应疾病的发生。

中国在20世纪50年代制定了《每天膳食中营养素供给量(RDAs)》,随后进行了多次修订,于2014年6月正式发布了2013版《中国居民膳食营养素参考摄入量(DRIs)》。中国营养学会于2020年12月再次正式启动了中国居民DRIs的修订工作,计划于2023年正式出版公布。

二、营养素需要量与摄入量

1.营养素需要量

营养素需要量(nutritional requirement)是机体为了维持适宜的营养状况,在一定时期内平均每天必须获得的该营养素的最低量,即"生理需要量",受性别、年龄、生理特性以及劳动状况等因素影响,具有个体差异性。群体的营养素需要量是通过个体的需要量研究得到的。

2.需要摄入量和需要吸收量

有些营养素吸收率很高,膳食供给量和机体吸收量非常接近,因此,在实际工作中可以用机体需要摄入量代替需要吸收量;有的营养素吸收率很低,就必须分别考虑需要摄入量和需要吸收量。

3.营养素需要量的三个层次

营养素需要量第一个层次是生理需要量,能预防明显的营养素缺乏症。第二个层次是基础需要量,能够维持机体的正常生长和繁育,但不能维持充足的营养素储备,短期内膳食供给不足就有可能造成缺乏。第三个层次是储备需要量,不仅能够保证生理功能达到最佳状态,而且能够维持组织中的充足储备量。

4.人群营养素需要量的分布

群体对某种营养素的需要量是通过个体的需要量研究得到的。由于个体的差异,个体营养素的需要量也不同,因此不可能提出适用于所有个体的需要量,只能用个体需要量分布状态的概率来表达摄入量不能满足随机个体需要的概率变化,如图4-1所示。

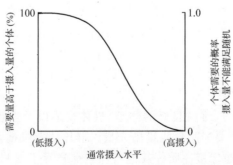

图4-1 个体营养素需要量分布状态的概率表达

确定一类人群的营养素需要量,首先必须了解该群体中个体需要量的分布状态。如果资料充足,应尽可能以"平均需要量±标准差"来计算。

5. 营养素摄入不足或过量的危险性

人体长期摄入某种营养素不足就有发生该营养素缺乏症的危险。当一个人群的平均摄入量达到 EAR 水平，人群中有半数个体的需要量可以得到满足；当摄入量达到 RNI 水平时，几乎所有个体都没有发生缺乏症的危险；每天推荐摄入量到可耐受最高摄入量之间为安全摄入范围；摄入量超过可耐受最高摄入量水平再继续增加，则产生毒副作用的可能性就随之增加。摄入水平与机体缺乏和过量的概率图，如图 4-2 所示。

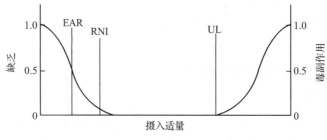

图 4-2　摄入水平与机体缺乏和过量的概率图

三、膳食营养素参考摄入量

DRIs 的基本概念是为了保证人体合理摄入营养素而设定的每天平均膳食营养素摄入量的一组参考值。2000 年第一版包括四个参数，2013 年修订版增加与 NCD 有关的三个参数，包括以下七个参数。

1. 平均需要量

平均需要量（estimated average requirement，EAR）是指某一特定性别、年龄及生理状况群体中所有个体对某营养素需要量的平均值。按照 EAR 水平摄入营养素，根据某些指标判断可以满足某一特定性别、年龄及生理状况群体中 50％个体需要量的水平，但不能满足另外 50％个体对该营养素的需要。EAR 是制定 RNI 的基础，由于某些营养素的研究尚缺乏足够的人体需要量资料，因此并非所有营养素都能制定出其 EAR。

2. 推荐摄入量

推荐摄入量（recommended nutrient intake，RNI）是指可以满足某一特定性别、年龄及生理状况群体中绝大多数个体（97％～98％）需要量的某种营养素摄入水平。长期摄入 RNI 水平可以满足机体对该营养素的需要，维持组织中有适当的储备以保障机体健康。RNI 相当于传统意义上的 RDA（推荐的日摄食量）。RNI 的主要用途是作为个体每天摄入该营养素的目标值。RNI 是根据某一特定人群中体重在正常范围内的个体需要量而设定的。对个别身高、体重超过此参考范围较多的个体，可能需要按每公斤体重的需要量调整其 RNI。能量需要量（estimated energy requirement，EER）是指能长期保持良好的健康状态、维持良好的体型、机体构成以及理想活动水平的个体或群体，达到能量平衡时所需要的膳食能量摄入量。群体的能量推荐摄入量直接等同于该群体的能量 EAR，而不是像蛋白质等其他营养素那样等于 EAR 加 2 倍标准差。所以能量的推荐摄入量不用 RNI 表示，而直接使用 EER 来描述。EER 的制定须考虑性别、年龄、体重、身高和体力活动的不同。成人 EER 的定义为：一定年龄、性别、体重、身高和身体活动水平的健康群体中，维持能量平衡所需要摄入的膳食能量。儿童 EER 的定义为，一定年龄、体重、身高、性别（3 岁以上儿童）的个体，维持能量平衡和正常生长发育所需要的膳食能量摄入量。孕妇的 EER 包括胎儿组织沉积的能量需要量；对于乳母，EER 还需要加上泌乳所需的能量需要量。此次提出 EAR 和 RNI 的营养素有蛋白质、总糖类、维生素 A、维生素 D、维生素 B_1、维生素 B_2、维生素 B_6、维生素 B_{12}、维生素 C、烟酸、叶酸、钙、磷、镁、铁、锌、碘、硒、铜、钼、水和膳食纤维等。

3. 适宜摄入量

适宜摄入量（adequate intake，AI）当某种营养素的个体需要量研究资料不足而不能计算出 EAR，从而无法推算 RNI 时，可通过设定 AI 来提出这种营养素的摄入量目标。AI 是通过观察或实验获得的健康群体某种营养素的摄入量。例如，纯母乳喂养的足月产健康婴儿，从出生到 4～6 月，他们的营养素全部来自母乳，故摄入母乳中的营养素数量就是婴儿所需各种营养素的 AI。此次提出 AI 的营养素有：亚油酸、亚麻酸、不饱和脂肪酸、维生素 E、泛酸、生物素、钾、钠、氯、氟、锰、铬等。

4. 可耐受最高摄入量

可耐受最高摄入量（tolerable upper intake level，UL）是营养素或食物成分的每天摄入量的安全上限，是一个健康人群中几乎所有个体都不会产生毒副作用的最高摄入水平。对一般群体来说，摄入量达到 UL 水平对几乎所有个体均不致损害健康，但并不表示达到此摄入水平对健康有益。对大多数营养素而言，健康个体的摄入量超过 RNI 或 AI 水平并不会产生益处。因此，UL 并不是一个建议的摄入水平。目前有些营养素还没有足够的资料来制定 UL，所以没有提出 UL 的营养素并不意味着过多摄入这些营养素没有潜在的危险。提出 UL 的营养素及膳食成分有：维生素 A、维生素 D、维生素 E、维生素 B_6、维生素 C、叶酸、烟酸、胆碱、钙、磷、铁、锌、硒、氟、锰、钼、叶黄素、大豆异黄酮、番茄红素、原花青素、植物甾醇、L-肉碱、姜黄素等。

5. 宏量营养素的可接受范围

宏量营养素的可接受范围（acceptable macronutrient distribution ranges，AMDR）指蛋白质、脂肪和糖类理想的摄入量范围，该范围可以提供这些必需营养素的需要，并且有利于降低发生慢性非传染性疾病（noncommunicable chronic disease，NCD）的危险。蛋白质、脂肪和糖类都属于在体内代谢过程中能够产生能量的营养素，因此被称为产能营养素。它们属于人体的必需营养素，而且三者的摄入比例还影响微量营养素的摄入状况。另一方面，当产能营养素摄入过量时又可能导致机体能量储存过多，增加 NCD 的发生风险。因此有必要提出 AMDR，以预防营养素缺乏，同时减少摄入过量而导致 NCD 的风险。传统上 AMDR 常以某种营养素摄入量占摄入总能量的比例来表示，其显著的特点之一是具有上限和下限。如果个体的摄入量高于或低于推荐范围，可能引起必需营养素缺乏或罹患 NCD 的风险增加。

6. 预防非传染性慢性病的建议摄入量

预防非传染性慢性病的建议摄入量（proposed intakes for preventing non-communicable chronic diseases，PI-NCD，简称建议摄入量，PI）是以 NCD 的一级预防为目标，提出的必需营养素的每天摄入量。膳食营养素摄入量过高导致的 NCD 一般涉及肥胖、高血压、血脂异常、中风、心肌梗死以及某些癌症。当 NCD 易感人群某些营养素的摄入量达到 PI 时，可以降低发生 NCD 的风险。此次提出 PI 值的有维生素 C、钾、钠等。

7. 特定建议值

特定建议值（specific proposed levels，SPL）是指膳食中这些成分的摄入量达到这个建议水平时，有利于维护人体健康。近几十年的研究证明传统营养素以外的某些膳食成分，具有改善人体生理功能、预防 NCD 的生物学作用，其中多数属于植物化合物，此次提出具有 SPL 的有：大豆异黄酮、叶黄素、番茄红素、植物甾醇、氨基葡萄糖、花色苷、原花青素等。

四、膳食营养素参考摄入量的应用

（一）用 DRIs 评价膳食

1. 应用 DRIs 评价个体营养素摄入量

（1）用 EAR 评价个体营养素摄入量：一个人摄入某种营养素不足的概率应该可以用日常摄入量及该营养素的 EAR 和标准差计算。但实际上只能根据在一段时间内观察到的摄入量是高于还是低于相应人群的 EAR 量而进行判断评估。在实际应用中，观测到的摄入量低于 EAR 时，摄入不足的概率大于 50%，必须提高摄入量。摄入量小于 RNI 时，摄入不足的概率很低，可以认为摄入量充足。摄入量在 EAR 和 RNI 之间者，要确定摄入量是否适宜相当困难，为了安全起见，还是应当进行改善。

（2）用 AI 评价个体营养素摄入量：如观测到某人的日常摄入量等于或大于 AI，几乎可以肯定膳食是适合的；如果摄入量低于 AI，就难以判断其是否适合进行定量定性估测，要对这种情况进行评估，必须由专业人员根据该个体其他方面的情况加以判断。

（3）用 UL 评价个体营养素摄入量：将观测到的个体摄入量和可耐受最高摄入量进行比较，如果日常摄入量超过了 UL，就有可能对某些个体造成危害，而且有些营养素过量摄入后果比较严重。在任何情况下，一个人的真正需要量和日常摄入量只能是一个估算值，因此对个体膳食适宜性评价结果都是不够精确的，应当综合其他资料（如体格检查、实验室检查等）进行评价和解释。

2. 应用 DRIs 评价群体营养素摄入量

工作中评价群体营养素摄入量需要关注两个方面的问题：一是群体中多大比例的个体对某种营养素的摄入量低于其需要量；二是有多大比例的个体日常摄入量很高，可能面临健康风险。

（1）用 EAR 评价群体营养素摄入量：在实际工作中，评价群体摄入量是否适宜有两种方法，即"概率法"和"平均需要量切点法"。不管用哪种方法都是用 EAR 来估计摄入不足的可能性。平均需要量切点法举例如下：

例如：某小学调查 7～10 岁儿童 418 人，膳食锌摄入量平均为 10.2 mg/d，范围为 4.3～19.2 mg/d。这些儿童膳食锌摄入具体情况见表 4-1。

表 4-1　　　　　　　　某小学 7～10 岁儿童膳食锌摄入情况表

分布区间/(mg·d⁻¹)	人数/人	百分比/%
<9.7	139	33.3
9.7～13.5	218	52.1
>13.5	61	14.6

用 EAR 对该人群锌的营养状况评价：该校 7～10 岁学生的锌摄入量偏低，有大约

33％的学生摄入不足,应当积极改善;只有约15％的学生摄入量充足;约52％的学生摄入量处于充足和不充足之间,可能也需要加以改善。

(2)用AI评价群体营养素摄入量:当群体的摄入量算数平均数或中位数等于或大于该人群的营养素AI时,可以充分认为人群中发生摄入不足的概率很低;摄入量的算数平均数和中位数在AI以下时,则不能判断群体摄入不足的程度。举例如下:

某大学新生(18～19岁)520名,膳食钙摄入量平均为466 mg/d,范围为218～1 048 mg/d。这些学生钙摄入量的分布状态,用百分位法表示,见表4-2。

表4-2   某大学新生钙摄入量的分布状态

分位数	3	10	25	50	75	90	97
摄入量/(mg·d^{-1})	243	303	368	422	664	782	1 002

这组学生的平均摄入量远低于其相应的AI值(800 mg/d),理论上不能评价这个人群的钙营养状况,但是在观察其分布状况后(假定第208人的摄入量为399 mg/d,第471人的摄入量为801 mg/d),我们可以进行如下描述:该人群的平均钙摄入量远低于AI,在观察的520人中有208人(占40％)的摄入量低于AI的半数,应积极改善;只有49人(占9.4％)摄入量达到了AI;还有263人(占50.6％)的摄入量处于不足和AI之间,也需要改善。

(3)用UL评价群体营养素摄入量:UL可用于评估摄入营养素过量而危害健康的风险。根据日常摄入量的分布来确定摄入量超过UL者所占的比例。日常摄入量超过UL的这一部分人可能面临健康风险。

3.减少应用DRIs进行膳食评估的潜在误差

为减少应用DRIs进行膳食评估的潜在误差,在实际工作中要特别注意以下几点:

(1)不宜用平均摄入量来评价人群摄入水平。

(2)不宜用RNI来评估人群摄入不足的状况。

(3)不宜用食物频数问卷资料评价人群摄入量。

(4)能量推荐摄入量等于平均需要量,即RNI＝EAR。

(5)膳食营养素参考摄入量适用于健康人。

▌ 知识链接 ▌

DRIs 的历史沿革及发展

20世纪20～90年代,膳食营养素推荐供给量Recommended Dietary Allowance (RDAs),目的是表述建议的营养素摄入水平;设计和评价群体膳食的依据;制订食物发展计划和指导食品加工时的参考。

1941年美国国家研究院(NRC)推荐第一个RDA,目的是预防营养缺乏病,1989年出版RDA第十版。1996年食物营养委员会(FNB)讨论对第十版进行修改,制订DRIs。

1979年英国膳食参考值工作组提出推荐每天摄入量RDAs。1991年决定采用3个新的术语表达不同水平的营养需要:EAR、RNI和LRNI(低营养素参考摄入量)。

1992年欧共体提出用3个水平表达RDA:AR(平均需要量)、QRI(人群参考摄入量)和 LTI(最低阈摄入量)。1998 年,建立"健康危险性评估组"讨论"安全水平上限"。

1938 年中华医学会公共卫生委员会制订"中国人民最低营养需要量"。1952 年、1955 年出版的《食物成分表》中附录"每天膳食中营养素供给量"。1981 年对 RDA 进行了补充和修订。1988 年对 RDAs 进行了最近一次修订,定名为"推荐的每天膳食中营养素供给量"。

2000 年 10 月中国开始使用自己的 DRIs。2013 年 6 月,颁发了 DRIs 修订版。

(二)用 DRIs 计划膳食

计划膳食的目的是让消费者获得营养充足而又平衡的饮食。计划膳食既可以是简单的为个体计划食物的采购和餐饮配制,也可以为群体编排食谱和计划食物采购,还可以为一个部门制订地区性营养计划膳食。

1. 应用 DRIs 为个体计划膳食

(1)第一步:设定营养素摄入目标。应当考虑已经建立了 DRIs 的所有营养素项目,确保各种营养素的摄入量都能达到各自的 RNI 或 AI,而又不超过它们的 UL,要注意能量的 RNI=EAR,随时监测体重,做适当的相应调整,还要注意合理地分配能量来源。

(2)第二步:制订膳食计划。制订膳食计划的人员应该使用《中国居民膳食指南》和《中国居民平衡膳食宝塔》制订食物消费计划,再根据食物营养成分数据复查计划的膳食是否满足了 RNI 和 AI 而又不超过它们的 UL 水平。如有可能,可根据实际情况指导进一步制定食谱及相应的烹调方法。

2. 应用 DRIs 为群体计划膳食

(1)为需要量均匀性群体计划膳食步骤如下:

①确定计划目标:允许 2%~3% 的不足或过量危险,可根据实际情况调整不足或过量危险的允许范围。

②设置"日常营养素摄入量分布目标":根据 EAR、RNI、AI 和 UL 进行设置。

③编制"日常营养素摄入量分布目标"食谱。

④依据 DRIs 评价和调整计划膳食。

(2)为需要量不均匀性群体计划膳食:以能量需要量最高的亚人群作为目标制定计划膳食。对于一些能量代谢所需要的营养素(如维生素 B_1 及烟酸等),如果食物含能量高,而这些维生素含量低,则会造成代谢不平衡。

▌▎ Key Words ▎▌

1.营养素需要量的三个层次,第一个层次是 _____,第二个层次是 _____,第三个层次是_____。

2.DRIs 是一组每天平均膳食营养素摄入量的参考值,包括 7 项指标,分别是 _____、_____、_____、_____、_____、_____、_____。

3.推荐摄入量的主要用途是作为_____营养素摄入量的目标值。

4.应用 DRIs 为个体计划膳食,第一步是_____,第二步是_____。

任务三 膳食指南

学习目标

【掌握】

1.《中国居民平衡膳食指南（2016）》的内容

2.平衡膳食宝塔的结构和应用

【熟悉】

3.各类特定人群膳食指南

【了解】

4.中外膳食指南发展历程

案例导入 4-3

"我国居民膳食营养与体格发育状况"选摘

《中国居民营养与慢性病状况报告（2020年）》显示，中国成年居民超重肥胖率超过50％，6岁至17岁的儿童青少年超重肥胖率接近20％，6岁以下的儿童超重肥胖率达到10％。专家分析，能量摄入和能量支出不平衡是导致个体超重肥胖的直接原因。中国18岁及以上居民男性和女性的平均体重分别为69.6千克和59千克，与2015年发布结果相比分别增加3.4千克和1.7千克。城乡各年龄组居民超重肥胖率继续上升，18岁及以上居民超重率和肥胖率分别为34.3％和16.4％，6至17岁儿童青少年超重率和肥胖率分别为11.1％和7.9％，6岁以下儿童超重率和肥胖率分别为6.8％和3.6％。

——《中国居民营养与慢性病状况报告（2020年）》，2020-12-23

请问：（1）面对国人超重、肥胖日趋严重的趋势，你认为主要原因是什么？

（2）据你所知，肥胖症与哪些疾病有密切的关系？

一、膳食指南发展概述

膳食指南亦称膳食指导方针，是根据营养学原理和要求，结合国情，提出的一组以食物为基础的，教育人们采用平衡膳食，以达到合理营养、促进健康为目的的合理化建议或指导性意见。

(一)国外膳食指南的发展历程

20世纪30年代，国际联盟向大众推荐膳食应包含保健的食品——牛乳、鱼、肉、蛋、叶菜等。1968年，瑞典出版了第一部膳食目标。美国1977年也提出了膳食目标，1980年改为膳食指南，由政府颁布，每5年修订一次。其他国家也纷纷在20世纪70—80年代提出了各自的膳食指南，如加拿大、挪威、新西兰、丹麦、英国、日本、德国等，随后一些发展中国家也提出了各自的膳食指南。并且，有些国家增加了预防膳食营养素缺乏病和食品卫生方面的内容，之后又陆续增加了各类人群的膳食指南。

（二）中国居民膳食指南的发展历程

1989 年,中国营养学会制定了我国第一个膳食指南。共有 8 条内容:食物要多样;饥饱要适当;油脂要适量;粗细要搭配;食盐要限量;甜食要少吃;饮酒要节制;三餐要合理。

该指南自发布后,在指导和教育人民群众采用平衡膳食、增强体质方面发挥了积极作用。

从 1992 年全国性的第三次营养调查和有关卫生统计资料结果以及 1989 年～1995年的中国 8 省居民健康与营养调查结果表明:我国居民营养缺乏性疾病虽逐年减少,但因膳食结构不合理导致的心血管疾病等慢性病明显上升。谷类摄入下降、油脂和动物性食物摄入过多、能量过剩等诸多问题凸显。

对此,1997 年 4 月中国营养学会常务理事会通过并颁布了新的《中国居民膳食指南》,即新 8 条。

食物多样,谷类为主;多吃蔬菜、水果和薯类;常吃奶类、豆类或其制品;经常吃适量的鱼、禽、蛋、瘦肉,少吃肥肉和荤油;食量与体力活动要平衡;吃清淡少盐的食物;饮酒应适量;吃清洁卫生、不变质的食物。

我国 2008 年年初颁布的《中国居民膳食指南(2007)》,是由中国营养学会权威专家在 1997 年《中国居民膳食指南》基础上,结合 2002 年进行的"中国居民营养与健康状况调查"的结果提出的。该指南以科学的证据为基础,密切联系我国居民膳食营养的实际,对各年龄段的居民摄取合理营养,避免由不合理膳食带来的疾病具有普遍指导意义。其内容包括一般人群膳食指南,特殊人群膳食指南和平衡膳食宝塔三个部分。

2014 年,中国营养学会受国家卫计委委托,组织了《中国居民膳食指南》修订专家委员会,对我国第三版《中国居民膳食指南(2007)》进行修订。并于 2016 年 5 月 13 日国家卫生计生委发布了《中国居民膳食指南(2016)》。

《中国居民膳食指南(2016)》由一般人群膳食指南、特定人群膳食指南和中国居民平衡膳食实践三个部分组成。

知识链接

《中国居民膳食指南》历史沿革

第 1 版:我国居民膳食指南(1989),共 8 条。
第 2 版:中国居民膳食指南(1997),习惯称为新 8 条。
第 3 版:中国居民膳食指南(2007),称为新 10 条。
第 4 版:中国居民膳食指南(2016),精简为 6 条。

二、一般人群膳食指南

《中国居民膳食指南(2016)》中,一般人群膳食指南适用于 2 岁以上人群,共有 6 个条目。

1. 食物多样,谷类为主

每天的膳食应包括谷薯类、蔬菜水果类、畜禽类、鱼类、蛋类、奶类、大豆坚果类等食物。平均每天摄入 12 种以上食物,每周 25 种以上。每天摄入谷薯类食物 250～400 g,其中全谷物和杂豆类 50～150 g,薯类 50～100 g。食物多样、谷类为主是平衡膳食模式的重要特征。

2. 吃动平衡,健康体重

各年龄段人群都应天天运动、保持健康体重。食不过量,控制总能量摄入,保持能量平衡。坚持日常身体活动,每周至少进行 5 天中等强度身体活动,累计 150 分钟以上;主动身体活动最好每天 6 000 步。减少久坐时间,每小时起来活动一下。

3. 多吃蔬果、奶类、大豆

蔬菜水果是平衡膳食的重要组成部分,奶类富含钙,大豆富含优质蛋白质。餐餐有蔬菜,保证每天摄入 300～500 g 蔬菜,深色蔬菜应占 1/2。天天吃水果,保证每天摄入 200～350 g 新鲜水果,果汁不能代替鲜果。吃各种各样的奶制品,相当于每天液态奶 300 g。经常吃豆制品,适量吃坚果。

4. 适量吃鱼、禽、蛋、瘦肉

鱼、禽、蛋和瘦肉摄入要适量。每周吃鱼 280～525 g,畜禽肉 280～525 g,蛋类 280～350 g,平均每天摄入总量 120～200 g。优先选择鱼和禽。吃鸡蛋不弃蛋黄。少吃肥肉、烟熏和腌制肉制品。

5. 少盐少油,控糖限酒

培养清淡饮食习惯,少吃高盐和油炸食品。成人每天食盐不超过 6 g,每天烹调油 25～30 g。控制糖的摄入量,每天摄入不超过 50 g,最好控制在 25 g 以下。每天反式脂肪酸摄入量不超过 2 g。足量饮水,成年人每天饮水 7～8 杯(1 500～1 700 mL),提倡饮用白开水和茶水;不喝或少喝含糖饮料。儿童少年、孕妇、乳母不应饮酒。成人如饮酒,男性一天饮用酒的酒精量不超过 25 g,女性不超过 15 g。

6. 杜绝浪费,兴新食尚

珍惜食物,按需备餐,提倡分餐不浪费。选择新鲜卫生的食物和适宜的烹调方式。食物制备生熟分开、熟食二次加热要热透。学会阅读食品标签,合理选择食品。多回家吃饭,享受食物和亲情。传承优良文化,兴饮食文明新风。

三、特定人群膳食指南

《中国居民膳食指南(2016)》中,特定人群包括孕妇、乳母、婴幼儿、少年儿童年以及老年人,根据这些人群的生理特点和营养需要,特制定了相应的膳食指南,以期更好地指导孕妇乳母的营养,婴幼儿科学喂养和辅食添加,少年儿童生长发育快速增长时期的合理饮食,以及适应老年人生理和身体变化的膳食安排。合理营养、平衡膳食是提高健康水平和生命质量的保障。

0～2 岁的婴幼儿喂养指南,全面地给出了核心推荐和喂养指导,其他特定人群均是在一般人群膳食指南的基础上给予的补充说明。所以,在对 2 岁以上其他特定人群指导时,应将"一般人群膳食指南"与"特定人群膳食指南"两部分内容结合起来。

(一)中国孕妇、乳母膳食指南

女性是社会和家庭的重要组成部分。成熟女性承载着孕育新生命,哺育下一代的重要职责。女性身体的健康和营养状况与成功孕育新生命、获得良好妊娠结局及哺育下一代健康成长密切相关。因此,育龄女性应在计划怀孕前开始做好身体(健康状况)、营养(碘、铁、叶酸等)和心理准备,以获得孕育新生命的成功。

知识链接

1 000 天机遇窗口期

英国学者经过几十年的研究发现,婴儿生命最初的 1 000 天决定其长期的健康状况。妇女怀孕到宝宝出生后两岁,这 1 000 天已被世界卫生组织界定为一个人生长发育的"机遇窗口期"。因为生命早期 1 000 天婴幼儿的喂养,不但决定了婴幼儿的营养状况、生长发育、潜能以及认知等综合能力等,还与其成年后的健康状况、慢性疾病的发生及生活质量密切相关,是决定人一生健康状况的最关键窗口。

妊娠是一个复杂的生理过程,是 1 000 天机遇窗口期的第一个阶段,为了妊娠的成功,孕期妇女的生理状态及代谢发生了较大的适应性改变,并为产后泌乳进行营养储备。孕期营养状况的优劣对胎儿生长发育直至成年后的健康可产生至关重要的影响。分娩后的哺乳期妇女要分泌乳汁、哺育婴儿,还要逐步补偿妊娠、分娩时营养的消耗,恢复各器官、系统功能。对能量及营养素的需要甚至超过了妊娠期。乳母营养的好坏还直接关系到母乳喂养的成功和婴儿的生长发育。

无论是孕妇还是乳母的膳食构成都应该是由多种多样食物组成的平衡膳食,只有多样化的平衡膳食才能获得足够而适量的营养。

1. 备孕妇女膳食指南

备孕是指育龄妇女有计划地怀孕并对优孕进行必要的前期准备,是优孕与优生优育的重要前提。

健康的身体状况、合理膳食、均衡营养是孕育新生命必需的物质基础。准备怀孕的妇女应接受健康体检及膳食和生活方式指导,使健康与营养状况尽可能达到最佳后再怀孕。健康体检应特别关注感染性疾病(如牙周病)以及血红蛋白、血浆叶酸、尿碘等反映营养状况的检测,目的是避免相关炎症及营养素缺乏对受孕成功和妊娠结局的不良影响。备孕妇女膳食指南在一般人群膳食指南基础上特别补充以下 3 条关键推荐。

(1)调整孕前体重至适宜水平。肥胖或低体重备孕妇女应调整体重,使 BMI 指数在 $18.5 \sim 23.9 \ kg/m^2$ 范围内,保持适宜体重,以在最佳的生理状态下孕育新生命。

(2)常吃含铁丰富的食物,选用碘盐,孕前 3 个月开始补充叶酸。动物血、肝脏及红肉中铁含量及铁的吸收率均较高,一日三餐中应有瘦畜肉 $50 \sim 100 \ g$,每周食用 1 次动物血或畜禽肝肾 $25 \sim 50 \ g$。考虑到孕期对碘的需求增加,建议备孕妇女除规律食用碘盐外,每周再摄入 1 次富含碘的食物,如海带、紫菜、贻贝(干制品称作淡菜)等,以增加一定量的碘储备。孕前补充叶酸,可预防胎儿神经管畸形。

(3)禁烟酒,保持健康生活方式。怀孕前 6 个月夫妻双方应戒烟、禁酒;遵循平衡膳食原则,摄入充足的营养素和能量;保持良好的卫生习惯,避免感染和炎症;保证每天至少 30 min 中等强度的运动;有条件时进行全身体检,避免带病怀孕;规律生活,避免熬夜,保持睡眠充足,保持心情愉悦。

2. 孕期妇女膳食指南

妊娠期是生命早期 1 000 天机遇窗口的起始阶段,营养作为最重要的环境因素,对母子双方的近期和远期健康都将产生至关重要的影响。

孕育生命是一个奇妙的过程,要以积极的心态去适应孕期变化,愉快享受这一过程。母乳喂养对孩子和母亲都是最好的选择,孕期应了解相关的知识,为产后尽早开奶和成功母乳喂养做好各项准备。孕期妇女膳食指南应在一般人群膳食指南的基础上补充 5 条关键推荐。

(1)补充叶酸,常吃含铁丰富的食物,选用碘盐。受孕后每天应继续补充叶酸 400 μg,持续整个孕期。

(2)孕吐严重者,可少量多餐,保证摄入含必需量糖类的食物。保证每天至少摄入 150 g 糖类(约合谷类 200 g),以预防酮血症对胎儿神经系统的损害。

(3)孕中晚期适量增加奶、鱼、禽、蛋、瘦肉的摄入。自孕中期开始,增加奶类 200 g/d,动物性食物(鱼、禽、蛋、瘦肉)孕中期增加 50 g/d,孕晚期增加 125 g/d,以满足优质蛋白、维生素 A、钙、铁等营养素和能量的需要。建议每周食用 2～3 次鱼类,以提供对胎儿大脑发育有重要作用的 n-3 多不饱和脂肪酸。

(4)适量身体活动,维持孕期适宜增重。健康孕妇每天应进行不少于 30 min 的中等强度的身体活动。

(5)禁烟酒,愉快孕育新生命,积极准备母乳喂养。

3. 哺乳期妇女膳食指南

哺乳期是母体用乳汁哺育婴儿使其获得最佳生长发育并奠定一生健康基础的特殊生理阶段。

基于母乳喂养对母亲和婴儿诸多的益处,世界卫生组织建议婴儿 6 个月内应纯母乳喂养,并在添加辅食的基础上持续母乳喂养到 2 岁甚至更长时间。乳母的营养状况是泌乳的基础,如果哺乳期营养不足,将会减少乳汁分泌量,降低乳汁质量,并影响母体健康。有鉴于此,哺乳期妇女膳食指南在一般人群膳食指南基础上增加五条关键推荐。

(1)增加富含优质蛋白质及维生素 A 的动物性食物和水产品的食用,选用碘盐。乳母每天应比孕前增加约 80 g 的鱼、禽、蛋、瘦肉的摄入。如条件限制,可用大豆及其制品替代。并适当摄入海带、紫菜、贝类等水产品,适当增加动物肝脏、蛋黄等富含维生素 A 的食物。奶类含钙量高,易吸收利用,乳母每天饮奶量应达到 500 mL,这样可获得 450 mg 的钙,加上深绿色蔬菜、虾皮等其他含钙丰富的食物,则可达到推荐摄入量。

(2)产褥期食物多样不过量,重视整个哺乳期营养。

(3)愉悦心情,充足睡眠,促进乳汁分泌。

(4)坚持哺乳,适度运动,逐步恢复适宜体重。哺乳期妇女应适当运动及做产后健身操,可促使产后机体复原,保持健康体重。

(5)忌烟酒,避免浓茶和咖啡。乳母吸烟、饮酒对婴儿健康有害。

(二)中国婴幼儿喂养指南

中国婴幼儿喂养指南是与一般人群膳食指南并行的喂养指导。出生后至满 2 周岁阶段,构成生命早期 1 000 天关键窗口期中三分之二的时长,该阶段的良好营养和科学喂养是婴儿近期和远期健康最重要的保障。生命早期的营养和喂养对体格生长、智力发育、免疫功能等近期及后续健康持续发展产生至关重要的影响。

本指南分为两部分:针对 6 月龄内婴儿的母乳喂养指南,主要内容以纯母乳喂养为目标,鼓励尽早开奶,以获得成功纯母乳喂养;正确对待和解决纯母乳喂养中遇到的问题,追求婴儿健康成长。针对7～24月龄婴幼儿提出喂养指南,主要内容是以补充营养和满足饮食行为正常发育为目标的辅食添加,包括方法、方式、食物选择和喂养效果评价等,强调顺应性喂养模式,以助于幼儿健康饮食习惯的形成。

1.6月龄内婴儿母乳喂养指南

本指南适用于出生至180天内的婴儿。6月龄内是一生中生长发育的第一个高峰期,对能量和营养素的需要高于其他任何时期。

6月龄内婴儿处于1000天机遇窗口期的第二个阶段,营养作为最主要的环境因素对其生长发育和后续健康持续产生至关重要的影响。

针对我国6月龄内婴儿的喂养需求和可能出现的问题,基于目前已有的科学证据,同时参考世界卫生组织(WHO)、联合国儿童基金会(UNICEF)和其他国际组织的相关建议,提出6月龄内婴儿母乳喂养指南。核心推荐如下6条:

(1)产后尽早开奶,坚持新生儿第一口食物是母乳。初乳富含营养和免疫活性物质,有助于肠道功能发展,并提供免疫保护。母亲分娩后,应尽早开奶,让婴儿开始吸吮乳头,获得初乳并进一步刺激泌乳,增加乳汁分泌。环境温馨、心情愉悦、精神鼓励、乳腺按摩等辅助因素,有助于顺利成功开奶。

(2)坚持6月龄内纯母乳喂养。母乳是婴儿最理想的食物,纯母乳喂养能满足婴儿6月龄内所需要的全部液体、能量和营养素。此外,母乳有利于肠道健康微生态环境建立和肠道功能成熟,降低感染性疾病和过敏发生的风险。母乳喂养需要全社会的努力,专业人员的技术指导,家庭、社区和工作单位应积极支持。充分利用政策和法律保护母乳喂养。

(3)顺应喂养,养成良好的生活规律。母乳喂养应顺应婴儿胃肠道成熟和生长发育过程,从按需喂养模式到规律喂养模式递进。非饥饿原因哭闹时,增加哺乳次数只能缓解婴儿的焦躁心理,并不能根本解决问题,应及时就医。

(4)生产后数日开始补充维生素D,不需补钙。人乳中维生素D含量低,母乳喂养儿不能通过母乳获得足量的维生素D。维生素D的补充可以通过抱婴儿到户外活动,接受适宜的阳光照射,促进皮肤维生素D的合成,也可补充维生素D制剂。同时,推荐新生儿出生后补充维生素K,以预防因维生素K缺乏而引起的出血性疾病,特别是剖宫产的新生儿。

(5)婴儿配方奶是不能纯母乳喂养时的无奈选择。当发生婴儿患有某些代谢性疾病、乳母患有某些传染性或精神性疾病、乳汁分泌不足或无乳汁分泌等情况,不能用纯母乳喂养婴儿时,建议首选适合于6月龄内婴儿的配方奶喂养。6月龄内放弃母乳喂养而选择婴儿配方奶,对婴儿是不利的。

(6)监测体格指标,保持健康成长。身长和体重是反映婴儿喂养和营养状况的直观指标。疾病或喂养不当、营养不足会使婴儿生长缓慢或停滞。母乳喂养儿体重增长可能低于配方奶喂养儿,只要处于正常的生长曲线轨迹,即是健康生长状态。

2.7～24月龄婴幼儿喂养指南

本指南所称7～24月龄婴幼儿是指满6月龄(出生180天后)至2周岁内(24月内)的婴幼儿。

7～24月龄婴幼儿处于1000天机遇窗口期的第三阶段,适宜的营养和喂养不仅关系到近期的生长发育,也关系到长期的健康。针对我国7～24月龄婴幼儿营养和喂养的需求,以及可能出现的问题,基于目前已有的证据,同时参考 WHO 等的相关建议,提出 7～24 月龄婴幼儿的喂养指南。推荐以下 6 条:

(1)继续母乳喂养,满 6 月龄起添加辅食。婴儿满 6 月龄时,胃肠道等消化器官已相对发育完善,可消化母乳以外多样化食物。同时,婴儿的口腔运动功能,味觉、嗅觉、触觉等感知觉,以及心理、认知行为能力也已准备好接受新的食物。此时可以开始添加辅食。

(2)从富含铁的泥糊状食物开始,逐步添加,达到食物多样。辅食添加原则:每次只添加一种食物,由少到多、由稀到稠、由细到粗,循序渐进。每引入一种新的食物应让婴幼儿适应 2～3 天,密切观察其是否出现呕吐、腹泻、皮疹等不良反应,适应一种食物后再添加其他新的食物。

(3)提倡顺应喂养,鼓励但不强迫进食。父母及喂养者有责任为婴幼儿提供多样化且与其发育水平相适应的食物,在喂养过程中及时感知婴幼儿发出的信号,并做出回应。父母及喂养者还应为婴幼儿营造良好的进餐环境,控制每餐进餐时间不超过 20 min。父母及喂养者也应成为婴幼儿进食的好榜样。

(4)辅食不加调味品,尽量减少糖和盐的摄入。强调婴幼儿辅食不额外添加盐、糖及刺激性调味品,也是为了提醒父母在准备家庭食物时也应保持淡口味,既为适应婴幼儿需要,也为保护全家人的健康。

(5)注重饮食卫生和进食安全。辅食的制作要选择新鲜、优质、无污染的食材。餐具、场所应保持清洁。辅食应煮熟、煮透。进餐前要洗手。婴幼儿进食一定要有成人看护,以防意外的发生。

(6)定期监测体格指标,追求健康生长。适度、平稳生长是最佳的生长模式。每 3 个月一次定期监测并评估婴幼儿的体格生长指标有助于判断其营养状况。对于生长不良、超重肥胖,以及处于急慢性疾病期间的婴幼儿应增加监测次数,达到健康生长的需要。

(三)中国少年儿童膳食指南

中国少年儿童膳食指南适用于满 2 周岁至不满 18 周岁的未成年人(简称为 2～17 岁儿童),分为 2～5 岁学龄前儿童和 6～17 岁学龄儿童两个阶段。该指南是一般人群膳食指南基础上的补充说明和指导。

2～5 岁儿童生长发育速率与婴幼儿相比略有下降,但仍处于较高水平。摄入的食物种类和膳食结构已开始接近成人,是饮食行为和生活方式形成的关键时期。但与成人相比,对各种营养素的需要量较高,消化系统尚未完全成熟,咀嚼能力仍较差。

1. 学龄前儿童膳食指南

学龄前儿童膳食指南适用于满 2 周岁后至 6 周岁前(2～5 岁)的儿童(也称为学龄前儿童),是基于 2～5 岁儿童生理和营养特点,在一般人群膳食指南基础上增加的关键推荐。

2～5 岁是儿童生长发育的关键时期,也是良好饮食习惯培养的关键时期。家长要有意识地培养孩子的规律就餐,自主进食不挑食的饮食习惯,鼓励每天饮奶,选择健康有营养的零食。为适应学龄前儿童心理发育,鼓励儿童参加家庭食物选择或制作过程,增加儿童对食物的认识和喜爱。

(1)规律就餐,自主进食不挑食,培养良好饮食习惯。

（2）每天饮奶，足量饮水，正确选择零食。

（3）食物应合理烹调，易于消化，少调料，少油炸。

（4）参与食物选择与制作，增进对食物的认知与喜爱。

（5）经常户外活动，保障健康生长。

2.学龄儿童膳食指南

学龄儿童是指 6 周岁至不满 18 周岁的未成年人。学龄儿童是学习营养健康知识、养成健康生活方式、提高营养健康素养的关键时期。家庭、学校和社会要共同努力，关注和开展学龄儿童的饮食教育，帮助他（她）们从小养成健康的生活方式。在一般人群膳食指南的基础上，推荐如下 5 条：

（1）认识食物，学习烹饪，提高营养科学素养。

（2）三餐合理，规律进餐，培养健康饮食行为。注意吃好早餐，天天饮奶或奶制品 300 mL。

（3）合理选择零食，足量饮水，不喝含糖饮料。每天饮水 800～1 400 mL。

（4）不偏食节食，不暴饮暴食，保持适宜体重增长。

（5）保证每天至少活动 60 分钟，增加户外活动时间。

6 岁儿童进入学校教育阶段，生长发育迅速，两性特征逐步显现，学习和运动量大，对能量和营养素的需要相对高于成年人。形成良好饮食习惯，培养和逐步完善运动爱好。实现个人健康、全家健康的目的，为国家培养高素质战略人才提供保障。

（四）中国老年人膳食指南

中国老年人膳食指南是针对年龄在 65 周岁以上的人群，是在一般人群膳食指南基础上对老年人膳食指南的补充说明和指导。

老年人除了身体功能有不同程度的衰退，大多数营养需求与成年人相似，因此，一般人群膳食指南的内容也适用于老年人。此指南旨在帮助老年人更好地适应身体功能的改变，努力做到合理膳食、均衡营养，减少和延缓疾病的发生和发展，延长健康生命时间，在一般人群膳食指南的基础上，推荐如下 4 条：

（1）少量多餐细软，预防营养缺乏。由于老年人消化功能有所减退，有的牙齿缺损，所以容易出现食物摄入量不足和营养缺乏，所以食物制作要细软，且少量多餐，有助于增加食物摄入和消化。

（2）主动足量饮水，积极户外活动。合理的饮水有助于减缓老年人隐性缺水和维持健康。正确的饮水方法是主动少量多次，每次 50～100 mL，每天饮水量应不低于 1 200 mL，以 1 500～1 700 mL 为宜。户外运动能够更好地接受紫外线照射，有利于体内维生素 D 的合成，延缓骨质疏松和肌肉衰减的发展。

（3）延缓肌肉衰减，维持适宜体重。合理营养、适度增加抗阻运动是减缓肌肉衰减的主要措施。原则上建议老年人 BMI 最好不低于 20.0 kg/m^2，最高不超过 26.9 kg/m^2。

（4）摄入充足食物，鼓励陪伴进餐。老年人每天应至少摄入 12 种食物。家人陪伴，增进交流，可促进食欲。

（五）素食人群膳食指南

素食人群是指以不食肉、家禽、海鲜等动物性食物为饮食方式的人群，可分为全素、蛋素、奶素、蛋奶素人群等。完全戒食动物性食物及其产品的为全素人群；不戒食蛋奶类及其相关产品的为蛋奶素人群。

素食是一种饮食习惯或饮食文化,实践这种饮食文化的人称为素食主义者。素食人群膳食中除动物性食物外,其他食物的种类与一般人群膳食类似,因此,除了动物性食物,一般人群膳食指南的建议均适用于素食人群。

(1)谷类为主,食物多样,适量增加全谷物。全素和蛋奶素人群膳食应以谷类为主,食物多样化。每天摄入的食物种类至少为 12 种,而每周至少为 25 种。建议全素人群(成人)每天摄入谷类 250～400 g,蛋奶素人群(成人)每天摄入谷类 225～350 g。

(2)增加大豆及其制品的摄入,每天 50～80 g 为宜,选用发酵豆制品。

(3)常吃坚果、海藻和菌菇。

(4)蔬菜、水果摄入应充足。食用量同一般人群一样。

(5)合理选择烹调油。

四、平衡膳食模式及实践

20 世纪 80 年代以来,随着我国经济发展和社会的进步、食品加工业的发展以及物流业的迅速崛起,我国城乡居民的膳食结构发生了明显变化。在人们生活水平提高的同时,我国肥胖、心脑血管病、糖尿病、癌症等慢性病患病率呈不断上升趋势,膳食模式和疾病谱的变化值得我们高度重视。

我国膳食指南的修订宗旨,是以社会大众的健康需求和利益为根本,是以平衡膳食为目标。修订专家委员会和各个技术工作组,以理想膳食模式、食物与健康关系的最新研究为根据,分析了我国居民膳食和健康状况,调查了 2007 年中国居民膳食宝塔的消费者 KAP(态度知识行为),经过两年的工作,修订和完善第 4 版《中国居民膳食指南(2016)》使其更科学化和符合百姓需求。

(一)中国居民平衡膳食模式和图示

《中国居民膳食指南(2016)》覆盖人群为 2 岁以上健康人群,遵循以食物为基础的原则,充分考虑食物多样化;以平衡膳食模式为目标,并考虑实践中的可行性和可操作性。

平衡膳食模式是经过科学设计的理想膳食模式。能最大程度地满足不同年龄阶段、不同能量需求水平的健康人群的营养与健康需要。平衡膳食模式是中国居民膳食指南的核心。

中国居民膳食模式的设计和修订依据:①营养科学原理和中国居民膳食营养素参考摄入量;②结合最近的我国居民营养健康研究,特别是中国居民营养与慢性病状况报告和数据;③食物与健康关系证据研究;④我国食物资源、饮食文化特点等。

为了更好地理解和传播中国居民膳食指南和平衡膳食的理念,除了对《中国居民平衡膳食宝塔》修改和完善外,还增加了中国居民平衡膳食餐盘、中国儿童平衡膳食算盘等。

1. 中国居民平衡膳食宝塔

中国居民平衡膳食宝塔是根据《中国居民膳食指南(2016)》的核心内容和推荐,结合中国居民膳食的实际情况,把平衡膳食的原则转化为各类食物的数量和比例的图形化表示。

中国居民平衡膳食宝塔形象化的组合,遵循了平衡膳食的原则,体现了一个在营养上比较理想的基本构成,中国居民平衡膳食宝塔(2016),如图 4-3 所示。

平衡膳食宝塔共分5层,各层面积大小不同,体现了5类食物和食物量的多少。5类食物包括谷薯类食物;蔬菜水果;畜禽肉、水产品、蛋类;奶及奶制品、大豆及坚果类以及烹调油和食盐,其食物数量是根据不同能量需要而设计,宝塔旁边的文字注释,标明了在能量1 600～2 400 kcal时,一段时间内成人每人每天各类食物摄入量的平均范围。

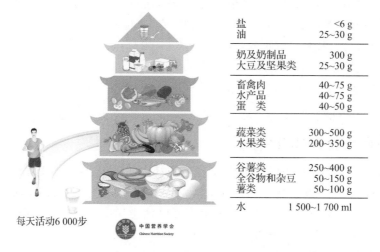

盐	<6 g
油	25～30 g
奶及奶制品	300 g
大豆及坚果类	25～30 g
畜禽肉	40～75 g
水产品	40～75 g
蛋 类	40～50 g
蔬菜类	300～500 g
水果类	200～350 g
谷薯类	250～400 g
全谷物和杂豆	50～150 g
薯类	50～100 g
水	1 500～1 700 ml

每天活动6 000步

中国营养学会
Chinese Nutrition Society

图4-3 中国居民平衡膳食宝塔(2016)

(1)第一层谷薯类食物

谷薯类是膳食能量的主要来源(糖类提供总能量的50%～65%),也是多种微量营养素和膳食纤维的良好来源。膳食指南中推荐2岁以上健康人群的膳食摄入应做到食物多样、谷物为主。一段时间内,成人每人每天应该摄入谷薯类、全谷物和杂豆类在250～400 g,其中全谷物(包括杂豆类)50～150 g,薯类50～100 g。

谷类、薯类和杂豆是糖类的主要来源,谷类包括小麦、稻米、玉米、高粱等及其制品,如米饭、馒头、烙饼、面包、饼干、麦片等。薯类包括马铃薯、红薯等,可替代部分主食。杂豆包括大豆以外的其他干豆类,如红小豆、绿豆、芸豆等。全谷物暴露了天然谷物的全部成分,是理想膳食模式的重要选择,也是膳食纤维和其他营养素的来源。我国传统膳食中整粒的食物常见的有小米、玉米、绿豆、红豆、荞麦等,现代加工产品有燕麦片等,因此把杂豆与全谷物归为一类。2岁以上人群都应该保持全谷物的摄入量,以此获得更多营养素、膳食纤维,对健康益处多多。

(2)第二层为蔬菜和水果类

蔬菜、水果是膳食指南中鼓励多摄入的两类食物。在1 600～2 400 kcal能量需要水平下,推荐每人每天蔬菜摄入量300～500 g,水果200～350 g。蔬菜、水果是膳食纤维、微量营养素和植物化学物的良好来源,蔬菜包括嫩茎、叶、花菜类,根菜类,鲜豆类,茄果瓜菜类,葱蒜类及菌藻类,水生蔬菜类等。深色蔬菜是指深绿色、深黄色、紫色、红色等有色的蔬菜,每类蔬菜提供的营养素略有不同,深色蔬菜一般富含维生素、植物化学物和膳食纤维,推荐深色蔬菜占每天总体蔬菜摄入量的1/2以上。

水果包括仁果、浆果、核果、柑橘类、瓜果、热带水果等。建议吃新鲜水果,在鲜果供应不足时可选择一些含糖量低的干果制品和纯果汁。新鲜水果提供多种微量营养素和膳食纤维。蔬菜和水果各有优势,虽在一层,但不能相互替代。很多人不习惯摄入水

护 理 营 养 学

果,或者摄入量很低,应努力把水果作为平衡膳食的重要部分。多吃蔬菜水果也是降低膳食能量摄入的不错选择。

（3）第三层为畜禽肉、水产品、蛋类

畜禽肉、水产品、蛋类是膳食指南推荐适量食用的一类食物。在能量需要 1 600～2 400 kcal 水平下,推荐每天鱼、禽、肉、蛋摄入量共计 120～200 g。新鲜的动物性食物是优质蛋白质、脂肪和脂溶性维生素的良好来源,建议每天畜禽肉的摄入量为 40～75 g,少吃加工类肉制品。目前我国汉族居民的肉类摄入以猪肉为主,且摄入量增长趋势明显。猪肉含脂肪较高,应尽量选择瘦肉或禽肉。常见的水产品是鱼、虾、蟹和贝类,此类食物富含优质蛋白质、脂类、维生素和矿物质,推荐每天摄入量为 40～75 g,有条件可以多吃一些替代畜肉类。

蛋类包括鸡蛋、鸭蛋、鹅蛋、鹌鹑蛋、鸽子蛋及其加工制品,蛋类的营养价值较高,推荐每天 1 个鸡蛋(相当于 50 g 左右),吃鸡蛋不能弃蛋黄,蛋黄有着丰富的营养成分,如胆碱、卵磷脂、胆固醇、维生素 A、B 族维生素、叶黄素、锌等,无论多大年龄都具有健康益处。

（4）第四层奶类及奶制品、大豆及坚果类食物

鼓励多摄入奶类及奶制品和大豆类食品。奶类及奶制品、大豆和坚果是蛋白质和钙的良好来源,营养密度高。在 1 600～2 400 kcal 能量需要水平下,推荐每天应摄入相当于鲜奶 300 g 的奶类及奶制品;在全球乳制品消费中,我国消费水平一直很低,多吃各种各样的乳制品,有利于提高乳品摄入量。

大豆包括黄豆、黑豆、青豆,其常见的制品包括豆腐、豆浆、豆腐干及千张等。推荐大豆和坚果类制品摄入量为 25～35 g,以蛋白质为换算单位,1 份 20～25 g 大豆相当于豆腐、豆干的量的折算。

坚果包括花生、葵花籽、核桃、杏仁、榛子等,部分坚果的蛋白质与大豆相似,富含必需脂肪酸和必需氨基酸,作为菜肴、零食等都是食物多样化的良好选择,建议每周食用坚果 70 g 左右(每天 10 g 左右)。10 g 重量的坚果仁,如 2～3 个核桃,4～5 个板栗,松子仁 30～35 g(相当于一把带皮松子)。

（5）第五层烹调油和食盐

油、盐作为烹饪调料,建议尽量少摄入。推荐成人每天烹调油不超过 25～30 g,食盐摄入量不超过 6 g。按照《中国居民膳食营养参考摄入量》中脂肪在总膳食中的能量提供,1～3 岁人群脂肪摄入量占膳食总能量 35%;4 岁以上人群占 20%～30%。在1 600～2 400 kcal 膳食总能量需要水平下,为 36～80 g。脂肪提供高能量,很多食物含有脂肪,所以烹饪用油需要限量,按照烹调油摄入 25～30 g 计算,烹调油提供膳食总能量 10% 左右。烹调油包括各种动植物油,植物油包括花生油、豆油、菜籽油、芝麻油、调和油等,动物油包括猪油、牛油、黄油等。烹调油也要多样化,经常更换种类,食用多种植物油可满足人体各种脂肪酸的需要。

我国居民食盐用量普遍较高,盐与高血压关系密切,限制盐的摄入是我国的长期目标,除了少用食盐外,也需要控制隐形高盐食品的摄入量。

酒和添加糖不是膳食组成的基本食物;其推荐意见在"一般人群膳食指南"部分已经说明。

（6）运动和水

身体活动和水的图示仍包括在可视化图形中,强调增加身体活动和足量饮水的重

要性。水是膳食的重要组成部分,是一切生命必需的物质,其需要量主要受年龄、身体活动、环境温度等因素的影响。轻体力活动的成年人每天至少饮水 1 500~1 700 mL(7~8 杯)。在高温或强体力活动的条件下,应适当增加。饮水不足或过多都会对人体健康带来危害。膳食中水分大约占 1/3,推荐一天中饮水和整体膳食水(包括食物中的水,如汤、粥、奶等)摄入量为 2 700~3 000 mL。

运动或身体活动是能量平衡和保持身体健康的重要手段。运动或身体活动能有效地消耗能量,保持精神和机体代谢的活跃性。鼓励养成天天运动的习惯,坚持每天多做一些消耗体力的活动。推荐成年人每天进行至少相当于快走 6 000 步以上的身体活动。每周最好进行 150 min 中等强度的运动,如骑车、跑步、庭院或农田的劳动等。一般而言,轻体力活动的能量消耗通常占总能量消耗的 1/3 左右,而重体力活动者可高达1/2。加强和保持能量平衡,需要通过不断摸索,关注体重变化,找到食物摄入量和运动消耗量之间的平衡点。

值得注意的是,平衡膳食模式中提及的所有食物推荐量都是以原料的生重可食部计算的,每类食物又覆盖了多种多样的不同食物,熟悉食物营养特点,是保障膳食平衡和合理营养的基础。

2. 中国居民平衡膳食餐盘

中国居民平衡膳食餐盘(food guide plate)是按照平衡膳食原则,在不考虑烹调用油盐的前提下,描述了一个人一餐中膳食的食物组成和大致比例(图 4-4)。餐盘更加直观,一餐膳食的食物组合搭配轮廓清晰明了。

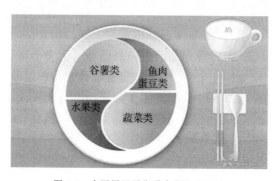

图 4-4 中国居民平衡膳食餐盘(2016)

餐盘分成 4 部分,分别是谷薯类、鱼肉蛋豆类、蔬菜类和水果类,餐盘旁的一杯牛奶提示奶类及奶制品的重要性。此餐盘适用于 2 岁以上人群,是一餐中食物基本构成的描述。

与平衡膳食宝塔相比,平衡膳食餐盘更加简明,给大家一个框架性认识,容易记忆和操作。2 岁以上人群都可参照此结构计划膳食,即便是对素食者而言,也很容易替换肉类为豆类,以获得充足的蛋白质。

如果按照 1 600~2 400 kcal 能量需要水平,计算食物类别和质量比例,结合餐盘图中色块显示,蔬菜和谷薯类面积最大,是膳食中的重要部分;按照重量计算蔬菜为膳食总重量的 34%~36%;谷薯类占总膳食重量的 26%~28%;水果次之,占膳食总重量的20%~25%;鱼肉蛋豆类最少,占膳食总重量的 13%~17%;一杯牛奶为 300 g。按照这个重量比例计划膳食,将很容易达到营养需求。平衡膳食餐盘中食物重量比例计算见表 4-3。

表 4-3

平衡膳食餐盘中食物重量比例计算

能量(kcal) 食物	1 600	1 800	2 000	2 200	2 400	均值	平衡餐盘图形设计比例
谷薯类	28%	27%	26%	26%	27%	27%	25%
蔬菜类	34%	36%	36%	34%	34%	35%	35%
水果类	23%	22%	25%	23%	24%	23%	25%
鱼肉蛋豆类	15%	15%	13%	17%	15%	15%	15%
奶及奶制品	300 g						

　　膳食指南强调的细节,如谷薯类中的 50~150 g 应该是全谷物食物,适当薯类摄入量,喝水而不要喝含糖的饮料,选择低盐的食物等,并不能一一在平衡膳食餐盘中得到表达,还需要参照《一般人群膳食指南》进行具体解读。

3.中国儿童平衡膳食算盘

　　平衡膳食算盘(food guide abacus)是根据平衡膳食的原则转化各类食物分量图形化的表示,算盘主要针对儿童。与宝塔相比,在食物分类上,把蔬菜、水果分为两类,算盘分为 6 行,从下向上依次为谷薯类、蔬菜类、水果类、畜禽肉蛋水产品、大豆坚果奶类、油盐类。此算盘分量为 8~11 岁儿童中等活动水平计算,宣传和知识传播中可以寓教于乐,与儿童很好沟通和记忆一日三餐食物基本构成的多少。中国儿童平衡膳食算盘(2016)如图 4-5 所示。

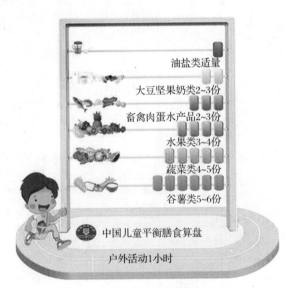

图 4-5　中国儿童平衡膳食算盘(2016)

　　平衡膳食算盘简单勾画了膳食结构图,食物分量依据,不同年龄儿童青少年的膳食组成(表 4-4)计算而来,给儿童一个大致膳食模式的认识。跑步的儿童身挎水壶,表达了鼓励喝白开水、不忘天天运动、积极活跃的生活和学习。通过对照常见食物的标准分量(表 4-5)可以得到摄入各类食物的数量。

表 4-4

不同年龄儿童青少年的膳食组成*

份/d

食物组	7~岁	11~岁	14~岁
谷薯类	4.5~5.5	6~7	6.5~9
—全谷物和薯类	适量(各个年龄段)		

项目四　健康人群的营养与膳食指导

（续表）

食物组	7～岁	11～岁	14～岁
蔬菜	3～4.5	4.5～5	4.5～6
—深色蔬菜	至少1/3（各个年龄段）		
水果	2～3	3～3.5	3～4
畜禽肉类	1	1～1.5	1.5～2
蛋类	0.5～1	1	1
水产品	1	1～1.5	1.5～2
乳类	1.5	1.5	1.5
大豆	0.5	0.5～1	1
坚果	适量	0.5	1

注：按中等体力活动下能量需要量水平计算，7～岁（1 600～2 000 kcal/d），11～岁（2 000～2 500 kcal/d），14～岁（2 200～3 000 kcal/d）

表 4-5 　　　　　　　　　　常见食物的标准分量

食物类别		g/份	能量/kcal	备注
谷类		50～60	160～180	面粉 50 g＝70～80 g 馒头 大米 50 g＝100～120 g 米饭
薯类		80～100	80～90	红薯 80 g＝100 g 马铃薯 （能量相当于 0.5 份谷类）
蔬菜类		100	15～35	高淀粉类蔬菜，如甜菜、鲜豆类，应注意能量的不同，每份用量应减少
水果类		100	40～55	100 g 梨和苹果，相当于高糖水果枣 25 g，柿子 65 g
畜禽肉类	瘦肉	40～50	40～55	瘦肉的脂肪含量＜10% 肥瘦肉的脂肪含量 10%～35%
	肥瘦肉	20～25	65～80	肥肉、五花肉脂肪含量一般超过 50%，应减少食用
蛋类（含蛋白质 7 g）		40～50	65～80	鸡蛋 50 g
水产品	鱼类	40～50	50～60	
	虾贝类		35～50	
大豆类（含蛋白质 7 g）		20～25	65～80	黄豆 20 g＝北豆腐 60 g＝南豆腐 110 g 豆腐 120 g＝豆干 45 g＝豆浆 360～380 g
坚果类（含油脂 5 g）		10	40～55	淀粉类坚果相对能量低，如葵花籽仁 10 g＝板栗 25 g＝莲子 20 g （能量相当于 0.5 份油脂类）
乳品类	全脂	200～250 mL	100	200 液态奶＝20～25 g 奶酪＝20～30 g 奶粉 全脂液态奶含脂肪约 3%
	脱脂	200～250 mL	55	脱脂液态奶含脂肪约＜0.5%
水		200～250 mL	0	

注：1. 谷类按 40 g 糖类等量原则进行代换，每份蛋白质大约 5 g。薯类按 20 g 糖类等量原则进行代换，能量相当于 0.5 份谷类，每份蛋白质大约 2 g。

2. 蛋类和大豆按 7 g 蛋白质，乳类按 5～6 g 蛋白质等量原则进行代换。脂肪不同时，能量有所不同。

3. 畜禽肉类、鱼虾类以能量为基础进行代换，参考脂肪含量区别。

4. 坚果类按 5 g 脂肪等量原则进行代换，每份蛋白质大约 2 g。

（二）平衡膳食模式的应用

中国居民膳食指南的应用和实践，是把营养和健康科学知识转化为平衡膳食模式的促进和推广过程。在营养和健康宣传教育过程中，膳食指南为全体营养和健康教育工作者、健康传播者提供了最新最权威的科学依据和资源。我们鼓励营养教育工作者在实践中加入自己的经验和知识，帮助消费者应用，并在生活中加以实践提高。

中国居民膳食指南是消费者健康生活的指导，在生活实践中可广泛运用，特别是在以下几个方面：

（1）设计平衡膳食，自我管理一日三餐。

（2）了解并实践"多吃"的食物。

（3）了解并控制"少吃"的食物。

（4）合理运动和保持健康体重。

（5）评价个人膳食和生活方式，逐步达到理想要求。

在公共营养和大众健康方面还包括：

（1）营养教育实践资源和教材。

（2）发展和促进营养相关政策和标准的基础。

（3）创造和发展新的膳食计算和资源的工具。

（4）科学研究、教学、膳食管理的指导性文件。

（5）推动和实施全民营养周、社区健康指导、健康城市等的健康促进科学资源。

（6）慢性病预防和健康管理的行动指南。

其中，设计平衡膳食，膳食管理和评价，营养教育和促进是最常用的几个方面，下面重点对中国居民膳食指南的技术应用和实践进行简要描述。

膳食设计包括以下 5 个基本步骤：

1. 确定膳食营养目标

根据《中国居民膳食营养素参考摄入量》(2013)，可以简单地根据自己的年龄范围和劳动强度来确定能量需要量，直接采用对应的能量值作为膳食设计的目标。不同年龄轻体力活动的能量和需要量（EER）见表 4-6。

表 4-6　　　　　　　　　不同年龄轻体力活动的能量需要量（EER）

人群分类	幼儿		儿童青少年			成人		老年人
	2～3 岁	4～6 岁	7～10 岁	11～13 岁	14～17 岁	18～49 岁	50 岁以上	65 岁以上
能量需要量（EER）	1 000～1 250 kcal/d	1 200～1 400 kcal/d	1 350～1 800 kcal/d	1 800～2 050 kcal/d	2 000～2 500 kcal/d	1 800～2 250 kcal/d	1 750～2 100 kcal/d	1 500～2 050 kcal/d

注：幼儿为中体力活动水平

在实际生活中，每个人要根据自己的生理状态、身体活动程度、体重情况以及食物资源可及性进行调整。

2. 根据自己的能量需要水平确定食物用量

不同能量需要水平的平衡膳食模式和食物量（表 4-7）中列出了从 1 000～3 000 kcal 能量需要量水平下的膳食构成，涵盖了 2 岁以上全人群的能量需要量水平。膳食由五大类食物组成，每一组基本食物都至少提供了一种以上的营养素，每天摄入多种多样的食物是很重要的。应用时要根据自身的能量需要进行选择。

表 4-7					不同能量需要水平的平衡膳食模式和食物量						(g/d)
食物种类	能量摄入水平/kcal										
	1 000	1 200	1 400	1 600	1 800	2 000	2 200	2 400	2 600	2 800	3 000
谷类	85	100	150	200	225	250	275	300	350	375	400
一全谷类及杂豆	适量			50～150							
一薯类	适量			50～100					125	125	125
蔬菜	200	250	300	300	400	450	450	500	500	500	600
一深色蔬菜	占所有蔬菜的二分之一										
水果	150	150	150	200	200	300	300	350	350	400	400
畜禽肉类	15	25	40	40	50	50	75	75	75	100	100
蛋类	20	25	25	40	40	50	50	50	50	50	50
水产品	15	20	40	40	50	50	75	75	75	100	125
乳制品	500	500	350	300	300	300	300	300	300	300	300
大豆	5	15	15	15	15	15	25	25	25	25	25
坚果	-	适量		10	10	10	10	10	10	10	10
烹调油	15～20	20～25		25	25	25	30	30	30	35	
食盐	<2	<3	<4	<6	<6	<6	<6	<6	<6	<6	<6

注:膳食宝塔的能量范围在 1 600～2 400 kcal;薯类为鲜重

3. 选择食物种类,调配丰富多彩的一日三餐

根据食物分组,分别选择谷类作为主食,蔬菜、鱼肉蛋类、植物油烹饪菜肴;选择水果、奶类作为餐桌食物或零食。注意食物选择上的多样性和深色叶菜、全谷物等。

食物多样性不仅是为了获得均衡的营养,也是为了享受生活,使饮食更加丰富多彩。膳食宝塔包含的每一类食物中都有许多品种,虽然每种食物都与另一种食物营养成分不完全相同,但同一类中各种食物所含营养成分往往大体上近似,在膳食中可以互相替换。同时,还要因地制宜充分利用当地资源。

按照同类互换、多种多样的原则调配一日三餐。同类互换就是以粮换粮、以豆换豆、以肉换肉,具体应用时可使用食物交换份法进行。多种多样就是选用品种、形态、颜色、口感多样的食物,并采取多样的加工烹调方法科学合理地搭配食物。各类食物交换表见表 4-8,其他等值同类食物交换表详见项目五表 5-21 至表 5-26。

表 4-8			各类食物交换份表			
组别	类别	每份重量/g	热能/[kJ(kcal)]	蛋白质/g	脂肪/g	糖类/g
谷薯组	谷薯类	25	376(90)	2.0	—	20.0
蔬菜组	蔬菜类	500	376(90)	5.0	—	17.0
	水果类	200	376(90)	1.0	—	21.0
肉蛋组	大豆类	25	376(90)	9.0	4.0	4.0
	奶类	160	376(90)	5.0	5.0	6.0
	肉蛋类	50	376(90)	9.0	6.0	—
供热组	坚果类	15	376.2(90)	4.0	7.0	2.0
	油脂类	10	376.2(90)	—	10.0	—
	纯糖类	20	376.2(90)	—	—	20.0

注:食物交换份将食物分为 4 组共 9 类

4.合理烹调,清淡饮食,养成习惯

少油和少盐是合理烹调的要素之一,日常生活应该掌握油和盐用量。肉类多需要的油盐也较多,肉类摄入量过大也必然导致摄入的油盐量过大。膳食对健康的影响是长期的结果,应认真做好每一餐、每一天平衡膳食,并养成清淡饮食习惯。把平衡膳食模式作为自己的膳食模式,并长期坚持不懈,才能充分发挥平衡膳食对健康的有效作用。

5.确认和核查

一般而言,膳食指南和食谱的制定原则是在一段时间内达到平衡和营养素的充足供给。所以,建议用《中国居民膳食参考摄入量》(2013)来计算评价食谱是否达到营养要求,或者一段时间内核查体重的变化,以使得膳食设计和需求一致。

Key Words

1.我国第一个膳食指南是_____年制定的,《中国居民膳食指南（2016）》有_____条。

2.中国居民膳食宝塔共分_____层,其各类食物的推荐量是以_____来计算的。

3.中国居民膳食宝塔应用时,对健康成年人每人每天各类食物适宜摄入量范围设置了_____个能量水平,共建议了_____类食物的摄入量。

4.中国居民膳食宝塔应用中,食物同类互换是_____、_____、_____。

任务四　各类健康人群的营养与膳食

学习目标

【掌握】

1.母乳喂养的优点和婴儿添加辅食的原则

2.各类健康人群的合理膳食原则

3.各类健康人群的营养需求及需要解决的主要营养问题

【熟悉】

4.孕妇和乳母的营养需要

5.根据不同人群的营养需要对其进行膳食指导

【了解】

6.各类健康人群的主要营养问题和影响老年人营养状况的因素

案例导入 4-4

患儿,男,两岁半。主诉:多汗,易惊,出牙晚。观察:幼儿囟门大、枕秃、胸肋和软骨处外凸呈串珠状,肋下缘轻度外翻,胸部前凸呈"鸡胸",脊柱后凸呈"驼背"样。实验室

检查:血钙 2.31 mmol/L。X 线检查:双腕关节骨质疏松;尺骨远端呈杯状凹陷,骨质疏松,皮质变薄;骨骺软骨带增宽(>2 mm)。

请问:(1)该患儿可能有什么营养问题?

(2)如何改善患儿营养,有哪些膳食建议?

(3)建议其他的改善措施。

一、孕妇、乳母的营养与膳食

(一)孕妇的营养与膳食

妊娠期妇女的营养不仅要满足自身的营养需要,还要为胎儿的健康发育提供营养。妊娠期妇女体内各系统均发生剧烈的变化,对各种营养素的需要增加,妊娠期营养不良可影响孕妇的健康和胎儿的正常生长发育,故妊娠期更应该合理营养、均衡膳食。

1.妊娠期的生理特点

妊娠期妇女体内会发生一系列的生理性变化,主要表现在以下几方面:

(1)代谢:在大量激素的作用下,孕妇的合成代谢能力增强。基础代谢率孕中期以后逐渐升高。妊娠后期增高 15%~20%。对三大营养物质的利用也有所改变。蛋白质代谢呈正氮平衡,新合成的蛋白质用以构成胎儿组织、胎盘,并为分娩及产后乳汁分泌做储备。血脂从妊娠中期开始增高,到晚期明显增高,妊娠期高脂血症是一种生理适应性措施,不是病态。妊娠期由于胰岛素功能旺盛,分泌胰岛素增多,以适应孕期糖代谢增高的需要。

(2)消化系统:孕早期孕妇常有恶心、食欲减退、胃部胀饱感、胃灼热、空腹时欲呕吐等妊娠反应。由于胃肠道平滑肌张力降低,胃酸分泌减少,肠蠕动减弱,使食物在肠道中的停留时间延长,增加了对铁、钙、叶酸、维生素 B_{12} 等的吸收。另外,孕妇因激素水平高,可出现牙龈肥厚、牙龈炎和牙龈出血等症状。

(3)泌尿系统:由于孕妇及胎儿代谢产物增多,肾脏负担增加。肾血浆流量和肾小球滤过率在孕早期增加,在整个孕期维持高水平。但肾小管的重吸收能力并未相应增高,导致尿中蛋白质的代谢产物排泄增加,部分孕妇尿中的葡萄糖、氨基酸和水溶性维生素排出增加。

(4)循环系统:孕期较正常妇女血容量增加 40%,其中血浆增加量多于红细胞数量的增加,使血液相对稀释,导致生理性贫血。因血液稀释,在妊娠末期可出现血浆白蛋白与球蛋白的比值倒置;孕期血浆中大多数营养素浓度降低。同时血容量的增加会使心脏负荷加重,和孕后期的静脉压增高造成液体蓄积而形成水肿。

(5)体重:整个妊娠期体重平均增加约 12.5 kg。一般孕早期(1~3 个月)体重增加较少,孕中期(4~6 个月)和孕后期(7~9 个月)体重增加迅速,分别增加 5 kg 左右,平均每周增加 0.3~0.5 kg。

2.妊娠期的营养需要

(1)能量:妊娠早期主要是胚胎分化期,孕妇的基础代谢率无明显差别,孕妇不需要额外增加能量。从孕中期开始能量需求增加,后期能量增加明显。2013 年营养学会建议,妊娠早、中、晚期每天的能量附加量为 0 kcal、300 kcal、450 kcal。为防止胎儿体重过大,增加难产机会,孕妇能量增加不宜多。此外,孕期的能量需要还与孕妇活动量和孕前母体脂肪储存有关。孕妇应适量做些有益活动。

(2)蛋白质:妊娠期间,胎儿、胎盘、羊水、母体子宫、乳房等组织的生长发育以及补偿分娩过程中的血液损失,产后乳汁分泌需母体增加蛋白质储备约925 g。根据各妊娠阶段的差异,2013年《中国居民膳食营养素参考摄入量》(以下简称《DRIs》)建议妊娠早、中、晚期膳食蛋白质增加值分别为5 g/d、15 g/d、20 g/d,其中动物类和豆类食品等优质蛋白质应占1/3以上。

(3)脂类:妊娠期母体平均储存脂肪3～4 kg,以备产后泌乳。孕妇膳食中应含有适量磷脂,因磷脂对人类生命早期脑和视网膜的发育有重要作用。但因孕妇的血脂水平较妊娠前高,故孕妇的脂肪摄入量不宜过多,《DRIs》(2013)建议,孕妇膳食脂肪供能百分比为20%～30%。

(4)矿物质:

①钙:孕妇对钙的需要量明显增加,整个孕期需增加储存钙约30 g,用于孕妇自身的生理需要和胎儿骨骼及牙齿的发育。孕期钙轻度或短期供给不足,可影响母体的骨密度。严重缺钙或长期缺钙时,孕妇可发生小腿抽筋,甚至脊柱和骨盆变形,增加难产的机会,胎儿可发生先天性佝偻病及缺钙抽搐。过多钙摄入可能导致孕妇便秘。因此,孕妇应注意适量补充钙的摄入。《DRIs》(2013)建议,妊娠早、中、晚期孕妇钙的摄入量分别为800 mg/d、1 000 mg/d、1 200 mg/d。

②铁:妊娠妇女铁的需要量明显增多,整个妊娠期铁的总需要量估计为1 000 mg,这些铁主要用于纠正孕妇生理性贫血;补偿分娩时失血造成的铁损失;胎儿的生长发育及供胎儿出生后6个月内的消耗。因此,如妊娠期铁缺乏,孕妇可发生缺铁性贫血,孕妇重度贫血可导致贫血性心脏病和妊娠高血压综合征,易发生产后感染。胎儿出现死胎、早产和低出生体重的情况。故膳食中铁的摄入量应相应增多。《DRIs》(2013)建议,孕妇铁的适宜摄入量为孕中期25 mg/d,孕后期35 mg/d。

③锌:妊娠期妇女充足的锌摄入可促进胎儿的正常发育和预防先天性畸形的发生。从孕早期开始,胎儿对锌的需要量迅速增加,至孕晚期,需要0.6～0.8 mg/d。因此,《DRIs》(2013)建议,孕妇锌的推荐摄入量为孕早期11.5 mg/d,孕中期和孕晚期16.5 mg/d。

④碘:孕妇碘缺乏可导致胎儿甲状腺功能低下,引起以生长发育迟缓、认知能力降低为标志的呆小病。《DRIs》(2013)建议,孕妇碘的适宜摄入量为200 μg/d。

(5)维生素:

①维生素A:孕妇维生素A不足与宫内发育迟缓、早产和低出生体重有关。但孕早期过量摄入异维A酸可导致自发性流产和新生儿先天性缺陷。因此,《DRIs》(2013)建议,孕中、晚期维生素A的推荐摄入量为900 μg/d。可耐受最高摄入量(UL)值为2 400 μg/d。

②维生素D:维生素D能促进钙、磷的吸收和利用。孕妇维生素D缺乏可导致母体和出生的婴儿钙代谢紊乱,包括新生儿低钙血症、手足搐搦、婴儿牙釉质发育不良及母体骨质软化症等。《DRIs》(2013)建议,孕期维生素D的RNI为10 μg/d,安全摄入的UL值为20 μg/d。维生素D主要来源于紫外光照射下皮内的合成,要适当晒晒太阳。

③B族维生素:孕期缺乏维生素B_1或亚临床缺乏维生素B_1可致新生儿脚气病,也可导致胃肠道功能下降。维生素B_2缺乏胎儿可出现生长发育迟缓、缺铁性贫血等病症。维生素B_6辅助治疗早孕反应,也使用维生素B_6、叶酸和维生素B_{12}预防妊娠高血

压综合征。叶酸缺乏可导致胎儿神经管畸形的发生,和低出生体重、胎盘早剥有关。因此建议妊娠前和妊娠早期补充叶酸 400 $\mu g/d$。

3.妊娠期的合理膳食原则

《中国居民膳食指南》中规定:①自妊娠第 4 个月起,保证充足的能量;②妊娠后期保持体重的正常增长;③增加肉、蛋、奶及水产品的摄入。但妊娠期膳食应因人而异,合理进行调配。

(1)妊娠早期膳食(1~3 个月):妊娠早期,胚胎生长速度较缓慢,孕妇所需营养素与非孕时基本相同,但多数孕妇有恶心、呕吐、食欲减退等现象发生,故应选择清淡易消化的食物尽量多摄入富含糖类的谷类或水果,保证每天至少摄入 150 g 糖类。为防止酮体对胎儿早期脑发育的不良影响,当孕妇完全不能进食时,也可静脉补充至少150 g葡萄糖。

(2)妊娠中(4~6 个月)、晚期(7~9 个月)的合理膳食:此期胎儿生长发育迅速,母体子宫、胎盘、乳房等也逐渐增大,加上早孕反应导致的营养不足需要补充,孕妇体重每周平均增加 350~400 g,故各种营养素及热能需要相应增加。因此膳食应营养丰富、种类齐全。另外,膳食中应有一定量的膳食纤维,以促进排便。妊娠晚期为防止孕妇体重增加过快,胎儿体重过大,应适当限制能量的摄入。

知识链接

孕期营养过剩的主要表现

孕期营养过剩的主要表现为孕妇的体重增长过多、过快。整个妊娠期体重平均增长约 12.5 kg。对于正常单胎妊娠的孕妇,如果孕期增长 13.5 kg 以上则为肥胖型,增长 9.0 kg 以上为中等型;增长 7.2 kg 以下为消瘦型。

营养过剩腹中胎儿往往过大,胎儿过大容易发生早破水、胎位不正、自然生产困难、产后出血、感染、产道损伤、伤口愈合不良等情况。同时,胎儿宫内缺氧、产伤如颅脑损伤、肩难产、肢体骨折等发生率也增加,胎、婴死亡率明显上升。营养过剩易导致并发症,在妊娠期间摄入营养过多,可出现以水肿、高血压、尿蛋白偏高为主要症状的妊娠高血压综合征。还会造成孕妇血糖过高,加重胰脏负担诱发糖代谢障碍,严重者日后可能发展为糖尿病患者。营养过剩影响心脏等负担,孕期体重增长过多还会加重孕妇的心脏、肝脏负担,分娩后体重恢复到孕前水平的时间会延长,产褥期卵巢功能恢复缓慢,产后推迟,甚至会出现一系列卵巢功能不良的表现。

(二)乳母的营养与膳食

母乳是婴儿最好的食物,能满足婴儿的需要并易于消化,应尽量争取用母乳喂养婴儿。哺乳期乳母的合理营养直接关系到乳汁的质量,对乳母自身的健康恢复、婴儿的正常生长发育是非常重要的。

1.乳母的生理特点

在正常情况下,新生儿在出生 8 h 后,应该开始母乳喂哺,即进入哺乳期。此期是母体生理变化最明显的时期,特别是皮肤出汗量多,尤以睡眠时明显;产后卧床较多,易发生便秘;产后活动较少,进食高蛋白、高脂肪的食物较多,故易发生产后肥胖。

(1)激素水平。血中激素水平急剧降低,胎盘生乳素在 1 天之内,雌激素、孕激素在 1 周之内降到妊娠之前正常水平。而催乳素升高,导致乳汁分泌。

(2)基础代谢率增高。一般基础代谢率比未哺乳妇女高 20%,以保证自身机体的恢复和哺乳的顺利完成。为了分泌优质的乳汁,母体对能量、优质蛋白质、脂肪、矿物质、维生素和水的需求均相应增加。

(3)母体的子宫及其附件恢复。母体的子宫及其附件将逐渐恢复孕前状态,而乳房则进一步加强它的活动。喂哺有利于产后妇女性器官和机体有关部分更快地复原。

(4)泌乳。分娩后,垂体分泌的催产素持续升高,而高水平的催产素是乳汁分泌的基础。此外,婴儿对乳头的吸吮刺激、对乳汁的吸空刺激和婴儿的存在与活动(如哭声)对母亲的刺激等,都能促进泌乳。

2. 乳母的营养需要

乳母营养需要的特点是要能保证乳汁的正常分泌并维持乳汁质量的恒定。

(1)能量:乳母的能量需要包括自身的能量需要、乳汁所含的能量和乳汁分泌过程中消耗的能量三部分。能量供应充足的乳母,一般产后第 1 天的泌乳量约为 50 mL,第 2 天约为 100 mL,以后每天的泌乳量保持在 700~800 mL。中国营养学会建议,乳母较正常妇女每天增加能量 2 090 kJ,但要注意,乳母的能量供给不宜过多,否则可导致乳母肥胖。

(2)蛋白质:乳母蛋白质的摄入量直接影响乳汁数量和质量。膳食蛋白质转变为乳汁蛋白质的转化效率为 70%,加上 30% 的安全系数,再考虑到个体差异,我国建议乳母较正常妇女每天应增加 20 g 蛋白质,其中优质蛋白质应在 1/3 以上。

(3)脂肪:乳汁中的脂类增加乳汁分泌,为婴儿的生长发育提供能量,促进婴儿中枢神经系统的发育和脂溶性维生素的吸收,故乳母膳食中应有适量的脂类,尤其是必需脂肪酸。我国推荐每天膳食脂肪提供的能量应占总能量的 20%~25%。

(4)矿物质:乳母膳食中矿物质的供给以钙、铁为主。乳汁中钙的含量较为稳定,每天通过乳汁分泌的钙约 300 mg。当膳食中钙摄入量不足时,会动用母体骨钙储备,以保持乳汁中钙含量的稳定。乳母常因钙摄入不足而出现腰背酸痛、小腿肌肉痉挛等症状,严重的则出现骨质软化症。故乳母应多食一些高钙食物,适当补充维生素 D,还要多晒太阳,必要时还应适当补充钙剂。中国营养学会推荐乳母钙的适宜摄入量为 1 200 mg/d,可耐受的最高摄入量为 2 000 mg/d。

因铁不能由乳腺输送到乳汁,乳汁中含铁量很少,仅为 0.1 mg/100 mL。6 个月内的婴儿体内有足够的铁贮备,6 个月后婴儿应及时添加含铁丰富的辅食。乳母本身为防止贫血、补偿因分娩失血造成的铁损失,膳食中应增加铁的供给量。中国营养学会推荐乳母膳食中铁的适宜摄入量为 25 mg/d,可耐受最高摄入量为 50 mg/d。碘 200 μg/d,锌 20 mg/d。

(5)维生素:哺乳期各种维生素需要都增加,脂溶性维生素不易通过乳腺,故乳汁中脂溶性维生素受膳食中脂溶性维生素的影响较小。值得注意的是,维生素 D 几乎不能通过乳腺,因此母乳中维生素 D 含量少,不能满足婴儿需要,故婴儿出生 1 个月后应适当补充或晒太阳。我国建议乳母维生素 A 的推荐摄入量为 1 200 μg/d,视黄醇当量维生素 D 10 μg/d。

水溶性维生素可大量自由通过乳腺,乳汁中维生素 B_1、维生素 B_2、维生素 C 和烟酸都与膳食中这些维生素密切相关,但乳腺有调节作用,达到饱和后乳汁中含量不会继续增加。其膳食推荐摄入量硫胺素和核黄素为 1.8 mg/d 和 1.7 mg/d,烟酸为 18 mg/d,维生素 C 为 130 mg/d。

(6)水:乳母摄入的水量和乳汁的分泌量密切相关。水分摄入不足直接影响泌乳量。乳母除每天喝白开水外,还要吃流质食物,多喝骨头汤、鸡汤、蛋汤、鲫鱼汤等,应每天从饮食中比正常人多摄入 1 000 mL 水。

3. 产褥期和哺乳期的合理膳食原则

(1)产褥期的合理膳食原则:产褥期指从分娩到产妇恢复正常未孕状态的一段时间,约 6 周。

①食用易消化半流质食物:正常分娩后 1 h 产妇可进食易消化的流质或半流质饮食,如红糖水、稀饭、蒸蛋羹、面条、鲫鱼汤、鸡汤等。第 2 天起可进食普通食物,每天 4～5 餐,多进食富含优质蛋白、汤汁和膳食纤维的食物,对补充蛋白质和水分有利,并促进乳汁分泌、预防便秘。

②补充蛋白质和铁:分娩失血丢失大量的蛋白质和铁,注意补充。

(2)哺乳期的合理膳食原则:乳母的膳食应做到食物品种齐全多样、粗细合理搭配,适当加入一些杂粮。充足的优质蛋白质(动物性食物和大豆蛋白属优质蛋白质)应占总蛋白质的 1/3 以上。多食含钙铁丰富的食品。重视新鲜蔬菜、水果和水产品的摄入。选择合理的烹调方式,肉类以煮、煨和炖为好,少用油炸,食用时要同时喝汤。少摄入盐、烟熏和刺激性食物,不喝咖啡和酒,保持心情愉快。

二、婴幼儿的营养与膳食

(一)婴儿的营养与膳食

1. 婴儿的生理特点

婴儿是指 0～12 个月的孩子。婴儿在这个阶段生长发育特别迅速,是人一生中生长发育最旺盛的阶段。①体重可以达到出生时的 3 倍,约为 9 000～10 000 g;②身长在出生时约为 50 cm,1 岁时可达出生时的 1.5 倍左右;③头围在出生时约为 34 cm,1 岁时平均为 46 cm;④胸围在出生时比头围要小 1～2 cm,到婴儿 4 个月末时,胸围与头围基本相同;⑤大脑的迅速发育期,脑神经细胞数目继续增加,1 岁时脑重达 900～1 000 g,相当于成人脑重的 2/3;⑥消化器官功能不完善,喂养不当易导致消化功能紊乱、营养不良,更换奶粉有可能因发生腹泻而导致营养素丢失。

2. 婴儿的营养需要

(1)能量:婴儿新陈代谢十分旺盛,基础代谢需要的能量消耗约占总能量的 60%,约为每天每千克体重 230 kJ。加之婴儿必须合成较多的身体组织成分以供其快速生长,所以中国营养学会推荐婴儿每天每千克体重需要能量 397 kJ。若能量长期供给不足,可导致生长发育迟缓或停滞;而能量供给过多则可导致肥胖。

(2)蛋白质:婴儿时期,《DRIs》建议婴儿蛋白质的推荐摄入量(RNI)为每天每千克体重 1.5～3 g。主要用于提供婴儿建造新生组织与组织量的需求。婴儿对蛋白质的质量要求较高,要求优质蛋白质达到 50%。若蛋白质供应不足,婴儿极易发生蛋白质缺乏症,表现为抵抗力下降、腹泻、消瘦、水肿、贫血、生长发育迟缓甚至停滞等。

(3)脂肪:脂肪的作用是提供热量,协助吸收和利用脂溶性维生素,最重要的是提供必需脂肪酸,以提供婴儿生长发育之需以及维持皮肤的健康。中国营养学会推荐脂肪提供的能量占总能量的比例为 35%~40%。

(4)糖类:婴儿能很好消化吸收奶中的乳糖。但 3 个月内的婴儿缺少淀粉酶,4~6个月之后才开始慢慢添加多糖类食物。婴儿糖类提供的能量占总能量的 40%~60%。

(5)矿物质:奶量充足时,婴儿均能够获得除铁之外的所有矿物质,不过,出生 4 个月后的婴儿,因为体内预先贮存的铁质已经被身体所利用,必须适当添加铁质营养剂,以满足体内对铁质的需要。

(6)维生素:维生素对婴幼儿的生长发育极为重要,一般维生素婴儿均能够从母乳中获得足够的量。但人工喂养的婴儿维生素 C 和维生素 D 容易不足,因此,这两种维生素应适时从婴儿副食品的添加剂或其他营养剂中补充获得,同时还应多晒太阳。

(7)水:婴儿代谢率高,丢失水分较多,容易发生脱水,婴儿腹泻、呕吐或每天摄入量少于 60 mL,婴儿很容易出现脱水和电解质紊乱等情况。年龄越小,肾脏浓缩尿的能力越差,摄入过多的盐就从尿中排出,需要补充大量的水。人工喂养的婴儿要多补充水分。中国营养学会推荐婴儿水的摄入量为 1.5 mL/kcal。

3. 婴儿喂养期的合理膳食原则

婴儿的喂养方式分为三种,分别为母乳喂养(breast feeding)、人工喂养(bottle feeding)和混合喂养(mixture feeding),以母乳喂养为最佳选择。

(1)母乳喂养

母乳是婴儿(尤其是 6 个月以内的婴儿)最适宜的喂养食物。母乳喂养的优点是营养丰富,易于消化吸收。母乳喂养可促进婴儿的体格、认知功能的发育与健康,且母乳喂养儿的发病率、死亡率及食物过敏的发生率均较低。

①母乳喂养的优点:a. 母乳成分最适于婴儿的消化和需要。母乳中乳蛋白占总蛋白的 2/3,乳蛋白遇胃酸生成细小凝块,易消化吸收。母乳中脂肪球小且必需氨基酸的比例适当,牛磺酸含量较高,对大脑发育、视力及胆汁代谢有重要意义。母乳中乳糖含量高,利于乳酸杆菌生长,抑制肠道致病菌和腐败菌的繁殖。母乳中钙磷比例适宜(2∶1),吸收率高。铁含量不高但铁的生物利用率高达 50%~70%,母乳中其他微量元素齐全,能满足婴儿生长发育的需要。b. 母乳内多种免疫物质可增强婴儿的抗病能力。母乳含有免疫球蛋白、特异性抗体、溶菌酶、乳铁蛋白和双歧杆菌因子等免疫物质,具有抗感染、抗过敏、抗病毒的作用,保护婴儿呼吸道与消化道黏膜免受感染。c. 母乳喂养利于母子的交流和身心健康,使婴儿产生安全感,有利于婴儿的心理和智力发育,利于母体的产后恢复。d. 母乳喂养温度适宜、卫生、方便、经济。

②母乳喂养注意事项:a. 尽早开奶:产后 1~2 h 开始吸吮母亲乳头,促进乳汁分泌和排出。b. 喂乳方法:先清洗双手和乳头,母亲采用坐姿或侧卧姿,抱起婴儿,侧手托住乳房,将乳头置于婴儿口中,喂乳后将婴儿直立抱起,头靠近母亲肩上,用手轻拍后背,使空气排出,避免吐奶。c. 按需喂乳:在婴儿饥饿时及时喂乳,不必严格规定喂乳时间及次数,母亲应在实践中自然建立喂乳时间间隔。

③断乳:随着婴儿月龄增大,婴儿需要的营养增加,另外婴儿的消化吸收功能逐渐成熟,牙齿萌生,单纯母乳喂养已不能满足其营养需要。因此,3~4 个月时添加辅助食品,如果汁、菜泥、蛋黄。4~5 个月起添加米粉、果泥、菜泥、鱼泥、豆腐等。5~6 个月添加米粥、面片、菜泥、水果泥、鸡蛋,在补充营养的同时做好断奶的准备。断奶应逐步进行,从 7~8 个月逐渐减少喂奶次数,增加牛奶及其他辅助食品。8 个月后,添加肉松、肝泥、鱼肉等食品。10~12 个月是婴儿断奶的适宜时间,完全断奶可延至 18 个月。

（2）人工喂养

由于各种原因母乳完全不能喂养时，采用营养素齐全的牛奶或其他乳品喂养，称人工喂养。代乳品有牛奶、羊奶、奶粉、豆制代乳品、豆浆等，最常用的是牛奶和婴儿配方奶粉。代乳品的要求是营养成分与母乳相似或相近。

喂乳注意事项：①喂奶的间隔加喂温开水，防止婴儿便秘；②喂养时要使奶液充满奶嘴，避免吸入空气造成吐奶；③喂奶工具要及时清洗并定期消毒；④每次喂奶时间应掌握在 15～20 min；⑤密切观察婴儿喂养奶粉后的反应，及时发现奶粉过敏现象。

（3）混合喂养

因母乳不足或不能按时喂养时，可用婴儿配方奶粉或代乳品代替部分母乳，称为混合喂养。其原则是先喂母乳，每天至少哺乳 3 次，通过婴儿吸吮刺激乳汁分泌。

对于母乳不足的混合喂养，最好在哺乳后再加喂一定量的婴儿配方奶粉作为替代物，每天 1～2 次；对不能母乳喂养的人工喂养者，可完全用配方奶粉替代。另外，小于 6 个月的婴儿可选用蛋白质含量为 12％～18％ 的配方奶粉，6 个月后选用蛋白质含量大于 18％ 的配方奶粉。

（二）幼儿的营养与膳食

幼儿指 1～3 周岁的儿童，其生长发育虽不如婴儿迅猛，但仍处于快速生长发育阶段，对各种营养素的需求均高于成人。因此，幼儿要求营养素齐全、能量合理的膳食。合理膳食的要求如下：

（1）食物要求富含优质蛋白、维生素、矿物质等各种营养素。每天应有牛奶、肉类，鸡蛋 1 个，动物肝脏或血液每周 1～3 次。动物蛋白占 1/3 以上。食品多样化，避免偏食。

（2）膳食应定时定量，少食多餐。三餐外可另加 1～2 次点心，加餐不宜过多。

（3）养成良好的饮食卫生习惯。饭前后洗手，不挑食，零食合理。睡前禁吃甜食。

（4）合理烹调。幼儿主食以软饭、面条、水饺、馒头和馄饨为主，蔬菜和肉类应切碎煮烂。避免质地坚硬、有刺激性或过于油腻的食物。烹调方式以蒸、煮、炖为主，不宜添加味精，以原汁原味为好。

三、儿童与青少年的营养与膳食

（一）学龄前儿童的营养与膳食

学龄前儿童指 3 周岁至 6～7 周岁入学前的儿童。与婴儿相比，此期生长发育速度减慢，脑及神经系统发育持续并逐渐成熟。与成人比，此期儿童仍然处于迅速生长发育阶段，加上活泼好动，需要更多的营养。因此，供给其生长发育所需的足够营养，帮助其建立良好的饮食习惯，为其今后建立健康膳食模式奠定基础。

1. 学龄前儿童的生理特点

（1）生长发育与婴儿相比，学龄前儿童体格发育速度相对减慢，但仍保持稳步地增长，此期体重增重约 5.5 kg（年增长约 2 kg），身高增长约 21 cm（年增长约 5 cm）。身体各部分的生长速度不同，四肢先于躯干，下肢先于上肢，呈现自下而上、自肢体远端向中心躯干的规律性变化。

（2）脑及神经系统发育。此期脑组织进一步发育达成人脑重的 86％～90％，脑细胞体积的增大及神经纤维的髓鞘化仍继续进行。学龄前儿童的注意力差，不能专注进食,此期应培养良好的饮食习惯。

(3)消化系统发育。此期可萌出第一颗恒牙,但咀嚼能力仅达到成人的40%,消化能力仍有限,尤其是对固体食物需要较长时间适应,不能过早进食家庭成人膳食,以免导致消化吸收紊乱,造成营养不良。

2.学龄前儿童的营养需要

(1)能量:儿童对热能的需要相对较成人高,因为儿童的基础代谢率高,要维持生长与发育需要较多的热能。我国营养学会推荐3~6周岁儿童总能量范围为5 439~7 113 kJ/d(1 300~1 700 kcal/d)。

(2)糖类:学龄前儿童完成了以谷类为主的进食的过渡。谷类所含有的丰富的糖类是其能量的主要来源。每天每千克体重对糖类的需要量约15 g,占总能量的50%~60%,但要粗细粮合理搭配。

(3)蛋白质:学龄前儿童生长发育每增加1 kg体重约需160 g的蛋白质积累,摄入的蛋白质主要满足细胞、组织的增长,因此,对蛋白质的质和量,尤其是必需氨基酸的种类和数量有一定的要求。必需氨基酸占总氨基酸的36%,动物性蛋白质占总蛋白质的50%,以满足儿童智力和身体发育的需要。

(4)脂肪:学龄前儿童需要总脂肪每天每千克体重约4~6 g。其膳食脂肪功能高于成人,占总能量的30%~35%。儿童生长发育所需的能量、免疫功能的维持、脑的发育和神经髓鞘的形成都需要脂肪。要多食用含亚麻酸的大豆油、脂肪酸比例适宜的调和油,多食用鱼类等水产品。

(5)矿物质

①钙:为满足学龄前儿童骨骼生长,钙的需要量为450 mg/d。奶及奶制品钙含量高,吸收率也高,是理想的钙来源,每天奶的摄入量应不低于300 mL。豆类及豆制品、小虾皮、海带也含有一定的钙。我国营养学会推荐学龄前儿童钙的适宜摄入量为800 mg/d,可耐受最高摄入量为2 000 mg/d。

②铁:缺铁性贫血是儿童期最常见的疾病。因为学龄前儿童生长发育快,需要的铁较多,而膳食中富含铁的食物较少,动物肝脏、动物血、瘦肉是相对富含铁的食物,维生素C可促进铁的吸收。铁缺乏儿童易出现注意力不集中、学习能力差、易怒、不安等症状。我国营养学会推荐学龄前儿童铁的适宜摄入量为12 mg/d,可耐受最高摄入量为30 mg/d。

③锌:缺乏锌会出现味觉下降、食欲不振、嗜睡、面色苍白等症状,严重者生长迟缓。牡蛎、海鱼是最好的含锌食物,内脏、禽、蛋、肉含锌量也丰富,吸收率也较高。我国营养学会推荐学龄前儿童锌的摄入量为12 mg/d。

(6)维生素:维生素A对学龄前儿童的生长,尤其是对骨骼生长有重要作用。动物肝脏富含维生素A,也可每天摄入一定量的蛋黄、牛奶、深绿色或黄红色蔬菜,或在医生指导下补充鱼肝油等。B族维生素中的维生素B_1、维生素B_2和烟酸在保证儿童体内的能量代谢和促进其生长发育方面有重要作用。维生素B_1缺乏影响儿童的食欲、消化功能。维生素B_2缺乏可引起口角炎、舌炎、唇炎及湿疹,其主要来源于瘦肉、蛋类、奶类。维生素C主要来源于新鲜蔬菜和水果,尤其是鲜枣类、柑橘类水果和有色蔬菜。我国营养学会推荐维生素A的推荐摄入量为500~600 μg/d,可耐受最高摄入量值为2 000 μg/d。维生素B_1的推荐摄入量为0.7 mg/d,维生素B_2的推荐摄入量为0.7 mg/d。维生素C的推荐摄入量3岁为60 mg/d,4~6岁为70 mg/d。

3.学龄前儿童的合理膳食原则

(1)食物花色品种多样,搭配合理。每天膳食应做到荤素、粗细、颜色和品种的合理搭配,应由谷类、乳类、肉类(或蛋或鱼类)和蔬菜水果四大类食物组成。在保证金字塔每层食物数量相对恒定的前提下,同类食物可以轮流交替使用,保证口味多变,食物多样,达到营养均衡的目的。水果和蔬菜所含的营养成分不同,不能互相替代。

(2)合理烹调,易于消化。膳食要细嫩、软熟、味道清淡,避免刺激性太强的食物和添加各种调味品。蔬菜切碎,瘦肉加工成肉末,烹调成质地细软,容易消化的膳食并尽可能保持食物的原汁原味。

(3)建立合理的膳食制度。学龄前儿童胃容量小,肝糖原储存量少,加之儿童活泼好动,容易饥饿,学龄前儿童更适宜一日"三餐两点"制。学校和家长应根据三餐时间间隔,适当增加课间餐,保证营养需要。

(4)培养良好的饮食习惯。培养孩子建立良好的膳食模式,包括进食定时定量,不偏食、不挑食、少零食,不暴饮暴食,口味清淡。

(二)学龄儿童的营养与膳食

学龄儿童一般指小学阶段7~12周岁的儿童。这个时期的少年儿童生长发育快,尤其是小学高年级时又进入人生第二次生长发育加速期。

1.学龄儿童的生理特点

学龄儿童的身高每年增加4~7.5 cm,体重每年增加2~2.5 kg。各系统器官的发育快慢不同,如神经系统发育较早,生殖系统发育较晚;身体各部分的生长速度不同,四肢先于躯干,下肢先于上肢,呈现自下而上、自肢体远端向中心躯干的规律性变化。

2.学龄儿童的营养需要

学龄儿童的生长发育和基础代谢率高,体力和脑力活动量大,使其对能量和营养素的需求较多,且随年龄增长而增加,后期随生长加速增加显著。中国营养学会建议学龄儿童每天推荐摄入量:能量为6.67~10.04 MJ,蛋白质为55~75 g,钙、铁、锌、维生素A分别为800~1 000 mg、12~18 mg、12~18 mg、500~700 μgRE。

3.学龄儿童的合理膳食原则

(1)食物多样、平衡膳食。食物应粗细搭配,保证优质蛋白质的供给。谷类每天300~500 g,以提供足够的能量和充足的B族维生素;每天摄入牛奶300 mL左右,鸡蛋1~2个和动物性食物100~150 g。

(2)一日三餐,重视早餐。早餐摄取的能量应占全天总能量的30%。早餐不仅吃饱还要吃好,应有一定量的干食(如面包、糕点、包子等)和动物性食品(如牛奶、鸡蛋、肉松等)。不吃早餐或早餐营养不足,可影响学龄儿童上午的学习效率和运动能力。午餐提供每天总能量的40%,应营养丰富。晚餐不宜过饱和过于油腻。

(3)培养良好的饮食习惯,注意饮食卫生。定时定量进食,少吃零食及含糖饮料,不挑食。

(三)青少年的营养与膳食

青少年期一般指的是中学阶段12~18周岁,这个时期是体格和智力发育的黄金时期。

1.青少年的生理特点

青少年会经历一段为期 18 至 24 个月的急速生长发育阶段,身高、体重均急剧增长,成年人大约 50% 的体重和 15% 的身高是在青春期获得的。此期也是心智发育的关键时期,包括抽象思维能力、决断能力、情绪波动、强烈的独立意识等都得到发展。第二性征逐步出现。男生和女生的营养需要出现较大的差异,增强体魄、获得知识均需要消耗大量的能量,这一时期的营养需要高于成年人。

2.青少年的营养需要

(1)能量:青少年生长发育、增强体魄、获得知识均需要消耗大量的能量,其能量供应应大致等于或超过中等体力劳动者。这一时期既要避免能量长期供给不足而影响其生长发育和健康状况,也要防止因能量摄入过多而导致肥胖。

(2)蛋白质:满足必需氨基酸的同时,还必须有足够的非必需氨基酸来合成蛋白质。而且膳食中优质蛋白质占到 1/2~2/3。我国营养学会推荐每天蛋白质摄入量为 1.68 g/kg。

(3)矿物质和维生素:青少年骨骼、肌肉、红细胞等迅猛增长,矿物质需要量增加,尤其是对钙、铁、锌的需要。锌与生长和性发育有关;缺碘可引起青春期甲状腺肿。维生素一方面参与高能化合物的合成,另一方面对骨骼的快速生长有影响,青少年对维生素的需要量增加,尤其是 B 族维生素。

3.青少年的合理膳食原则

(1)食物多样,谷类为主,供给足量的能量和各种营养素。青少年能量需要量大,谷类是我国膳食中能量、蛋白质和 B 族维生素的主要来源,每天应供给 400~500 g。应主副食搭配,粗细搭配,粗粮 60%、细粮 40%,适当选择杂粮。

(2)按平衡膳食要求,保证供给足量的鱼、肉、蛋、豆奶和新鲜蔬菜水果,以提供优质蛋白质并经常供给黄、绿、红色蔬菜,以保证各种维生素及矿物质供给。

(3)培养良好的饮食习惯。定时定量,不乱吃零食,不偏食、不暴饮暴食,不盲目节食。早餐营养要充足。

(4)青少年每天进行充足的户外运动,不抽烟,不饮酒。

▌ 知识链接 ▐

天天来数数,一、二、三、四、五;营养要均衡,一天吃五色。"一"指每天饮一袋无污染的酸奶(牛奶)。"二"指每天摄入糖类 250~350 g。"三"指每天进食 3 份优质蛋白食品。"四"指四句话:有粗有细;不甜不咸;三四五顿;七八分饱。"五"指每天摄取 500 g蔬菜及水果。饮食中的五色是指食物的五种天然颜色,即红、黄、绿、白、黑。

四、中、老年人的营养与膳食

(一)中年人的营养与膳食

根据现代人生理、心理结构上的变化,WHO 将人的年龄界限做了划分,45~59 岁为中年人。此时期是从青年时期到老年时期的过渡阶段,也是易被医疗护理保健忽略的年龄段,因此,中年人应进行合理膳食,增进健康和延缓衰老。

1. 中年人的生理特点

(1)外形、骨骼、肌肉和各器官改变:骨密度降低,脊柱变短弯曲,肌肉强度减弱,出现身高降低和驼背现象。骨的脆性增加,易发生骨折和骨关节病,如颈椎病等。40岁以后,容貌逐渐变化,皱纹、白发等出现;视力、听力、感觉、嗅觉等功能开始下降,情绪不稳;妇女开始进入围绝经期,容易出现内分泌紊乱、骨质疏松等问题。

(2)代谢水平下降:中年阶段的基础代谢率平均每年下降10%～20%,肌肉等实体组织逐渐减少,脂肪组织逐渐增多。若食量还保持青年时期的数量,脂肪便在腰腹堆积,造成肥胖,导致高血压、冠心病等多种疾病。

(3)胃肠消化功能和心肺功能变化:人到中年以后,胃消化功能下降。结肠神经感觉迟钝,肠运动减弱,容易发生便秘。心脏输出的血液量减少,还伴有动脉管壁含钙量增加,弹性下降,血压升高。人到中年后,大约每10年,血压增加10 mmHg左右。肺的张力减弱,肺活量减少,供氧量不足,表现突出的是在劳动后喘不过气来。

(4)大脑变化:人到中年以后,通过大脑的血液减少,神经传导速度减慢,机械记忆力下降。中枢神经抑制过程逐渐减弱,睡眠时间缩短,入睡难,容易醒。

(5)免疫功能降低:中年后期,免疫功能减退,抗体生成减少,细胞免疫功能减弱,免疫监视系统对癌变细胞的监视功能减弱,这就是50岁前后易患多种疾病的重要原因。

2. 中年人的营养需要

(1)能量:应控制总热量,避免肥胖。中年人能量摄入要与消耗保持一致,脑力劳动与轻体力劳动者能量为2 200～2 400 kcal/d。超重者应适当控制能量摄入,增加活动以消耗过多能量,减少脂肪蓄积。

(2)蛋白质:蛋白质的分解比青少年时期高,但利用率下降,因此蛋白质的供给量应该充足,每天每千克体重不少于1 g,而且应补充优质蛋白质,优质蛋白质占30%以上。中年人蛋白质提供的能量约占全天总能量的12%。

(3)糖类:适当限制糖类摄入量,有助于避免肥胖,并减轻胰腺负担,减少糖尿病发病率。主食不宜过精,并合理搭配蔬菜、水果、粗杂粮等食品,保证膳食纤维和维生素的摄入。

(4)脂肪:控制脂肪摄入量,每天保持在50 g左右为宜,有效降低胆固醇,胆固醇的摄入量不能超过300 mg/d。以植物油为好,动物内脏、乌贼和贝类等含胆固醇多,尽量少食用。

(5)矿物质与维生素:中年人对矿物质的吸收率降低,应多吃含钙质丰富的食物。如牛奶、海带、豆制品及新鲜蔬菜和水果,防止骨质疏松症和缺铁性贫血的发生。维生素的供给量也应充足,尤其是维生素A、C、E和B族维生素,保持体内抗氧化状态,增强免疫力。

(6)节食,少食盐:饮食要定时定量,以免引起消化功能紊乱。尤其要注意避免食用损害消化器官的食物。每天进盐量不宜超过6 g,以防伤害脾胃和引起高血压。

3. 中年人的合理膳食原则

(1)食物多样,主食粗细搭配:各种食物都要摄取,保证营养的全面性和充足性。

(2)多吃新鲜蔬菜水果,多吃蛋白质丰富的食物:增加膳食纤维和维生素的摄入,增加膳食蛋白质,尤其是动物性蛋白质、豆类和鱼类蛋白质的摄入。

(3)合理安排一日三餐:合理搭配三餐营养,如经常夜间工作,可增加一次夜宵,夜宵应少供给脂肪和蛋白质,以免影响消化和睡眠。每天喝牛奶或豆浆,补充钙质。补充抗癌食物,如菌类、大蒜、洋葱、猕猴桃等。

(4)注意锻炼,保证良好的休息和睡眠。劳逸结合,保持良好的心态。

(二)老年人的营养与膳食

2021年人口普查60岁及以上人口为26 402万人,占18.70%,表明我国老龄化进程加快。与老年有关的老年人保健、衰老、老年人常见病等问题已成为医学界和社会关注的重要问题,其中老年人营养问题极为重要。

1.老年人的生理特点

(1)代谢水平进一步下降:老年人基础代谢率比中年人降低10%～15%。分解代谢大于合成代谢,脏器发生萎缩,重量减轻,细胞组织的整体功能下降。胰岛素分泌减少,易出现葡萄糖耐量下降,导致糖尿病。

(2)心血管系统:随着老化进程,心肌逐渐萎缩,心脏变得肥厚硬化,弹性降低,心脏收缩能力减弱,心血输出量减少,器官出现供血不足影响其功能发挥。动脉弹性降低,动脉硬化加重,易引发高血压。在老年人群体中,最常见的心血管疾病就是冠心病和高血压。

(3)消化系统:老年人咀嚼能力下降,味觉和嗅觉减退,食管退化,胃分泌的消化酶减少引起消化不良,易患胃病。肠道的消化吸收功能减退和蠕动减慢,可导致便秘发生。

(4)神经系统:进入老年期后,脑细胞数量减少,脑重量减轻。神经传导功能下降,大多数感觉减退、迟钝或消失。由于神经中枢机能衰退,老年人变得容易疲劳、睡眠欠佳、睡眠时间减少。此外,由于脑功能失调而出现的智力衰退还易引发老年痴呆症。

(5)免疫系统:老年人免疫细胞数量减少和活性下降,T细胞功能受到更明显的影响。胸腺萎缩,抗体生成减少,免疫功能下降。

知识链接

中老年人是早上锻炼好还是晚上锻炼好

早上起来,人的生物钟规律是基础血压高,基础体温高,而且肾上腺素和去甲肾上腺素比晚上高出4倍,如果做剧烈运动,容易出现心脏停搏,特别是有心脏病的人。《黄帝内经》也提到没有太阳不锻炼这一说法,建议大家夏天早睡早起,可以在早上锻炼,冬天改为晚上锻炼。

2.老年人的营养需要

(1)能量:老年人的体力活动减少,基础代谢率降低,机体的能量消耗逐渐减少,多食可使体重增加,引起肥胖,但也不应过度节食,要保持能量摄入和消耗平衡,维持正常体重。

(2)蛋白质:老年人蛋白质分解代谢大于合成,加上消化功能不足,故蛋白质的供给量应比正常成人要高,其中动物性蛋白质应占总蛋白质的50%。但也不宜过多,以免增加肾的负担,并注意食用易于消化的蛋白质食品。中国营养学会推荐每天蛋白质摄入量为1.27 g/kg。

(3)脂肪:随着年龄的增长,血脂升高,有可能增加老年性疾病的发病率,故脂肪摄入量不宜过多。脂肪摄入不足影响脂溶性维生素的吸收,因此,应以植物性脂肪为主,可占能量的 20%~25%,胆固醇应控制在 300 mg/d。

(4)糖类:糖类对老年人来说易消化吸收但不宜过多摄入,且应以果糖为主,占总能量的 55%~65% 为宜。膳食纤维有助于消化吸收,并具有防止高血压等老年性疾病的作用,提倡老年人多食用富含膳食纤维的食物,如水果蔬菜、粗粮、豆类、藻类等。

(5)维生素:维生素在调节代谢、推迟衰老方面非常重要,故老年人每天需摄入足够的维生素。维生素 A 对抗癌有一定作用,胡萝卜素还具有良好的抗氧化作用,应当补充足量的维生素 A,但要注意不要过量,引起中毒。为预防老年人发生骨质疏松及牙齿过早脱落,应摄入足量维生素 D 或晒太阳,但不宜过多。维生素 C 能促使胆固醇排除,防止老年人血管硬化过程加速,延缓衰老。叶酸和维生素 B_{12} 可以促进细胞生成,维生素 B_2 与体内铁的吸收储存有关,均有利于防止老年性贫血的发生。

(6)矿物质:

①钙:老年人钙的吸收率和储钙能力降低,容易发生钙代谢负平衡,易发生骨质疏松。中国营养学会推荐钙的适宜摄入量为 1 000 mg/d。

②铁:老年人对铁的吸收利用能力下降,血红蛋白减少,需要有较多的血红蛋白来补偿机体老化的影响。缺铁易发生缺铁性贫血,老年人应补充足够的铁,中国营养学会推荐铁的适宜摄入量为 15 mg/d。

③锌、硒、碘、铬:锌有助于改善老年人的味觉迟钝和免疫功能低下。硒可清除体内的自由基,减轻氧化损伤,缺硒易引起克山病。碘用于甲状腺素的合成。铬参与调解血糖和脂类代谢。

3.老年人的合理膳食原则

(1)食物多样,合理搭配:主食米、面、杂粮合理搭配。多食用蔬菜、水果、海带、紫菜、牛奶、鱼类、豆制品、瘦肉、少量动物内脏等。

(2)合理烹调,易于消化:食物的烹调加工,除最大限度地保留营养价值,还要注意宜软易消化、色、香、味俱全,饮食清淡,少用油和盐。多采用煮、炖、炒、焖的方法,少用油炸、腌制、烟熏等烹调方法。

(3)良好的饮食习惯:一日三餐或多餐,定时定量,不偏食挑食,不暴饮暴食,不过量饮酒。积极参加适度的体力活动或运动。

▌▌ 知 识 卡 片 ▌▌

1992 年 WHO 发表的《维多利亚宣言》中推出 6 种保健品:第一绿茶;第二红葡萄酒;第三豆浆;第四酸奶;第五骨头汤;第六蘑菇汤。

▌▌ Key Words ▌▌

1.婴儿的喂养方式分为三种,分别为_____,_____,_____。以_____为最佳选择。

2.母乳喂养的四个优点为_____,_____,_____,_____。

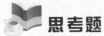 **思考题**

1.冬天,由 10 名青少年志愿者考察队出海到太平洋科学考察,长期吃馒头等面食,最近出现双下肢水肿和牙龈出血等现象。

请问:(1)在排除器质性病变的情况下,如何进行营养诊断?

(2)在当时有限的医疗条件下,如何进行营养治疗?

2.2004 年安徽出现了"大头娃娃"事件,经查"大头娃娃"是食用了采用糊精和营养素混合制备的婴儿配方乳粉,或用牛皮水解蛋白配制的婴儿乳粉等伪劣产品。

请问:(1)引起"大头娃娃"的主要原因是什么?

(2)"大头娃娃"的发病机制是什么?

3.《中国居民膳食指南(2016)》的要点有哪些?

4.中国食物与营养发展纲要(2014—2020)的基本原则和发展重点是什么?

项目 五

营养调查与膳食调理

任务一　营养调查与评价

学习目标

【掌握】

1. 营养调查、营养评价的基本概念
2. 常用膳食调查方法的优缺点和具体调查步骤
3. 体格测量的操作要点和注意事项

【熟悉】

4. 营养缺乏病的临床检查方法
5. 营养调查结果的分析和评价方法

【了解】

6. 人体营养水平生化检查的内容
7. 领会全国性营养调查对促进人民健康的现实意义

案例导入 5-1

我国居民营养与慢性病状况摘选

从国务院新闻办公室于 2020 年 12 月 23 日举行的《中国居民营养与慢性病状况报告（2020 年）》新闻发布会上获悉,我国居民营养状况持续改善,主要体现在以下三个方面:

一是居民的平均身高持续增长。我国 18～44 岁的男性和女性平均身高分别为 169.7 厘米和 158 厘米,与 2015 年相比分别增加了 1.2 厘米和 0.8 厘米。6～17 岁的男孩和女孩各年龄组身高平均分别增加了 1.6 厘米和 1 厘米。

二是营养不足的问题得到持续改善。6 岁以下儿童生长迟缓率降到 7% 以下,低体重率降至 5% 以下,均已实现 2020 年国家规划目标。值得一提的是,我国农村儿童的生长迟缓问题得到了根本改善,农村 6 岁以下儿童生长迟缓率由 2015 年的 11.3% 降至 5.8%;6～17 岁儿童青少年生长迟缓率从 4.7% 降到了 2.2%。

三是人群微量营养素缺乏症也得到了持续改善。以贫血为例,本次监测的结果显示,我国 18 岁及以上居民贫血率为 8.7%,6～17 岁儿童青少年贫血率为 6.1%,孕妇贫血率为 13.6%,与 2015 年发布的结果相比均有显著下降。

请问:报告中的这些数据是通过什么方法获得的? 对比 2015 年和 2020 年可知我国在慢性病防控方面成效显著,你知道国家启动和实施了哪些促进健康的行动?

居民的膳食营养状况在一定程度上可以反映一个国家的经济发展状况和社会文明程度。20 世纪 50 年代初,美国率先提出了一个营养调查方案,并据此在全国进行全民抽样调查。此后,世界上大多数发达国家和若干发展中国家都在有计划地开展国民营养调查工作。

我国曾于 1959 年、1982 年、1992 年、2002 年分别进行了四次全国性的营养调查,2010 年国家卫生和计划生育委员会疾病预防控制局开展了我国第五次全国性的营养调查,即 2010~2012 年中国居民营养与健康状况监测。调查内容主要包括膳食调查、询问调查、医学体检和生化检测。除膳食、营养相关问题和指标外,慢性病患病情况、生活方式和体力活动等也在调查范围之内。

营养调查是运用科学手段来了解某一人群或个体的膳食和营养水平,以此来判断其膳食结构是否合理和营养状况是否良好的重要方法。

营养评价则是对营养调查内容进行全面分析,并利用相关标准进行评价,客观地对其所发现人群中的营养问题提出解决措施或改进建议。

一、营养调查概述

(一)营养调查的目的和内容

营养调查可以帮助我们对不同经济发展时期居民的膳食组成变化、营养状况进行全面的了解,为研究各时期人群膳食结构和营养状况的变化提供基础资料,也为食物生产、加工、政策干预和对居民消费引导提供依据。

其目的可归纳为:

(1)了解不同地区、不同年龄组人群的膳食结构和营养状况。

(2)了解与食物不足和过度消费有关的营养问题。

(3)发现与膳食营养素有关的营养问题,为进一步监测或进行原因探讨提供依据。

(4)评价居民膳食结构和营养状况的发展,并预测今后的发展趋势。

(5)为某些与营养有关的综合性或专题性研究课题提供基础资料。

(6)为国家制定政策和社会发展规划提供科学依据。

其内容一般包括四个部分:膳食调查、体格测量、营养缺乏病的临床检查、营养状况实验室检测。

(二)营养调查的设计

1.调查人群的选择

根据其目的不同,营养调查对调查对象的选择主要有以下两种。

(1)一定地区范围内全民的抽样调查:对全国、全省、全市、全县等一定地区范围内全民的营养状况进行调查。这是各国或地区安排食物生产供应、了解居民生活水平和研究居民体质健康水平等各方面所必需的资料,因而有必要定期举行。

(2)特定人群的抽样调查:只对按一定条件划分的人群进行调查,如儿童、中学生、运动员、农民等的营养调查。

2.调查时间的确定

由于居民的膳食习惯会随季节不同发生一定的变化,具有规律性和相对稳定性,故全面的营养调查应在调查年度内每个季节各进行一次。每次调查时间为 3~7 d,一般集体场合用餐者为连续 5 d，散在居民家庭用餐者为连续 7 d，注意要避开节假日，但考虑到我国居民有周末改善膳食的习惯，为保证调查结果的准确性，应包括双休日中的 1 d。

3.调查方法的选用

营养调查的方法有普查和抽样调查两种，可单独使用，也可两者结合使用。一般以抽样调查为主，省时省力，相对方便。

抽样调查的方法有单纯随机抽样、整群抽样、等距抽样、分层抽样以及多级抽样等。在大型营养调查中，多采用多阶段分层整群随机抽样的方法。即按照人群的年龄、性别、居住地区、职业、经济、文化教育水平等分层，再在各层内按比例抽样进行调查。

4.调查的组织和实施

营养调查总体上采取统一领导、分散调查的方式进行。为确保效果，设立专门的组织机构，分工协作。领导部门负责制订调查方案（目的、计划、步骤、监控、结果分析、形成报告），全面协调和监督；实施部门严格按计划执行，包括调查人员的培训、工具的配备、数据资料搜集等。调查的质量监控主要通过各环节质量监控来实现，如抽样的质量监控、询问调查的质量监控、体格检查的质量监控等。调查完成后，必须对调查数据进行清理审核，确认无误后再进行数据录入，最后进行汇总分析。

二、营养调查的实施

（一）膳食调查

膳食调查是营养调查的重要内容，通过了解调查对象在一定时间内摄取食物的数量和种类，计算出每人每天热能与各种营养素的平均摄取量，然后与中国居民膳食营养素参考摄入量（DRIs）比较，以发现该调查对象的营养问题，评定其膳食的质量。

1.膳食调查的目的

膳食调查的目的是通过各种不同的方法对膳食摄入量进行评估，从而了解在一定时期内人群膳食摄入状况及人们的膳食结构、饮食习惯，借此来评定营养需要得到满足的程度。单独膳食调查的结果可作为对所调查对象进行营养咨询、营养改善和膳食指导的依据。

膳食调查是营养调查的一个基本组成部分，它本身又是相对独立的内容。随着营养学研究的深入进展，膳食对人体健康的重要影响越来越受到人们的关注。

2.膳食调查的基本要求

（1）调查地点的选择：应选择在食品生产与供应、地理条件、气象条件、居民饮食习惯等具有代表性的地点。

（2）调查对象的确定：应选择在劳动、经济、生理方面具有代表性的人员。如果为研究某个人或某个家庭成员的营养状况，就以研究对象为被调查对象。

（3）调查时间的确定：由于食物供应季节变化较大，一般每年应进行四次（每季一次）调查。每季调查时间集体食堂为 5 d，散在居民为 7 d。其中不得包括节假日，但是一般居民有在双休日改善生活的习惯，则应包括双休日中的 1 d。若全年调查两次，应选择在春季和夏季各进行一次。

（4）人员的培训：对于较大范围的膳食调查，由于参加的人员较多，易产生误差，在调查前应对调查人员进行培训，统一标准。

3.膳食调查的方法

膳食调查常采用的方法有:称重法、记账法、询问法、食物频率法和化学分析法。我国自1959年以来进行的全国膳食调查使用的方法详见表5-1。

表5-1 全国膳食调查方法比较表

年份	调查名称	调查时间	膳食调查方法
1959	第一次全国营养调查	一年四次,每季度一次	称重记账法(5~7 d)
1982	第二次全国营养调查	秋季	称重记账法(5 d)
1989—2000	中国居民健康与营养调查	秋季	全家称重记账法(3 d) 3 d连续个体24小时回顾法
1992	第三次全国营养调查	秋季	全家称重记账法(3 d) 3 d连续个体24小时回顾法
2002	第四次全国营养调查	秋季	全家称重记账法(3 d) (城市只称调味品) 3 d连续个体24小时回顾法 食物频率法
2010—2012	第五次全国营养调查	秋季	连续3 d 24小时询问法 食物频率法

(1)称重法

称重法亦称称量法,就是对每餐烹调前食物(可食部)的生重、烹调后的熟食重和餐后剩余熟食重进行正确称量,对用餐人数进行准确统计,并将数值记录到食物消耗登记表5-2中,求出每人每天各类食物的消耗量。调查时间为3~7 d。其步骤如下:

表5-2 食物消耗登记表

单位:

日期	餐次	食物名称	生重(kg)	熟重(kg)	生熟比	熟食剩余量(kg)	实际消耗量(kg)		进餐人数	总人日数
							熟重	生重		
__月__日	早餐 午餐 晚餐									
⋮	⋮									
__月__日	早餐 午餐 晚餐									

第一步,计算生熟比

$$生熟比=食物生重(净重)/食物熟重$$

第二步,计算实际摄入食物的生重

$$实际摄入食物的熟重=烹调后熟食重-剩余熟食重$$
$$实际摄入食物的生重=实际摄入食物熟重×生熟比$$

第三步,计算总人日数(用餐人数)

记录每天每餐就餐人数,一个人一天吃早餐、午餐、晚餐算一个人日数。把调查期限内每天的人日数相加即为该期限内的总人日数。

举例说明：某单位某日早餐人数 160 人、午餐 150 人、晚餐 240 人。根据我国膳食习惯，早、午、晚三餐能量供给比例为 3∶4∶3，计算人日数。

$$人日数＝160×0.3＋150×0.4＋240×0.3＝180$$

当用餐者的年龄、性别、劳动强度等差异较大时，还需将不同用餐者分别登记，分别计算总人日数，以便根据其不同的需要量计算出每人每天平均推荐摄入量标准，最后与实际摄入量比较，做出合理的评价。

第四步，计算平均每人每天各类食物的摄入量即平均摄入量

$$平均摄入量＝某种食物实际摄入量/总人日数$$

称重法的优点是能准确反映被调查对象的食物摄取情况，也能看出一日三餐食物分配情况，适于团体、家庭以及个人的膳食调查。缺点是花费人力和时间较多，不适合大规模的营养调查。

（2）记账法

记账法又称查账法，此方法的基础是食物消耗账目，通过记录查阅购买食物的账目来了解调查期间调查对象消耗的各种食物量，一般用于建有伙食账目的集体食堂，调查期限可长可短，一般以一个月为调查期限，也可以按季度调查。

记账法的步骤如下：

第一步，记录食物数量

①清查库存量：在开始调查前将食堂已购进的各种食物记账。

②每天购入量登记：确定调查期限，将在调查期限内食堂每天购买的各种食物逐一记账。

③清点剩余量：调查结束时，再将食堂剩余各种食物记账。

那么，调查期间调查对象的食物消耗总量：

$$食物消耗总量＝库存量＋每天购入量－剩余量$$

第二步，计算总人日数

人日数是代表调查对象用餐天数的情况。对调查期间每天每餐的进餐人数、年龄、性别、劳动强度进行统计，计算总人日数。人日数的计算方法同上。

$$总人日数＝调查期间每天人日数之和$$

第三步，计算每人每天摄入食物量

$$平均摄入量＝某种食物实际摄入量/总人日数$$

第四步，计算每人每天热能和各种营养素摄入量

根据《常见食物一般营养成分表》逐一计算每种食物的能量和各种营养素含量，然后分别累加即可。

第五步，评价

根据调查目的将计算结果与参考值比较。评价时要注意被调查对象的年龄、性别和劳动强度，不同人群的热能和营养素需要量是不同的，根据不同人群进行评价，才能得出客观结论。

记账法简便快捷,节省人力,可适用于大样本调查,但该调查结果只能得到全家或集体人均的摄入量,难以分析个体膳食摄入状况。同时,也无法统计调查期间膳食的浪费情况,结果会有误差,与称重法相比不够精确。

(3)询问法

通过询问被调查者每天所摄取食物的种类、饮食习惯等情况,了解食物消耗量,是目前较常用的膳食调查方法,适合用于个体调查和人群调查。询问法通常包括膳食回顾法和膳食史回顾法。

①膳食回顾法:经过询问,由被调查者提供24 h内膳食组成情况。该法是目前最常用的一种膳食调查方法,一般连续调查3 d。此法可用于单独就餐的个体,常用于门诊或住院病人的膳食调查,该法不适合7岁以下的儿童和超过75岁以上的老年人。

②膳食史回顾法:用于评估个体每天总的食物摄入量与在不同时期的膳食模式。通常覆盖过去1个月、6个月或1 a的时段。

询问法的优点是简便易行,缺点是结果不够准确,一般在无法采用称重法和记账法的情况下才使用。为提高其准确性,需对调查人员进行培训,提高询问技巧,同时还要求调查人员耐心细致,避免疏漏。经验丰富的调查人员容易发现膳食营养的明显缺陷,有利于估算营养水平。用此方法,还能了解病人有无挑食、偏食和不良的膳食习惯等,以便加以膳食指导。

(4)食物频率法

食物频率法是估计被调查者在指定的一段时间内摄入某些食物频率的一种方法。以问卷的形式进行,调查个体经常性的食物摄入种类,根据每天、每周、每月甚至每年所摄入各种食物的次数或食物种类来评价膳食营养情况。食物频率法的问卷内容包括食物名单和食物频率(在一定时期内所摄入某种食物的次数)。在实际的应用中,可分为定性和定量食物频率法两种。

食物频率法的优点是可以迅速地得到平时食物摄入种类和数量,反映长期膳食模式,可作为研究慢性疾病与膳食模式关系的依据,可作为在居民中进行膳食指导宣传教育的参考。其缺点是需要对过去的食物进行回忆,当前的饮食模式也可能影响被调查者对过去膳食的回顾,从而产生偏倚,准确性较差。

(5)化学分析法

化学分析法是将调查对象的一日全部熟食收集齐全,在实验室中进行食物成分分析,测定其中能量和各种营养素的含量。该法结果准确但操作复杂,调查成本高,故除非特殊需要,一般情况下不采用。

(二)体格测量

营养状况的体格测量常用于评价被调查者的身体发育状况,以及有无与营养相关的肥胖问题等,具体测量项目应根据测量目的及测量对象而定。通常体格测量指标大体归为三类:纵向测量指标(身高、坐高、顶臀长等)、横向测量指标(上臂围、小腿围、腰围、臀围、皮褶厚度等)和重量测量指标(体重等),其中身高、体重、皮褶厚度、腰围和臀围等较为常用,前三项是世界卫生组织规定的必测项目。

1. 身高(身长)

身高是生长发育最具代表性的指标,可以反映骨骼发育,也是反映人体营养状况最直接的指标之一。

身高是指从头顶到足底的垂直长度。3 岁以下儿童测量身高（卧位长），使用仪器为卧式量板或量床；3 岁以上测量身高，使用仪器为身高（坐高）计，也可用固定于墙上的软尺测量。

3 岁以下：测量身高时，儿童应脱去鞋帽和厚衣裤，仰卧于量板中线上，固定儿童头部使其接触头板。测量者立于右侧，左手置于儿童膝部使其固定，右手滑动滑板使其紧贴儿童足跟，然后读数。

3 岁以上：测量身高时，被测者应脱去鞋帽，躯干自然挺直，头部正直，眼睛平视前方，耳屏上缘和眼眶下缘呈水平位。上肢自然下垂，双足足跟并拢，双足前端分开呈大约 60°角，足跟、骶骨部、两肩胛下角同时接触立柱。测量者立于右侧将水平压板轻轻沿立柱下滑，轻压于被测者头顶，然后双眼与压板平面等高读数，以 cm 为单位，精确到小数点后一位。

2. 体重

体重是指器官、骨骼、肌肉、脂肪等组织及体液的总重量，是反映机体营养状况的综合指标，可以反映儿童的营养状况及骨骼、肌肉的发育情况。

体重的测量采用杠杆秤，7 岁以下儿童可用杠杆式体重计，婴儿可用盘式杠杆式体重计。

测量体重时，应注意：①测量前检验杠杆秤的准确度和灵敏度，要求误差不超过 0.1%。②选择测量时间，体重在一天中会随时变化，一般晨起空腹时体重相对较稳定，为最佳测量时间。在大规模人群调查中，难以全部按照此时间进行测量，但也应固定一个时间进行，如每天上午 10:00 或下午 3:00。③测量前，被测者不得进行体育活动和体力劳动，至少禁食一小时以上，并排空尿液和粪便，脱去长衣、长裤和鞋袜，站立于杠杆秤中央。④测量人员放置适当砝码并移动游码至刻度尺平衡。读数以 kg 为单位，精确到小数点后一位。

3. 皮褶厚度

皮褶厚度是用来估计体内脂肪含量，衡量营养状况尤其是消瘦和肥胖程度的重要指标。

测量工具为专用皮褶厚度计（简称皮褶计），按国际规定，皮褶计的压力为 10 g/mm^2。世界卫生组织推荐的测量点为肱三头肌、肩胛下和脐旁。

(1)肱三头肌：取左上臂背侧肩胛骨肩峰至尺骨鹰嘴突连线中点，于该点上方 2 cm 处，垂直方向用左手拇指和食指、中指将皮肤和皮下组织夹提起来。右手握皮褶计，在该皮脂提起点的下方 1 cm 处用皮褶计卡钳夹住皱褶测量，测量时皮褶计应与上臂垂直，在皮褶计指针快速回落后立即读数。以 mm 为单位，精确到小数点后一位。连续测量三次，取平均值。如图 5-1(a)所示。

(2)肩胛下：上臂自然下垂，取右肩胛骨下角下方 1 cm 处，顺自然皮褶方向（皮褶走向与脊柱呈 45°角）测量，方法同上。如图 5-1(b)所示。

(3)脐旁：脐旁 1 cm 处，沿正中线平行方向测量，方法同上。如图 5-1(c)所示。

4. 上臂围

上臂围是臂外侧肩峰至尺骨鹰嘴突连线中点的臂围长。测量时，要求被测者左臂自然下垂，用软尺测量。如图 5-2(a)、图 5-2(b)所示。

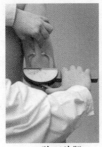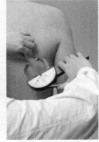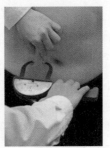

(a) 肱三头肌　　　　(b) 肩胛下　　　　(c) 脐旁

图 5-1　皮褶厚度测量

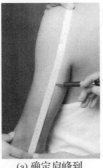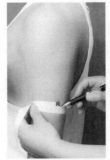

(a) 确定肩峰到　　　　(b) 软尺测量上臂围
尺骨鹰嘴突连线中点

图 5-2　上臂围测量

（三）人体营养水平生化检查

人体营养水平生化检查是借助于生化、生理实验手段，发现临床营养不足、营养储备低下或营养过剩，以掌握营养失调的早期变化，可以及时采取必要的预防措施。膳食调查只能了解营养素的膳食供给量，但机体实际营养状况还会受到烹调、消化、吸收和代谢等多种因素的影响，是否真正满足机体营养需要不得而知。所以，人体营养水平生化检查对于营养失调的早期发现和及时防治具有重要意义。检测样品主要有血、尿，以及毛发、指甲等。

（四）营养缺乏病的临床检查

营养缺乏病是机体因较长时间缺乏一种或几种营养素，使之出现一系列的临床症状和体征。检查者通过对被检查者的脸色、体型、精神状态的观察，可对其营养状态做出初步估计；然后通过检查头发、眼、唇、口腔和皮肤，观察有无营养缺乏病的体征，进而确定是否有营养素缺乏以及哪种营养素缺乏。

具体方法包括视诊、触诊、听诊、叩诊和嗅诊，以视诊最为重要。检查时应注意：

（1）检查环境要温度适宜且安静，以自然光线照明。

（2）被测者仰卧，自然放松勿紧张。

（3）检查时动作轻柔细致，按一定顺序进行，通常先观察整体情况，然后依次检查头、颈、胸、腹、脊柱、四肢、生殖器、神经系统等，避免重检和漏检。

三、营养调查结果分析评价

营养调查结果分析评价是一项非常繁杂的综合性工作，评价结果的客观性、真实性、科学性受到多种因素的影响。不能凭借某一指标或某一方面的材料就擅自下结论，只有综合考量才能得出较为客观的评价。

(一)膳食调查结果分析评价

通过各种不同调查方法,可以获得许多关于被调查者的膳食数据资料,但这不是最终目的。对所得的资料进行系统整理、科学分析,然后对照参考标准进行客观评价,继而提出合理的改进建议和意见,这才是膳食调查的最终目的所在。膳食调查结果分析评价主要包括膳食调查结果的计算和膳食调查结果的评价两个方面。

1. 膳食调查结果的计算

无论哪种膳食调查方法,都要进行必要的计算。一般在求出平均每人每天各种食物摄入量的基础上,还需进行下列计算。

(1)平均每人每天各种营养素的摄入量:根据平均每人每天各种食物摄入量,查《常见食物成分表》,即可求出平均每人每天各种营养素的摄入量。

(2)平均每人每天各种营养素的摄入量占推荐摄入量标准的百分比:若就餐者年龄、性别、劳动强度等条件一致时,可直接从中国居民膳食营养素参考摄入量中查出各组人群的推荐摄入量(RNI)或适宜摄入量(AI)作为平均摄入量标准;若不一致时,则要查出各组人群的 RNI 或 AI,乘以各组人群的总人日数,即为各组人群营养素需要量总和。将各组营养素需要量总和相加除以各组人群的人日数之和(总人日数),则得出平均营养摄入量标准。

计算举例:某学生食堂 25 日就餐人数 355 人,机关人员 12 人,教师 28 人,小学生 9 岁男生 115 人,9 岁女生 200 人。该食堂就餐人数中成年男性 22 人,成年女性 18 人(其中孕妇 1 人)。

①人群划分:该食堂就餐人数,轻体力活动成年男性 22 人,轻体力活动成年女性 17 人,孕妇 1 人,9 岁男生 115 人,9 岁女生 200 人。

②确定不同年龄、性别、生理状况及活动强度人员的能量摄入量(kcal):

成年男性 2 400 kcal、成年女性 2 100 kcal、孕妇 2 300 kcal、9 岁男生 2 000 kcal、9 岁女生 1 900 kcal

③平均摄入量标准=(2 400×22+2 100×17+2 300×1+2 000×115+1 900×200)÷(22+17+1+115+200)=700 800÷355=1 974.08 (kcal)

即能量平均摄入量标准为 1 974.08 kcal。

其他营养素平均摄入量标准依此法计算。

④各种营养素摄入量占推荐摄入量的百分比:平均每人每天各种营养素的摄入量÷平均推荐摄入量×100%。

(3)三大营养素所提供能量的百分比:计算蛋白质、脂肪、糖类所提供能量占总能量的百分比。

(4)蛋白质、脂肪来源百分比:计算每天从动物性和植物性食物中所摄取的蛋白质、脂肪分别占全日蛋白质、脂肪的百分比。

(5)三餐能量分配:计算早、午、晚三餐的能量分配。

2. 膳食调查结果的评价

(1)膳食构成评价

我国居民的膳食应以植物性食物为主、动物性食物为辅,尽可能做到品种丰富、比例适当、搭配合理,以满足各类人群的需要。具体指标应参照《中国居民膳食指南(2016)》之中国居民膳食宝塔而进行(详见项目四任务三)。膳食宝塔形象地描述了我国居民每日摄入食物种类和各种食物的摄入量,即膳食构成比例。

(2)能量来源及分配评价

能量来源及分配评价,健康人群应参照 DRIs(2013)中给出的不同人群的能量参考摄入量标准为依据进行(详见附录 I)。特殊人群如疾病患者,要依照该种疾病对能量的特殊要求为准而进行。

对一般健康成人来说,能量来源的适当比例为:蛋白质占 10%~15%,脂肪占20%~30%,糖类占 55%~65%。

三餐适宜的供能比例为:早餐占 30%,午餐占 40%,晚餐占 30%。

(3)能量与各种营养素满足程度评价

我国膳食中营养素推荐摄入量(RNI)是衡量膳食质量的主要依据。能量和部分主要营养素的评价情况详见表5-3。

表 5-3　　　　　　　　能量和部分主要营养素的评价表(仅供参考)

项目类别	评价指标名称	指标水平	评价
能量	实际摄入量/供给量标准(RNI)	±10%	合理
营养素	实际摄入量/供给量标准(RNI)	≥80%	合理
蛋白质	优质蛋白质量/总蛋白质摄入量	>1/3	合理
维生素 A	动物性食物提供量/总摄入量	>1/3	合理
矿物质 Fe	动物性铁/总摄入量	>1/4	供给质量良好
		<1/10	供给质量较差

注:不同类型人群之间指标水平有较大差别,故本表仅供参考

(二)体格检查结果分析评价

1. 标准体重(或理想体重)评价

各年龄段人群标准体重计算公式详见表5-4。人群体重评价详见表5-5。

表 5-4　　　　　　　　各年龄段人群标准体重计算公式表

年龄	计算公式
0~6 月龄婴儿	体重(kg)=出生体重(以 kg 计)+月龄×0.7
7~12 月龄婴儿	体重(kg)=出生体重(以 kg 计)+6×0.7+(月龄-2)×0.5
2~12 岁幼儿	体重(kg)=(年龄-2)×2+12
12 岁以上人群	体重(kg)=身高(以 cm 计)-105

表 5-5　　　　　　　　人群体重评价表

(实际体重-标准体重)/标准体重	评价类型
<±10%	正常
±10%~20%	超重或瘦弱
>±20%	肥胖或极瘦

2. 体质指数(BMI)评价

体质指数(BMI)是目前评价机体营养状况及肥胖度最常用的指标。中国、亚洲和

WHO 成人 BMI 的划分标准详见表 5-6。

计算公式:BMI＝体重(kg)/身高(m²)

表 5-6　　　　　　　　　　成人体质指数(BMI)的划分标准

分类	中国	亚洲	WHO
消瘦	<18.5	<18.5	<18.5
正常	18.5～23.9	18.5～22.9	18.5～24.9
超重	≥24～	≥23～	≥25
肥胖	≥28～	25～29.9	30.0～34.9

3. 皮褶厚度评价

所测结果可与同龄的正常值(可以查表)相比较,进行评价。评价情况详见表 5-7。

表 5-7　　　　　　　　　　人群皮褶厚度结果评价表

测量值/同龄正常值	评价类型	测量值/同龄正常值	评价类型
>90%	正常	60%～80%	中度营养不良
81%～90%	轻度营养不良	<60%	重度营养不良

(三)实验室检查结果分析评价

我国常用的人体营养水平鉴定生化检验参考指标及临界值详见表 5-8。

表 5-8　　　　　　　　人体营养水平鉴定生化检验参考指标及临界值表

营养素类别	检测指标	参考值
蛋白质	血清总蛋白	60～80 g/L
	血清白蛋白	30～50 g/L
	血清球蛋白	20～30 g/L
	白蛋白/球蛋白(A/G)	1.5:1～2.5:1
	空腹血中氨基酸总量/必需氨基酸量	>2
	血液比重	1.015
	尿羟脯氨酸系数	>2.0～2.5 mmol/L 尿肌酐系数
	游离氨基酸	40～60 mg/L(血浆),65～90 mg/L(红细胞)
	每天必然损失氮(ONL)	男 58 mg/kg,女 55 mg/kg
血脂	总脂	4.5～7.0 g/L
	三酰甘油	0.56～1.70 mmol/L
	α-脂蛋白	30%～40%
	β-脂蛋白	60%～70%
	胆固醇(其中胆固醇酯)	2.80～5.70 mmol/L(70%～75%)
	高密度脂蛋白胆固醇	0.94～2.0 mmol/L
	低密度脂蛋白胆固醇	2.07～3.12 mmol/L
	游离脂肪酸	0.2～0.6 mmol/L
	血酮	<20 mg/L
钙、磷、维生素 D	血清钙(其中游离钙)	90～110 mg/L(45～55 mg/L)
	血清无机磷	儿童 40～60 mg/L,成人 30～50 mg/L
	血清钙磷乘积	>30～40
	血清碱性磷酸酶	儿童 5～15 菩氏单位,成人 1.5～4.0 菩氏单位
	血浆 25-(OH)-D$_3$	36～150 nmol/L
	1,25(OH)$_2$-D$_3$	62～156 pmol/L

营养素类别	检测指标	参考值
铁	全血血红蛋白浓度	成人男性＞130 g/L，女性、儿童＞120 g/L，6 岁以下小儿及孕妇＞110 g/L
	血清运铁蛋白饱和度	成人＞16%，儿童＞7%～10%
	血清铁蛋白	＞10～12 mg/L
	血液血细胞比容（HCT 或 PCV）	男 40%～50%，女 37%～48%
	红细胞游离原卟啉	＜70 mg/L RBC
	血清铁	500～1840 μg/L
	平均红细胞体积（MCV）	80～90 μm^3
	平均红细胞血红蛋白量（MCH）	26～32 μg
	平均红细胞血红蛋白浓度（MCHC）	32%～36%
锌	发锌	125～250 μg/mL（临界缺乏＜110 μg/mL，绝对缺乏＜70 μg/mL）
	血浆锌	800～1100 μg/L
	红细胞锌	180.5～272.8 μmol/10^{10} 个
	血清碱性磷酸酶活性	成人 1.5～4.0 菩氏单位，儿童 5～15 菩氏单位
维生素 A	血清视黄醇	儿童＞300 μg/L，成人＞400 μg/L
	血清 β-胡萝卜素	＞800 μg/L
维生素 B$_1$	24 小时尿	＞100 μg
	4 小时负荷尿	＞200 μg（5 mg 负荷）
	任意一次尿（/g 肌酐）	＞66 μg
	血	RBC 转羟乙醛酶活力 TPP 效应＜16%
维生素 B$_2$	24 小时尿	＞120 μg
	4 小时负荷尿	＞800 μg（5 mg 负荷）
	任意一次尿（/g 肌酐）	＞80 μg
	血	RBC 内谷胱甘肽还原酶活力系数≤1.2
烟酸	24 小时尿	＞1.5 mg
	4 小时负荷尿	3.5～3.9 mg（5 mg 负荷）
	任意一次尿（/g 肌酐）	＞1.6 mg
维生素 C	24 小时尿	＞10 mg
	4 小时负荷尿	5～13 mg（500 mg 负荷）
	任意一次尿（/g 肌酐）	男＞9 mg，女＞15 mg
	血	3 mg/L 血浆
叶酸	血	3～16 μg/L 血浆，130～628 μg/L RBC
其他	尿糖（一）；尿蛋白（一）；尿肌酐 0.7～1.5 g/24 小时尿；尿肌酐系数，男 23 mg/kg 体重，女 17 mg/kg 体重；全血丙酮酸 4～12.3 mg/L	

（四）营养缺乏症检查结果分析评价

临床常见体征与营养素缺乏之间的关系详见表 5-9。

表 5-9　　　　　　　　临床常见体征与营养素缺乏之间关系表

部位	体征、症状	缺乏营养素
全身	消瘦、水肿或发育不良	能量、蛋白质、锌
	贫血	蛋白质、铁、叶酸、维生素 B$_{12}$、维生素 B$_6$、维生素 B$_2$、维生素 C
	食欲不振、易感疲倦	维生素 B$_1$、维生素 B$_2$、烟酸、维生素 C

部位	体征、症状	缺乏营养素
生长发育	体格矮小	蛋白质、能量
	性腺功能减退或发育不良	锌
头发	干燥、易断、无光泽、脱发	蛋白质、维生素 A、维生素 B_{12}、维生素 B_2、维生素 C、必需脂肪酸、锌
眼睛	角膜干燥、夜盲、毕脱斑	维生素 A
	睑缘炎(烂眼边)、畏光	维生素 A、维生素 B_2
口唇	口角炎、唇炎	B 族维生素
口腔	齿龈炎、齿龈出血、肿胀	维生素 C
	舌炎、猩红舌、肉红舌	维生素 B_2、烟酸
	地图舌	维生素 B_2、烟酸、锌
甲状腺	肿大	碘
指甲	反甲、舟状甲、指甲变薄	铁
皮肤	干燥、粗糙、毛囊角质化	维生素 A
	皮下瘀血(瘀斑、瘀点)	维生素 C、维生素 K
	脂溢性皮炎、阴囊炎	维生素 B_2
	癞皮病皮炎	烟酸
骨骼	鸡胸、串珠胸、O 型腿、X 型腿、骨软化	维生素 D
神经	多发性神经炎、肌无力、四肢末端蚁行感	维生素 B_1 及其他 B 族维生素
	中枢神经系统失调	维生素 B_{12}、维生素 B_6
循环系统	水肿	维生素 B_1、蛋白质
	右心肥大、舒张压下降	维生素 B_1
其他	克山病	硒

（五）营养调查结果的综合评价

对被调查者的营养状况做出综合评价要结合膳食调查、体格检查、临床体征检查、实验室检查四个方面的结果资料全面分析，综合进行。因为无论膳食调查还是临床体征检查都有其局限性和特殊性。膳食调查结果说明调查期间食物或营养素的摄入情况；体格检查说明较长时期的营养状况；临床体征检查说明营养缺乏症的发病速度可随体内外条件的变化而变化；实验室检查结果则反映机体近期的营养状况。

前面列出的膳食调查和临床体征检查结果的正常标准，都是适用于群体的参考值，而在评价个体营养状况时，还应考虑到个体的饮食习惯、健康状况和工作特点等个人因素。因此，科学、客观地进行评价是一项非常复杂的工作。

在综合四方面的结果时，四者存在很大相关性，有时相关性不明显，甚至会出现矛盾或冲突，现就可能出现的情况进行分析，仅供参考。

（1）四方面调查结果一致。如膳食调查发现维生素 A 摄入不足，临床体征检查发现暗适应能力下降，结膜干燥，皮肤出现角质化过度的毛囊性丘疹等表现，儿童或伴有生长发育迟缓，生化测定血清视黄醇低下，可诊断为维生素 A 缺乏症。对此情况，应采取综合措施改善机体的营养状况，除对膳食进行调整增加摄入外，还应根据临床症状的严重程度采取相应的治疗措施。

（2）膳食调查结果显示某种营养素供给充足，但体格检查或生化检测结果均表明机体有该营养素缺乏。其原因可能如下：

①机体患有某些消化道疾病或肾疾病,导致对该营养素的吸收利用障碍或吸收正常但排出过多。对于这种情况,除改善膳食增加摄入外,更重要的是及时采取措施治疗或消除引起该营养素缺乏的基础疾病。

②食物营养素供给充足,但由于烹调方法不当,导致钙营养素损失和破坏,从表面上看没有营养素不足,但机体实际摄入和吸收的营养素水平低于正常生理需要。如多采用高温煎炸等烹调方式,可导致营养素大部分流失和破坏,应改进烹调方法,多采用蒸煮、凉拌、大火快炒等方式,以减少营养素的损失。

③调查之前有营养素缺乏现象,但调查时其膳食架构已经发生改变,营养素又能满足需要。

(3)膳食调查发现有某种营养素供给不足,实验室检查也发现有该营养素缺乏或边缘缺乏,但尚无典型临床缺乏症的症状、体征出现。或者只有膳食调查提示有营养素不足,但尚无临床表现,也无实验室证据。此种情况是由于该营养素缺乏时间较短,还处在亚临床阶段或边缘缺乏阶段,若及时采取干预措施,调整膳食结构增加摄入,可以达到早期纠正和改善营养状态的目的。

Key Words

1.营养调查主要包括四个部分：_____、_____、_____、_____。

2.营养调查设计的步骤：_____、_____、_____、_____。

3.膳食调查的主要方法有：_____、_____、_____、_____。

4.通常体格测量指标大体归为三类,包括：_____、_____、_____。其中身高、体重、皮褶厚度、腰围和臀围等较为常用,世界卫生组织规定的必测项目是：_____、_____、_____。

任务二 膳食调配和食谱编制

学习目标

【掌握】

1.膳食调配、食谱的基本概念

2.膳食调配应考虑的因素

3.食谱编制的原则

【熟悉】

4.膳食调配的基本内容

5.食谱编制的方法步骤

【了解】

6.食谱分类

案例导入 5-2

患者,男性,45 岁,是广州一位民营企业家,明显发福,腰围超过 95 cm,走起路来"掷地有声"。"将军肚"成为他的心头病,以前几公里跑下来都神态轻松的他,现在一爬楼梯就气喘吁吁、叫苦不迭。

与普通人相比,该患者更容易患上心脑血管疾病、肿瘤和糖尿病。科研报告指出,肥胖是糖尿病的主要危险因素,体重每增加 1 kg,患病的危险至少增加 5%。肥胖是各种疾病发生的温床,即使患者足够幸运躲过糖尿病,还有骨关节病、脂肪肝、胆石症、痛风等多个病魔穷追不舍。

请问:(1)造成患者目前状况的主要因素是什么?

(2)此类患者要想摆脱目前的困境,该从哪些方面入手?

膳食调配和食谱编制是实现平衡膳食的重要手段,主要是通过对食物的种类和用量进行调控,有计划地调配成可口饭菜,并恰当地分配到各餐中,使食用者获得美味可口、易于消化的食物,达到合理营养的目的。

一、膳食调配

膳食调配也称作膳食搭配,既要考虑到食用者的饮食习惯、身体状况,也要考虑到食物的供应如地域、季节、气候等,还要考虑到食物的感官特点等。

(一)膳食调配应考虑的因素

(1)食用者的情况:在进行膳食调配时,应考虑到食用者的饮食习惯、烹调习惯,尽量选取其喜欢的食物品种,采取当地习惯的方法烹调,才能最大限度地使这些食物被消化吸收和利用。但对于不良的饮食习惯,如暴饮暴食、偏食等则应加强宣传教育,逐步予以纠正。

(2)市场的供应情况:在进行膳食调配时,还应考虑到季节对食物供应的影响,可以根据食物代换法,选取新鲜的时令食物品种,供应充足,价廉物美,营养丰富。

(3)膳食感官品质:膳食调配时,还应注意加工或烹调的方式,尽量保留应时食物良好的和独特的色、香、味、形等感官品质,并在膳食花样上,做到多样化,以便促进食欲,有利于营养素的获得。

(二)膳食调配的基本内容

膳食调配的主线是保障供给、合理营养,途径是平衡膳食、合理配餐。所以,膳食调配具有实战性,既是一门学问,又是一门艺术。现就膳食调配的基本内容归纳如下,仅供参考。

(1)主、副食之间的搭配:目前来说,中国居民的主食仍然是粮谷类产品,在优质蛋白质的供给、能量来源的比例等存在不合理的情况下要满足营养需求,必须通过适当补充副食品。副食主要是奶类、蛋类、肉类等动物性食品,不仅增加了食品花样,还能保证营养和能量的供给。

(2)粗、细粮之间的搭配:传统意义上,北方把小麦及其制品归为细粮,南方习惯把大米及其制品归为细粮。除稻米和小麦外的其他粮食均归为粗粮。细粮特别是加工精度越高的产品如精白粉等,淀粉、蛋白质有所提高,口感较好,但矿物质、维生素、膳食纤维等大量丢失。所以,需要搭配粗粮来提供适量的膳食纤维、维生素和矿物质等。

（3）荤、素食之间的搭配：荤食主要是鱼类、肉类等，富含蛋白质、脂肪、脂溶性维生素和一定量的矿物质。素食主要是蔬菜类、水果类，富含水溶性维生素和矿物质。荤素搭配可以实现营养互补，改变风味，增进食欲，起到促进消化的作用。

此外，还应注意冷热搭配、生熟搭配等。

二、食谱编制

（一）食谱的概述

食谱是食用者一定时间内的饮食清单。它是根据食用者的营养素需要量、饮食习惯、食物的供应状况等，将一天或一周各餐主、副食的食物原料种类、数量、食物的烹调方法和进餐时间等做出详细的计划，并以表格的形式展示给食用者和食物加工人员。

根据时间长短，食谱分为：日食谱、周食谱、十日食谱、半月食谱和月食谱（更短或更长时间的食谱营养学意义不大）。根据就餐对象，食谱分为：个体食谱和群体食谱。一些特殊人群的治疗膳食或出于诊断需要的膳食也可纳入食谱范畴。

（二）食谱编制的原则

（1）满足食用者的营养需要；

（2）膳食组成要合理；

（3）食物种类选择要合适；

（4）食谱要切实可行；

（5）加工烹调方法要得当；

（6）食品要安全卫生。

此外，还应做到以下两点：

（1）熟悉食用者的年龄、性别、职业（劳动强度）、经济状况、饮食习惯等；

（2）编制时要以食物为基础进行，不要以营养素为基础。

（三）食谱编制的方法步骤

1. 食谱编制的方法

目前食谱编制的常用方法主要有三种：营养成分计算法、食物交换份法和电脑软件编制法。

营养成分计算法，是根据食用者一日能量需要量，通过计算算出各种营养素的需要量，再换算成各种食物的需要量，然后合理分配到各餐中，而获得的一日食谱。其特点是数据准确，能够很好的适应客户需求。但步骤烦琐，效率较低。

食物交换份法，是依据膳食宝塔将常见食物分为四或五类，并设定凡提供 90 kcal 能量的食物即为一个食物交换份。再根据食用者一日能量需要量，依次求出需要的总交换份、各类食物的交换份和各餐食物的交换份，最后确定食物种类和数量。其特点是简单、实用，易于被非专业人员掌握，但数据往往不够准确，与客户的实际需要有一定差距。

电脑软件编制法，是根据食用者的实际参数，使用配餐软件完成食谱编制。具有计算准确、运行迅速、设置灵活的特点。问题是不能很好地考虑食物性味、人体体征、食补养生等中医传统营养饮食理论对人体的影响和作用。

2. 食谱编制的步骤

主要包括：营养目标的确定、食物选择和分配、评价和调整等。

(1)营养成分计算法食谱编制

第一步,确定食用者一日能量的需要量

确定食用者一日的能量需要量,有两条途径:一是查表法;二是计算法。如果食用者属于特殊人群,例如疾病患者,则要根据患者的实际情况和临床经验综合来确定其每日能量的需要量。

①查表法

根据食用者的年龄、性别、职业(劳动强度)等,对照附录Ⅰ中国居民膳食营养素参考摄入量(2013)表1中国居民膳食能量需要量(EER),初步确定食用者能量摄入水平。原则上身体健康,体态正常的人群可以直接查表。

例如:以18岁男性轻体力(标准体重)劳动者为例,查表可知其一日能量需要为:2 250 kcal。

②计算法

根据标准体重和每千克体重所需能量来计算获取食用者的能量摄入水平。如超重肥胖人群或过度消瘦人群应用此法可以获得更准确的能量值。

食用者能量需要量(kcal)=食用者实际体重(kg)×每日单位体重能量供给量(kcal/kg)

不同体重成年人的每日单位体重能量供给量标准有很大不同。它与劳动强度和体重类型密切相关,见表5-10。

劳动强度可以通过查表(见项目二表2-3中国成人活动水平分级)来获得,体重类型则需要先计算体质指数(BMI),然后根据判断标准进行确定。体质指数(BMI)=体重(kg)/[身高(m)]²,体质指数(BMI)划分标准见表5-11。

此外,还可以通过标准体重计算公式,算出食用者的标准体重。然后将实际体重与标准体重进行比较,做出判断。详见项目五表5-4和表5-5。

表 5-10　　　　不同体重成年人每日单位体重能量供给量表　　　　kcal/kg

体重类型	劳动强度		
	轻体力活动	中等体力活动	重体力活动
体重过轻(消瘦)	35	40	40～50
体重正常(标准)	30	35	40
超重及肥胖(肥胖)	20～25	30	35

表 5-11　　　　中国居民体质指数(BMI)划分标准

BMI 值	<18.5	18.5～24	24～28	>28
类型	消瘦	正常	超重	肥胖

第二步,确定三大产能营养素的需要量

根据食用者一日能量需要量、三大产能营养素的供能比以及三大产能营养素的热能系数,可以计算出三大产能营养素的需要量。一般情况下,三大产能营养素提供能量的比例为:蛋白质10%～15%;脂肪20%～30%;碳水化合物55%～65%。

接上例,我们设定该男子一日蛋白质、脂肪、碳水化合物的供能比分别为:12%、25%、63%。可以得到:蛋白质需要量为2 250×12%÷4=67.5 g。

同理得到:脂肪需要量为62.5 g,碳水化合物需要量为354.4 g。

第三步,计算主食需要量

根据碳水化合物的需要量计算一日主食的需要量。按照我国居民的生活习惯,主食以米、面为主,考虑到合理营养的需要,可以增加一些杂粮品种。一般性况下,每100 g主食中含碳水化合物75 g左右,则可大体算出主食的需要量。

接上例,该男子一日主食(面粉或大米)需要量为354.4÷75%≈472.5(g)

考虑到其他食物,特别是一些蔬菜、水果以及豆制品中也含有碳水化合物,因此,可以将主食的供给量暂定为400 g。

第四步,计算副食需要量

中国居民的副食主要是动物性食物,其品种和需要量可以根据"中国居民膳食宝塔结构"中的要求与中国居民的饮食习惯而定。通常是:一杯牛奶(250 ml)、一个鸡蛋(50 g左右)、肉类(100 g)、鱼类(50 g),通过计算可得出该男子一日膳食蛋白质总重量,如果与67.5 g(蛋白质的计算预定值)相差较多,则可补充豆制品来达到蛋白质的需要量。具体选配见表5-12。

表5-12　　　　　某成年男子一日膳食主、副食种类及营养素的供给量表

原料名称	重量 (g)	蛋白质 (g)	脂肪 (g)	碳水化合物 (g)	能量 (kcal)	钙 (mg)	铁 (mg)	维生素 A (ugRE)	维生素 C (mg)
鲜牛奶	250	7.5	8.0	8.5	135	260	0.75	60	2.5
鸡蛋	50	6.6	4.4	1.4	74	28	1.0	117.7	—
瘦猪肉	50	10.1	3.1	0.75	71.5	3	1.5	22	—
带鱼	30	5.3	1.5	0.9	38.1	8.4	0.36	8.7	—
大米	300	22.2	2.4	233.7	1 038	39	6.9	—	—
面粉	60	6.7	0.9	44.2	206.4	18.6	2.1	—	—
小米	40	3.6	1.2	30	143.2	16.4	2.0	6.8	—
合计	780	62	21.5	319.45	1 706.2	373.4	14.6	215.2	2.5

从表5-12可以看出,目前所选择的各类食物,除碳水化合物、蛋白质的供给量已接近需要外,其他营养素的供给,都远远低于需要量。脂肪的差值最大,62.5－21.5＝41(g),可通过选择适量的油脂来满足脂肪的需要量。通过选择蔬菜、水果,可以获得各种维生素和无机盐,既而可以达到一日营养素的需要量。

第五步,确定水果、蔬菜的需要量

由于水果、蔬菜中所含水分较多,除个别品种外,大多含蛋白质、脂肪以及碳水化合物较少。水果、蔬菜的需要量可以参照中国居民膳食宝塔的提供数量:一般水果200～400 g,蔬菜300～500 g。具体选配见表5-13,并计算各种营养素的供给量。

表5-13　　　　　某成年男子一日膳食蔬菜、水果及营养素的供给量表

原料名称	重量 (g)	蛋白质 (g)	脂肪 (g)	碳水化合物 (g)	能量 (kcal)	钙 (mg)	铁 (mg)	维生素 A (ugRE)	维生素 C(mg)
绿豆芽	50	1.0	0.05	1.4	9.0	4.5	0.3	1.5	3.0
芹菜	50	0.4	0.05	1.9	7.0	24	0.4	5.0	6.0
洋葱	100	1.1	0.2	9.0	7.7	24	0.6	3	8
韭菜	50	1.2	0.2	2.3	13	21	0.8	117	12
番茄	100	0.9	0.2	4.0	19	10	0.4	92	19
油菜	100	1.8	0.5	3.8	23	108	1.2	103	36
橘子	100	0.7	0.2	11.9	51	35	0.2	148	28
香蕉	100	1.4	0.2	22.0	91	7	0.4	10	8
合计	650	8.5	1.6	56.3	278.8	233.5	4.3	479.5	120

至此，选配的各种食物所提供营养素的供给量情况，见表 5-14。

从表 5-13 中可以看出，三大产能营养素及能量都达到了计算预定值。再对照其他主要营养素参考摄入量表，可看出除了钙、维生素 A 的供给量明显偏低以外，其他大部分营养素基本满足要求。所以，调换或增加一些含钙、维生素 A 丰富的食物，适当调低碳水化合物的供给量即可，如增加虾皮、猪肝，见表 5-14。

表 5-14　　　　　　　　　　　某成年男子一日膳食食物表

原料类型	重量(g)	蛋白质(g)	脂肪(g)	碳水化合物(g)	能量(kcal)	钙(mg)	铁(mg)	维生素 A(ugRE)	维生素 C(mg)
主食、副食	780	62	21.5	319.45	1 706.2	373.4	14.6	215.2	2.5
蔬菜、水果	650	8.5	1.6	56.3	278.8	233.5	4.3	479.5	120
花生油	40	0	40	0	360	0	0	0	0
合计		70.5	63.1	375.75	2 345	606.9	18.9	694.7	122.5
虾皮	10	3.1	0.2	0.25	15.3	99.1	0.67	1.9	—
猪肝	3	0.6	0.1	0.1	3.9	0.2	0.6	149.2	0.6
调后合计	1 483	74.2	63.4	376.1	2 364.2	706.2	20.17	851.2	123.1
计算预定值		67.5	62.5	354.4					
推荐摄入量 RNI(2013)		65	—	—	2 250(EER)	800	12(UL42)	800	100
实际与标准供给量的百分比(%)		109	101	106	105	88	167	106	124
评价结果		合理	合理	合理	合理	合理	合理	合理	合理

需要注意的是，有些维生素或矿物质的供应不一定每天都十分精确地与供给量标准完全一致，只要在一段时间内保持平衡即可。但蛋白质例外，即每日蛋白质的供给量要求达到供给量标准。

第六步，合理进行餐次分配

将选配的主、副食，水果、蔬菜等食物需要量，按照一定的餐次比(餐次比是每餐食物提供能量占一日总能量的百分比)，分配到一日各餐中，粗配一日食谱。见表 5-15。

表 5-15　　　　　　　　　　某成年男子一日三餐食物分配

早餐 原料	重量(g)	午餐 原料	重量(g)	晚餐 原料	重量(g)
鲜牛奶	250	大米	150	大米	100
面粉	60	带鱼	30	小米	40
大米	50	鸡蛋	50	瘦猪肉	50
猪肝	3	番茄	100	洋葱	100
芹菜	50	油菜	100	韭菜	50
花生油	8	虾皮	10	绿豆芽	50
		花生油	20	花生油	12
		香蕉	100	橘子	100

通常一日按三餐来分配，三餐餐次比一般为 3∶4∶3(早餐 30%，午餐 40%，晚餐 30%)或者 1/3∶1/3∶1/3 或者 1/5∶2/5∶2/5；也可以按照一日多餐分配。

食物分配时要注意我国居民的膳食习惯，并且逐步改善不合理的饮食习惯。例如我国居民早餐中蛋白质的供给量偏少，新鲜蔬菜也比较少；而晚餐热量与三大营养素供给量偏多。应倡导"早餐吃好、午餐吃饱、晚餐吃少"的科学饮食习惯。

第七步,计算食谱并进行评价

①计算

根据附录Ⅱ"常见食物成分表"计算出一日食谱提供的能量和营养素的供给量。上表已经完成计算。

②评价

评价一,膳食构成评价

评价标准:我国居民的膳食应以植物性食物为主、动物性食物为辅,尽可能做到品种丰富、比例适当、搭配合理,以满足各类人群的需要。

评价结果:从表5-15中可以看出:植物性食物为12种,合计1 090 g;动物性食物为6种,合计393 g(其中包括250 g的鲜牛奶),除去牛奶后的动物性食物重仅为143 g。因此,膳食构成完全符合我国居民的膳食要求。

评价二,能量来源及分配评价

评价标准:能量来源的适当比例为:蛋白质占10%~15%,脂肪占20%~30%,糖类占55%~65%。

三餐适宜的供能比例为:早餐占25%~30%,午餐占40%,晚餐占30%~35%。

评价结果:计算可得,蛋白质、脂肪、碳水化合物三者供能比例分别为:12.5%、24.1%、63.4%,均在允许范围内。见表5-16。

三餐供能比例分别为:25.9%、41.6%、32.5%,接近3∶4∶3,也在合理范围。

表 5-16　　　　　某成年男子一日三餐三大营养素的能量供给情况表

项目 餐次	蛋白质 (g)	脂肪 (g)	碳水化合物 (g)	能量 (kcal)	三餐供能比例 (%)
早餐	18.9	17.45	93.7	597.3	25.9
中餐	30.2	28.2	149.15	959.4	41.6
晚餐	25.1	17.75	133.25	749.4	32.5
总计	74.2	63.4	376.1	2306.1/2370.8	
供能比例(%)	12.5	24.1	63.4		

注:计算三大产能营养素的供能比例时,总能量应为:74.05×4+63.4×9+376×4=2 370.8(不能简单地以查表值2 306.1为准,否则产生人为误差)

评价三,能量与各种营养素满足程度评价

评价标准:我国膳食中营养素推荐摄入量(RNI)是衡量膳食质量的主要依据。能量和部分主要营养素的评价标准,详见表实训2-3。

同时,还应参照《中国居民膳食指南》(2016)中各类人群膳食指南的有关要求进行评价。

评价结果:

一是能量和主要营养素的评价结果,均在合理范围,见表5-14。

二是蛋白质的来源评价:优质蛋白=7.5+0.6+5.3+6.6+10.1+1+3.1=34.2(g) 优质蛋白摄入量/总蛋白质摄入量=34.2÷74.2=46%。大于1/3,评价结果为合理。

三是油脂的评价:花生油的脂肪酸组成分别为S∶M∶P为21∶49∶30;芝麻油的脂肪酸组成S∶M∶P为16∶54∶30。该男子一日食谱中花生油的供给量为32g,芝麻油的供给量为8g。最终S∶M∶P为1∶2.5∶1.5。接近标准,评价结果为合理。

第八步,根据评价结果调整食谱

根据评价结果,按照同类互换的原则,对不合理的项目进行适当调整,使其趋于合理,达到营养要求。

第九步,编制一日食谱

根据该成年男子一日膳食的种类和重量,编制一日食谱。见表5-17。

第十步,编制一周食谱

在一日膳食食谱的基础上,遵循多样美味、同类互换的原则,编制一周膳食食谱。

表 5-17   某成年男子一日膳食食谱

餐次	食物名称	原料	重量(g)	烹调方法	注意事项
早餐	牛奶	鲜牛奶	250	微加热	
	馒头	面粉	60	发酵后蒸制	不宜加碱
	稀饭	大米	50		不宜加碱
	猪肝拌芹菜	猪肝	3	芹菜沸水焯制,猪肝切片,凉拌(食盐、酱油少许)	焯水时要火大水足时间短,花生油换成麻油
		芹菜	50		
		麻油	8		
中餐	米饭	大米	150	电饭锅蒸制	加水适量
	红烧带鱼	带鱼	30	红烧	可加少量醋
		花生油	6		
	番茄炒鸡蛋	鸡蛋	50	大火炒制	炒制时加适量水
		番茄	100		
		花生油	10		
	油菜虾皮汤	油菜	100	油菜炖汤出锅后,放入虾皮	
		虾皮	10		
		花生油	4		
	餐后水果	香蕉	100		饭后30分钟
晚餐	米饭	大米	100	电饭锅蒸制	加水适量
	小米粥	小米	40	文火煮制	不宜加碱
	炒洋葱	瘦猪肉	50	猪肉切细丝,洋葱切片,炒制	
		洋葱	100		
		花生油	10		
	炒豆芽	韭菜	50	韭菜切段,豆芽先入锅炒制	韭菜不易早下锅
		绿豆芽	50		
		花生油	2		
	餐后水果	橘子	100		饭后30分钟
说明	每日食盐总用量(无特殊要求时)控制在6 g,酱油也计入其中				

(2)食物交换份法食谱编制

食物交换份法是以每一个食物交换份可产生 90 kcal 为标准,将已计算好的、所含营养素类似的常见食物进行互换,灵活地组织营养平衡膳食的配餐方法。各类食物的交换份见表4-8。

以某 18 岁成年男性轻体力劳动者(标准体重)为例,采用食物交换份法,为其编制食谱。

第一步,确定一日能量需要量

方法同营养成分计算法,通过查表得到该成年男子一日能量需要量为 2 250 kcal。

第二步,确定所需食物总份数

食物总交换份＝2 250÷90＝25(份)

第三步,确定需要提供各类食物的份数

计算所需各类食物的份数。我们可以设定三大营养素供能比为蛋白质 12％、脂肪 25％、碳水化合物 63％。先求出提供三大营养素的食物份数。

提供碳水化合物的食物份数为 25×63％＝15.75＝16(份)

提供蛋白质的食物份数为 25×12％＝3(份)

提供脂肪的食物份数为 25×25＝6.25＝6(份)

再根据提供三大营养素的食物种类,求出各类食物需要的份数。见表 5-18。

表 5-18　　　　　　　某成年男子一日膳食所需各类食物的份数表

能量(Kcal)	谷类(份)	蔬菜(份)	肉蛋类(份)	乳类(份)	水果(份)	油脂(份)	合计(份)
2 250	16	1	3	2	1	2	25

第四步,将各类食物份分配到三餐中

全天食物按照早 1/3、中 1/3、晚 1/3,或者早 1/5、中 2/5、晚 2/5 进行三餐分配。见表 5-19。

表 5-19　　　　　　　某成年男性一日三餐食物份分配表

能量(Kcal)		谷类(份)	蔬菜(份)	肉蛋类(份)	乳类(份)	水果(份)	油脂(份)	合计(份)
2 250		16	1	3	2	1	2	25
早餐	1/5	2	0.2	0.5	1.5	0	0.2	4.4
中餐	2/5	7	0.4	1.5	0	0.5	1.0	10.4
晚餐	2/5	7	0.4	1	0.5	0.5	0.8	10.2

第五步,依据食物交换份表编制一日食谱

根据各类食物需要的交换份数和每份的重量,算出各种食物的需要量,见表 5-20。等值同类食物交换表详见表 5-21～表 5-26。

表 5-20　　　　　　　某成年男子一日膳食需要量表

餐次	餐次份数	食物种类	食物份数	具体食物	每份重量(g)	食物量(g)
早餐	4.4	谷类	2	馒头	35	70
		豆乳类	1.5	牛奶	160	240
		肉鱼蛋类	0.5	鸡蛋	55	28
		蔬菜类	0.2	凉拌藕片	500	100
		油脂类	0.2	植物油	10	2
午餐	10.4	谷类	6	米饭	25	125
		蔬菜类	0.4	芹菜	500	200
		肉鱼蛋类	1.5	瘦猪肉	50	75
		豆乳类	1	北豆腐	100	100
		水果类	0.5	桃子	200	100
		油脂类	1	植物油	10	10

（续表）

餐次	餐次份数	食物种类	食物份数	具体食物	每份重量（g）	食物量（g）
晚餐	10.2	谷类	7	花卷	35	245
		蔬菜类	0.2	黄瓜	500	100
			0.2	油菜	500	100
		肉鱼蛋类	1	鸡肉	50	50
		油脂类	0.8	植物油	10	8
		奶类	0.5	牛奶	160	80
		水果类	0.5	苹果	200	100

说明　每日食盐总用量（无特殊要求时）控制在 6 g，酱油也计入其中。

表 5-21　　　　　　　　　等值谷薯类交换表

食品名称	质量（g）	食品名称	质量（g）
大米、小米、糯米、玉米、薏米、高粱米、粳米	25	烧饼、烙饼、馒头	35
面粉、米粉、玉米粉、通心粉、藕粉	25	咸面包、窝窝头	35
各种挂面、龙须面、混合面、荞麦面	25	生面条	30
油条、油饼、燕麦片、苏打饼干	25	土豆、山药	125
绿豆、红豆、芸豆、干豌豆	25	湿粉皮、荸荠、藕	150
干链子、粉条	25	鲜玉米（1 个、带棒心）	200

注：每份谷薯类食品提供蛋白质 2 g，糖类 20 g，脂肪 0.5 g，能量 90 kcal。根茎类以净食部分计算。

表 5-22　　　　　　　　　等值蔬菜类交换表

食品名称	质量（g）	食品名称	质量（g）
毛豆、鲜豌豆	70	白萝卜、青椒、茭白、冬笋	400
慈姑、百合、芋头	100	大白菜、圆白菜、菠菜、油菜、空心菜、苋菜、芹菜、韭菜、茼蒿、冬瓜、苦瓜、黄瓜、丝瓜、茄子、番茄、西葫芦、莴笋、芥蓝、绿豆芽、鲜藕、水发海带	500
山药、荸荠、藕	150		
胡萝卜	200		
鲜豇豆、扁豆、洋葱、蒜苗	250		
南瓜、菜花	350		

注：每份蔬菜食品提供蛋白质 2 g，糖类 17 g，能量 90 kcal。每份蔬菜一律以净食部分计算。

表 5-23　　　　　　　　　等值水果类交换表

食品名称	质量（g）	食品名称	质量（g）
鲜枣	100	橘子、柚子、葡萄、柠檬、菠萝	200
柿子、香蕉、鲜荔枝	150	草莓、杨桃	300
鸭梨、杏、桃、苹果、猕猴桃、李子、樱桃、橙子	200	西瓜	500

注：每份水果食品提供蛋白质 1 g，糖类 21 g，能量 90 kcal。

表 5-24　　　　　　　　　等值鱼、肉、豆类交换表

食品名称	质量（g）	食品名称	质量（g）
瘦猪肉、猪排、猪肝	25	黄鱼、带鱼、鲫鱼、青鱼、青蟹	75
鸡肉、鸭肉、瘦牛肉、瘦羊肉、猪舌、鸽子、鲤鱼、鲢鱼、豆腐干、香干	50	鹌鹑、河虾、牡蛎、哈利肉、兔肉、目鱼、鱿鱼、老豆腐	100
鸡蛋、鸭蛋	55	河蚌、蚬子、豆腐、豆腐脑	200

注：每份鱼肉豆类食物交换份提供蛋白质 9 g，脂肪 6 g，能量 90 kcal。

表 5-25   等值乳类交换表

食品名称	质量(g)	食品名称	质量(g)
奶粉	20	无糖酸奶	130
脱脂奶粉、乳酪	25	牛奶、羊奶	160

注:每份乳类食物交换份提供蛋白质 4 g,脂肪 5 g,糖类 6 g,能量 90 kcal。

表 5-26   等值油脂类交换表

食品名称	质量(g)	食品名称	质量(g)
豆油、玉米油、花生油(1 汤匙)	10	猪油、牛油、羊油、黄油	10
菜籽油、香油、红花油(1 汤匙)	10	花生米、核桃仁、杏仁、芝麻酱、松子、葵花籽	15

注:每份油脂类食物交换份提供脂肪 9 g,能量 90 kcal。

第六步,计算食谱并进行评价

参考营养成分计算法第七步。

第七步,根据评价结果调整食谱

根据评价结果,按照同类互换的原则,对不合理的项目进行适当调整,使其趋于合理,达到营养要求。

第八步,编制一日食谱,进而编制一周食谱。

参考营养成分计算法第九步、第十步。

Key Words

1.膳食调配应考虑的主要因素:_____、_____、_____。

2.食谱编制遵循的原则有:_____、_____、_____、_____、_____、_____。

3.膳食食谱编制的方法有:_____、_____、_____。

4.食物交换份法是以每个食物交换份产生_____千卡热量为标准计算的。

任务三 营养教育与营养干预

学习目标

【掌握】

1.营养教育、社区营养、社区营养干预的概念

【熟悉】

2.营养教育的相关理论、常用方法及其技巧

3.社区营养需求评估内容和方法

【了解】

4.营养教育计划的设计与评价

5.社区营养干预的设计流程和实施

案例导入 5-3

对某一农村改造的社区内 102 名 4～18 个月的婴幼儿进行调查,发现佝偻病患病率高达 12.4%,该社区婴幼儿佝偻病的发生与经济状况、父母文化程度、婴儿生长情况、贫血、腹泻或呼吸系统疾病无关,但与婴儿是否受母乳喂养有很明显的关系。

请问:(1)营养工作者针对降低该社区断乳期婴幼儿的佝偻病发病率,应该采用什么措施?

(2)如何开展实施?

一、营养教育

(一)概述

1.营养教育的概念

营养教育(nutrition education)已被各国政府和营养学家作为改善人民营养状况的主要有效手段之一。按照 WHO 的定义,营养教育是通过改变人们的饮食行为而达到改善营养状况目的的一种有计划活动。即营养教育主要指通过营养信息交流,帮助个体和群体获得食物与营养知识、培养健康生活方式的教育活动和过程,也是健康教育的一个分支和重要组成部分。目前,随着我国健康教育工作的逐步推进,营养教育工作也逐步开展。

2.营养教育的目的

营养教育的目的在于通过有计划、有组织、有系统的干预活动,提高各类人群对营养与健康的认识,消除或减少不利于健康的膳食营养因素,改善营养状况,预防营养性疾病的发生,提高人们的健康水平和生活质量。营养教育并非仅仅传播营养知识,还应提供促使个体、群体和社会改变膳食行为所必需的营养知识、操作技能和服务能力。

3.教育的主要对象

(1)个体层,指公共营养和临床营养工作者的工作对象。

(2)各类组织机构层,包括学校、部队或企业。

(3)社区层,包括餐馆、食品店、医院、诊所等各种社会职能机构。

(4)政策和传媒层,包括政府部门、大众传播媒介等。

4.营养教育的主要内容

(1)有计划地对从事餐饮业、农业、商业、轻工、医疗卫生、疾病控制、计划等部门的有关人员进行营养知识培训。

(2)将营养知识纳入中小学的教育内容和教学计划,要安排一定课时的营养知识教育,使学生懂得平衡膳食的原则,培养良好的饮食习惯,提高自我保健能力。

(3)将营养工作内容纳入初级卫生保健服务体系,提高初级卫生保健人员和居民的营养知识水平,合理利用当地食物资源改善营养状况。

(4)利用各种宣传媒介,广泛开展群众性营养宣传活动,倡导合理的膳食模式和健康的生活方式,纠正不良饮食习惯等。

5.营养教育的现状与发展

(1)美国的营养教育

美国在实施营养教育时特别注重市场经济的需求,尽可能地应用口语化语言传播有效健康信息。在美国,已基本完成了从营养不良到营养失衡的变迁,除吸烟外,超重和少体力活动已成为公共卫生的突出问题。美国农业部最早提出了乳酪类、肉鱼蛋类、果蔬类和粮谷类的食品分类法,以后每五年颁布一次膳食指南。美国人最为关注的一个营养建议就是减少脂肪的摄入量,但忽略了降低整个能量的摄入。2005年,美国新版的膳食指南已把体力活动放到了显著的位置。可见,美国营养教育的一些教训在于:①大部分营养信息不是来自营养教育工作者,而且,并非所有"单一营养信息"均有益健康。"少吃脂肪"如果不和"减少能量摄入"一起使用,将有可能是有害的信息。②肥胖的预防不能只通过控制膳食,必须与运动相结合。

（2）日本的营养教育

日本的营养教育与管理工作开展得比较成功。日本的消费者协会、营养指导员和营养咨询室等经常通过电视、广播、出版物普及营养知识,引导人们科学消费、揭穿虚假广告。

为指导人们在日常膳食中均衡营养,日本根据东方人的饮食习惯把食品群分为六类:第一类:鱼、肉、卵、大豆类;第二类:牛奶、乳制品、小鱼、虾、海藻类;第三类:黄绿色蔬菜类;第四类:其他蔬菜和水果类;第五类:粮食、薯类;第六类:油脂类。由于六群分类法比较复杂,日本就把所有的食品按其颜色印象分成三类,称之为三色食品。即①黄色食品:指粮谷类、坚果类、薯类、脂肪和砂糖等可提供能量的食物原料。②红色食品:动物性食品、植物蛋白等提供生长发育所需要营养的食物。③绿色食品:水果、蔬菜、海藻类等增强免疫功能、预防疾病的食物。

日本的大学食堂都宣传和实施三色食品的营养管理,指导学生每天吃多少红色、绿色、黄色食品。当学生选好饭菜后会得到一张包含所点菜肴的价格与营养点数的饭菜账单。

（3）中国的营养教育

2002年8~12月,我国首次进行的营养与健康综合性调查是在卫生部、科技部和国家统计局的共同领导下,由卫生部具体组织各省、自治区、直辖市相关部门在全国范围内开展了中国居民营养与健康状况调查。调查结果显示我国城乡居民的膳食、营养状况有了明显改善,营养不良和营养缺乏患病率继续下降,同时我国仍面临着营养缺乏与营养过度的双重挑战。具体表现:①居民营养与健康状况明显改善。居民膳食质量明显提高,儿童青少年生长发育水平稳步提高,儿童营养不良患病率显著下降,居民贫血患病率有所下降;②居民营养与健康问题不容忽视。城市居民膳食结构不尽合理,一些营养缺乏病依然存在,慢性非传染性疾病患病率上升迅速。

为此,政府从政策支持、市场指导和群众教育三方面加强居民营养改善和慢性病预防工作:①加强政府的宏观指导,尽快制定相关法律、法规,将国民营养与健康改善工作纳入国家与地方政府的发展规划;②加强对农业、食品加工、销售流通等领域的科学指导,发挥其在改善营养与提高人民健康水平中的重要作用;③加强公众教育,倡导平衡膳食与健康生活方式,提高居民自我保健意识和能力。

国内营养教育发展的核心策略是改变不合理膳食习惯和建立有益健康的生活方式。最近提出,加强健康促进教育,医疗卫生机构与机关、学校、社区、企业等要大力开展健康教育,充分利用各种媒体,加强健康、医药卫生知识的传播,倡导健康文明的生活方式,促进公众合理营养,提高群众的健康意识和自我保健能力。我国虽然已经进行了一些将健康教育与健康促进理论和方法运用于营养领域的探索,但无论对于营养学专业人员,还是对于健康教育与健康促进领域的专业人员,都面临着如何更好地将两个专业领域的知识和技能相融合的挑战。目前,无论是政府还是民众对营养教育的重视达到了空前的程度,各地的研究机构陆续开展了大量营养教育方面的研究。

思政小课堂

人民健康是民族昌盛和国家富强的重要标志

央视网消息(焦点访谈):人民健康是民族昌盛和国家富强的重要标志,习近平总书记的"没有全民健康,就没有全面小康"的重要论述,赢得了全社会的强烈共鸣。党的十九大进一步做出了实施健康中国战略的重大决策部署,强调坚持预防为主,倡导健康文明生活方式,预防控制重大疾病。2019年国务院印发了《关于实施健康中国行动的意见》,从国家层面对未来十余年疾病预防和健康促进提出了具体的行动方案。那么,健康中国行动都有哪些内容值得我们关注呢?

让我们先来看一组数据:全国现有高血压患者2.7亿人、脑卒中患者1300万人、冠心病患者1100万人;糖尿病患者超过9700万人;慢阻肺患者近1亿人;每年新发癌症病例约380万人,总体癌症发病率平均每年上升3.9%左右。慢性非传染性疾病导致的死亡人数占总死亡人数的88%,导致的疾病负担占疾病总负担的70%以上。这些数据表明,虽然我国人民健康水平持续提高,居民主要健康指标总体已优于中高收入国家平均水平,但是依然面临着很多挑战。

而很多疾病的发生,与人们的健康意识和生活方式有着密切的关系。在我国,人们的健康知识知晓率偏低,吸烟、酗酒、缺乏锻炼、不合理膳食等不健康生活方式比较普遍。

(二)营养教育的相关理论

1.健康传播理论

随着传播学在公共卫生与健康教育领域的引入,健康传播于20世纪70年代中期诞生。我国学者自20世纪90年代初确立健康传播的概念,将健康传播学研究纳入健康教育学科体系。进入21世纪,健康教育与健康促进已被确立为卫生事业发展的战略措施,在医疗预防保健中的作用日益加强。健康传播是健康教育与健康促进的基本策略和重要手段,是健康教育方法学研究的重要内容。

(1)传播的概念与要素:传播是人类通过符号和媒介交流信息,以期发生相应变化的活动。其特点是:社会性、普遍性、互动性、共享性、符号性和目的性。

一个基本传播过程的构成要素包括:①传播者,又称传者,是在传播过程中信息的发出者,可以是个人、群体或组织;②受传者即信息的接收者和反应者。受传者可以是个人、群体或组织。大量的受传者称为受众;③信息是由一组相关联的有完整意义的信息符号所构成的一则具体信息。通过信息,传受双方发生有意义的交换,达到互动的目的;④传播媒介,又称传播渠道,是信息的载体,也是将传播过程中各种要素相互联系起来的纽带;⑤反馈指传播者获知受传者接受信息后的心理和行为反应,是体现社会传播双向性和互动性的重要机制。

(2)健康传播的概念与意义:健康传播是指以"人人健康"为出发点,运用各种传播媒介渠道和方法,为维护和促进人类健康的目的而获取、制作、传递、交流、分享健康信息的过程。健康传播是传播行为在卫生保健领域的具体和深化，既有一切传播行为共有的特性，同时又有其自身的特点和规律。

由于不良行为和生活方式与疾病之间的密切关系，健康教育与健康促进成为21世纪公共卫生战略性策略。健康传播活动作为医学研究成果与大众健康知识、态度和行为之间的重要联结，在内容上实现了从"提供生物医学知识"到"促进行为和生活方式改变"的重要改变。倡导合理营养和良好的饮食习惯等对慢性非传染性疾病的预防控制具有积极作用，健康传播在其中扮演着重要角色。

（3）健康传播的方法与技巧：

①自我传播：又称人的内向传播、人内传播，指个人接收外界信息后，在头脑内进行信息加工处理的心理过程。自我传播是一切社会传播活动的前提和生物学基础。任何传播活动，任何信息必须经过个人的认知过程，才能引起心理-行为变化的反应。选择性认知是普遍存在的一种心理现象，主要表现为选择性注意、选择性理解和选择性记忆。选择性心理是人们倾向于注意、理解、记忆力和自己的观念、经验、个性、需求等因素相一致的信息，其正面意义在于，促进了对"重要信息"的认知；但如果信息处理不当，选择性心理就会成为一种影响信息交流的干扰因素。

②人际传播：又称亲身传播，是指人与人之间面对面直接的信息交流，这是个体之间相互沟通、共享信息最基本的传播形式和建立人际关系的基础。人际传播主要形式是面对面的传播，也可借助书信、电话、电子邮件等一些有形的物质媒介。人际传播的主要社会功能是获得与个人有关的信息；建立与他人的社会协作关系；达到认知他人和自我认知。

③组织传播：现代社会是高度组织化的社会，也是组织传播高度发达的社会。组织传播的常用方法包括公共关系活动、公益广告等。健康教育与健康促进"社会动员"和"社区参与"目标的实现，以及健康促进"促成、赋权、协调"三大策略的实施，无不与组织传播息息相关。

④群体传播：群体内部或外部的信息传播活动。具有以下特点：信息传播在小群体成员之间进行，这是一种双向性的直接传播；群体传播在群体意识的形成中起重要作用；在群体交流中形成的群体倾向能够改变群体中个别人的不同意见，产生从众行为；群体中的"舆论领袖"对人们的认知和行为改变具有引导作用。

⑤大众传播：职业性信息传播机构和人员通过广播、电视、报纸、期刊、书籍等大众媒介和特定传播技术手段，向范围广泛、为数众多的社会人群传递信息的过程。大众传播常用的技巧包括：a. 加以恶名；b. 加以美化；c. 假借；d. 现身说法；e. 设身处地；f. 加以倾向性；g. 利用从众心理。

（4）传播理论在营养教育项目中的应用：信息传播过程比较复杂，它需要传播者将精心制作的核心信息通过一定的媒介渠道最终送到受传者，中间还会有些反映反馈到传播者，这样就构成一个信息传播的环。首先要找到当前最主要的人群健康问题，在此基础上制定健康教育和健康促进的传播策略；再通过合适的传播者和有效的媒介渠道，将营养健康的核心信息向受传者传递，使其知识、态度、信念和行为发生有利于健康的转变，最终达到增进健康水平、提高生活质量的目的。

2. 行为改变理论

健康教育的目的是帮助人们形成有益健康的行为和生活方式，进而通过行为和生活方式的改善来预防疾病、增进健康、提高生活质量。自20世纪50年代以来，健康教育相关行为理论不断被创立和发展,并在吸烟、运动、婴儿喂养方式、体重控制、低脂食物选择、口腔保健等人群预防保健行为研究中得到广泛应用,为改善健康相关行为提供了重要依据,使行为改善取得了良好效果。目前运用较多也比较成熟的行为理论包括知信行理论模式、健康信念模式与计划行为理论模式等。

(1)知信行理论模式

知信行理论模式(knowledge-attitude-belief-practice Model,KABP Model)将人们行为的改变分为获取知识、产生信念及形成行为 3 个连续过程。"知"是知识和学习,"信"是正确的信念和积极的态度,"行"是行动。知信行理论认为,知识是行为的基础,信念是动力,行为改变过程是目标。该理论模式认为行为的改变有两个关键步骤:确立信念和改变态度。

知信行理论模式直观明了,应用广泛。但在实践中,要使获得的知识和信息最终转化为行为改变,仍然是一个漫长而复杂的过程。影响知识到行为顺利转化的因素很多,任何一个因素都有可能导致行为的顺利转化,也有可能导致行为形成(或改变)的失败。知、信、行三者之间的联系并不一定导致必然的行为反应。因此,在健康教育实践中,只有全面掌握知、信、行转变的复杂过程,才能及时、有效地消除或减弱不利影响,促进形成有利环境,进而达到改变行为的目的。

(2)健康信念模式

20 世纪 50 年代产生了健康信念模式(health belief mode,HBM),该理论认为信念是人们采纳有利于健康的行为的基础和动因,强调个体的主观心理过程,即期望、思维、推理、信念等行为的主导作用,认为人们如果具有与疾病、健康相关的信念,他们就会有意愿采纳健康行为,改变危险行为,而对采纳的行为抱有使其实现的信心则是行为实现的保障。

在健康信念模式中,是否采纳有利于健康的行为与下列因素有关:感知疾病的威胁;感知健康行为的益处和障碍;自我效能;社会人口学因素;提示因素。

这些因素均可作为预测健康行为发生与否的因素。健康信念模式已经得到大量实验结果的验证,对于解释和预测健康相关行为、帮助设计健康教育调查研究和问题分析、指导健康教育干预都有很高价值;但因设计因素较多,造成模式的效度和信度检验较困难。

(3)计划行为理论模式

计划行为理论模式于 1985 年建立,美国社会心理学家 Ajzen 在原有基本观点的基础上,引入了感知行为控制因素,形成了计划行为理论,该理论对行为意向及行为本身具有较强的预测能力。

计划行为理论中的几个重要概念:①意向是个体准备表现某一特定行为的内在倾向性,被认为是最直接的行为前身。②对行为的态度指对某行为表现出的肯定或否定评价的程度,而对行为的评价又取决于行为信念,行为信念反映的是个体对于某行为是否能产生特定结果的主观判断。③主观准则是个体感觉到的采纳或不采纳某行为时的社会压力,个体关于这些准则的基本信念又是主观准则的决定因素。④感知到的行为控制指个体对自己采纳某行为的能力的判别,取决于控制信念,而控制信念与感知到的可能促进或阻碍行为表现的因素有关。

(4)行为改变的五个阶段

行为改变的五个阶段见表 5-27。

表 5-27　　　　　　　　　　　行为改变的五个阶段

阶段	心理特点	干预对策
无打算准备阶段	对问题尚无了解,没有心理准备	提供信息,提高认识
打算改变阶段	意识到问题,引起关注,打算改变	提供知识,激发动机
准备阶段	形成态度,做出承诺	提供方法,鼓励尝试,环境支持
行动阶段	已经尝试新的行为	支持鼓励,加以强化,环境支持
维持阶段	已经采纳新的行为	继续支持,不断强化,预防复发

(三)营养教育的常用方法与技巧

1. 基本教育传播方法与技巧

(1)语言传播:是营养教育最常用的方式之一,它具有最准确、最有效和最广泛的特点。语言传播又分为口头传播和书面传播。

①口头传播:也可称为有声语言传播,传播者是说话人,通过口腔发声向受传者(谈话对象)进行的一种信息交流或沟通、劝说活动,通常采取面对面的方式。交谈、讨论、开会、讲课等都属于口头传播。口头传播时,双方的交流直接、迅速、完整、反馈及时,所以效果好,效率高。但口头传播也存在局限性,一是口头传播是靠人体的发声功能传递信息的,由于人体能量的限制,口头传播只能在很近的距离内传递和交流信息;二是口头传播使用的声音符号是一种转瞬即逝的事物,记录性较差,口头信息的保存和积累只能依赖于人脑的记忆力。口头传播受到空间和时间的巨大限制。

②书面传播:媒介包括文件、通知、报纸杂志、书籍、信件、网络等。这种方式不受时间和空间限制,但此类方式在传播前都要进行相应的准备,一般不易失误,而且便于修改、查对和保留。书面传播对人的影响力较面对面的口头传播低。但网络传播如网上教育、电子邮件等具有更快的时效性。

(2)非语言传播:通过人们可以感觉到的姿态、音容、笑貌、气味、颜色等非语言符号进行传播。它具有传播性、情境性、可信性、组合性和隐喻性的特点。

①身体语言:是以身体动作表示意义的信息系统。它包含动态的目光、表情、身势及身体接触和静态的姿势及服饰。如以注视对方的眼神表示专心倾听;以点头的表情表示对对方的理解和同情;以手势强调某事的重要性等。

②时空语言:人际交往中利用时间、环境、设施和交往气氛所产生的语义来传递信息。

2. 专业教育传播方法与技巧

(1)基本沟通技巧

①关系技巧:建立良好的人际关系是进行人际交流的必要前提,其特征是交往双方建立起互相接纳、信任、了解和支持的关系。在健康教育活动中,这种关系还表现为共同参与。建立良好的人际关系要做到:a.给对方良好的"第一印象";b.微笑待人;c.寻找"共同语言";d.尊重对方的隐私和拒绝回答的权利;e.树立良好形象。

②提问技巧:一个问题如何问常常比问什么更重要,有技巧的提问,可以鼓励对方倾谈,从而能获得所期望的信息。提问包括六个基本类型:a.封闭型提问;b.开放型提问;c.探索型提问;d.偏向型提问;e.试探型提问;f.复合型提问。

③倾听技巧:不仅仅是认真和专心地听,还包括从听到的信息中了解对方的意图和

情感,概括所听到和所理解的要点。

④说话技巧:要使用对方能够理解的语言和能够接受的方式,向受众提供他们需要的信息。注意以下几点:a.内容明确:一次谈话围绕一个主题,避免涉及内容过广;b.重点突出:重点内容应适当重复;c.语速适中:语速要适中,适当停顿,给对象思考、提问的机会;d.注意反馈:交谈中,注意观察对方的表情、动作等非语言表现形式,以及时了解对方的理解程度。

⑤赞美技巧:喜欢被赞美是人们心理上的需要,正确恰当的应用赞美技巧,有利于促进交流和建立关系。赞美要发自内心,要具体化,要适度,有创意。赞美分为以下八个类型:锦上添花式;雪中送炭式;笼统模糊式;具体清晰式;直接鼓励式;间接迂回式;对比显长式和显微放大式。

⑥观察技巧:主要是细心、全面和敏锐,能够透过表面现象,发现深层的内心活动和被掩盖的事物,从而获得真实的信息。

⑦反馈技巧:a.肯定性反馈:对对方的正确言行表示赞同和支持时,应适时插入“是的”“很好”等肯定性语言或点头、微笑等非语言形式予以肯定,以鼓舞对方;b.否定性反馈:当发现对方不正确的言行或存在的问题时,应先肯定对方值得肯定的一面,然后以建议的方式指出问题的所在,使对方保持心理上的平衡,易于接受批评和建议;c.模糊性反馈:当需要暂时回答对方某些敏感问题或难以回答的问题时,可做出无明确态度和立场的反应,如“是吗”“哦”等。

(2)讨论技巧

讨论技巧主要应用于组织传播中,应具备三个基本因素:参与人数;座位排列;时间控制。营养师在主持小组讨论时需掌握的主要技巧有:

①充分准备,热情接待:主持人应提前到达会场,对每一位前来参加小组讨论的人表示欢迎。

②相互认识,打破僵局:开场白包括主持人的自我介绍、讨论的目的和主题。可请每一位与会者进行自我介绍,以增强与会者之间的相互了解,建立和谐、融洽的关系。

③巧妙使用,引发材料:当讨论出现沉默时,主持人可通过播放短小录像片、提出可引发争论的开放式问题,或通过个别提问、点名等方式打破沉默。

④轮流发言,人人参与:鼓励大家发言,对发言踊跃者给予适当的肯定性反馈。

⑤控制局面,结束讨论:当出现讨论偏离主题、争论激烈或因某个人健谈而形成“一言堂”时,主持人应及时提醒、婉转引导、礼貌插话等方式控制讨论的局面。讨论结束时,主持人应对讨论的问题进行小结,并向与会者表示感谢。

(3)讲演技巧

①讲演前充分准备的技巧:了解听众的背景和需要;明确活动内容和程序;准备演讲的教案和课件;熟悉教具和场地的使用;预设听众的问题和答案。

②演讲中情绪控制的技巧:学会排解自身情绪;掌握处理演讲障碍;掌握调整听众情绪。

③演讲中综合表达的技巧:熟练利用语言表达;恰当使用体态表达;巧妙设计演讲程序;随机控制时间和节奏。

④演讲过程中演讲艺术技巧:开场白的艺术、结尾的艺术、立论的艺术、举例的艺术、反驳的艺术、幽默的艺术、鼓动的艺术、语音的艺术、表情动作的艺术等,通过运用各种演讲艺术,使演讲具备两种力量:逻辑的力量和艺术的力量。

(四)营养教育计划和评价

1.营养教育计划设计

计划设计是一个组织机构根据实际情况,通过科学的预测和决策,提出在未来的一定时期内所要达到的目标及实现这一目标的方法、途径等所有活动过程。

(1)设计原则

营养教育计划设计应遵循目的明确、重点突出、因地制宜、留有余地的原则。

(2)设计程序

①评估教育对象的需求。

②寻找营养问题的原因。

③了解可用资源的情况。

④确定优先教育的项目。

⑤制定干预目标和明确目的。

⑥制订教育活动方案。

⑦制订教育计划的评价计划。

⑧预算教育经费。

(3)撰写方法

①基本项目:撰写提纲;项目名称;负责单位;项目负责人;日期。

②摘要。

③正文:引言;问题提出的背景;目标与目的;组织领导;教育活动方案;预算。

2.营养教育计划评价

评价应贯穿于整个营养教育项目管理过程的始终,可通过近期、中期和远期的效果评价说明营养教育的效果。①近期效果即目标人群的知识、态度、信息、服务的变化。②中期效果主要指行为和危险目标因素的变化。③远期效果指人们营养健康状况和生活质量的变化。影响评价的因素有:月晕效应;评定错误;霍桑效应;暗示效应;因果混淆;不均衡性。

二、社区营养与社区营养干预

营养干预就是对人们营养上存在的问题进行相应改进的对策。

社区营养干预是有计划、有组织地开展一系列活动,以提高社区人群的营养、改善膳食结构、预防和控制营养不良、增进健康、提高社区人群的生活质量为目标,同时为国家或当地政府制定食物营养政策、经济政策及卫生保健政策提供科学依据。

(一)社区营养概述

1.社区

社区是若干社会群体或社会组织聚焦在某一个领域里所形成的一个生活上相互关联的大集体,是社会有机本最基本的内容,是宏观社会的缩影。普遍认为一个社区应该包括一定数量的人口、一定范围的地域、一定规模的设施、一定特征的文化、一定类型的组织。社区就是这样一个聚居在一定地域范围内的人们所组成的社会生活共同体。我国的社区在农村一般是指乡镇或自然村,在城市一般是指街道。

社区有五个构成要素:第一个是人口,社区人口为 10 万～30 万;第二个是地域,地域面积为 5~50 平方公里;第三个是生活服务设施;第四个是生活方式及文化背景;第五个是生活制度及管理机构。其中,人口和地域是构成社区的最基本要素,是社区存在的基础。后三个要素是社区人群沟通交流、相互联系的纽带,是社区发展的保障。

2. 社区营养

(1)定义:指在社区内,运用营养科学理论、技术及社会性措施,研究和解决社区人群营养问题,包括食物生产、食物供给、营养素需要量、膳食结构、饮食行为、社会经济、营养政策、营养教育及营养性疾病预防等方面的工作。

(2)目的:通过开展营养调查、营养干预、营养监测、营养教育等社区营养工作,提高社区人群的营养知识水平,改善膳食结构,增进健康水平,进一步提高社区人群的生活质量,同时为国家或当地政府制定食物营养政策、经济政策及卫生保健政策提供科学依据。

(3)对象:社区营养服务的主要人群包括婴幼儿、学龄前儿童、青少年、孕妇、乳母、老年人等易感人群。

(4)范围:社区营养研究范围按地域划分为城市社区和农村社区。目前,城市社区存在的主要营养问题是膳食结构不合理,营养过剩导致的高血压、冠心病、糖尿病等慢性病。农村社区存在的主要营养问题是营养摄入不足导致的蛋白质能量营养不良、缺铁性贫血、佝偻病等营养缺乏病。

3. 社区营养的特点

(1)全程性:社区营养工作服务于每个个体的整个生命过程,从出生到死亡,从健康到疾病再到康复。

(2)全员性:社区营养工作针对社区内全体居民,不受年龄、性别、种族、信仰、文化程度、社会职业、健康状态和疾病类型等因素影响。

(3)综合性:社区营养服务所提供的是多层次和多方位的服务。多层次包括生理、心理和社会三方面,一个健康的人这三方面要求都可能涉及营养问题,必须得到满足。多方位体现在社区营养涵盖了它对营养方面疾病的防治、健康教育和健康促进等一体化服务。

(4)个性化:社区营养工作者应根据服务对象的人格特征所呈现的生活质量,充分调动其积极性,最大限度地发挥其在促进营养健康方面的潜能。

(5)协调性:社区营养工作者不仅是营养内容的直接提供者,还应协调各机构和成员之间的关系,使居民享受到最广泛的服务资源。

(6)持续性:无论是对个体、家庭、单位,还是某个特定人群,服务要能不断延续和深化,使保健效果得到持久的保证。

(7)便捷性:社区营养服务的获得必须是直接的、具体的和方便的,它体现在对服务对象距离上的接近、使用上的方便和价格上的合理。

(8)时效性:社区营养服务必须提供满足居民健康需求的时间和效果方面的保证,由于社区人群的个性和职业的多样性,社区营养工作者除了正常的值班时间外,还要有一些灵活的服务时间。

4. 社区营养工作的内容

(1)调查社区人群营养状况:了解社区人群的消费水平和寻找社区人群存在的营养问题。

（2）研究营养与疾病的关系：通过流行病学调查，研究人群的健康与营养因素之间的关系。

（3）分析营养与健康的因素：运用营养流行病学调查和统计学方法，分析各种因素对社区人群营养状况以及疾病发生的影响。

（4）监测和干预社区的营养：对营养状况指标定期监测、分析和评价，发现营养问题及其产生原因，并采取特定的营养干预措施改善营养问题。

（5）社区营养的教育和咨询：社区营养工作者向社区群众宣传营养知识及国家的营养政策，如"中国营养改善行动计划""中国食物与营养发展纲要""中国居民膳食指南"和"中国居民平衡膳食宝塔"等。

（二）社区营养需求的评估

1. 社区营养需求的评估内容

（1）社区领域资料

①人口组成状况：指社区人口总数，包括出生率、性别及比例、年龄组成及分布、民族特征、人口增长率、婚姻状况及平均结婚年龄等。

②地理特征状况：主要指与人的健康相关的内容，包括社区的类型（城市或农村）、面积、地理位置、气候条件、土壤特征、水资源及水质状况、动植物生态状况、空气污染程度等。

③风俗习惯状况：主要包括社区人群的不良生活方式，如地域性的不良饮食习惯、嗜好等。

④教育程度状况：包括社区整体受教育人口数、不同文化程度人口比例、教育资源及教育经费的投入、社区儿童及适龄人口上学率、学校类型、学校分布、师资情况、教学空间、人们的教育理念和接受教育的习惯等。

⑤经济水平状况：包括社区整体的经济发展情况、主要支柱产业、社区就业人员比例、无业人员比例、个人平均收入等。

⑥文化底蕴状况：包括社区的整体风尚和传统、价值取向、健康信念、宗教信仰等。

⑦居住条件状况：包括居民人均居住面积、室内生存条件。

⑧职业特征状况：不同职业人口比例，例如管理人员比例、科技人员比例、服务人员比例、工人比例、军人比例等。

⑨服务保障状况：包括服务机构的组织、服务人员的结构、财力资源，以及服务的内容、时间、对象、方式、管理、投诉等。

⑩健康促进状况：社区组织开展有的放矢的健康教育和健康促进活动的情况，具体体现包括调查健康教育的覆盖率、安全用水普及率、计划免疫覆盖率、妇女产前检查率、儿童系统健康检查率、儿童生长工具检查率等情况。

（2）健康状况领域的内容

①个人健康状况：个人基本资料（姓名、性别、年龄、婚姻、职业、文化程度、个人收入等），现在健康状况（膳食情况和习惯、个人嗜好、睡眠状况、运动方式、行为信息等），既往健康状况（既往病史、过敏史、家族史、曾发生的不舒适、就医行为等），一般心理状态（人格特征、应激能力、情绪表现、生活态度和人际关系等）。

②家庭健康状况：家庭基本资料（家庭形态、家庭地址、家庭组成、成员姓名、婚姻状

况、家庭关系、从事职业、经济状况、文化背景、社会阶层、价值取向、宗教信仰、业余活动等），现在健康状况（主要膳食情况和习惯、生活习惯等），既往健康状况（既往主要家庭疾病史、遗传病史、过敏史、死亡人口及原因、一般就医习惯等）。

③社区人群健康状况：包括居民平均寿命、结婚率、离婚率、低体质量儿出生率、主要健康问题、主要不良生活习惯、人群营养不良的发病率和患病率、主要营养疾病的患病原因、营养不良人群的构成比例、死胎率、婴儿死亡率、儿童死亡率等。

2.社区营养需求的评估方法

（1）调查收集资料

①阅读法：收集并阅读现有的统计资料，可从政府行政部门、卫生服务机构、科研学术部门以及其他部门现有相应的统计报表、体检资料、学术研究报告或调查数据中获得所需的信息。

②观察法：是通过对事件或研究对象的行为及其影响因素等进行直接的观察来收集数据的一种方法。观察法可直接观察社区的基本情况，如地理特征、社区布局、街道规划、居住条件、道路交通、商业流通、环境绿化、服务设施等。

③访谈法：是调查者与被调查者之间进行面对面或通过电话交谈，以获取所需信息的一种资料收集方法。调查者按照调查表上的问题逐项询问，并记录其结果。

④讨论法：组织本社区居民的代表、行政人员、卫生人员等调查对象在一定的时间内，围绕调查主题进行专题讨论。调查人员将现场讨论的内容完整地记录下来，也是一种收集资料的方法。

⑤问卷法：是被广泛应用的一种资料收集方法，例如调查膳食营养状况、患病率或探讨各种因素与疾病、营养间的数量依存关系，可以采用现场调查、信函调查等方法。调查中要科学地设计问卷，最好进行正式的随机抽样调查，使最终得到一个具有代表性的调查结果。

（2）整理分析资料

①归类：收集到的资料可根据不同的需要分为不同的类别和级别。

②统计：把相关数据进行统计，便于比较和说明问题。

③概括：将归类的资料进行概括和总结。

④确认：在整理分析资料中，要特别注意辨别资料的真正价值。

知识链接

社区营养师应具备的七种能力和六种角色要求

七种能力：良好的沟通能力；综合的服务能力；独立工作的能力；一定的预见能力；组织管理的能力；调研科研的能力；自我防护的能力。

六种角色：照顾者；管理者；教导者；协调者；咨询者；研究者。

（三）社区营养干预

1.社区营养干预方案的设计

（1）收集各种定量和定性背景资料。

（2）确定社区存在的主要营养问题。社区工作人员要弄清楚以下主要问题：哪个社区存在营养不良？社区中的哪些人存在营养不良？该人群为何种营养不良或营养缺乏？该人群营养不良的程度如何？该人群会出现营养不良的原因是什么？

（3）建立营养不良的因果关系模型。引起营养不良或营养缺乏病的原因有直接原因，也有间接原因，这些原因及相互之间的关系如图5-3所示。

（4）制定计划总目标和具体分目标：①制定原则：描述准确清楚原则、有一定的衡量标准原则、切实可行原则。②制定程序：找出当地急需解决的重大问题；陈述希望通过开展相关活动所要获得的结果和成果；可行的干预措施和具体活动安排。

（5）列出人力、物力保障的清单表格：人力清单包括培训班师资、家庭菜园、农业技术指导员等。物力清单包括社区营养宣教材料、蔬菜种子和化肥等。

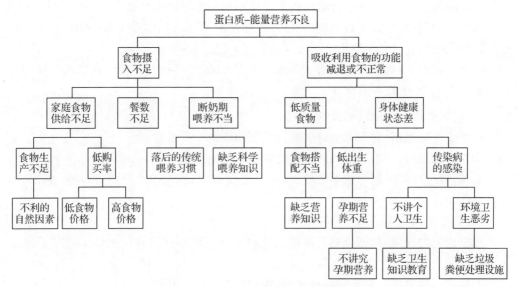

图 5-3 蛋白质-能量营养不良的原因示意图

（6）安排项目活动具体时间和方法：要安排好社区动员、举办培训班、家庭随访等活动的具体时间和方法。

（7）预算进行各种活动的经费支出：估计每一项活动所需的费用和项目的总费用。经费预算包括现场组织管理、培训班、现场调查、实验室检查、营养教育材料制作印刷、采购实物和工具等。

（8）列出参与的各组织和人员名单：包括所有项目执行组织机构、领导及各协作单位的参加人员名单。

（9）确定项目执行计划的评价方案：包括过程评价、效果评价。

2. 社区营养干预计划的要求

（1）有针对性：根据目标人群的特点，有针对性地通过安排活动计划实现项目目标。

（2）有可行性：计划活动所涉及的资源、技术、经费、时间、社区的参与性等是否能符合或满足要求。

（3）目标明确：针对项目选定高危人群。

（4）成本较低：要选择最低限度的经费开支。

（5）易于评价：有一定的评判标准和可测量性。

3.社区营养干预计划的实施

（1）制订社区营养干预计划

①制订年计划表和日程表：年计划表是指导工作人员一年的工作安排，日程表是指每天工作安排的详细记录。

②协调部门间的配合方式：社区营养工作的开展是在当地政府的领导下进行，与农业、商业、教育、卫生等部门共同协作，各部门间要明确任务，共享资源、互通有无，建立良好的工作关系。

③明确执行中的管理内容：建立项目的完整档案、收支账目及现场运作记录；执行项目报告制度。

（2）评价社区营养干预计划

①评价的意义：对工作执行成功程度进行系统的鉴定。

②评价的目的：了解项目取得的成绩、达标情况、资源利用及存在的问题，为下一阶段的计划提供重要的科学依据。

③评价的内容：营养改善措施主要围绕4个方面进行：投入、结果、效果和效益。

4.选择社区营养干预方法

（1）选择营养干预措施的原则

①重要性原则：要优先考虑解决重要营养问题的干预措施。

②作用性原则：力争所选择的措施能发挥最佳的作用。

③难易度原则：根据评估难易度、实施难易度、参与性和成本效益进行高、中、低排序后择优选择。

（2）营养干预的选择及排序标准

根据以上的分析，对相应的干预措施进行高、中、低排序后择优选择。营养干预选择及排序时主要从3个方面考虑：

①特定目标人群营养不良的程度、性质和原因；

②干预项目涉及的范围、拥有的资源、社区参与等因素；

③干预措施的意义、干预的有效性、实施的可行性、成本效益等。

（3）确定相应的干预手段和措施。根据社区营养不良的原因进行全面而细致的分析，通过营养不良因果关系模型确定相应的干预手段，如营养教育、强化食物和补充营养素等。

（4）确定有效的干预手段和措施。对选择的干预手段进行简单的排序。

（5）深入研究最终选定干预方法。已选定的干预方法在纳入项目前，应按标准仔细分析项目的可行性，同时查阅参考文献，向有关专家和社区人群代表咨询，最终确定营养干预措施。

Key Words

1.营养教育是通过改变人们的_____而达到改善营养状况目的的一种有计划活动。

2.营养教育计划设计的原则有_____、_____、_____、_____。

3.社区营养干预计划的要求是_____、_____、_____、_____和_____。

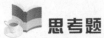 **思考题**

1. 根据被调查者的膳食调查、体格测量、临床体征检查、实验室检查四个方面的结果资料,如何对被调查者的状况做出全面、客观地综合评价?

2. 某食堂早、中、晚三餐用餐人数分别为 200 人、280 人、160 人,每餐能量分别为 600 kcal、1 000 kcal、800 kcal,计算总人日数? 若全部为男性,其中早、中、晚餐轻体力劳动者 100、180、80 人,早、中、晚餐中体力劳动者 60、50、30 人,早、中、晚餐重体力劳动者 40、50、50 人,计算混合系数? 若平均每人每日摄入蛋白质 82 g,计算标准人每日蛋白质摄入量?

3. 给一个肥胖成年女性(办公室文秘)设计营养干预方案。

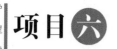

项目六

医院膳食

医院的膳食种类有很多,为了便于管理,通常将其分为以下几种:

1.医院基本膳食:医院基本膳食是根据不同疾病的病理和生理需要将各类食物改变烹饪方法或改变食物质地而配制的膳食。包括普食、软食、半流食和流食。这类膳食在配合治疗方面也有着不可忽视的作用。

2.医院治疗膳食:医院治疗膳食是在常规膳食基础上采取调整膳食中营养成分或制备方法而设置的膳食。如高蛋白质、高能量、低能量、低蛋白质、低脂肪、低胆固醇、低盐等膳食。

3.医院诊断膳食:诊断用的试验膳食。

4.营养支持是指经口、肠道或肠外途径为患者提供较全面的营养素。积极的、合理的营养支持是现代临床综合治疗中不可缺少的重要组成部分。

任务一 医院基本膳食

📊学习目标

【掌握】

1.医院基本膳食的种类及适用对象

2.理解并学会为患者制定符合患者病情的膳食

【熟悉】

3.如何区分各类基本饮食

【了解】

4.各类膳食的特点及注意事项

5.领会加强医院营养科建设的重要性

📖 案例导入 6-1

患者,男性,68 岁。因发热待查入院,T 39.0 ℃,持续 5 天,P 96 次/min,呼吸23 次/min。查体:口腔黏膜干燥,左颊黏膜有 0.2 cm×0.2 cm 溃疡面,基底潮红。

请问:该患者的基本饮食应为何种饮食?

一、普食

(一)特点

普食也称正常膳食,与正常人所用的膳食基本相同。在医院里,一般食用普食的人数最多,所占比例数也最大。

（二）适用对象

凡体温正常或接近正常、咀嚼能力无问题、消化功能无障碍、在治疗上无特殊的膳食要求又不需任何膳食限制的病人，都可用普食。

（三）配制要求

普食配制营养必须充分。其能量、蛋白质、维生素、膳食纤维等必须满足正常营养需要。

1. 能量

每天能量供给 8.4～10.47 MJ(2 000～2 500 kcal)。根据个体差异（如年龄、身高的不同），可予以适当增减调整。

2. 蛋白质

膳食供给的蛋白质不仅数量要求充足，质量也要好，每天供给蛋白质 70～90 g，优质蛋白质应占蛋白质总量的 1/3，其中有一部分为大豆蛋白质。

在食谱的计划及食物的选择和调配方面要符合营养平衡膳食的要求。

（四）注意事项

三餐食物必须美观可口，注意色香味及多样化，以引起病人的食欲并促进消化。应少用一些较难消化的食物、具有刺激性的食物、易胀气的食物，例如油炸食品、过多油腻食品、过于辛辣及气味浓烈的调味品等。

二、软食

（一）特点

软食是一种质软、容易咀嚼、比普通饭较易消化的膳食。

（二）适用对象

软食适用于轻度发热、牙齿咀嚼不便、不能食用大块食物者，如牙病患者、老年人及幼儿等。也可用于痢疾、急性肠炎等恢复期的患者，以及肛门、结肠直肠术后恢复期的患者等。

（三）配制要求

软食应能达到病人的营养需要，是一种营养平衡的膳食。一日膳食应供给能量7.5～9.2 MJ(1 800～2 200 kcal)，蛋白质 70～80 g。

（四）注意事项

食物应选用少含粗糙的植物纤维及较硬的肌肉纤维，或在经过制备后使它们软化，并能达到易咀嚼、易消化、较清淡、少油腻的目的。

三、半流食

（一）特点

半流质饮食是一种比较稀软、成半流质状态、易于咀嚼和消化、介于软食和流食之间的膳食。

（二）适用对象

半流食适用于体温较高、胃肠消化道疾患、口腔疾病或咀嚼困难的患者，是某些外科手术后暂作为过渡的饮食，同时适用于身体比较衰弱、缺乏食欲或暂时需食用稀软食物的患者。

（三）配制要求

配制半流食要做到营养充足平衡合理，味美可口，少量多餐，一日供5～6次餐，减轻消化器官负担，适合病人耐受能力。

（四）注意事项

食物应比较稀软，植物纤维较少，易于咀嚼，易于消化。不宜用油煎炸和过于油腻的食品，不宜用凉拌蔬菜和含粗纤维多的蔬菜等。

四、流食

（一）特点

流质饮食所含食物应为液体状态或在口腔内能融化为液体，比半流质食物更容易吞咽和消化。

（二）适用对象

流食适用于急性重症，极度虚弱，无力咀嚼食物的患者；高烧、刚做完口腔手术和面、颈部手术及外科大手术后的患者；消化道急性炎症、食管狭窄如食管癌的患者等。

（三）配制要求

流食配置要求不含刺激性食物，少量多餐，一日进食6～7次，每次液体量以200～250 mL 为宜。

（四）注意事项

流质饮食所提供能量、蛋白质及其他营养素均不足，只能短期或过渡期应用，如长期应用必须增加能量、蛋白质等的摄入量。可采用补充营养平衡，摄入成分较丰富切碎捣烂的口腔流食或匀浆食（用搅碎机捣制而成），或添加合格品牌的营养制剂，补充营养不足。

▌ 知识链接 ▌

认清不同流质，对症下"食"

医院常用流质膳食一般分为5种形式，即普通流质、浓流质、清流质、冷流质和不胀气流质。

普通流质：各种肉汤、牛乳、麦乳精、浓米汤、蛋花汤、蒸蛋羹、牛乳冲鸡蛋、杏仁豆腐、酸奶、藕粉、蔬菜汁、豆浆或绿豆汤等。

浓流质：浓流质多以吸管吸吮，如较稠的藕粉、鸡蛋薄面糊、牛乳冲麦乳精、牛乳、可可乳。

清流质：清流质是一种限制较严格的流质膳食，可选用过箩猪肉汤，过箩牛肉汤、排骨汤、过箩米汤、蔬菜汤，过滤果汁、稀藕粉、淡茶等。

冷流质:凉的、无刺激性的流质食物。一般选用冷牛乳、冷米汤、冷蛋羹、冰激凌、冰砖、冰棍等。其中,奶油冰棍、冰砖等是扁桃体术后病人喜食的食品,术后第一天可多食用。

不胀气流质:除忌用蔗糖、牛乳、豆浆等产气食品外,其他同普通流质。

▌思政小课堂 ▌

临床营养科建设与管理指南(试行)摘选
卫生部办公厅二〇一二年四月十八日

第一章 总 则

第一条 为指导和加强医疗机构临床营养科的规范化建设和管理,促进临床营养学的发展,提高营养诊疗水平,保证医疗质量和医疗安全,根据《执业医师法》、《医疗机构管理条例》和《护士条例》等有关法律法规,制定本指南。

第二条 二级及以上医院应设立临床营养科。

第三条 临床营养科是对不同生理和病理状态下(包括疾病和医源性因素引起)的营养代谢改变者,通过营养检测和评价进行营养诊断,使用各类肠内营养相关制剂、肠外营养相关制剂和治疗膳食等进行营养治疗的临床业务科室。

第四条 临床营养科应在医院医疗管理部门领导下开展工作。

第五条 各级地方卫生行政部门应加强对临床营养科的指导和监督;医院应加强对临床营养科的规范化建设和管理,落实其功能任务,保证临床营养科按照安全、有效、及时、经济的原则,开展营养诊疗工作。

▌Key Words ▌

1.医院的基本饮食包括_____、_____、_____、_____。

2._____是一种质软、容易咀嚼、比普通饭易消化的膳食。

3.介于软食和流食之间的膳食为_____。

4.口腔手术和面、颈部手术及大外科手术后适用_____。

5._____因影响营养的供给,不宜长期应用。

任务二 | 医院治疗膳食

🖥学习目标

【掌握】

1.医院的治疗膳食及适用范围

2.理解并学会为患者制订符合患者病情的膳食计划

【熟悉】

3.运用所学区分各类治疗膳食,并举例说明

【了解】

4.识记治疗膳食的特点及注意事项

案例导入 6-2

患者,女性,74 岁。因胆囊炎胆石症入院,T:38 ℃;P:90 次/分;呼吸:21 次/分,BP:185/115 mmHg。

请问:应给予何种饮食?

一、高蛋白质膳食

(一)特点

高蛋白质膳食的蛋白质含量高于正常人膳食标准。成年人蛋白质摄入量每天不应少于 1.5 g/kg 体重,共计 100～120 g,其中优质蛋白要占 50％以上。

(二)适用对象

高蛋白质膳食适用于明显消瘦、营养不良、肾病综合征、手术前后、烧伤、创伤病人,慢性消耗性疾病病人,如结核病、恶性肿瘤、贫血、溃疡性结肠炎等疾病,或其他消化系统炎症的恢复期病人。此外,孕妇、乳母和生长发育期儿童也需要高蛋白质膳食。

(三)配制要求

高蛋白质膳食一般不需单独制备,可在原来膳食的基础上添加富含蛋白质的食物。

(1)蛋白质:每天 1.5～2.0 g/kg 体重。

(2)能量:每天总能量为 12.55 MJ(3 000 kcal)左右。

(3)糖类和脂肪:宜适当增加,以保证蛋白质的充分利用,每天以 400～500 g 为宜。脂肪适量,一般每天 60～80 g。

(4)矿物质和维生素:高蛋白膳食会增加尿钙的排出,长期摄入此类膳食,易出现负钙平衡,故膳食中应增加钙的供给量,如选用富含钙的乳类和豆类食品等。长期采用高蛋白质膳食,维生素 A 的需要量也随之增多,故应增加膳食中维生素 A 及胡萝卜素的含量。

(5)增加摄入量应循序渐进,并根据病情随时调整,视病情需要,可与其他治疗膳食结合使用。

(四)注意事项

肝性脑病或肝性脑病昏迷前期,急性肾炎,急、慢性肾功能不全,尿毒症病人不宜采用高蛋白质膳食。

二、低蛋白质膳食

(一)特点

低蛋白质膳食较正常膳食中蛋白质含量低,目的是尽量减少体内氮代谢产物,减轻肝、肾负担。以较低水平蛋白质摄入量维持机体接近正常生理功能的运行。

(二)适用对象

低蛋白质膳食适用于急性肾炎、急慢性肾功能不全、慢性肾衰竭、尿毒症、肝性脑病或肝性脑病昏迷前期的患者。

（三）配制要求

（1）蛋白质：每天蛋白质摄入量一般不超过 40 g，在蛋白质限量范围内尽量选用优质蛋白质食物，如蛋、乳、瘦肉等，以增加必需氨基酸的含量，避免负氮平衡。

（2）能量：能量供给充足才能节省蛋白质的消耗，减少机体组织的分解。可采用麦淀粉、蛋白质含量低的薯类代替部分主食以减少非优质蛋白质的摄入。

（3）矿物质和维生素：供给充足的蔬菜和水果，以满足机体矿物质和维生素的需要。矿物质的供给应根据病种和病情进行调整，伴水肿的病人，除低蛋白质外，还应限制钠的供给。

（4）合适的烹调方法：低蛋白质膳食往往不易引起食欲，加之病人病情和患病心理的影响，食欲普遍较差，故应注意烹调的色、香、味、形和食物的多样化，以促进食欲。

（四）注意事项

正在进行血液和腹膜透析的病人不需要严格限制蛋白质摄入量。

三、高能量膳食

（一）特点

高能量膳食是能量供给量高于正常人标准的膳食。基础代谢率增高、机体组织修复或体力消耗增加时，机体能量消耗量增加，对能量的需要量大幅度升高，需从膳食中补充。

（二）适用对象

高能量膳食适用于代谢亢进者，如甲状腺功能亢进症、癌症、严重烧伤和创伤、高热病人、消瘦和体重不足者、营养不良和吸收障碍综合征者；体力消耗增加者，如运动员、重体力劳动者等。

（三）配制要求

（1）尽可能增加主食量和菜量。高能量膳食主要通过增加主食量和调整膳食内容来增加能量的供给。成年人每天能量摄入量应大于 8.37 MJ（2 000 kcal），增加摄入量应循序渐进、少量多餐，避免造成胃肠功能紊乱。

（2）推荐热能与氮之比为（100～200）∶1。因蛋白质摄入量过低易导致负氮平衡，如能量摄入不足，即可能将所摄入的蛋白质用于能量需要而被消耗。

（3）供给量应根据病情调整。病情不同对能量的需要量也不同。一般病人以每天增加 1.26 MJ（300 kcal）左右为宜。

（4）为了防止血脂升高，应尽量降低膳食中胆固醇及糖类的摄入量，调整饱和与不饱和脂肪酸的比例。

（5）由于膳食中蛋白质的摄入量增加，维生素 A 和钙的需要量也随之增多，故应增加膳食中维生素 A，胡萝卜素和钙的含量。

（6）提高摄入量可采用增加餐次的方法，少量多餐达到治疗目的。摄入量的增加应该循序渐进，不可一次性大量给予造成胃肠功能紊乱。

（四）注意事项

肥胖症、糖尿病、尿毒症病人不宜使用高能量膳食，并应注意病人血脂和体重的变化。

四、低能量膳食

(一)特点

低能量膳食饮食中所提供的能量低于正常需要量。目的是减少体脂贮存,降低体重,或者减轻机体能量代谢负担,以控制病情。

(二)适用对象

低能量膳食适用于需要减轻体重的病人,如单纯性肥胖;也适用于为了控制病情减少机体代谢负担的病人,如患糖尿病、高血压、高脂血症、冠心病等的病人。

(三)配制要求

(1)能量:根据医嘱规定计算总能量后配制膳食,成年病人每天能量摄入量比平日减少 2.09~4.18 MJ(500~1 000 kcal),减少量视病人情况而定,但每天总能量摄入量不宜低于 4.18 MJ(1 000 kcal),以防体脂动员过快,引起酮症酸中毒。

(2)蛋白质:由于限制总能量,膳食中的蛋白质的供能比例相应提高,至少占总能量的 15%~20%,保证蛋白质的供给不少于 1 g/kg,并且优质蛋白质应占 50%以上。

(3)糖类和脂肪:减少总能量的同时又要保证蛋白质的摄入量,就必须相应减少膳食中糖类和脂肪的供给量。

(4)食盐:病人体重减轻后可能会出现水钠潴留,故应适当减少食盐的摄入量,一般不超过 5 g/d。

(5)矿物质和维生素:由于进食量减少,易出现矿物质(如钙、铁)、维生素(如维生素 B_1)的不足,必要时可用制剂补充。

(四)注意事项

采用低能量膳食的病人,活动量不宜减少,否则难以达到预期效果。减肥的病人应同时增加运动量,并注意饮食与心理平衡,防止出现神经性厌食症。由于主食量的减少易引起膳食其他营养素的不足,故应注意及时补充,必要时可服用维生素和矿物质制剂。低能量膳食不适用于妊娠肥胖者。

五、低脂肪膳食

(一)特点

低脂肪膳食又称低脂膳食或少油膳食,此类膳食需限制膳食中脂肪的摄入量。

(二)适用对象

低脂肪膳食适用于 I 型高脂蛋白血症、急慢性胰腺炎、胆囊炎、胆石症等患者;脂肪消化吸收不良,如肠黏膜病、胃切除、短肠综合征等患者和肥胖症患者。

(三)配制要求

1.脂肪

根据我国居民日常膳食实际情况,可将脂肪限量程度分为

(1)严格限制:脂肪供能占总能量的 10%以下,或成人每天不超过 20 g。必要时可采用完全不含脂肪的纯糖类膳食。

(2)中度限制:脂肪占总能量的20%以下,或成人每天不超过40 g。

(3)轻度限制:脂肪占总能量的25%以下,或成人每天不超过50 g。

2.其他营养素

一般除脂肪外,其他营养素应力求平衡。可适当增加豆类、豆制品、新鲜蔬菜和水果的摄入。脂肪泻易导致脂溶性维生素与矿物质的丢失,应注意补充。随病情好转,脂肪摄入量应逐渐递增。

(四)注意事项

脂溶性维生素的吸收和运输有赖于脂肪的参与,严格限制膳食脂肪可造成脂溶性维生素的缺乏,因此,必要时补充能溶于水的脂溶性维生素制剂。

六、低胆固醇膳食

(一)特点

低胆固醇膳食是将膳食所用的胆固醇限制在较低水平的膳食。主要通过控制总能量,减少饱和脂肪酸、多不饱和脂肪酸和胆固醇的摄入量。

(二)适用对象

低胆固醇膳食适用于具有高胆固醇血症、高甘油三酯血症、冠心病及冠心病的危险因素等症状的患者。

(三)配制要求

(1)能量:膳食应控制总能量的摄入量,使之达到或维持理想的体重,避免肥胖。

(2)胆固醇:胆固醇摄入量控制在300 mg/d以下,但在限制的同时应注意保证优质蛋白质的供给。

(3)脂肪:不论脂肪来源如何,由脂肪提供的能量不应超过总能量的20%～25%或全日供给量不超过50 g为宜。

(4)维生素、矿物质和膳食纤维:适当选用些粗粮、杂粮、新鲜蔬菜和水果,以满足维生素、矿物质和膳食纤维的供给量。

(四)注意事项

低胆固醇膳食不适用于正在生长发育期的儿童、孕妇和创伤恢复期的病人。

七、限钠(盐)膳食

(一)特点

限制限钠(盐)膳食中钠的含量,以减轻由于水、电解质代谢紊乱而出现的水、钠潴留。限盐以限制食盐、酱油及味精的摄入为主。临床上限钠膳食一般分为三种:

(1)低盐膳食:低盐膳食全日供钠2 000 mg左右。每天烹调用盐限制在2～4 g或酱油10～20 mL,如用味精,应少于1 g。忌用咸蛋、鲜肉腊肠等咸食。

(2)无盐膳食:无盐膳食全日供钠1 000 mg左右。烹调时不加食盐或酱油,可用糖醋等调味。忌用咸食。

(3)低钠膳食:低钠膳食全日供钠不超过500 mg。除无盐膳食的要求外,忌用油菜、芹菜等蔬菜及松花蛋、豆腐干等含钠高的食物。

（二）适用对象

限钠（盐）膳食适用于患有心功能不全、急慢性肾炎、肝硬化腹水、高血压、水肿、先兆子痫等病症的患者。

（三）配制要求

（1）根据病情变化随时调整钠盐限量：如肝硬化腹水病人，开始时可用无盐或低钠膳食，然后逐渐改为低盐膳食，待腹水消失后，可恢复正常饮食。对有高血压或水肿的肾小球肾炎、肾病综合征、妊娠子痫的病人，使用利尿剂时用低盐膳食，不使用利尿剂而水肿严重者，用无盐或低钠膳食。最好根据 24 h 尿钠排出量、血钠和血压等指标确定是否需要限钠及限钠程度。

（2）根据食量合理选择食物：有时为了增加病人食欲或改善营养状况，对食量少者可适当放宽食物选择范围。

（3）改变烹调方式以减少膳食含钠量并增进食欲：食盐是最重要的调味剂，限钠（盐）膳食比较乏味，因此，应合理烹调以提高病人食欲。

（四）注意事项

对某些年纪大、贮钠能力迟缓的病人，心肌梗死的病人，回肠切除术后、黏液性水肿和重型甲状腺功能低下合并腹泻的病人，限钠应慎重，最好根据血钠、血压和尿钠排出量等临床指标确定是否限钠及限制程度。

八、低嘌呤膳食

（一）特点

嘌呤在体内代谢的最终产物是尿酸，如果嘌呤代谢紊乱，血清中尿酸水平升高，引起高尿酸血症，出现痛风。此类病人必须限制膳食中嘌呤含量。

（二）适用对象

低嘌呤膳食适用于痛风病人及无症状高尿酸血症者。

（三）配制要求

低嘌呤膳食限制外源性嘌呤的摄入，增加尿酸的排泄。

（1）嘌呤：选用嘌呤含量低于 150 mg/100 g 的食物。

（2）能量：每天摄入能量应较正常人减少 10%～20%，肥胖症病人应逐渐递减，以免出现酮血症，促进生成尿酸。

（3）蛋白质：每天摄入蛋白质 50～70 g，并以含嘌呤少的谷类、蔬菜类为主要来源，可用植物蛋白代替含嘌呤高的动物蛋白，或选用含核蛋白很少的乳类、干酪、鸡蛋等动物蛋白。

（4）糖类和脂肪：每天糖类摄入量占总能量的 60%～65%。果糖可促进核酸的分解，增加尿酸生成，故应少用蜂蜜等富含果糖的食物。痛风病人多伴有高脂血症和肥胖症，且脂肪可减少尿酸排泄，故应适量限制。每天脂肪摄入量应占总能量的 20%～25%，即 40～50 g。

（5）矿物质和维生素：B 族维生素和维生素 C 可促进尿酸盐的溶解，宜增加摄入富含维生素的蔬菜和水果。

(6)鼓励选食碱性食品：碱性食品可以降低血清和尿液的酸度，甚至使尿液呈碱性，从而增加尿酸在酸中的可溶性。

(7)禁烟戒酒：尤其啤酒，饮啤酒易导致痛风的发作。酒精在体内经代谢转化为乳酸，易在体内堆积，抑制肾脏排泄尿酸。鼓励多喝白开水。

(四)注意事项

嘌呤广泛存在于各类食物中，但含量高低不等，需结合病情确定限制程度，以免出现蛋白质营养不良。

▍知识链接▍

常见食物的嘌呤含量

(1)微量嘌呤食物(<25 mg/100 g)：乳类及乳制品、蛋类、动物血、海参、海蜇皮中嘌呤含量极低。其他微量嘌呤食物有谷类中的米、麦、米粉、面条、通心粉、麦片、玉米等，根茎类的马铃薯、芋头等，蔬菜类中的白菜、苋菜、芥蓝、芹菜、韭菜、苦瓜、黄瓜、冬瓜、丝瓜、茄子、胡萝卜、青椒、木耳以及各种水果。

(2)中等量嘌呤食物($25\sim150$ mg/100 g)：豆类中的绿豆、红豆、四季豆、豌豆、豇豆、豆腐、豆干、豆浆等，畜禽类中的鸡肉、猪肉、牛肉、羊肉、鸡心、鸭肠、猪腰、猪肚等，水产品中的黑鲳鱼、草鱼、鲤鱼、秋刀鱼、鳝鱼、鳗鱼、虾，蔬菜类中的菠菜、茼蒿菜、鲍鱼菇、海带、笋干、金针菇、银耳等，以及干果类中的花生、腰果、栗子、莲子、杏仁等。

(3)高嘌呤食物($150\sim1\,000$ mg/100 g)：豆类中的黄豆、豆芽，畜禽类中肝脏、肠等，水产类中的白鲳鱼、鲢鱼、带鱼、乌鱼、海鳗、牡蛎、沙丁鱼、鱼干等，蔬菜类中的豆苗、芦笋、紫菜、香菇等，以及各种肉汤、鸡精、酵母粉。

九、高纤维素膳食

(一)特点

高纤维素膳食又称多渣膳食，是一种增加膳食纤维数量的膳食。每天所供膳食纤维的数量为$20\sim35$ g，可以增加肠道蠕动，促进粪便排出；产生挥发性脂肪酸，具有滑泻作用；吸收水分，使粪便软化，利于排出；减轻结肠管腔内压力，改善憩室病症状；可与胆汁酸结合，增加粪便中胆汁酸的排出，有利于降低血清胆固醇。

(二)适用对象

高纤维素膳食适用于单纯性(弛缓性)便秘、肥胖症、高脂血症、糖尿病等患者，也可用于误吞异物者。

(三)配制要求

高纤维素膳食要求多食茎、叶类蔬菜，保证每天摄入膳食纤维 40 g 以上，刺激肠蠕动。单纯性便秘及误吞异物者可选用韭菜、芹菜、麸皮等含粗纤维丰富的食物。烹调时适当增加植物油的用量，也利于排泄。膳食中添加有润肠通便作用的蜂蜜、芝麻、核桃、香蕉等食物。

（四）注意事项

长期过多使用膳食纤维可能产生腹泻并增加胃肠胀气,影响食物中如钙、镁、铁、锌及一些维生素的吸收利用。

十、低纤维素膳食

（一）特点

低纤维素膳食是一种膳食纤维(植物性食物)和肌肉、结缔组织(动物性食物)含量极少,易于消化的膳食。

（二）适用对象

低纤维素膳食适用于消化道狭窄并有阻塞危险者,如食管或肠管狭窄、食管静脉曲张,肠憩室病,各种急慢性肠炎、痢疾、伤寒,肠道肿痛,肠道手术前后,痔瘘病人等。低纤维素膳食亦可作为全流质膳食之后,软食或普食之间的过渡膳食提供给患者。

（三）配制要求

(1)食物应细软、渣少、便于咀嚼和吞咽,不宜用富含膳食纤维的食物,如蔬菜、水果、粗粮、坚果,含结缔组织多的动物跟腱以及老的肌肉等。宜用嫩的瘦肉、蔬菜中嫩叶、花果部分,瓜类应去皮,水果类用果汁。

(2)将食物切碎煮烂,做成泥状,禁用刺激性调味品。

(3)限制水果蔬菜易引起维生素和矿物质缺乏,必要时可补充相应制剂。

（四）注意事项

长期缺乏膳食纤维易导致便秘、痔疮、肠憩室及结肠肿瘤病等的发生,也易导致高脂血症、动脉粥样硬化和糖尿病等,故少渣膳食不宜长期使用,待病情好转应及时调整。

十一、麦淀粉膳食

（一）特点

麦淀粉膳食中麦淀粉蛋白质含量仅为 $0.4\% \sim 0.6\%$。

（二）适用对象

麦淀粉膳食食用时需避开严格控制蛋白质摄入量的肾衰竭、尿毒症患者。

（三）配制要求

(1)肾功能衰竭患者不能把氮代谢产物正常排出,因此需限制膳食中的蛋白质摄入量,但为了改善病人的蛋白质营养状况,在允许摄入的蛋白质总量内应选用适量的奶、蛋、瘦肉类优质蛋白质。

(2)以麦淀粉代替部分或大部分主食,减少米、面的摄入量,以使蛋白质摄入总量控制在慢性肾功能衰竭患者肾功能能够承受的范围内,以达到既减轻肾脏负荷又改善蛋白质营养不良的状况。

(3)按照患者肾功能损害程度确定其蛋白质摄入量,一般以内生肌酐清除率、血尿素氮、血肌酐的检测结果来确定允许摄入的蛋白质总量(一般在 $20 \sim 40$ g/d)。

(4)给予高糖类、适量的脂肪以供给所需的热能。

(5)可把麦淀粉做成面饼、蒸饺、面条、饼干、面糊及各种糕点食用。

（四）注意事项

免用一切刺激性食品和调味品、有水潴留者应限制钠盐,无尿少尿时需同时限制钾盐。禁用豆类、坚果等含植物蛋白丰富的食物。

⫶ Key Words ⫶

1.甲状腺功能亢进症病人适用于_____膳食。

2.误吞异物者可给予_____膳食。

3.低盐膳食:全日供钠_____左右,每天烹调用盐限制在_____或酱油10~20 mL。

4.需严格控制蛋白质摄入量的肾衰竭、尿毒症患者适用于_____膳食。

5.高胆固醇血症患者每天的胆固醇摄入量(成人)应低于_____。

任务三 医院诊断膳食

学习目标

【掌握】

1.医院的诊断膳食及适用对象

2.理解并能为患者提供相应试验膳食的食物种类

【熟悉】

3.为患者提供准确的诊断膳食的方法

【了解】

4.诊断膳食的基本原理

⫶ 案例导入 6-3 ⫶

患者,男性,59岁。患有慢性胃溃疡,近日感到胃部疼痛,发现大便颜色发黑,医生告诉病人准备做潜血试验。

请问:你应如何进行饮食指导?

一、潜血试验膳食

（一）适用对象

潜血试验膳食适用于各种消化道出血、胃癌、消化性溃疡、伤寒等原因不明的贫血病人和怀疑有消化道出血症状的患者。

（二）基本原理

粪便中混有肉眼或显微镜下见不到的血称为潜血,常用联苯胺法检测。血红蛋白中的铁色素能催化过氧化氢,将联苯胺氧化为蓝色的联苯胺蓝。根据蓝色的深浅可判断潜血数量。铁会干扰实验结果,故膳食中应禁用富含铁的食物。

（三）试验方法

试验期为 3 d，前 2 d 作为预备期，第 3 d 开始检查粪便有无隐血。通常减少红肉的摄入，可吃鸡蛋和白颜色的菜，禁用肉类、肝、动物血、深色蔬菜及其他含铁丰富的食物。

（四）食物选择

禁用动物血、肉类、肝、蛋黄、绿叶蔬菜等；可选用含铁低的食物，如牛乳、蛋清、豆制品、去皮马铃薯、去皮藕、胡萝卜、大白菜、豆芽菜、花菜、米、面、馒头、梨、苹果等。

二、尿浓缩试验膳食

（一）适用对象

尿浓缩试验膳食适用于需要进行尿浓缩试验的患者；尿浓缩试验膳食也称为干膳食试验。

（二）基本原理

尿浓缩试验能反映肾脏远曲小管及集合小管功能。正常人肾脏有浓缩能力，即在饮水量少的情况下，各种代谢物能在较少的尿中排出，故尿的密度增大，当肾功能受到损害时，这一功能受到影响。据此原理，在一定时间内限制病人的饮水量，同时收集尿液，测其密度，可观察肾脏对原尿的浓缩功能。

（三）试验方法

试验期为 1 d，自试验当天早晨 7 时开始至晚 7 时止，有时应根据病人生活习惯而定；12 h 内要严格限制水分，全天膳食中水分总量控制在 500～600 mL。此外，不再饮水，以利尿液浓缩。天热时可饮水 80 mL，但不需测定实际摄入含水量，只需将烹调菜肴、制作米饭、馒头时所用的水量记录，一般可按食物成分表中含水量来计算，计算全天膳食中水分。收集 12 h 尿液送检，测定尿的密度。

（四）食物选择

膳食内容可食炒米饭、米饭、馒头、烤馒头片、油条、面包、烙饼、炒鸡蛋、熏鱼、烧牛肉、炒肉丝、土豆、豆腐干等，烹调时尽量不加水，或加少量水。禁食含水量多的食物，如饮料、汤类、粥、水果、白菜、冬瓜、豆腐等。

三、胆囊造影试验膳食

（一）适用对象

胆囊造影试验膳食常用于慢性胆囊炎、胆石症、怀疑有胆囊疾病的患者，检查胆囊及胆管功能。

（二）基本原理

首先口服造影剂，部分造影剂经小肠吸收进入肝脏，与胆汁一起进入胆管和胆囊，经 X 射线显影可见胆囊、胆管的大小和形态。再进食高脂肪膳食，观察摄入脂肪后胆囊收缩与排空的状况。

（三）试验方法

试验期为 2 d。造影前 1 d 午餐进高脂肪餐，使胆汁排空。造影前 1 d 晚餐，进无脂肪纯糖类膳食,除主食外,不加任何含脂肪及蛋白质的食物。造影前 1 d 晚 8 时服碘造影剂,服药后禁饮水、禁食一切食物。检查日早晨肥皂水灌肠、排便、排气;免早餐,拍第 1 张片,观察胆囊显影情况。再拍摄第 2 张片,观察胆囊收缩情况。摄片后立即服高脂肪餐,通常为油煎鸡蛋 2 只,或食用含 40% 脂肪的奶油巧克力 40 g,于餐后 15～30 min 摄第 3 张片以观察胆管。再 1 h 后摄第 4 张片,观察胆囊收缩,若不收缩,1 h 后再摄 1 张片。

(四)食物选择

高脂肪餐:牛奶、鸡蛋、肥肉、乳酪、油煎鸡蛋 2 只(烹调油 50 g);纯糖类膳食:大米粥、红枣粥、藕粉、果酱、面包、米饭、馒头、糖包子、无油甜酱瓜等。

四、内生肌酐试验膳食

(一)适用对象

内生肌酐试验膳食适用于测试肾盂肾炎、尿毒症、重症肌无力等各种疾病肾功能损害程度的患者。

(二)基本原理

肌酐是体内蛋白质和含氮物质代谢的终产物,随尿液经肾脏排出体外。内生肌酐主要是由肌肉肌酸转化而来,在机体内有较恒定的内生量,在血浆中的浓度较为稳定,由肾小球滤过后排出体外,肾小管既不重吸收又不分泌,因此其清除率是反映肾小球滤过功能十分灵敏的指标,也是检测早期肾损害的简便有效的方法。

(三)试验方法

试验期为 3 d,前 2 d 是准备期间,最后 1 d 为试验期,进食低蛋白质膳食,每天膳食中蛋白质总量限制在 40 g 内。避免食用肉类,在蛋白质限量范围内可选用牛乳、鸡蛋和豆类食物。蔬菜、水果不限。全天主食不超过 300 g,以免蛋白质超量。

(四)食物选择

可用马铃薯、甘薯、藕粉、甜点心等含糖类的低蛋白质食物充饥。忌饮茶和咖啡,停用利尿剂。

五、口服葡萄糖耐量试验膳食

(一)适用对象

口服葡萄糖耐量试验膳食适用于协助诊断糖尿病的患者。

(二)基本原理

正常人口服一定量葡萄糖后,血糖先升高,人体将其合成糖原储存后血糖又逐渐恢复至空腹水平。因此,可用口服葡萄糖耐量试验观察血糖的变化及有无糖尿,从而辅助诊断糖尿病。

(三)试验方法

试验前数天,病人可进正常膳食。若病人进食量很少,在试验前 3 d 每天进食糖类 250～300 g。停用胰岛素和肾上腺皮质激素等药物。若病人已严格限制含糖类食物和热能,或最近体重减轻,则需进食以上膳食 7 d 后,方能试验。试验当天应卧床休息,清晨抽空腹血测血糖,同时留尿标本。然后取葡萄糖 100 g 溶于 300～400 mL 水中,嘱病人服下。服糖后 30 min、60 min、120 min 和 180 min 各抽血 1 次,同时留尿标本,做血糖定量和尿糖定性测定。

（四）食物选择

粳米、富强粉、猪瘦肉、四季豆、油菜、茭白、番茄、鸡蛋、干粉丝等。

▮ 知识链接 ▮

口服葡萄糖耐量试验前膳食参考食谱

第一次:粳米 50 g,富强粉 50 g,白糖 15 g。
第二次:粳米 150 g,猪瘦肉 100 g,四季豆 150 g,油菜 50 g,干粉丝 10 g,豆油 10 g。
第三次:富强粉 100 g,茭白 100 g,猪瘦肉 60 g,番茄 100 g,鸡蛋 40 g,豆油 10 g。

▮ Key Words ▮

1.胆囊造影前一日午餐应给予_____膳食。
2.内生肌酐试验饮食主要用于评价病人的_____功能。
3.尿浓缩试验能反映肾脏_____及_____功能。
4._____可用于协助诊断糖尿病。

任务四 营养支持

▦ 学习目标

【掌握】
1.营养支持的常用途径
2.肠内营养护理和肠外营养护理的异同点
【熟悉】
3.肠内外营养的并发症及处理
【了解】
4.常用的肠内、肠外营养制剂

▮ 案例导入 6-4 ▮

患者,男性,63 岁。因上腹部剧烈疼痛伴呕吐来院就诊,CT 结果显示:胰腺体尾部明显肿胀,边界模糊。临床诊断为急性重症胰腺炎。

请问:如何为该患者做好饮食指导?

营养支持是指经口、肠道或肠外途径为患者提供较全面的营养素。积极的、合理的营养支持是现代临床综合治疗中不可缺少的重要组成部分。有效的营养支持可提高疾病临床治愈率,降低死亡率,提高机体抵抗力,减少并发症,有利于疾病的康复。营养支持早已不再局限于外科,而已经成为一门由多个学科组成的学科。

一、营养支持的重要性

(1)营养支持有利于维持生命体征的平稳。

(2)营养支持不加重器官功能的损害,营养供给和目前代谢状况相适应。

(3)营养支持有利于病情缓解,疾病恢复。

(4)避免与营养支持操作技术有关的并发症发作。

二、营养支持的常用方式

迄今为止,营养支持的方式有两种,即肠内营养和肠外营养。在选择使用时,可单独使用,也可联合使用。通常是选择最简单、最有效、最符合病人生理需求,又能达到营养支持目的的方法。如病人处于清醒状态,且胃肠功能尚好,能经口进食,则应首选肠内营养支持,选择一种或多种治疗膳食综合治疗。若无法使用经口营养支持,则可考虑鼻饲、胃或空肠置管滴入营养液,如高营养液体流食、混合奶、匀浆膳食、要素膳食、组件膳食,或需特殊配置的营养液。无法耐受经肠营养者,则必须选择完全胃肠外营养。

三、肠内营养

肠内营养支持是指对于不能耐受正常膳食的病人,经口服或管饲途径,将只需化学性消化或不需消化,由中小分子营养素组成的营养液直接注入胃肠道,提供营养素的方法。肠内营养支持能保持对消化道的适当负荷,维持消化道功能。与肠外营养相比,具有副作用小、更接近正常生理状态等特点,临床应用时,一般应遵循"当胃肠道有功能时,应首先采用肠内营养"的原则,以利于有效改善病人的营养状态和免疫功能。

(一)肠内营养制剂

根据肠内营养制剂的组成,将肠内营养制剂分为非要素制剂、要素制剂、组件制剂和特殊治疗制剂四类。

1.非要素制剂

(1)混合奶:包括普通混合奶和高能量高蛋白混合奶。

(2)匀浆制剂:包括商品匀浆制剂和自制匀浆制剂。

(3)以整蛋白或蛋白质水解物为氮源的非要素制剂。

2.要素制剂

要素制剂可分为以水解蛋白为氮源的要素制剂和以氨基酸为氮源的要素制剂。

3.组件制剂

组件即营养素组件,组件制剂也称不完全营养制剂,是以某种或某类营养素为主的肠内营养制剂。组件制剂可对完全营养制剂进行补充或强化,以弥补完全营养制剂在适应个体差异方面欠缺灵活的不足;亦可采用两种或两种以上的组件制剂构成组件配方,以满足病人的特殊需要。

组件制剂包括蛋白质组件、脂肪组件、糖类组件、维生素组件和矿物质组件。根据蛋白质含量不同,蛋白质组件又可分为:①标准型要素,蛋白质含量8%;②高氮型要素,蛋白质含量17%。

4.特殊治疗制剂

临床常用的特殊治疗制剂有婴儿制剂、肝功能衰竭制剂、肾衰竭制剂、肺疾病制剂、创伤制剂、先天性氨基酸代谢缺陷症制剂等。

一般情况下,肠内营养制剂的能量应能满足基础能量消耗、活动消耗和疾病应激时的能量消耗。能量和蛋白质的比率要适当,通常能量:氮为150:1。成人每摄入4.184 kJ(1 kcal)能量需供给1 mL水,儿童需1.5 mL。

▋ 知识链接 ▋

匀浆制剂参考食谱

早餐:鸡蛋50 g,馒头50 g,牛乳250 mL,白糖50 g,豆油5 g,食盐2 g。

中餐:大米50 g,猪瘦肉75 g,牛乳250 mL,内酯豆腐125 g,胡萝卜100 g,青菜100 g,白糖50 g,豆油5 g,盐2 g。

晚餐:馒头75 g,鸡75 g,牛乳250 mL,内酯豆腐125 g,胡萝卜100 g,青菜100 g,白糖50 g,豆油10 g,盐2 g。

(二)肠内营养途径与输注方式

1.途径

肠内营养途径有口服、食管造瘘、胃造瘘、空肠造瘘以及鼻胃、鼻十二指肠、空肠置管等,临床较为常用的有鼻胃、鼻十二指肠、空肠置管以及胃、空肠造瘘等。一般预计肠内营养不超过4周的,可优先考虑鼻胃、鼻十二指肠置管;预计肠内营养需4周以上者,则应考虑空肠造瘘。

2.输注方式

肠内营养输注方式可分为一次性输注、间歇重力滴注和连续滴注。

(1)一次性输注:将配制好的肠内营养液用注射器缓慢注入鼻饲管,每天6~8次,每次200 mL左右。一般病人初期不易耐受,会出现恶心、呕吐、腹胀、腹痛、腹泻等不适,大多会逐渐适应,不需特殊处置。一次性输注方式仅适用于经鼻胃置管或胃造瘘的病人,空肠置管或空肠造瘘的病人不宜采用,以免导致肠管扩张。

(2)间歇重力滴注:将肠内营养液置于无菌输液袋中,营养液在重力作用下经输液管、喂养管缓慢滴入胃肠内,每次250~500 mL,每天4~6次,滴速一般为20~30 mL/min。多数病人可耐受这种喂养。间歇重力滴注法优点是类似正常餐次,病人有更多的离床活动时间;缺点是可能发生胃排空延缓。

(3)连续滴注:肠内营养液置于密封袋或瓶中,经输液管嵌入输注泵内,在泵的带动下连续滴注,一般可持续16~24 h。连续滴注适用于危重病人及十二指肠或空肠近端喂养的病人。滴注时输注速度由慢到快,营养液浓度由低到高,便于病人逐步适应。连续滴注的优点是输注效果更接近胃肠道的工作状态,营养素吸收好,胃肠道不良反应轻;缺点是持续时间长,病人不便离床活动。

(三)肠内营养适应证

肠内营养的可行性主要决定小肠是否具有能吸收提供的各种营养素的功能。所以，当病人原发疾病或因治疗与诊断的需要而不能或不愿经口摄食，或摄食量不足以满足需要时，首先应考虑采用肠内营养。

1. 经口摄食障碍疾病

经口摄食障碍病人类型包括：①口腔或咽喉炎症、食管化学性灼伤、上消化道术后等经口进食困难者；②大面积烧伤、脓毒血症、甲亢、AIDS 等营养物质消耗增加而相对经口摄食不足者；③脑血管意外、头部外伤等丧失吞咽功能者。

2. 胃肠道疾病

(1)短肠综合征：由于肠扭转、肠系膜血管栓塞、克罗恩病等小肠部分或广泛切除的病人，术后早期需肠外营养，逐步过渡到肠内营养，具体时间取决于胃肠道功能恢复的程度。

(2)胃肠道瘘：肠内营养制剂易于吸收，对胃肠道刺激小，能有效降低瘘孔的排出液，改善病人营养状况。对于高位胃十二指肠瘘的病人，可空肠造瘘，由瘘口输注；对于近端有 10 cm 以上功能良好的小肠的肠瘘病人，可由胃内喂养。必要时可与肠外营养联合应用。

(3)炎性肠道疾病：溃疡性结肠炎、肠结核等炎性肠道疾病病情严重时应采用肠外营养支持，病情缓解后，应逐步过渡到肠内营养。肠内营养有利于防止肠道黏膜萎缩和菌群易位。

(4)顽固性腹泻：吸收不良综合征、小肠憩室炎等导致的顽固性腹泻者，应用肠内营养有助于疾病的恢复和营养状况的改善。

(5)急性胰腺炎：急性期应首选肠外营养支持，恢复期宜采用空肠喂养，可减少胰腺外分泌，利于肠道功能早日恢复。

(6)结肠手术前准备：结肠手术前应用无渣肠内营养制剂可避免菌群失调，降低术后感染的危险性，也便于术后护理。

3. 胃肠道外疾病

(1)围手术期：择期手术的病人在术前进行肠内营养支持，可改善病人的营养状况和免疫功能，提高手术耐受力，减少术后并发症。术后肠蠕动恢复后，尽早采用肠内营养，有利于病人早日恢复。

(2)肿瘤化疗、放疗：化疗、放疗可引起厌食、恶心、呕吐、腹泻、味觉改变、黏膜溃疡等不良反应。肠内营养制剂中的氨基酸混合物和蛋白质水解物可降低胰液与胰酶的分泌，保护小肠黏膜，同时减轻照射对小肠黏膜吸收氨基酸和低聚肽能力的影响。肠内营养支持有助于改善化疗、放疗引起的不良反应，改善病人营养状况，具有辅助治疗作用。

(3)烧伤、创伤：烧伤、创伤急性期，分解代谢激素如儿茶酚胺、糖皮质激素及胰高血糖素升高，合成代谢激素受到抑制，持续的高分解代谢导致消耗增加。肠内营养支持可以迅速纠正负氮平衡，改善营养状态，减少并发症。

(4)肝功能衰竭：应用肝功能衰竭制剂，纠正血浆氨基酸谱的紊乱，改善营养状态。

(5)肾衰竭：应用肾衰竭制剂，补充必需氨基酸和组氨酸，满足机体代谢的需要，同时又减轻氮质血症。

(6)心血管疾病：严重心脏功能衰竭，经口摄入能量不足 1 000 kcal/d 时，应采用肠内营养支持。

(7)先天性氨基酸代谢缺陷病：苯丙酮尿症等先天性氨基酸代谢缺陷病是由于缺乏某种氨基酸代谢中的某种酶而引起的遗传性疾病，应用去除这种氨基酸的特殊肠内营养制剂是本病的主要治疗手段。

（四）肠内营养并发症及处理

肠内营养的并发症如下：

1. 胃肠道并发症

肠内营养最常见的胃肠道并发症是腹泻、恶心、呕吐。

（1）腹泻：营养制剂选择不当、营养液渗透压过高、输注速度过快、营养液温度过低、低蛋白血症、乳糖酶缺乏、肠道菌群失调等都能引起腹泻，去除不利因素可缓解。

（2）恶心、呕吐：要素制剂中的氨基酸和短肽多有异味，使用调味剂仍有 $10\%\sim20\%$ 病人会出现恶心、呕吐。处理方法是：①减慢输注速度，降低渗透压；②对症处理，如加用止吐剂等。

2. 代谢并发症

营养液配方无法适应所有个体，个别病人可能出现代谢并发症。常见的是脱水和高血糖症，但发病率明显低于肠外营养，预防及处理的关键是认真监测，及时纠正。

3. 感染并发症

营养液污染、输液系统污染、吸入性肺炎等可引起感染并发症的患者，严格规范操作、加强护理、认真监测可以预防，一旦发生，加用抗生素即可。

4. 置管并发症

（1）经鼻置管：长期经鼻置管可引起鼻翼部糜烂、咽喉部溃疡、声音嘶哑、鼻窦炎、中耳炎等并发症。对长期经鼻置管者，应加强局部护理；预计需置管四周以上者，应选择胃或空肠造瘘。

（2）胃造瘘：常见的并发症是胃与腹前壁固定不严密，导致胃内容物漏出，引起腹腔内感染。一旦发生，应及时重新缝合。

（3）空肠造瘘：并发症主要是瘘口周围渗漏和肠梗阻。渗漏多由技术疏漏、瘘口周围固定不严造成，梗阻则由肠蠕动异常所致。

（五）肠内营养护理

肠内营养的并发症发生率虽然较低，但仍有与肠外营养相似的并发症。对于肠内营养的病人，应建立一整套完善的护理制度，使并发症减少到最低限度，保证肠内营养的顺利实施。其护理要点是：

（1）严格记录肠内营养剂名称、体积、浓度、滴注速度。

（2）喂养前应先确定管端位置，胃内喂养以吸出胃内容物证实，如胃内无内容物或管端在十二指肠或空肠，则依靠 X 线片证实。

（3）胃内喂养时，床头要抬高 $30°$ 或 $45°$，以免反流误吸。

（4）胃内喂养开始阶段，每隔 $3\sim4$ h 检查胃残留物，其量不应大于前 1 h 输注量的 2 倍。营养液成分恒定后，每天检查胃残留物 1 次，其量应小于 150 mL，如残留物过多，应降低滴速或停止输注数小时。

（5）每 24 h 更换输液管和输液袋。

（6）每次间歇输注后或投给研碎药物后，应以 20 mL 左右温水冲洗，保持喂养管通畅。

（7）前 5 d 每天记录能量及蛋白质（氮）的摄入量，成分恒定后，每周记录 1 次。

（8）每天上午 8 时收集 24 h 尿，记录尿量并作尿素氮及肌酐排出量分析。

肠内营养监测开始阶段每周 2 次,营养液成分稳定后每周 1 次。主要监测血钠、钾、钙、磷、镁等离子水平,以及总蛋白、清蛋白、转铁蛋白、胆红素、甘油三酯、胆固醇、血糖、尿糖、尿素氮和凝血酶原时间等。

四、肠外营养

肠外营养是对暂时或永久不能进食,或进食不能吸收的病人通过肠道外通路(静脉途径)输注营养物质,提供能量,纠正或预防营养不良,改善营养状态,并使胃肠道得到充分休息的营养治疗方法

肠外营养根据病人营养需要的满足程度,可分为完全肠外营养(total parenteral nutrition,TPN)和部分肠外营养(partial parenteral nutrition,PPN)。根据置管方式还可分为中心静脉营养(central parenteral nutrition,CPN)和周围静脉营养(peripheral parenteral nutrition,PPN)。中心静脉营养也称为完全肠外营养,即糖类、氨基酸、脂肪、维生素、矿物质和水等所有营养物质均经静脉输入;周围静脉营养是部分营养物质经静脉输入,是对病人肠内营养摄入不足的补充。

(一)肠外营养制剂

1. 制备肠外营养制剂的基本要求

肠外营养制剂的成分包括蛋白质(氨基酸)、脂肪、糖类、维生素、微量元素、电解质和水等,均系中小分子营养素。

(1)液体量按 1 kcal/mL 计算,能量一般为 30 kcal/(kg · d)。

(2)肠外营养制剂应无菌、无毒、无热源。

(3)肠外营养制剂的 pH 和渗透压应适宜。

(4)肠外营养制剂应具有良好的相容性和稳定性。

(5)肠外营养制剂的包装材料应无菌无热源。

2. 肠外营养制剂的组成成分

(1)葡萄糖溶液:葡萄糖在体内利用率高,是人体的主要供能物质,高浓度的葡萄糖常作为肠外营养的主要能量来源。肠外营养配方中一般常用 25%～50% 的葡萄糖溶液,每天提供葡萄糖 200～250 g,最多为 300 g,占总能量的 60%～70%。葡萄糖溶液的渗透压较高,经周围静脉输入易引起血栓性静脉炎,只能经中心静脉输入。机体利用葡萄糖的能力有限,输入太快,可发生高血糖、糖尿及高渗性脱水。超量补充葡萄糖,易转化为脂肪而沉积在肝脏组织内,引起脂肪变性。

(2)脂肪乳剂:肠外营养中所应用的脂肪是以大豆油或红花油为原料,经卵磷脂乳化制成的脂肪乳剂,临床常用的有 10%、20% 和 30% 的脂肪乳剂。输注时,通常在最初的 15～30 min 内速度不超过 1 mL/min,半小时后可逐渐加快,输注过快易出现发热、畏寒、心悸、呕吐等急性反应。脂肪乳剂常与葡萄糖溶液合用,成人每天 1～2 g/kg 体重,提供总能量的 30%～50%。脂肪乳剂的优点在于:①与高渗葡萄糖、电解质溶液同时输入,可降低营养液浓度,减少血管壁的损伤;②脂肪释放的能量是糖类的 2 倍,可以在不增加液体总量的前提下提供更多的能量;③提供能量的同时,又保证了亚油酸、亚麻酸等必需脂肪酸的摄入;④脂肪的呼吸商为 0.7,比糖类和蛋白质都低,提供相同能量时产生的二氧化碳最少,可减轻呼吸功能受损病人的代谢负担。

但对于脂肪代谢紊乱、动脉硬化、肝硬化、血小板减少等病人应慎用脂肪乳剂。

(3)氨基酸溶液:疾病状态下,非必需氨基酸在蛋白质合成代谢中与必需氨基酸具有同样重要的作用,临床常用的复方氨基酸溶液一般均含有8种必需氨基酸和数量不等的非必需氨基酸。氨基酸溶液的用量可根据体表面积或体重计算,一般为6~8 g/(m² · d)或0.15~0.20 g/(kg · d)。根据组成成分,一般氨基酸溶液可分为两大类:一类是平衡氨基酸溶液,除含8种必需氨基酸外,还含有8~12种非必需氨基酸,可适用于大多数病人;另一类是特殊复方氨基酸溶液,可分别应用于肾衰竭、肝功能衰竭及严重创伤等病人。

(4)水、电解质:成人每天液体量3 000 mL左右为宜;无额外丢失时,钠、镁、钙等离子可按生理需要量补给。临床常用的电解质溶液有10%氯化钠、10%氯化钾、10%葡萄糖酸钙、25%硫酸镁及有机磷制剂等。

(5)维生素、微量元素:维生素一般可按生理需要量补充,但维生素D例外,长期应用含维生素D的肠外营养制剂可使代谢性骨病加重。微量元素一般无须特殊补充。

3.肠外营养制剂的配方原则

可根据病情按下列程序配制肠外营养制剂:①确定当天拟补充的总能量、总氮量及总液体量;②根据总能量和总液体量确定葡萄糖溶液的浓度及用量。若加用脂肪乳剂,通常占总能量的30%左右;③根据总氮需要量选用合适的氨基酸溶液;④加入适量电解质溶液及复合维生素。

原则上,一般不主张在肠外营养液中加入其他药物。但有时病情需要限制入水量,或其他静脉途径难以维持,不得不将各种药物加人肠外营养制剂中一并输入。近来有报道关于各种药物对肠外营养制剂的配伍禁忌,但尚不成熟,工作中应尽量避免混合使用。

(二)肠外营养适应证

肠外营养的基本适应证是胃肠道功能严重障碍或衰竭的病人。换言之,凡需要进行营养支持,又不能或不宜接受肠内营养的病人,都是肠外营养的适应证。

1.消化系统疾病

(1)消化道瘘:一般早期宜采用肠外营养支持,病情稳定后应尽早改为肠内营养。

(2)炎性肠道疾病:肠外营养支持是治疗炎性肠道疾病的重要手段。对于溃疡性结肠炎、肠结核、克罗恩病等,肠外营养可减少肠蠕动,减少消化液分泌,保证肠道充分休息。肠外营养支持有助于急性期病人炎症控制、缓解症状,还能够维持儿童病人的生长发育。

(3)短肠综合征:小肠大部切除的病人手术后2个月内,无法经胃肠道吸收营养物质,需完全肠外营养;接下来6个月到两年的肠功能代偿期,可逐步尝试肠内营养,肠外营养逐渐减少;两年后,可根据肠道功能恢复情况适当少量进食,但仍需辅以肠内、肠外营养作为必要的补充。

(4)急性重症胰腺炎:禁食可使重症胰腺炎病人减轻呕吐、腹部疼痛等症状,肠外营养不但可满足禁食时机体的营养需要,还能使肠道充分休息,减少胰液、胰酶分泌,利于重症急性胰腺炎的治疗。

(5)胃肠道梗阻:常见有贲门癌、幽门梗阻、高位肠梗阻、新生儿胃肠道闭锁等。

(6)其他:一些疾病可影响小肠的运动与吸收功能,如长期顽固性的恶心呕吐、严重腹泻、硬皮病、系统性红斑狼疮、小肠黏膜萎缩、放射性肠炎、炎性粘连性肠梗阻、胃肠活动减弱、食道贲门失弛缓症、多发性肠瘘、广泛的不易手术切除的克罗恩病等。

2. 大面积烧伤、严重复合伤、破伤风等

这类病人处于强烈的应激状态，代谢旺盛，大量消耗，营养状况迅速恶化，迫切需要补充营养。同时，与分解代谢有关的氮、钾、磷等从渗出液中大量流失。另外，儿茶酚胺、胰高血糖素、生长激素与糖皮质激素等分泌增加，蛋白质及脂肪分解、糖异生活跃，水钠潴留。肠外营养可有效改善病人营养状态，减少继发感染、低蛋白血症、多脏器损害等并发症。

3. 严重感染与败血症

严重感染与败血症持续高热使能量需求增加，食欲减退会引起营养摄入不足。病人会出现负氮平衡、低蛋白血症，日趋消瘦。对于此类病人应尽早采用肠外营养支持。

4. 围手术期

营养不良者术后易发生切口裂开、延迟愈合、合并感染、胃排空延迟等并发症，术后恢复较慢。围手术期营养支持，可以改善病人营养状况，提高手术耐受力，减少并发症，促进术后恢复。

5. 急性肾衰竭

急性肾衰竭病人多伴有胃肠道黏膜水肿，表现为厌食、恶心、吸收不良。急性肾小管坏死时，蛋白分解增加，每天可达 150 g 以上，同时大量的钾离子释放至细胞外。透析治疗时，血浆中游离氨基酸平均丢失近 2 g/h，蛋白质损失进一步增加。诸多因素均可促使病人营养状况迅速恶化，从而使已受损的肾功能更不易恢复。肠外营养可有效改善病人营养状况，有助于缩短病程，减少并发症。

6. 妊娠

妊娠剧吐与神经性厌食早孕反应所致的严重恶心、妊娠呕吐超过 5～7 d，应采用肠外营养支持，以保护孕妇及胎儿。神经性厌食可以引起严重营养不良，特别是消化道分泌受抑制所引起的营养不良难以纠正时，亦应采用肠外营养支持。

7. 其他

神志不清、肺内吸入高度危险倾向、腹膜炎、肿瘤化疗或放疗引起的胃肠道反应等短期内不能经肠内营养支持者，均可采用肠外营养支持。

（三）肠外营养并发症及处理

根据其性质和发生原因，肠外营养并发症可归纳为置管并发症、感染并发症和代谢并发症三大类，大多数并发症是可以预防和治疗的。

1. 置管并发症

置管并发症均与中心静脉导管的置入技术及护理有关。常见的有气胸、血胸、血肿、损伤胸导管、动脉、神经以及空气栓塞等。此外，护理不当也可造成导管脱出、折断等并发症，借助 X 线检查可确定深静脉导管放置部位，若能严格按照操作规程和熟练掌握操作技术，这些并发症是可以预防的。出现静脉血栓可用尿激酶或链激酶等作纤溶处理。在每升肠外营养制剂中加 3 000 U 肝素可减少血栓形成机会。

2. 感染并发症

在导管置入、营养液配制及输注过程中极易发生感染，导管性败血症是肠外营养常见的严重并发症。营养液是良好的培养基，可使细菌迅速繁殖，导致脓毒血症，因此每一步骤必须严格按无菌操作技术规定进行。在中心静脉营养治疗过程中突然出现寒战

高热,而无法用其他病因来解释时,则应考虑导管性败血症。应立即拔除旧导管,作导管头及血细菌培养和真菌培养,同时辅以周围静脉营养。必要时应根据药物敏感试验配合抗生素治疗。导管性败血症的预防措施包括:①置管过程的严格无菌技术;②在超净工作台配制营养液;③采用全封闭式输液系统;④定期消毒穿刺点皮肤并更换敷料等。

3.代谢并发症

代谢并发症多与对病情动态监测不够、治疗方案选择不当或未及时纠正有关,加强监测并及时调整治疗方案可以预防代谢并发症的发生。

(1)液体超负荷:液体量过多可致心肺功能衰竭,对老年人、心肺功能与肾功能不全者,应特别注意控制液体输入量与输液速度。

(2)代谢紊乱:常表现为低血糖反应、高血糖反应、高渗性非酮性昏迷。对于应用肠外营养支持的病人,应每天测定尿糖2～4次,每周测定血糖2～3次,以便及时发现血糖异常,及早处理。

低血糖反应是由于持续输入高渗葡萄糖,刺激胰岛细胞增加胰岛素分泌,使血中有较高的胰岛素水平。若突然停用含糖溶液,有可能导致血糖急性下降,发生低血糖反应,甚至低血糖性昏迷,严重者危及生命。在高糖液体输完后,以等渗糖溶液维持数小时过渡,再改用无糖溶液,可以避免诱发低血糖。

高血糖反应系指在开始应用肠外营养时,输入的葡萄糖总量过多或速度过快,导致单位时间内摄入的糖量过多,超出机体耐受的限度。特别是病人有糖尿病、隐性糖尿病或感染等情况时,易导致高血糖的发生。控制糖的输入速度,严格监测血糖和尿糖,对需要葡萄糖量较大的隐性糖尿病病人适当补充胰岛素,可减少高血糖反应的发生。

非酮性高渗性糖尿病昏迷是因高血糖未及时发现及控制,大量利尿、脱水、最后昏迷。一旦发生,应立即给予大量低渗盐水纠正高渗环境,同时加用适量胰岛素以降低血糖。治疗既要积极及时,又要防止过量输入低渗盐水而引发脑水肿。

(3)肝脏损害:长期肠外营养可致肝功能损害,一般表现为转氨酶和碱性磷酸酶升高。肠外营养影响肝功能的因素较复杂,多与营养液中的某些成分有关,如过量的葡萄糖、高剂量的脂肪、长期大量应用氨基酸制剂等。目前尚无有效的预防措施。

(4)酸碱平衡失调:高糖溶液的 pH 为 3.5～5.5,大量输入时可影响血液 pH,氨基酸溶液中的精氨酸、组氨酸、赖氨酸及胱氨酸等碱基代谢后可产生氢离子,导致高氯性酸中毒。除肾衰竭者,代谢性碱中毒在肠外营养中较少出现。

(5)电解质紊乱:最常见的是低钾、低镁及低磷。长期肠外营养治疗的病人,大量磷、钾、镁从细胞外进入细胞内,导致低磷、低钾、低镁血症。尤其是有肠外瘘的病人,更应注意补充。

(6)代谢性骨病:长期肠外营养者会出现骨质软化症、骨质疏松症、纤维性骨炎、佝偻病等。

另外,长期肠外营养者易出现胆石症及肠道黏膜萎缩,后者又容易导致肠内细菌易位,发生内源性感染性并发症。有资料提示,补充谷氨酰胺可预防肠道黏膜萎缩,保护肠屏障功能。当然,最有效的预防措施是尽早恢复肠内营养。

(四)肠外营养护理

对肠外营养病人进行护理时要注意观察病人的神志改变,有无水钠潴留或脱水现象,有无低钾、低钙、低磷症状,有无发热等。护理要点归纳如下:

（1）周围静脉营养时静脉选择要点：

①首先选择手背静脉，如穿刺失败再改用前臂静脉。

②宜选择管径较粗的静脉，减少静脉炎等并发症。

③选择静脉分叉处穿刺，以避免插管时血管移位。

④不宜选择紧靠动脉的静脉，以防形成动静脉瘘。

⑤插管不要跨关节，防止插管弯曲及移位。

⑥尽量避免选用下肢静脉，以防活动减少而诱发血栓形成。

（2）导管护理内容：①导管穿刺处保持干燥，每天更换敷料，如有污染应及时更换；②静脉导管与输液器接头应牢固，并用无菌敷料包裹，以防导管脱落与污染；③按无菌操作要求，每天更换输液管；④防止管道扭曲、导管堵塞、输液瓶内气体进入输液管；⑤输液瓶进气管的前端应装有无菌棉过滤装置，使进入输液瓶内的空气经过过滤；⑥不可经肠外营养管道输血、抽血。测试中心静脉压及加压时，应绝对细心，以防止污染输液管道；⑦必要时用肝素抗凝；⑧拔管时，应按无菌技术进行操作，并剪下导管尖端做细菌培养。

（3）每天测体温、血压，脉搏、体重，记录液体出入量。

（4）血生化监测开始肠外营养的前 3 d，应每天测血糖、电解质（钾、钠、氯、钙、磷）。稳定后每周测 2 次。如代谢状况不稳定应增加检测次数。高血糖病人每天测 3～4 次血糖或尿糖。

（5）肝肾功能每周测 1～2 次血胆红素、转氨酶、尿素氮及肌酐。

（6）血气分析开始时每天测 1 次，稳定后必要时监测。

（7）氮平衡监测每天尿氮排出量，计算氮平衡。

（8）营养评价包括体重、上臂围、肱三头肌皮褶厚度、肌酐-身高指数、血浆清蛋白浓度、血清运铁蛋白浓度、免疫功能试验（血白细胞计数、皮肤超敏反应）等，每周测 1 次。

▌▌ Key Words ▌▌

1.常见的营养支持方式：_____、_____。

2.肠内营养的并发症主要有_____、_____、_____和置管并发症等。

3.肠外营养并发症可归纳为_____、_____和_____三大类。

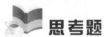 **思考题**

1.患者，女性，56 岁。因突发心梗入院，经治疗，症状好转，现处于恢复期。此时患者最适宜的饮食是什么？

2.患者，男性，30 岁。胃溃疡出血入院，经治疗病情缓解，现需做潜血试验，你该如何为该患者做饮食指导？

3.详述医院基本膳食的种类及其特点。

4.描述治疗膳食的特点及注意事项。

5.简要概述医院的诊断膳食及适用对象。

6.简述肠内营养的护理要点。

7.简述肠外营养的护理要点。

项目七

常见疾病膳食营养与护理

任务一　住院患者营养风险筛查与评价

学习目标

【掌握】

1. 营养风险筛查的概念
2. 营养风险筛查的步骤

【熟悉】

3. 营养风险筛查的原则
4. NRS2002 的内容及用法

【了解】

5. 营养风险筛查的常用工具类型
6. 领会膳食营养和护理在慢性病防治中的积极作用

案例导入 7-1

患者,女性,83 岁。因发热、咳嗽、咳痰 4 d 加重 3 h 入院。护士正在给她做营养风险筛查,查体:贫血貌,消瘦,食欲减退,身高 156 cm,体重 43 kg,最近一个月体重下降了 3 kg。血生化检查结果:Hb 76 g/L,ALB 28 g/L。

请问:(1)这名患者存在营养风险吗?

(2)该怎样进行营养风险筛查?

一、营养风险筛查的概念

营养风险(nutritional risk)是指与营养因素有关的出现临床并发症的风险。营养风险筛查(nutrition risk screening,NRS)是由临床医护人员应用简便、快速的方法判定病人是否存在营养风险,用以决定是否需要实施肠外、肠内营养支持或调整营养支持方案。营养风险筛查的目的是评定住院患者是否存在营养风险及程度如何,是否是营养支持的适应证以及预后如何。该方法不仅能动态地评估患者有无营养风险,而且简单易行、实用方便、无创伤性。目前已被广泛使用。

二、营养风险筛查的常用工具

(一)常用工具介绍

目前常用的营养筛查工具按发表时间为序,主要包括主观全面评定(subjective globe assessment,SGA)、微型营养评定(mini nutritional assessment,MNA)、营养不良通用筛查工具(malnutrition universal screening tools,MUST)和 NRS2002 等。其中,NRS2002 是由欧洲肠外、肠内营养学会于 2002 年提出并推荐使用的营养筛查工具,也是迄今为止唯一基于 128 个随机对照研究循证基础的营养筛查工具。NRS2002 可用于筛查营养不足和营养风险,而 SGA、MNA 和 MUST 等仅用于营养不足的筛查。中华医学会肠外、肠内营养学分会推荐使用 NRS2002 作为营养筛查工具。从 2005 年年初开始,中华医学会肠外、肠内营养学分会全国协作组开展了营养风险筛查的具体工作。除体质指数(BMI)采用国内标准 18.5 外,其余均与欧洲的方法一致。2005~2006年对全国 13 个城市 19 家三级甲等医院的 15 098 例住院患者进行了应用,得到了实际操作经验。目前该工具是适用于我国的比较好的营养风险筛查工具。

(二)NRS2002 内容

NRS2002 包括三个方面内容:①营养状况受损评分(0~3 分);②疾病的严重程度评分(0~3 分);③年龄评分。在以上评分基础上年龄≥70 岁者加 1 分,总分为 0~7分。根据对 128 个关于营养支持与临床结局的随机对照实验(RCT)的分析发现,在NRS2002 评分≥3 分的情况下,大部分研究显示营养支持有效(能够改善临床结局),而在 NRS2002 评分<3 分的情况下,大部分研究显示营养支持无效。因此,将是否具有营养风险的评分切割点定为 3 分,即 NRS2002 评分≥3 分为具有营养风险,需要根据患者的临床情况,制订基于个体化的营养计划,给予营养干预。而 NRS2002 评分<3分者虽然没有营养风险,但应在其住院期间每周筛查 1 次。

(三)NRS2002 营养风险筛查的临床应用价值

(1)以评分是否达到或大于 3 分作为有无营养风险的标准,评定出的有营养风险的患者,在接受营养支持后,其良性临床转归比例较高。

(2)NRS2002 在预测营养不良风险和患者对营养治疗的反应方面,具有其他工具所不可比拟的优势。

(3)NRS2002 被欧洲推荐为住院患者营养风险评估的首选工具。

(四)NRS2002 的优点

(1)营养状态与疾病引起的代谢紊乱共同评价。

(2)简单易行,病床边问诊和简单测量即可基本评价是否有营养风险存在。

(3)医生和病人直接沟通,了解病情真实,患者知情,易配合营养治疗。

(4)将年龄作为风险指数之一。

(5)可以多学科应用,医护均可操作。

三、NRS2002 营养风险筛查步骤

第一步:首次营养风险筛查项目,详见表 7-1。

表 7-1 首次营养风险筛查项目

筛查项目	是	否	筛查项目	是	否
1. 是否 BMI<18.5			3. 患者在过去 1 周内饭量是否减少		
2. 患者在过去 3 个月体重是否下降			4. 患者是否有严重疾病		

筛查结果：

上表中有任一问题回答"是"，则直接进入第二步；如果所有问题均回答"否"，应每周复查 1 次。

第二步：最终营养风险筛查项目评定标准表见表 7-2。

表 7-2 最终营养风险筛查项目评定标准表

评定标准		营养状态受损情况	评定标准		疾病严重程度(营养需要增加)
0	未受损	正常营养状态	0	无增加	正常营养需求
1	轻度	3 个月内体重丢失>5% 或食物摄入量比正常需要量减少 25%~50%	1	轻度	髋骨骨折、慢性病有急性并发症、肝硬化、慢性阻塞性肺病、长期血透、糖尿病、恶性肿瘤
2	中度	一般情况差或 2 个月内体重丢失>5%，或食物摄入量比正常需要量减少 50%~75%	2	中度	腹部大手术，脑卒中，重症肺炎血液系恶化肿瘤
3	重度	①BMI<18.5，且一般情况差；②1 个月内体重丢失>5%（或 3 个月内体重下降 15%）；③前 1 周食物摄入比正常需要量减少 75%~100%	3	重度	头部损伤、骨髓移植、重症监护患者(APACHE>10)
年龄评分	年龄≥70 岁，风险加 1 分				

筛查结果：

①三项评分相加：营养状态受损情况＋疾病严重程度＋年龄评分

②结论：总分值≥3 分：患者存在营养风险，需要开始制订营养治疗计划；总分值<3 分：每周进行 1 次营养风险筛查。

▌ 思政小课堂 ▐

人民日报：发挥好中医药防疫特色优势(节选)

2021-10-08

习近平总书记强调，中医药学包含着中华民族几千年的健康养生理念及其实践经验，是中华民族的伟大创造和中国古代科学的瑰宝。要做好守正创新、传承发展工作，积极推进中医药科研和创新，注重用现代科学解读中医药学原理，推动传统中医药和现代科学相结合、相促进，推动中西医药相互补充、协调发展，为人民群众提供更加优质的健康服务。

四、营养风险筛查的使用原则和意义

（1）有必要对每一位入院患者进行营养风险筛查，评估其是否存在营养风险，并根据筛查结果采取相应措施，如制订肠外、肠内营养支持计划。

（2）现阶段推荐每一位入院患者都接受营养风险筛查。承担此项工作的人员应当是病区护士或主管医师。

（3）已有营养不良（营养不足）或有营养风险的患者接受营养支持有可能改善临床结局，包括减少并发症的发生率、缩短住院时间等。

（4）如果不存在营养不良（营养不足）和（或）营养风险，营养支持有可能增加并发症或增加费用。

五、营养评价临床应用的补充说明

（1）（门诊和住院的）病人的营养问题应是现代医疗的组成部分，诊疗程序中的问、望、触应该包括营养风险筛查的内容。

（2）利用营养风险筛查发现营养不良存在的可能程度以及对营养代谢脏器功能损伤的预测。

（3）应用传统的和适宜的其他评价方法确定营养不良的类型、程度。

（4）依据肝、肾等器官的消化功能的承受力制订营养支持计划。

（5）对于不能确切测量身高体重的一小部分患者（如严重水肿等患者），无法得到可靠的体质指数（BMI）数据，欧洲也考虑应用白蛋白水平（<30 g/L）来评估这一小部分患者是否存在营养不良的情况。

六、操作的质量控制

（1）患者知情并同意参加。医生需要说明营养风险筛查的意义，无额外费用、无创伤，仅测身高、体重和询问少量问题。

（2）入院日期、姓名、性别、年龄（具体到岁）、病房、病床、病历号、联系电话均按照入院记录的内容填全。

（3）入院诊断按照 24 h 入院病历描述的诊断填写，如果与罗列疾病相同就在相应栏目打钩；如果不同则向表中所罗列的诊断靠拢，给出评分。疾病营养需要量、程度、分类需按照随机对照临床研究的结果。对于没有明确列出诊断的疾病，参考以下标准，依照调查者的理解进行评分。

1 分：慢性疾病患者因出现并发症而住院治疗。病人虚弱但不需卧床。蛋白质需要量略有增加，可以通过口服和补液来弥补。

2 分：患者需要卧床，如腹部大手术后，蛋白质需要量相应增加，但大多数人仍可以通过营养支持得到恢复。

3 分：患者在加强病房中靠机械通气支持，蛋白质需要量增加而且不能被营养支持所弥补，但是通过营养支持可能使蛋白质分解减少。

（4）注意在早晨免鞋后测定身高。实际体重应尽可能空腹、着病房衣服、免鞋测量。身高测量值精确到 0.5 cm，体重测量值精确到 0.5 kg，计算出 BMI 到小数点后 1 位。

（5）近期（1~3 个月）体重是否下降。先询问患者近期内体重是否有变化，是否下降，如果下降且超过 5%，问清是在 3 个月内还是 2 个月内或者 1 个月内。

(6)1周内进食量是否减少。询问近1周内进食量的变化,是减少了1/4、1/2还是3/4以上。

(7)在营养状态受损评分中,各项评分取最高分作为该项评分。

七、具有营养风险的患者的处理原则

(1)如果患者存在营养风险,就可以制订营养支持方案,一般由临床医师与营养医师共同制订。

(2)如果患者由于代谢异常或疾病的特殊状况,使肠外、肠内营养支持计划难以制订时,应做详细的评价,如病史深化、脏器功能、血液生化、人体组成等。

┃ Key Words ┃

1. 营养筛查常用工具有_____、_____、_____、_____等。
2. NRS2002包括_____、_____、_____三个方面内容。
3. 首次营养风险筛查的内容有_____、_____、_____。

任务二 常见心血管疾病膳食营养与护理

学习目标

【掌握】

1. 常见心血管疾病膳食营养治疗的内容

【熟悉】

2. 如何对患者进行膳食营养护理指导

【了解】

3. 膳食营养代谢因素

4. 常见心血管疾病一日食谱

┃ 案例导入 7-2 ┃

患者,男性,50岁。体检结果,身高178 cm,体重92 kg,甘油三酯1.97 mmol/L,低密度脂蛋白胆固醇4.5 mmol/L,高密度脂蛋白胆固醇0.85 mmol/L,血糖、血压正常,医生建议先通过膳食疗法改善血脂水平。护士对他进行全面评估后,详细了解了他的日常膳食及身体活动情况。

请问:(1)李先生的BMI是多少,并判断体重是否正常?

(2)应该怎样对他进行血脂异常膳食营养指导?

随着人们生活水平的提高,其营养状况得到极大改善,膳食结构发生了极大变化,引发心血管疾病的危险因素亦随之增加。如高血压、冠心病、高脂血症等,而它们的发生、发展与膳食结构和营养素的摄取有着密切的关系。临床上要纠正重视药物治疗而忽视饮食治疗的倾向。俗话说"三分治,七分养",只有合理膳食养护,才能提高治疗效果。

一、高脂血症

高脂血症是指由于脂肪代谢或转运异常使血浆中的一种或多种脂质增高,表现为高脂蛋白血症,也可表现为高胆固醇血症、高三酰苷油血症或两者兼有。血脂是血浆中的胆固醇和三酰甘油和类脂如磷脂等的总称。

知识链接

中国血脂水平分层标准

中国血脂水平分层标准表见表 7-3。

表 7-3　　　　　　　　　　中国血脂水平分层标准表

分层	TC	LDL-C	HDL-C	TG
合适范围	<5.18 mmol/L (200 mg/dl)	<3.37 mmol/L (130 mg/dl)	≥1.04 mmol/L (40 mg/dl)	<1.70 mmol/L (150 mg/dl)
边缘升高	5.18~6.19 mmol/L (200~239 mg/dl)	3.37~4.12 mmol/L (130~159 mg/dl)		1.70~2.25 mmol/L (150~199 mg/dl)
升高	≥6.22 mmol/L (240 mg/dl)	≥4.14 mmol/L (160 mg/dl)	≥1.55 mmol/L (60 mg/dl)	≥2.26 mmol/L (200 mg/dl)
降低			<1.04 mmol/L (40 mg/dl)	

(一)营养代谢因素

1.高能量摄入

高能量摄入将转化为脂肪,超重将影响高脂血症的控制,能量摄入每天不应超过需要量,即 1 500~2 000 kcal。

2.高脂肪膳食

高脂肪膳食可以增加乳糜微粒的合成,易导致血浆胆固醇水平升高。脂肪能够促进胆汁分泌,促进胆固醇在黏膜细胞中进一步参与乳糜微粒的形成,并转运入血,从而使血浆胆固醇水平升高。胆固醇摄入增加,引起血清胆固醇水平升高,胆固醇摄入量每增加 100 mg,男性血清胆固醇升高 0.038 mmol/L,女性血清胆固醇升高 0.073 mmol/L。膳食脂肪酸的组成不同对血脂水平的影响也不同。膳食中饱和脂肪酸含量过高,可显著升高血清胆固醇水平和低密度脂蛋白水平,饱和脂肪酸能够抑制低密度脂蛋白受体活性。反式脂肪酸由氢化油脂质产生(如人造黄油),过多的摄入会增加血浆胆固醇,升高低密度脂蛋白,降低高密度脂蛋白。单不饱和脂肪酸不仅能够降低血清胆固醇和低密度脂蛋白的作用,同时有升高血清高密度脂蛋白的作用。亚油酸和 α-亚麻酸等多不饱和脂肪酸可使血清胆固醇和低密度脂蛋白的水平降低。

3.糖类

糖类摄入过多,尤其是能量密度高、含膳食纤维少的蔗糖、果糖摄入过多,可升高血清胆固酯、甘油三酰、低密度脂蛋白和极低密度脂蛋白水平,降低高密度脂蛋白水平。过多摄入糖类除了转化为糖原外,大部分转变为脂肪储存,导致体重增加。

4.矿物质

钙的缺乏能引起胆固醇和甘油三酯升高;缺锌可导致血脂代谢异常;缺铬可增高血清胆固醇,降低高密度脂蛋白;镁具有降低胆固醇、降低冠状动脉张力、增加冠状动脉血流量等保护心血管系统的作用。

5.维生素

维生素 C 和维生素 E 对血脂代谢有一定的影响。维生素 C 可以增加脂蛋白酶的活性,促进血清极低密度脂蛋白胆固醇、胆固醇和甘油三酯降解,从而降低血清极低密度脂蛋白胆固醇、胆固醇和甘油三酯的水平。维生素 E 能够调节血脂水平,参与胆固醇分解代谢酶的活性,有利于胆固醇的转运和排泄。

(二)膳食营养治疗

1.控制能量摄入

对于超重和肥胖患者应严格控制能量摄入,每天能量摄入 1 500~2 000 kcal。蛋白质每天提供的能量占总能量的 15%~20%。脂肪摄入水平每天不应超过总能量的 15%,膳食胆固醇每天摄入量不超过 200 mg。糖类提供的能量每天占总能量的 60%~65%。

2.少吃或不吃肥肉和荤油

适当增加鱼、禽、蛋、瘦肉类等动物性和植物性食物来源,蛋白质比例为 1∶1,严格控制脂肪及胆固醇摄入,忌食用肥肉、荤油、人造黄油、动物内脏、油炸油煎等高脂肪和高胆固醇食物。动物性蛋白质摄入过多,会增加动物性油脂和胆固醇摄入,使血清胆固醇水平升高;若增加植物性蛋白质摄入量,会降低血清胆固醇水平,如大豆及其制品。烹调油应以植物油为主,如不饱和脂肪酸含量高的橄榄油、豆油、花生油等。多食不饱和脂肪酸含量高的食物,如海鱼和大豆类等。

3.主食粗细搭配

主食选用粗糙加工的谷类,如全谷、燕麦、玉米、高粱米等为主,以增加膳食纤维的摄入量和 B 族维生素的摄入量。维生素 B_6 参与糖原和脂肪代谢,有利于胆固醇的合成与转运。

4.多食蔬菜和水果

新鲜的蔬菜和水果含有丰富的维生素、矿物质、膳食纤维和植物化学物质等成分,有助于降低血脂和保护血管。每天应食用蔬菜 400~500 g,水果 200~400 g。

(三)膳食营养护理

(1)加强对高脂血症患者的教育和管理,保持良好的心态,避免或延缓并发症的发生。定期检测血脂。

(2)养成良好的生活习惯,规律作息,避免熬夜和过度疲劳。

(3)戒烟限酒,按照低脂、低盐、低胆固醇进行饮食。限制食盐摄入量,每天少于 5 g。

(4)避免暴饮暴食,肥胖患者应限制总热量的摄入即每天不超过 1 500 kcal,最多不超过 2 000 kcal。

(5)主食宜选用粗糙加工的谷类,如全谷、燕麦、玉米、高粱米等为主,增加纤维素的摄入量。

(6)适量的体育锻炼。根据自身的病情选择合适强度的有氧运动,如慢跑、打太极拳、散步等。

(7)加强高危人群的血脂监测,提高知晓率,降低发病危险,提高人们的生活质量。

(8)食谱案例推荐。

案例: 该食谱能量为 1 800 kcal,适用于轻体力劳动的成年男子。

早餐:燕麦粥(燕麦片 25 g),素馅包子(面粉 75 g、鸡蛋白 25 g、韭菜 150 g)。

加餐:苹果 200 g。

午餐:二米饭(稻米 50 g、高粱米 50 g),清蒸鱼(鲑鱼 100 g),西芹炒木耳(西芹 100 g、木耳 50 g)。

晚餐:糙米饭(糙米 100 g),小白菜炖豆腐(小白菜 100 g、豆腐 100 g),海蜇拌黄瓜(海蜇 25 g、黄瓜 50 g),脱脂酸奶 250 g。

全天用油:植物油(豆油或花生油)15 g。

全天用盐:食盐 4 g。

二、高血压

在未使用降压药物的情况下,连续非同日 3 次测量血压,收缩压≥140 mmHg 和(或)舒张压≥90 mmHg 即可诊断为高血压。高血压分为原发性高血压和继发性高血压,其发病与遗传、环境、膳食、睡眠及体重均有一定相关性,目前已引起广泛重视。在接受药物治疗的同时,应重视其膳食营养治疗,包括限制钠的摄入,适当增加钾、钙的摄入均有利于高血压的防治。高血压已成为引发心脑血管疾病的最主要因素,可导致脑卒中、冠心病、糖尿病、慢性肾脏病等严重并发症,给家庭和社会带来沉重经济负担。

▌ 知识链接 ▌

中国高血压诊断分类标准

中国高血压诊断分类标准表见表7-4。

表 7-4　　　　　　中国高血压诊断的分类标准表

类别	收缩压(mmHg)	舒张压(mmHg)
正常血压	<120	<80
正常高值	120～139	80～89
高血压:	≥140	≥90
1级高血压(轻度)	140～159	90～99
2级高血压(中度)	160～179	100～109
3级高血压(重度)	≥180	≥110
单纯收缩期高血压	≥140	<90

注:2016年《中国高血压防治指南》修订版中把血压分为正常、正常高值及高血压。按血压水平将高血压分为1、2、3级。JNC-7将血压水平分为正常、高血压前期、高血压1级、高血压2级。血压 120～139/80～89 mmHg 定为高血压前期。2003欧洲高血压指南仍然保留了 1999 年 WHO/ISH 的分类标准,但对"临界"高血压亚组未予保留。

225

知识拓展

高血压新定义

2017 年美国心脏协会年会(AHA2017)

高血压被定义为≥130/80 mmHg。

血压 120～129/80 mmHg 为血压升高

130～139/80～89 mmHg 为 1 级高血压

≥140/90 mmHg 为 2 级高血压

之前的高血压前期(120～139/80～89 mmHg)这一定义被删除了。

(一)营养代谢因素

1. 钠

限制食盐的摄入可有效改善高血压。氯化钠以食盐形式被广泛应用于烹饪。高血压的发病与每天钠的摄入量有关,如每天增加摄入膳食钠 2 g 者,收缩压和舒张压分别增加 2.0 mmHg 和 1.2 mmHg。长期高钠膳食会导致高血压,长期高血压会损伤肾脏,当肾功能受损时,过多的钠潴留体内还容易导致水肿,甚至发生心功能不全。

2. 钾

钾为人体细胞外液的主要阳离子,对人体酸碱平衡有重要调节作用。钾可以减少钠在体内的不良作用,阻止过多摄入食盐引起的血压升高,对轻型高血压具有调节作用;其次,钾摄入量增加有利于水和钠的排除,有助于高血压防治。

3. 钙

钙是人体内重要的微量元素。钙的摄入与血压呈负相关,当钙摄入量不足,血压升高,当钙摄入量增加时,促进钠的排泄可以降低血压。

4. 超重和肥胖

超重与肥胖已成为我国高血压发病的重要危险因素之一。人群调查结果显示,体质指数(BMI)与血压水平呈正相关,BMI 每增加 3 kg/m²,4 年内发生高血压的风险,男性增加 50%,女性增加 57%。BMI≥24 kg/m² 发生高血压的风险是体重正常者的 3～4 倍。脂肪含量与血压水平正相关,身体脂肪分布与高血压发生有关。腹部脂肪聚集越多,血压水平就越高。腰围越大发生高血压的风险就越大。

5. 饮酒

过量饮酒也是发生高血压的危险因素,人群高血压患病率随饮酒量的增加而升高,过量饮酒可诱发脑出血或心肌梗死。在我国,饮酒人数众多,虽然少量饮酒在短时间内会使血压水平有所下降,但长期少量饮酒会使血压轻度升高,过量饮酒则使血压明显升高,且血压升高幅度随饮酒量的增加而增加。

(二)膳食营养治疗

1. 减少或限制钠盐的摄入

减少或限制烹饪食盐的用量是防治高血压的重要方法之一。高血压患者控制食盐摄入总量以每天 1～4 g 为宜。用量具量出,每餐按量放入菜肴,如菜肴需用酱油或黄酱,应按比例减少食盐量。一般 20 mL 酱油含食盐 3 g,10 g 黄酱含食盐 1.5 g。提倡科学烹饪方法与食用新鲜食品,为提高菜肴的鲜香味,烹制时可放少许醋,以帮助适应少盐食物。少食酱菜、腌制食品以及减少过咸食品的摄入量。尽量不吃带汤面条和各种汤类,以减少钠盐的摄入量。馒头、发糕等通过发面做的面食使用小苏打(碳酸氢钠)、味精(谷氨酸钠)等含有钠的成分,少吃发面做的主食。忌在烹饪中加味精等调味品。

2. 适当增加钾与钙的摄入

钾与钙的合理摄入有利于高血压的防治。成年人钾的摄入量标准为 1 875 mg～5 625 mg,特别是在多尿、多汗时要及时补充富含钾的各类蔬菜、水果,如西红柿、蚕豆、黄豆、花生、海带、芋头、桂圆及柑橘等。适当增加钙的摄入量能够改善高钠引起的血压升高。多进食茄子、海带、马铃薯、莴笋等含钾、钙丰富而含钠低的食物。坚持每天豆类及其制品的摄入,如豆浆、豆腐、豆干、豆腐皮等,喝牛奶或酸奶每天 250～300 mL 以增加钙的摄入。除此之外,还应多摄入海鲜类、贝壳类、麦类等。

3. 控制能量和体重

避免高脂肪、高糖类过多摄入,增加体力活动。超重或肥胖的高血压患者要控制体重,减少能量摄入,建议每天能量摄入量为 1 500～2 000 kcal。维持体重在标准体重±5%。少吃肥肉、荤油,忌用油炸、油煎食品和含糖分高的饮品、点心等。脂肪提供能量不超过总能量的 25%,胆固醇每天不超过 300 g,烹调油每天 20～25 g,以富含多不饱和脂肪酸的植物油为主,如橄榄油、玉米油、菜籽油、葵花籽油等。适量的有氧运动有助于降低血压和减轻体重,如慢跑、游泳、散步等有规律的活动。

4. 增加新鲜蔬菜水果和粗粮的摄入

蔬菜富含多种维生素、矿物质、膳食纤维和植物化学物质等成分,有助于降低血压和保护血管。蔬菜中含有水分多,多食能增加饱腹感,可减少主食量以降低能量的摄入。食谱配制尽量选用新鲜的应季蔬菜,以免存储时间过长,造成营养物质的丢失。建议每天蔬菜摄入量为 400～500 g。水果可以补充蔬菜摄入的不足,但两者不能互相替换,水果摄入过多会导致单糖和双糖过多摄入,从而增加能量摄入。建议每天水果摄入量为 200～300 g。粗加工的谷类中富含膳食纤维、B 族维生素和矿物质。建议粗粮每天摄入量为 50～100 g。

5. 摄入适量优质蛋白质

蛋白质提供能量应占总能量的 15%～20%。补充适量优质蛋白质,其中植物蛋白质占 50% 以上,也能够相应增加钙和维生素的摄入量。合理利用大豆及其制品,尽量做到每天食用一次豆制品。多选用鱼肉、禽肉,以减少脂肪和胆固醇的摄入水平。建议动物性食物每天摄入量为肉类 50 g、鱼虾贝类 50 g、蛋类 25 g。

6. 改变不良行为习惯

多选用新鲜蔬菜、菌藻类、乳类、海产类、大豆类等食物。少食含脂肪和胆固醇高的肥肉、动物内脏等食物。不食香肠、酱肉、腌制品等含盐多的食物。改变不良进食习惯,养成细嚼慢咽、放慢吃饭速度的习惯。戒烟限酒,建议酒精量不超过 25 g/d,即啤酒750 mL/d,葡萄酒 250 mL/d,38 度白酒 75 mL/d。少食油炸油煎食品,烹调菜肴多以凉拌、蒸、煮、氽等方法,烹调时尽量选用植物油,每天 20～30 g。

(三)膳食营养护理

(1)开展营养健康教育或营养咨询,宣教控制每天膳食钠的摄入量及增加钾、钙的摄入量的重要性。

(2)认识合理膳食结构对高血压防治的重要性。做到粗细搭配合理,少量多餐,低盐、低脂、低胆固醇饮食,多食蔬菜和水果。避免暴饮暴食,每餐7成饱。

(3)加强饮食心理护理,特别是重症患者及治疗效果欠佳的病人,有时会产生对饮食的某种嗜好或过度摄入食物来缓解自己的不良心理状态。调整心态,保持情绪稳定。

(4)积极寻找与高血压有关的社会环境、饮食、运动等因素,有效控制血压。

(5)食谱案例推荐。

案例: 王先生,高血压,体重超重,从事办公室工作,请为他推荐一日低盐低脂食谱。

一日食谱:能量为 1 700 kcal。

早餐:小米粥(小米 25 g),素馅包子(面粉 50 g、鸡蛋 25 g、香菇 25 g、西葫芦 100 g)。

午餐:二米饭(稻米 50 g、玉米糁 50 g),肉丝芹菜(瘦猪肉 50 g、芹菜 100 g),蒜泥拌海带丝(大蒜 10 g、湿海带 50 g)。

晚餐:糙米饭(糙米 75 g),鳕鱼炖豆腐(鳕鱼 50 g、豆腐 100 g),拌菠菜(菠菜 150 g),牛奶 250 g。

全天用油:植物油(花生油或豆油)20 g。

全天用盐:食盐 4 g。

三、冠心病

冠心病是由冠状动脉粥样硬化导致血管腔狭窄甚至阻塞,出现心肌缺血缺氧或坏死而引起的心脏病,是影响人民健康和长寿的主要疾病。其危险因素包括血脂异常、高血压、糖尿病、肥胖、膳食不平衡、吸烟、缺少活动、遗传等。研究表明长期高脂肪膳食使血脂水平升高,特别是胆固醇、甘油三酯的增高促进动脉粥样硬化的发生和发展。因此,通过膳食中各种营养素合理调整,预防动脉粥样硬化的发生与发展,对危险因子进行饮食干预治疗护理以防止疾病复发,具有重要意义。

(一)营养代谢因素

1. 能量

能量摄入过多,导致体重增加,而超重和肥胖是诱发高血压、冠心病等心脑血管疾病的危险因素。

2. 脂肪

膳食脂肪的质与量对血脂有重要影响,主要致粥样硬化的脂蛋白是低密度脂蛋白(LDL),由肝脏转化或直接合成,胆固醇占 60% 以上,转运内源性胆固醇,是引起动脉硬化、斑块形成的主要因素。每人每天膳食中脂肪供给的能量如超过一日总能量的30%,冠心病的患病率和死亡率则明显增高。膳食中饱和脂肪酸可升高血清胆固醇,低密度脂蛋白(LDL)是血浆中胆固醇含量最多的一种脂蛋白,与冠心病的发生有着极为密切的关系。而多不饱和脂肪酸有着降低血清胆固醇和防止动脉粥样硬化的作用,单不饱和脂肪酸降低血胆固醇、甘油三酯和低密度脂蛋白。反式脂肪酸是由氢化脂肪产生,如人造黄油,可使血浆低密度脂蛋白水平上升,高密度脂蛋白水平下降,增加了冠心病的危险性。因此,应每天限制饱和脂肪酸与胆固醇摄入量。高半胱氨酸是冠心病的独立危险因素,能够促进血栓形成,升高血浆低密度脂蛋白,促进血管平滑肌细胞增生。高半胱氨酸代谢过程中需要维生素 B_6、维生素 B_{12} 和叶酸作为重要的辅助因子。因此,补充维生素 B_6、维生素 B_{12} 和叶酸可降低血浆高半胱氨酸的浓度。

3. 糖类

摄入过多的糖类,多余的部分以脂肪的形式储存,导致体重增加。在脂肪组织中90%以上的能量以甘油三酯的形式存在,甘油三酯增高会导致形成小的致密的 LDL 颗粒,过多的 LDL 颗粒可增加冠心病的危险性,同时伴有高密度脂蛋白水平的下降,这也是冠心病的危险因素。过多的蔗糖和果糖摄入可使甘油三酯升高。中老年人胰岛功能调节能力下降,对过多的糖类摄入可能会出现糖耐量减退或糖尿病。

4. 维生素

维生素 C、维生素 E 及 B 族维生素等具有降低血中胆固醇水平、抗氧化、增强免疫力、防止动脉粥样硬化等作用。膳食纤维可降低血胆固醇水平,其主要通过吸附胆固醇,阻碍胆固醇吸收和促进胆酸的排泄,而减少胆固醇的合成。

(二)膳食营养治疗

1. 控制总能量摄入

严格限制能量摄入,维持正常范围内体重标准,预防超重与肥胖。对有肥胖家族史的体重超过标准体重者,应减少每天的总能量摄入,努力使体重接近或达到标准体重。在冠心病发生急性心肌梗死时,每天供能控制在 4.2 MJ(1 000 kcal)左右,以减少心脏负担。防止过饱餐,适当参加体力活动,选择合适的、易于坚持的有氧运动,如慢跑、散步、打太极拳、做保健操等。

2. 限制脂肪摄入

过多的脂肪摄入是引发高血压、肥胖、动脉粥样硬化等心血管疾病的重要因素之一。脂肪的摄入量每天不超过总能量的 20%,其中动物脂肪应少于 10%。胆固醇每天摄入量应低于 300 mg,如为高脂血症者,胆固醇每天摄入量应低于 200 mg,限制膳食脂肪尤其是饱和脂肪酸和胆固醇的摄入,适当增加不饱和脂肪酸摄入,植物油与动物油摄入比应超过 2∶1,烹调油以植物油为主,如葵花籽油、玉米油、豆油、胡麻油、茶油、橄榄油等,其具有降低血浆胆固醇、甘油三酯、低密度脂蛋白的水平,升高高密度脂蛋白水平的作用。避免食入过多动物性脂肪和高胆固醇的食物,如肥肉、猪脑、羊脑、蛋黄、蟹黄等。提倡低脂低胆固醇食物,如去皮鸡肉、鱼肉、鸡鸭蛋的蛋白、大豆及其制品等。

3. 适量摄入蛋白质

蛋白质供能占总能量的 10%～15%,来源于动物性蛋白质和植物性蛋白质之比为1∶1。动物性蛋白质食物首选鱼类和禽类。鱼类含有丰富的多不饱和脂肪酸,有的海鱼富含二十五碳五烯酸、二十二碳六烯酸,对降低血脂和预防心血管疾病等有一定作用。蛋类含优质蛋白质,其所含磷脂具有降低血清胆固醇的作用,但蛋黄中的胆固醇含量较高,不宜多食用,对老年人高胆固醇血症者每周不超过 3 枚。大豆及其制品如豆腐富含多种人体所必需的磷脂,可降低血浆胆固醇的水平,提倡多食用。

4. 适量糖类

饮食应选适量的复合糖类,应占总能量的 65%。限制食用含单、双糖丰富的食品。对肥胖者,应限制主食量,选用含纤维多的粗粮为宜。

5. 适当摄入膳食纤维

摄入富含水溶性纤维的食物,如燕麦、荚豆类、蔬菜类等,可降低血浆胆固醇水平5%～18%。但要注意过量摄入膳食纤维会影响某些矿物质和微量元素的吸收。

6.补充维生素

维生素能改善心肌细胞代谢和功能。补充维生素 B_6、维生素 B_{12} 和叶酸可降低血浆高半胱氨酸的浓度。维生素 C 能使部分高脂血症患者的胆固醇水平下降,能增强血管的弹性,保护血管壁的完整性,防止出血;维生素 E 有防治脂质过氧化、防止动脉粥样硬化等作用。多食富含维生素的新鲜蔬菜和水果可防治高血压、高血脂,所以要经常食用有降脂、降压作用的食物,如大蒜、木耳、海带等。

7.膳食清淡少盐

冠心病伴高血压患者每天食盐摄入量小于 5 g,而且需长期坚持,另外,过多的钠盐摄入会影响降压药的效果并增加药物用量。适当增加矿物质及微量元素的摄入,如钾、钙等有助于防治高血压和动脉粥样硬化的形成。

(三)膳食营养护理

(1)开展健康教育,加强患者主动参与防治的积极性,提高自我保健意识,强调科学合理的饮食和总能量限制的重要性、增加纤维素摄入的好处及补充维生素的必要性。

(2)合理搭配膳食是冠心病治疗的基本手段之一,做到定时定量、少食多餐,每天4~5餐,每餐6~7成饱。

(3)饮食多样化,保持营养均衡。原则上应选择低盐、低脂、低热量、低胆固醇的食物,多吃粗粮、蔬菜、瓜果,粗粮较精白粮含有更多的食物纤维、维生素和有益的微量元素。经常食用具有降低血脂的食物,如香菇、大蒜、黄豆、芹菜、红衣花生仁、木耳、洋葱、海带、紫菜等。

(4)适当限制胆固醇,减少饱和脂肪酸的摄入量,增加多不饱和脂肪酸的摄入量。烹调食用油常用菜籽油、豆油、花生油、葵花籽油、茶油、橄榄油等富含不饱和脂肪酸的油。胆固醇的摄入量每天小于 300 mg,如为高胆固醇血症者,每天则小于 200 mg 为宜。

(5)纠正不良的生活习惯,戒烟忌酒。

(6)参加适量体育锻炼,活动量因人而异,可安排散步、打太极拳、做保健操等有氧运动,既可防止肥胖,又能锻炼心脏功能。

(7)食谱案例推荐。

案例: 李先生,50岁,肥胖,有高血压、高血脂、冠心病病史 5 年。请为李先生推荐一份低能量低脂肪食谱。

一日食谱:能量为 1 700 kcal。

早餐:小米粥(小米 25 g),素馅包子(面粉 50 g、鸡蛋白 25 g、圆白菜 150 g),橙子200 g。

午餐:二米饭(稻米 50 g、玉米糁 50 g),茄汁鲅鱼(鲅鱼 50 g、番茄 50 g),金针菇拌青椒(金针菇 50 g、青椒 50 g)。

晚餐:糙米饭(糙米 75 g),茭白炒肉片(茭白 50 g、瘦猪肉 50 g),拌干豆腐黄瓜丝(干豆腐 50 g、黄瓜丝 50 g)。

全天用油:植物油(豆油或花生油)15 g。

全天用盐:食盐 4 g。

‖ 知识链接 ‖

巧除心脏"垃圾"——十大养心食物

心脏是人体的发动机,是支撑各个器官的原动力。只有心脏健康了机体才会正常发挥功能。这10种食物可以巧除"垃圾",保护心脏不受伤害:海鱼、黄豆及其制品、黑芝麻、燕麦、菠菜和胡萝卜、黑木耳、土豆、花椰菜及杏仁、花生等坚果类。它们富含多种维生素、亚油酸、ω-3脂肪酸、α-亚麻酸、必需氨基酸和不饱和脂肪酸,能够维持血管壁的弹性,促进体内脂肪及胆固醇代谢,保持心血管通畅。降低血压、防止血栓形成,降低患心脏病的风险。

‖ Key Words ‖

1. 高脂血症的相关营养代谢因素有 _____、_____、_____、
_____、_____ 等。

2. 高血压患者膳食营养治疗包括 _____、_____、_____、
_____、_____ 等。

3. 冠心病患者膳食应多样化,保持营养均衡。原则上应选择 _____、
_____、_____、_____ 等食物,多吃 _____、_____ 等。

任务三 常见胃肠道疾病膳食营养与护理

📊 学习目标

【掌握】
1. 常见胃肠道疾病膳食营养护理指导

【熟悉】
2. 常见胃肠道疾病膳食营养治疗内容

【了解】
3. 常见胃肠道疾病膳食营养代谢相关因素
4. 胃肠道疾病患者的一日营养食谱

‖ 案例导入 7-3 ‖

患者,男性,42岁。高中教师,1年前开始出现右上腹部间断疼痛,因工作忙,时间紧张未及时就医。一天上课时突然感觉上腹部持续性疼痛、恶心、腹胀,呕吐物为咖啡色样物质,呕吐后腹痛减轻,感觉头晕、心悸。到医院就诊后诊断为急性胃炎。

请问:(1)急性胃炎的相关营养代谢因素有哪些?

(2)急性胃炎的营养防治原则是什么?

胃肠道疾病是消化系统常见疾病之一,且绝大多数消化系统疾病与饮食有关。长

期进食对胃肠道黏膜有刺激性的食物、长期暴饮暴食、不规律进食和膳食结构的不合理均可导致或加重某些消化系统疾病。因此,合理膳食营养对于消化系统胃肠道疾病可以起到一定的防治作用。

一、胃炎

胃炎是指由多种原因引起的胃黏膜炎症,常伴有上皮损伤和细胞再生。根据其临床特点,分为急性胃炎和慢性胃炎两种。

(一)急性胃炎

急性胃炎是指由化学药品、物理刺激、应激、细菌和细菌毒素等内外源性多种因素所致的急性胃黏膜炎症。发病特点为起病急,症状轻重不一。绝大多数患者经过适当治疗和膳食营养调理可获痊愈。

1. 营养代谢因素

(1)不良饮食习惯:因长期不规律的饮食,发病时进食过冷、过热或粗糙的食物以及进食对胃黏膜有刺激性的调味品、浓茶、咖啡、烈酒等,患者出现腹痛、腹泻、恶心、呕吐等症状,使机体摄入水和食物减少,而排泄增加,从而导致机体水与电解质代谢紊乱。

(2)能量代谢:因进食可引起或加重胃部不适,为减轻胃肠负担,限制每天进食量,病情重者甚至需要禁食,使患者每天的能量代谢呈现负平衡状态,直接影响患者的体力和营养状态。

2. 膳食营养治疗

急性胃炎膳食营养治疗的主要原则是通过合理膳食调整,减轻胃肠负担,保护胃黏膜,避免食用对胃黏膜有刺激性的食物,必要时可暂禁食。

(1)急性期:①卧床休息,避免食用对胃黏膜有刺激性的食物,减轻胃肠负担,保护胃黏膜;②腹痛和腹泻严重,伴有剧烈呕吐者,可暂时禁食;③补充水分以缓解脱水并加速毒素排泄,因为呕吐和腹泻可使机体丢失大量水分,每小时应喝 100～150 mL 温开水、淡果汁或口服补液;④饮食以流质为主,在急性发作期先采用清流食,如米汤、藕粉、杏仁茶和果汁等,使胃部得到充分休息;⑤每天可进食 5～7 次,每餐进食流食量为 200～250 mL,以减轻胃肠负担,每天流食总量以 1 200～1 800 mL 为宜。

(2)缓解期:待病情缓解后可给予低脂、低盐少渣、低膳食纤维软食,再逐渐增加牛奶、鸡蛋羹等,并适当增加蛋白质膳食。

(3)恢复期:病情好转后可给予低脂、低盐、少渣软食,如肉末粥、芝麻糊等。

3. 膳食营养护理

(1)协助营养师做好膳食营养调理,确保营养治疗的顺利实施。

(2)密切关注患者的病情变化,根据病程的不同阶段,及时调整膳食营养。

(3)患病期间禁食粗杂粮和高纤维蔬菜,忌食辛辣等刺激性调味品和对胃黏膜有损伤的浓茶、咖啡、烈酒及非甾体类药物。

(4)尽量采用蒸、煮、余、烩、炖等烹调方法。

(5)一日食谱举例。

案例: ①急性期流质膳食:

早餐:米汤(大米 15 g,白糖 10 g)。

加餐:牛奶(鲜)250 mL。

午餐:藕粉(藕粉 15 g、白糖 5 g、开水 250 mL)。

加餐:果汁(新鲜)200 mL。

晚餐:蛋花汤(鸡蛋 50 g、盐少许、豆油 5 mL)。

加餐:麦乳精(麦乳精 30 g,开水 250 mL)。

全天用油:5 g。

全天用盐:食盐 2 g。

②缓解期低脂少渣半流质膳食:

早餐:大米粥(大米 50 g),嫩蛋羹(鸡蛋 50 g),烤面包 1 片。

加餐:脱脂牛奶 200 mL。

午餐:肉末碎冬瓜烂面(肉末 50 g、冬瓜 50 g、面条 100 g),番茄烩土豆(番茄 50 g、土豆 100 g)。

加餐:烤苹果 150 g。

晚餐:蘑菇末鸡末粥(鸡末 50 g、大米 50 g、蘑菇 50 g),烩丝瓜(丝瓜 100 g)。

加餐:脱脂牛奶冲藕粉(脱脂牛奶 200 mL、藕粉 25 g)。

全天用油:10 g。

全天用盐:食盐 3 g。

③恢复期膳食:应采用少渣软饭,主食可采用软米饭、花卷、馒头、汤面等,副食宜选用鱼丸子、鱼片、嫩的瓜菜、纤维细的蔬菜及瘦肉末等。

以上各期均应禁用各种酒类、含酒精的饮料、产气的饮料以及辛辣调味品。

(二)慢性胃炎

慢性胃炎是一种由多种原因引起的胃黏膜非特异性慢性炎症,可由急性胃炎迁延而来,也可由幽门螺旋杆菌感染、物理刺激、胃酸缺乏、蛋白质和 B 族维生素供给不足引起。按病理改变,慢性胃炎分为浅表性胃炎、萎缩性胃炎和特殊性胃炎三大类型。浅表性胃炎症状较轻;萎缩性胃炎由于胃酸分泌减少,有利于细菌的生长,症状较重,可出现贫血、消瘦等临床表现;特殊性胃炎又分为感染性胃炎和化学性胃炎等类型。

1. 营养代谢因素

(1)消化不良:因病情的关系长期食物摄入量不足,人体出现多种维生素、微量元素缺乏,尤其是水溶性维生素缺乏,如维生素 C、维生素 B_{12} 和叶酸,可发生贫血、电解质代谢的紊乱;又因进食可引起或加重胃部不适,患者蛋白质、脂肪、糖类三大产能营养素的摄入不足,导致能量和蛋白质的负平衡。大多数慢性胃炎患者的消化能力差,可表现为食欲不振、上腹饱胀不适、反酸、嗳气、恶心、呕吐等消化不良症状。

(2)不良饮食习惯:长期进食生、冷、硬、过热、辛辣的食物及非甾体类药物、饮酒、过度吸烟等均可导致胃黏膜的损伤,使胃黏膜发生退行性变、胃酸分泌下降或缺乏。

2. 膳食营养治疗

(1)充足的能量和蛋白质:热量供给按每天 30~35 kcal/kg,蛋白质按每天 1~1.5 g/kg。适当提高优质蛋白质供给如牛奶、蛋类等,以满足机体的营养需要,防止蛋白质-热能营养不良。

(2)适宜的糖类和脂肪:糖类的供给量可与正常人一样,选用胀气少的精致米面,以减少膳食纤维的摄入,减轻对胃黏膜的不良刺激;脂肪的供给占总热能的 25%,可略低于正常人,同时应减少饱和脂肪酸的摄取。

(3)适量的维生素和矿物质:应增加含膳食纤维少的蔬菜和水果的摄取,如茄子、冬瓜等,以满足机体对多种维生素和矿物质的需求,必要时补充维生素 C、B 族维生素和铁剂。

3. 膳食营养护理

(1)养成良好的饮食习惯,避免食用易造成胃黏膜损伤的食品、药物,饮食规律化。

(2)少量多餐、细嚼慢咽,每餐勿食太饱,忌进食过快,有效减轻胃部负担,充分发挥唾液的功能,以助于食物的消化。采用干稀搭配的加餐方式,如牛奶一杯,面包一片,解决能量摄取不足的问题。

(3)调整膳食营养的酸碱平衡。对于胃酸分泌缺乏者,可给予含氮浸出物丰富的食物,如浓缩的肉汤、鸡汤、鱼汤、带酸味的水果和糖醋食品,促进消化;对于胃酸分泌过多者,可给予牛奶、豆浆、加碱的馒头、苏打饼干和面包等,中和胃酸。

(4)戒烟忌酒,少饮浓茶,禁用刺激性的调味品,不食生、冷、硬、过热、过酸、过甜和过咸等食物,以避免对胃黏膜的损害。

(5)选择采用蒸、煮、汆、烩、炖、焖等科学烹调方法,减少膳食营养丢失,以利于食物的消化和吸收。

(6)一日食谱举例。

案例: 某男,28 岁,办公室职员,身高 170 cm,体重 55 kg。自觉身体消瘦,容易疲劳,一般不吃早饭,经常喝咖啡,习惯空腹喝茶,晚上饮浓茶。有急性胃炎史。最近发现偶尔吃刺激性的食物或吃饱饭后,就出现胃痛、胃胀、嗳气等症状。到医院做尿检查和肝胆肾的 B 超检查,一切正常,由于害怕没有做胃镜检查。结合该患者情况请制定出一日食谱。

一日食谱:能量为 2 200 kcal。

早餐:大米粥(大米 50 g),花卷(面粉 50 g),煮鸡蛋(鸡蛋 50 g),橄榄菜(15 g)。

加餐:牛奶 250 mL、饼干 25 g。

午餐:软米饭(大米 100 g),清蒸鲤鱼(鲤鱼 100 g),西红柿炒鸡蛋(西红柿 150 g、鸡蛋 50 g)。

加餐:豆浆 250 mL、蛋糕 25 g。

晚餐:大米粥(大米 50 g),发糕(面粉 50 g),肉末土豆丝(猪肉 50 g、土豆 100 g)。

加餐:水果泥 150 g。

注:急性发作期和急性胃炎期间膳食营养,禁用牛奶、豆浆,并尽量减少蔗糖的摄入,以避免胃胀加重。

二、消化性溃疡

消化性溃疡是发生在胃和十二指肠球部慢性溃疡性病变,是一种常见病,因溃疡的形成与胃酸、蛋白酶的消化作用相关而得名。消化性溃疡与幽门螺旋杆菌的感染密切相关。长期服用非甾体类药物、精神紧张、遗传因素以及长期大量饮酒、吸烟等造成胃黏膜屏障受损而发生溃疡。任何年龄均可发病,以 20～50 岁最多见。

(一)营养代谢因素

1. 消化不良

患者可伴有反酸、嗳气、恶心、呕吐、胃烧灼感等胃肠道症状。溃疡疼痛与饮食之间具有明显的关联性和节律性,胃溃疡患者常有进食疼,因害怕疼痛而拒绝进食或少量进食,以致出现消化功能减弱,容易发生营养不良。

2.不良饮食习惯

暴饮暴食或长期不规律进食破坏胃酸分泌的节律性而导致溃疡,服用非甾体类药物、咖啡、浓茶、烈酒、吸烟、辛辣调味品对胃黏膜屏障的损害可导致本病发生。而摄入适量的蛋白质可以满足机体的营养需求,改善营养状况。

3.脂肪

消化性溃疡患者由于消化能力较弱,容易发生必需脂肪酸和脂溶性维生素的缺乏,应予以适当补充。但过多的脂肪可抑制胃肠蠕动,抑制胃的排空,使食物不易进入十二指肠,导致胃酸分泌增加并加剧胆汁反流,引起胃胀痛。

4.维生素

维生素是维持人体正常生理功能所必需的重要营养素。溃疡患者因病情所需的膳食种类和烹调方法,使得维生素尤其是水溶性维生素的摄入不足,如不注意及时补充,容易导致多种维生素缺乏症。

5.能量

因慢性病给患者带来的思想压力,使其摄入的蛋白质、脂肪、糖类受到限制,加之消化能力较弱,能量代谢经常处于负平衡状态,从而影响患者的营养状态和免疫功能。

(二)膳食营养治疗

(1)保证热能,控制脂肪。糖类对胃酸分泌无明显影响,是溃疡患者所需能量的主要来源,可按正常人标准每天 30 kcal/kg 供给。选择易消化食物如面条、馄饨、厚粥等,主食以面食为主。忌用蔗糖、甜点等增加胃酸分泌且易胀气的食物。富含脂肪的食物会延长胃排空时间,刺激胃酸分泌,加重胃黏膜损伤。脂肪供给应占总热能的 20%~25%。

(2)摄入适量蛋白质。适量蛋白质对胃酸起缓冲作用并中和胃酸,摄入过多会增加胃酸分泌,影响病情控制。因此,溃疡患者应适量供应蛋白质,蛋白质供给占总热能的10%~15%。

(3)培养良好生活习惯,戒烟忌酒,减轻对胃黏膜的损伤,减少胃酸分泌。

(4)养成良好的进餐习惯,细嚼慢咽,少食多餐,定时定量,清淡饮食。

(5)适当控制调味品的使用,食品不宜过酸、过甜和过咸。

(6)选择适宜的烹调方法,应以蒸、煮、氽、烩、炖、焖为主,各种食物均应切细煮软。

▌ 知识卡片 ▐
防治胃溃疡的小秘诀——喝绿茶

有研究表明,每天饮三小杯绿茶,尤其是龙井茶,能有效抑制幽门螺旋菌繁殖,减少胃溃疡的发病率。绿茶中的儿茶素具有抑制或杀灭引致胃溃疡和十二指肠溃疡的幽门螺旋菌。但体质虚寒者不宜多饮绿茶,若饮茶后有胃痛、食欲差等现象,最好少饮为佳或饮前先吃点东西。

(三)膳食营养护理

(1)全面了解患者的饮食习惯,结合病情帮助患者熟悉膳食营养调理的原则。

(2)加强与营养师的沟通,做好患者出院后膳食营养指导。

(3)每天进餐5~7次,做到少食多餐,定时定量。在病情活动期,为避免胃窦部的过分扩张,减少每餐进食量,增加进餐次数,经常保持胃中有适量的食物,以中和胃酸,有利于溃疡面的愈合。随着病情好转,患者应逐渐恢复正常的膳食习惯,以避免因为多餐次所带来的食物对胃体的反复刺激而使胃酸分泌增加。

(4)切忌食盐用量过多,采用清淡饮食,每天摄入量以2~5 g为宜。选择刺激性弱的食品,避免过酸、过甜和过咸。由于溃疡患者钠代谢减低,致使钠在体内潴留,多余的钠会增加胃酸分泌。

(5)细嚼慢咽,因食物经口腔充分咀嚼后,能减少对消化道过强的机械性刺激,并能增加唾液的分泌,中和胃酸,有利于消化。例如:含有粗纤维的蔬菜,只要经过充分咀嚼,使之与唾液充分混合,就不至于对溃疡面造成伤害。

(6)选用细软、易消化的食品,烹调方法的选择应以蒸、煮、汆、烩、炖、焖为主,各种食物均应切细煮软。待病情好转后再逐渐过渡到一般饮食。避免一切机械性和化学性刺激,保护胃黏膜。

知识拓展

胃溃疡并发症的膳食营养防治原则

胃溃疡并发症的膳食营养防治原则见表7-5。

表7-5 　　　　　　　　胃溃疡并发症的膳食营养防治原则

并发症	膳食营养防治原则
出血	少量多次的冷流质膳食,如牛奶、豆浆、稀藕粉等,每次100~150 mL,每天6~7次
幽门梗阻	完全梗阻患者应禁食。胃潴留量少于250 mL时可进食米汤、藕粉等清流质(不完全梗阻患者也可进清流质)膳食,并逐步适量增加
急性穿孔	严格禁食

(7)一日食谱举例。

案例: ①溃疡流质食谱

早餐:牛奶200 mL。

加餐:蜂蜜水米汤(蜂蜜10 g、米汤200 mL)。

午餐:蒸蛋羹(鸡蛋50 g)。

加餐:牛奶冲藕粉(牛奶200 mL、藕粉10 g)。

晚餐:蛋花汤200 mL(鸡蛋40 g)。

加餐:过箩米汤牛奶(米汤100 mL、牛奶100 mL)。

②溃疡少渣半流食谱

早餐:白米粥(大米25 g),咸面包50 g,牛肉松15 g,豆浆200 mL。

加餐:豆腐花250 g。

午餐:虾仁龙须面(鲜虾仁50 g、龙须挂面75 g),烩肉末豆腐(瘦肉末50 g、豆腐100 g)。

加餐:牛奶 250 mL。

晚餐:白米粥(大米 25 g),摊鸡蛋饼(鸡蛋 25 g、面粉 50 g),素炒圆白菜(圆白菜 150 g)。

加餐:牛奶 250 mL,蛋糕(50 g)。

全天用油:20 g。

全天用盐:食盐 3 g。

三、溃疡性结肠炎

溃疡性结肠炎(ulcerative colitis)是一种病因未明的直肠和结肠的非特异性炎症病变为主的消化道疾病,肠黏膜及下层慢性炎症细胞浸润和多发性溃疡形成为其主要病理改变。溃疡性结肠炎会出现黏冻黏液、脓血便、腹痛、腹泻或里急后重的临床常见症状。本病病程漫长,病情轻重不一,常易反复发作,多见于 20~40 岁。

(一)营养代谢因素

1. 消化不良

因溃疡性结肠炎是一种原因不明的自身免疫性疾病,直肠和结肠黏膜的慢性炎症出现溃疡糜烂,导致胃肠功能紊乱,患者易出现厌食、上腹部饱胀感、恶心、呕吐、嗳气、吞酸、食欲减退等消化不良症状。

2. 营养不良

由于炎症刺激,病情常反复发作或持续不愈的腹痛、腹泻,患者会出现水及电解质紊乱、消瘦、贫血、大量蛋白质丢失等低蛋白血症和营养障碍。

(二)膳食营养治疗

(1)溃疡性结肠炎急性发作期给予清淡流质膳食,以减少对肠黏膜的刺激。随着病情缓解,逐步过渡到无刺激或刺激小、营养充足的少渣半流质膳食,重症则需给予胃肠外营养支持。

(2)保证热能,控制脂肪。为满足机体需要,给予足够能量,以补充经肠丢失的能量和蛋白质,能量供给可按正常人标准每天 25~35 kcal/kg 供给。选择易消化食物如面条、馄饨、厚粥等,主食以面食为主。忌用蔗糖、甜点等易胀气的食物。长期慢性腹泻导致机体营养消耗,应该给予高蛋白质膳食,给予量为每天 1.5~2.0 g/kg 或 100 g/d,宜选用含蛋白质丰富而脂肪少的瘦肉、蛋类、鱼类等作为提供蛋白质的主要来源。

(3)补足维生素和矿物质。一是为补偿慢性腹泻维生素和矿物质的丢失,二是维生素和矿物质有利于促进营养代谢。当急性发作期时,禁食生的蔬菜、水果,以及有刺激味的辣椒、葱姜、蒜等,选用新鲜蔬菜和鲜水果或菜泥、果泥等以补充维生素和矿物质,尤其是维生素 C 和维生素 B_2。

(4)摄入低脂肪和低膳食纤维。脂肪和膳食纤维不易消化且会加重胃肠负担,刺激胃肠蠕动而加重病情。所以要限制膳食纤维的摄入。

(5)补充水分。腹泻导致大量水分丢失,引起水、电解质平衡失调。每天补充水分1 500 mL 左右。必要时经静脉补液或饮糖水,以补充足够的能量和水分。

(三)膳食营养护理

(1)指导患者正确对待疾病,保持情绪稳定,保持食品卫生,重视膳食营养的重要性。

（2）保证热能供给。为满足机体需要，给予足够能量，以补充经肠丢失的能量和蛋白质，能量供给可按正常人标准每天 25～35 kcal/kg 供给。主食以面食为主，选择柔软易消化的食物如面条、馄饨、面片等。

（3）摄入高蛋白质膳食。长期慢性腹泻导致机体营养消耗，应该给予高蛋白质膳食，给予量按每天 1.5～2.0 g/kg 或 100 g/d 供给，宜选用含蛋白丰富脂肪少的瘦肉、蛋类、鱼类等作为提供蛋白质的主要来源。

（4）充足维生素和矿物质。一是为补偿慢性腹泻的丢失，二是维生素和矿物质有利于促进营养代谢。选用新鲜蔬菜和鲜水果或菜泥、果泥等以补充维生素和矿物质，尤其是维生素 C 和维生素 B_2。

（5）限制含膳食纤维多的粗杂粮、蔬菜和水果的摄入。脂肪供给 30～40 g/d。

（6）补充水分。腹泻导致大量水分丢失，引起水、电解质平衡失调。每天补充水分 1 500 mL 左右。必要时经静脉补液或饮糖水，以补充足够的能量和水分。

（7）少食多餐、定时定量。采取逐渐加量的方法以补充丢失的营养，每天进餐 4～5 次。

（8）选用细软、易消化的食品，烹调方法应以蒸、煮、氽、烩、炖、焖为主，消化吸收能力差，各种食物均应切细煮软。

（9）一日食谱举例。

一日食谱：能量为 2 000 kcal。

早餐：酸奶 250 g，馒头 50 g。

午餐：面片 125 g，肉末黄瓜（肉末 50 g、去皮黄瓜 100 g），虾皮豆腐（虾皮 10 g、豆腐 50 g）。

加餐：藕粉（藕粉 25 g），苏打饼干 50 g。

晚餐：小米粥（小米 50 g），花卷（面粉 50 g），肉丝炒圆白菜（白菜 100 g、瘦肉丝 25 g）。

全天用油：植物油（豆油或花生油）15 g。

全天用盐：食盐 2 g。

Key Words

1.急性胃炎膳食营养治疗的原则是 _____，_____，_____，_____，_____。

2.消化性溃疡患者膳食营养护理包括每天进餐 _____，做到 _____、_____，避免 _____，减少 _____，增加 _____。

3.溃疡性结肠炎患者应该给予高蛋白质膳食，每天 _____ 或 _____ 供给，充足 _____ 和 _____。

任务四　常见肝胆胰疾病膳食营养与护理

学习目标

【掌握】

1.常见肝胆胰疾病膳食营养治疗内容

【熟悉】

2.常见肝胆胰疾病膳食营养护理措施

【了解】

3.常见肝胆胰疾病膳食营养代谢因素

4.常见肝胆胰疾病患者一日食谱

案例导入 7-4

患者,男性,34岁,办公室职员,身高167 cm,体重78 kg,在一次体检中经B超查出患有轻度脂肪肝。

请问:如何对该患者进行膳食营养指导?

一、脂肪肝

脂肪肝是一种常见的、由多种病因引起的肝细胞内脂肪堆积过多的病理现象。蓄积在肝内的脂类主要是甘油三酯,其余为磷脂、糖脂或固醇脂。

(一)营养代谢因素

1.营养不足

长期慢性炎性肠病、过度节食、长时间饥饿、神经性厌食、恶性营养缺乏病等引起的膳食营养吸收不良、能量供应不足、蛋白质摄入减少,导致脂肪动员增加,甘油三酯不能及时转运沉积于肝内,形成脂肪肝。

2.营养不平衡

营养的摄入超过机体的需要(供需不平衡)或营养成分含量比例不平衡。长期高脂和高糖膳食摄入、体力活动缺乏,引起高脂血症,肝脏摄取脂肪及其酯化作用增强,甘油三酯合成超过其转运,从而在肝内沉积,形成脂肪肝。

3.肥胖与糖尿病

肥胖者血液中含有的大量游离脂肪酸,进入肝脏,超出了肝脏的运输代谢能力,造成脂肪在肝脏堆积,引起肥胖性脂肪肝。多数糖尿病患者伴有肥胖,糖类利用障碍转化为脂肪堆积于肝内,形成脂肪肝。

4.酒精

长期饮酒,导致酒精对肝细胞的损害,使转运到肝脏的脂肪增加,分解代谢降低,运出减少,导致脂肪在肝脏堆积,引起"酒精性"脂肪肝。

5.膳食纤维

膳食纤维摄入过少,可引起体内脂质代谢降低,也易引起脂肪肝。

(二)膳食营养治疗

膳食营养治疗脂肪肝是最基本的防治措施。

1.改变不良饮食习惯

高蛋白质膳食可保护肝细胞,并能促进肝细胞的修复和再生,有利于蛋白质的合成和清除肝内蓄积的脂肪。蛋白质以每天1.2～1.5 g/kg计算,每天供给90～120 g。每天供给适量的动物性蛋白质和蛋氨酸食物,如瘦肉、蛋、鱼、豆类及豆制品等优质蛋白质。

2. 控制能量的摄入

对从事轻体力活动、体重在正常范围内的患者,能量摄入以每天 30～35 kcal/kg 供给。肥胖或超重者应逐步减少能量摄入,避免出现饥饿感,引起全身衰弱和低血糖反应,以每天 20～25 kcal/kg 供给为宜,使体重降至正常范围内。

3. 控制脂肪和糖类的摄入

脂肪和糖类摄入量分别以每天 0.5～0.8 g/kg 和 2～4 g/kg 供给。采用植物油或摄取含不饱和脂肪酸多的食物,全天植物油的用量不超过 20 g,脂肪不超过 40 g,胆固醇摄入量不超过 300 mg。适宜多食的食物,如豆油、花生油、鱼类等;不吃油煎、油炸食品;糖类主要由制作粗糙的粮谷类供给。

4. 供给充足的维生素、矿物质及膳食纤维

应注意供给富含叶酸、胆碱、维生素 B_6、维生素 B_{12}、维生素 C、钾、锌、镁的食物。保证新鲜蔬菜、水果的供给,每天食用新鲜蔬菜 500 g。主食应粗细搭配,多吃杂粮。

5. 限制食盐、适量饮水

食盐的用量每天不超过 5 g 为宜,每天饮水 1 200～1 500 mL,适量的饮水可以减轻体重、促进肝脏内脂肪代谢。

6. 增加含蛋氨酸食物的摄入

富含蛋氨酸的食品有小米、莜麦面、芝麻、油菜、菠菜、菜花、甜菜头、海米、干贝、淡菜等。

7. 饮食清淡

少食用肉汤、鸡汤、鱼汤等含氮浸出物高的食物,忌辛辣和刺激性食物,绝对禁酒。

8. 选用降脂食物

多选用降脂食物如牛奶、兔肉、萝卜、大蒜、洋葱、芹菜、黄瓜、蘑菇、海带、黑木耳、苹果、红枣、山楂、大豆制品、燕麦、麦麸、花生、魔芋、玉米以及茶叶等。

▋▌ 知识链接 ▐▋

脂肪肝早期膳食治疗最有效

在脂肪肝早期,最好的治疗方法是膳食营养治疗。首先是不饮酒,特别是严禁酗酒。其次,在日常生活中严格按照低脂膳食,少吃肉类、动物脂肪和油炸食品。第三,多进行有氧运动,如果能每天坚持 40 min 的睡前慢走,能够有效降低血脂。

(三)膳食营养护理

1. 改变不良膳食习惯

坚持规律的一日三餐膳食习惯,避免高热量、浓口味、过于精细的食物,减少每餐摄入量(每餐七八成饱),少吃零食、夜食。有研究表明,长时间晚餐过多进食,比有规律地分三次进食更易发胖。

2. 注意三大营养物质合理分配

在总热能一定的情况下，给予脂肪肝患者高蛋白质、低脂肪、适量糖类的膳食。根据标准体重每天供给蛋白质 1.2～1.5 g/kg，每天摄入量应不低于 60 g，素食者植物蛋白不低于 80 g。高蛋白质可保护肝细胞，促进肝细胞的修复与再生。脂肪摄入量每天不超过 0.6 g/kg，其中以植物性脂肪为主。选用植物油或含长链不饱和脂肪酸的食物，如鱼类等，采用低脂膳食。适量糖类的摄入，限制单糖和双糖的摄入。糖类的主要来源为米、面等主食。少食富含单糖和双糖的食品，如高糖糕点、冰淇淋、干枣和糖果等。

3. 增加膳食纤维摄入量

膳食纤维摄入量为每天 40～60 g 为宜。以富含可溶性膳食纤维的食物为主，如玉米麸、糙米、坚果、豆类、香菇、海带、木耳、鸭梨等。膳食纤维过多可刺激肠道运动，但长期过高摄入膳食纤维会影响食物吸收，可导致机体维生素和矿物质缺乏。

4. 增加维生素的摄入

增加富含多种维生素的食物的摄入，如新鲜蔬菜和水果。充足的维生素参与肝脏脂肪代谢，保护肝细胞，防治肝纤维化。在餐前或两餐之间进食水果或果汁，也可以用萝卜、西红柿、黄瓜等代替水果，以减少进食量。

5. 充分合理的饮水

每天饮水量 1 200～1 500 mL，应分次饮用。切不可一次饮水过多，以免对消化道和肾脏造成负担。宜饮用白开水、净化水以及清淡的绿茶、菊花茶等，切不可用各种饮料、牛奶、咖啡等代替饮水。每天补充适量的水有助于肾脏功能的正常发挥以及减轻体重，促进肝内脂肪代谢。

6. 饮食清淡

忌食油炸油煎食品，戒忌禁酒，不喝浓茶，忌用肉汤、鸡汤、鱼汤等及辛辣调味品。

7. 烹调方式

宜采用蒸、煮、炖、焖、氽、熬等方式。

8. 一日食谱举例

一日食谱：能量为 1 800 kcal，脂肪 35 g。

早餐：馒头（面粉 100 g），大米稀饭（大米 25 g），凉拌豌豆苗（豌豆苗 50 g）。

午餐：米饭（大米 100 g），青椒肉片（瘦猪肉 50 g、青椒 100 g），香菇炒青菜（青菜 200 g、干香菇 10 g），木耳豆腐汤（豆腐 50 g、黑木耳 10 g）。

晚餐：苋菜鸡蛋面（湿面 150 g、鸡蛋 50 g、苋菜 25 g），蒜蓉生菜（生菜 150 g、大蒜少许）。

加餐：黄瓜 200 g。

全天用油：植物油（玉米油或豆油），不超过 20 g。

全天用盐：食盐 2 g。

二、肝硬化

肝硬化是由多种病因引起的慢性、进行性、弥漫性肝组织损害，在肝细胞广泛变性和坏死的基础上产生肝脏组织纤维化、弥漫性增生，形成假小叶和再生结节，而出现一系列临床症状的慢性肝病。肝硬化患者常因上消化道出血、肝性脑病、继发感染、脾功能亢进、腹水、癌变等并发症而死亡。

（一）营养代谢因素

1. 蛋白质合成

肝脏是合成蛋白质的主要场所，白蛋白几乎全部由肝脏合成。当肝功能受损时，蛋白质合成出现障碍，加之摄取不足，出现低白蛋白血症。

2. 糖类

严重肝病可发生低血糖，可能与肝糖原储备不足或糖原代谢酶系功能不足有关。肝硬化时，糖代谢异常，葡萄糖耐量试验异常，机体对葡萄糖利用能力下降，外加胰岛素抵抗，部分病人出现肝源性糖尿病。糖类补充不足会影响热能的供给和蛋白质在体内的利用。

3. 维生素缺乏

肝脏在维生素的贮存、吸收、运输、改造和利用等代谢过程中具有重要作用。肝脏是多种维生素在体内贮存的主要场所，如维生素 A、维生素 D、维生素 K、维生素 B_2、烟酸、维生素 B_6、维生素 B_{12} 等。肝患病时，严重影响维生素在肝内的贮存、吸收及代谢而表现为有出血倾向及夜盲症和代谢紊乱。

4. 矿物质及微量元素缺乏

肝硬化时常因蛋白质摄入不足、酗酒或蛋白质合成下降使血清铁蛋白降低，消化道出血可增加铁的丢失等原因常导致缺铁性贫血，食欲下降，胃肠功能紊乱，出现锌、硒等微量元素摄入不足或吸收减少及尿锌排出增加，导致血清锌、血清硒水平降低。硒缺乏会加重肝损伤。

5. 脂肪吸收不良

胆汁分泌合成减少，影响脂肪的消化、吸收。

6. 水钠潴留

由于内分泌功能紊乱、肾脏有效循环血量减少等原因，导致醛固酮增多和糖皮质激素灭活障碍，以及抗利尿素增多，导致水钠潴留，出现少尿和腹水生成。

7. 消瘦

病人因食欲不振、腹胀、胃肠功能紊乱甚至吸收不良等综合征，可出现多尿、多食、体重减轻等症状及抵抗力下降。

（二）膳食营养治疗

采用"三高一适量"膳食原则，即高能量、高蛋白质、高维生素、适量脂肪的膳食摄入，达到增进食欲，改善消化功能；纠正病因，控制病情发展；增强机体抵抗能力，促进肝细胞修复再生，以利于肝功能恢复。

1. 高能量

通过多种途径保证足够能量摄入，能量供给应较正常人高。能量供给以每天 30～35 kcal/kg 为宜。充足的能量供给可减少对蛋白质的消耗，减轻肝脏负担，纠正蛋白质-能量营养不良。

2. 高蛋白质

高蛋白质有利于保护肝功能，促进受损肝细胞修复和再生，维持氮平衡，纠正低蛋白血症，有利于腹水和水肿消退。蛋白质摄入每天 1.5～2 g/kg（100～120 g），注意供给一定量、富含支链氨基酸的优质蛋白质,如牛奶、鸡蛋白、鱼虾、瘦肉、大豆及其制品等。在肝硬化失代偿期,出现肝性脑病先兆,则应严格限制蛋白质摄入。

3. 高糖

肝脏内足量的糖原储备,可防治毒素对肝细胞损害。所以应给予高糖膳食,每天供给 300～500 g,主食以粳米、面粉为宜。可选用葡萄糖、白糖、蜂蜜、甜鲜果汁、水果等甜品。蜂蜜、果糖易在肝脏形成糖原,有利于保护肝细胞。必要时可经静脉补充糖类。

4. 高维生素

各种维生素对肝细胞及其功能有不同作用,参与各种物质代谢。维生素 C 可促进肝糖原形成,保护肝细胞、增加抵抗力及促进肝细胞再生。腹水中维生素 C 浓度与血液中相等,故伴有腹水时维生素 C 更应大量补充。维生素 K 与凝血酶原合成有关,对凝血障碍患者要及时补充。B 族维生素有保护肝细胞和防止脂肪肝,并参与核酸及胆碱的合成、参与脂肪和糖的代谢的功能。宜选用富含各种维生素的奶、蛋、瘦肉、燕麦、新鲜绿色蔬菜、水果等。

5. 适量脂肪

过多脂肪堆积肝内,影响肝糖原合成,致使肝功能受损;肝硬化时,胆汁合成分泌减少,影响脂肪的消化吸收。但脂肪摄入过少会影响脂溶性维生素吸收和菜品口感,降低食欲。因此,脂肪摄入不宜过分限制,以每天摄入脂肪 40～50 g 为宜。尽量选用对肝脏有保护作用的植物油、奶油,或中链甘油三酯,避免油炸食品。

6. 钠盐与水

对有腹水、水肿的患者,应严格限制钠盐与水的摄入。每克钠潴留 200 mL 水,故限制钠盐摄入比限水更重要。通过限制钠与水的摄入,可减轻腹水,产生自发性的利尿。

(1)肝硬化代偿期:每天摄入水 1 000 mL 左右,应采用低盐膳食,钠盐摄入量每天不超过 2 g。

(2)肝硬化失代偿期:应采用无盐膳食,每天钠限制在 0.5 g 左右,禁食含钠多的食物,如加碱的馒头、面条、咸肉、熏火腿、土豆片、苏打饼干、虾皮、麦片粥等食物。待水肿消退、病情好转后可缓慢加量。

7. 矿物质

肝硬化腹水、水肿患者大量使用利尿剂、食欲减退等导致矿物质及微量元素摄入不足,出现血清锌、铁、镁等含量降低。应予以补充富含各种维生素、矿物质、微量元素的食物,如动物肝脏、肾脏、瘦肉、鸡、鱼、虾和豆类及其制品以及绿叶蔬菜等。

8. 膳食纤维

膳食纤维可以减少肠道产氨,可以利胆、通便,保持大便畅通,使体内产生的毒性物质及时排出,预防肝性脑病的发生。蔬菜以叶类、瓜类、茄果类为主,食用时宜切碎煮烂;水果宜做成果泥、果汁食用。对伴有食管静脉曲张者,应避免大量粗纤维食物如芹菜、韭菜、黄豆芽等的摄入,以防止曲张的静脉血管破裂出血。

(三)膳食营养护理

(1)加强对患者的膳食营养教育,合理休息,心情愉悦。

(2)开展膳食营养评估,根据各项营养指标做出客观评价。

(3)均衡膳食、少量多餐,严禁暴饮暴食。

（4）戒酒忌烟，不喝含酒精的饮料。忌用坚果类食物，如花生、核桃、干糙硬食等，以防食管静脉曲张使静脉破裂发生大出血。

（5）忌用含有大量嘌呤物质和含氮物质的汤类食品，如各种肉汤、鸡汤、鱼汤等，避免加重肝脏负担。忌用含铅及添加剂的罐头食品，如水果罐头、霉变黄豆、玉米、炒花生米等；忌用含亚硝酸盐高的腌制品，如咸菜、腌制咸肉、隔夜剩菜、咸鱼、火腿、香肠等食品。

（6）为减少膳食营养丢失，烹调宜采用清蒸、煮、炖、熬、烩等方法。食物应制成细软、易消化、少纤维、少产气的软食或半流质食物。

（7）一日食谱举例。

一日食谱：能量为 2 800 kcal，脂肪 50 g，蛋白质 100 g。

早餐：馒头（面粉 100 g），小米粥（小米 50 g、肉松 20 g），豆浆（豆浆 300 mL、白糖 20 g），凉拌菠菜 100 g。

加餐：牛奶（牛奶 250 mL、白糖 25 g），葡萄（葡萄 150 g）。

午餐：米饭（粳米 150 g），清蒸鱼（黑鱼 150 g），炒油麦菜（油麦菜 200 g）。

加餐：藕羹（藕粉 20 g、白糖 20 g）。

晚餐：米饭（粳米 100 g），鸭肉炖豆腐（鸭肉 95 g，豆腐 50 g），素炒胡萝卜丝（胡萝卜 150 g）。

全天用油：植物油（玉米油或豆油）20 g。

全天用盐：食盐 5 g。

三、胆囊炎与胆石症

胆囊炎与胆石症（又称胆囊结石）是胆道系统常见病和多发病，二者常同时存在，且互为因果。胆囊的生理功能为储存和浓缩肝细胞产生和分泌的胆汁，胆囊将其浓缩至50%左右。当胆管发生梗阻、化学刺激和细菌感染时引起胆管炎症性病变，70%胆石症由慢性胆囊炎发展而来。该病症的发生、发展与膳食营养因素密切相关。

（一）营养代谢因素

1. 高能量、高胆固醇摄入

高能量、高胆固醇食物摄入过多，可使血胆固醇增高，有利于胆固醇结晶沉积，形成胆固醇结石或混合性结石。

2. 高糖类、低脂、低蛋白膳食

膳食蛋白质、脂肪摄入不足时，D-葡萄糖二酸1，4-内酯减少，有利于非结合胆红素增多，促进胆红素性结石形成。高糖类尤其是简单糖类摄取过多，使葡萄糖转化为胆固醇及脂肪酸的过程增强，引起超重或肥胖，易形成胆红素结石。

3. 膳食纤维缺乏

膳食纤维可与胆酸结合，使胆汁中胆固醇的溶解度增加。

4. 维生素缺乏

维生素 A 有预防胆结石的作用，有助于胆管上皮细胞的生长和病变胆道的修复。维生素 K 可缓解胆管痉挛和胆石症引起的疼痛对内脏平滑肌有解痉镇痛作用。

（二）膳食营养治疗

胆囊炎与胆石症膳食营养治疗的原则是控制膳食中的脂肪和胆固醇摄入，供给充足的糖类，以满足机体能量的需要；消除诱发胆囊炎和促进胆石症形成的因素。

1. 急性胆囊炎

(1)急性发作期：禁食，使胆囊得到充分休息，缓解疼痛，保护肝脏。为保证机体营养需求，可由静脉补充营养。为维持水和电解质平衡，多饮水，每天饮水量 1 200～1 500 mL，在饮料中补充钠和钾。

(2)缓解期或症状较轻能经口进食者，根据病情循序渐进地调整饮食。可采用清淡流质膳食或低脂肪、高蛋白质、高糖类、多维生素的温热膳食，如米汤、豆浆、藕粉、蜂蜜水、鲜果汁、鲜蔬菜汁等。

(3)恢复期：给予低脂肪、低胆固醇半流质膳食，逐渐过渡到低脂肪、低胆固醇软食。

(4)手术后的膳食调配：术后 24 h 内完全禁食，给予肠外营养。当肠蠕动恢复，无腹胀，有食欲时，可进食少量低脂肪清淡流食，如清米汤等。以后逐步过渡到易于消化的低脂肪半流质膳食和低脂肪、少渣软饭。注意少食多餐，每天进餐 5～6 次。

2. 慢性胆囊炎

(1)适当能量供给：供给正常或稍低于正常的能量。每天约 2 000 kcal 或 30～35 g/kg。对肥胖者应限制能量供给，而对消瘦者应适当增加能量摄入。

(2)严格控制脂肪：脂肪能促进胆囊素的分泌，使胆囊收缩，引起疼痛。严格限制脂肪的摄入，摄入量在每天 20 g 以内，并均匀分配到一日三餐中，切忌集中食用，以免诱发胆绞痛。待病情好转后可逐渐增加到每天 40～50 g。采用植物油以利于胆汁排泄，多不饱和脂肪酸、单不饱和脂肪酸及饱和脂肪酸的比例为 1：1：1，严格限制动物性脂肪摄入。

(3)低胆固醇：限制胆固醇高的食物，如动物内脏、蛋黄、鱼子等，以减轻肝脏负担，保护肝脏功能，防止胆石症形成。胆固醇摄入量每天小于 300 mg。补充卵磷脂，以保持胆固醇的溶解状态，防止结石形成。

(4)适量蛋白质：蛋白质供给以每天 1.0～1.2 g/kg 为宜。宜选用含脂肪低的高生物价优质蛋白，如豆制品、鱼虾类、瘦肉、兔肉、鸡肉、蛋清等，其中豆制品、鱼虾类等含有大豆磷酸酯的食物，有较好的消石作用。在胆囊炎处于静止时，补充足够的蛋白质可以补偿损耗，促进肝细胞修复，每天可供给 80～100 g。

(5)适量糖类：每天供给 300～350 g，以达到补充能量、增加肝糖原、保护肝细胞的目的。宜选用多糖等含复合糖类为主的食物，如米、面、马铃薯等，适当限制单糖和精制糖的摄入。肥胖患者应限制主食和甜食的摄入。

(6)供给丰富的维生素和矿物质：维生素 A 有预防胆结石，修复胆道病变和促进胆管上皮生长的作用。维生素 K 能够缓解胆管痉挛和胆石症引起的疼痛。富含维生素 A 的食物如动物肝脏、鱼虾类、奶油和蛋类等；富含 β-胡萝卜素的食物如菠菜、胡萝卜、韭菜、油菜、荠菜等；富含维生素 K 的食物如绿叶蔬菜，其次是奶类及肉类。维生素 C、B 族维生素和脂溶性维生素，以及矿物质如钙、铁、钾等也要充足供应。

(7)高膳食纤维和水：增加膳食纤维和水的摄入可增加胆盐的排泄，抑制胆固醇吸收，降低血脂，减少胆石的形成；膳食纤维还能刺激肠蠕动，抑制肠道内胆汁酸及胆固醇的吸收，降低血浆胆固醇，减少胆石的形成。选用富含膳食纤维和各种维生素的食物如绿叶蔬菜、嫩菜心、西红柿、土豆、萝卜、麦麸、水果等，宜切碎煮软，使膳食纤维软化。每天饮水 1 000～1 500 mL。

(8)少食多餐、定时定量：高脂肪餐、油煎油炸、强刺激的辛辣膳食等常诱发胆石症发作。少量进食可减少消化系统负担,多餐可刺激胆汁的分泌,能够保持胆道畅通,促进胆道内炎性物质排出,有利于病情好转。

(三)膳食营养护理

(1)加强健康教育,养成良好的生活习惯。避免暴饮暴食、高脂肪膳食和酗酒。

(2)密切关注病情变化,及时调整膳食种类与用量。

(3)禁用辣椒、咖喱、芥末、酒、咖啡等强刺激性的调味品,以免引起胆囊炎或胆石症的急性发作或恶化。

(4)禁用高脂肪食物如肥肉、动物油、油煎油炸食品,并限制烹调用油量,以每天不超过 20 g 为宜;禁用高胆固醇食品如动物脑、内脏,蛋黄、鱼子、蟹黄等,以减轻肝脏负担,保护肝脏功能,防止胆石症形成。

(5)少食过酸食物如山楂、杨梅、食用醋等,以免诱发胆绞痛。

(6)宜选用粮食类尤以粗粮为主,豆制品、新鲜的水果、圆葱头、大蒜、香菇、木耳、水产品等具有调脂作用的食物以及富含优质蛋白质的鱼虾类、瘦肉类、蛋类、奶类等食品。增加膳食纤维摄入,抑制胆固醇吸收,防止结石形成。

(7)补充足够维生素和矿物质如新鲜蔬菜、水果等。

(8)忌用油腻、煎、炸及产气的食物。烹调方式以蒸、煮、汆、烩、炖为主。

(9)注意饮食卫生,预防肠道寄生虫感染。

(10)一日食谱举例。

一日食谱:能量为 2 000 kcal,脂肪 35 g,蛋白质 65 g。

早餐:大米粥(大米 30 g),馒头(面粉 50 g),凉拌黄瓜(黄瓜 100 g)。

加餐:豆浆(豆浆 300 mL、白糖 20 g),饼干 20 g。

午餐:软米饭(大米 100 g),清蒸鱼(鲫鱼 40 g),素炒青菜(青菜 125 g、香菇 10 g)。

加餐:藕羹(藕粉 25 g)。

晚餐:大米粥(大米 50 g),馒头(面粉 50 g),肉末炒甜椒(猪肉末 100 g、甜椒 125 g)。

加餐:面包 60 g,草莓 50 g。

全天用油:植物油(玉米油或豆油)15 g。

全天用盐:食盐 5 g。

四、胰腺炎

胰腺是人体的第二大消化腺体,所分泌的胰液中有多种酶参与蛋白质、脂肪、糖类的消化,是最重要的消化液。而胰脂肪酶是消化脂肪的、为胰腺所特有的,胰腺发生病变,首先是脂肪消化吸收发生障碍。

(一)急性胰腺炎

急性胰腺炎是胰腺的急性炎症过程,由多种原因导致的胰酶被激活,引起胰腺组织发生自身消化、水肿、出血,甚至坏死。其特点为突然发病,发病前常有暴饮暴食、酗酒或胆道疾病、胆石症等诱因。出现持续性的剧烈上腹疼痛、恶心、呕吐、发热等临床症状,严重可有腹膜刺激症状、酸中毒、脱水,甚至低血压和休克等并发症。

1.营养代谢因素

(1)高脂肪、高蛋白质:长期高脂肪、高蛋白质餐的摄入不仅可引起肥胖和高脂蛋白血症,还可导致胰酶分泌增加,使胰脂肪酶分解甘油三酯释放出游离脂肪酸增多,而游离脂肪酸会对胰腺造成直接的损害。

(2)酗酒和暴饮暴食:急性胰腺炎尤以西方国家人群多见,酗酒是其发病的主要原因。长期大量饮酒造成对胰腺的刺激和直接损伤,引起富含酶的胰液分泌增加,另外,长期大量饮酒还可使体内胰腺溶酶体的脆性增加,激活胰蛋白酶,引起胰腺自身消化。暴饮暴食导致短时间内大量食糜进入十二指肠,刺激乳头水肿,引起奥迪括约肌痉挛,引起大量胰液分泌。

2. 膳食营养治疗

根据急性胰腺炎患者所处的不同阶段,采取相应的膳食营养治疗,以减轻胰腺负担,促进受损胰腺组织的修复,纠正代谢紊乱和水、电解质平衡失调。

(1)急性期:急性期胰腺炎分为急性坏死型和急性水肿型两种类型。

①急性坏死型:为减轻胰腺代谢负担,减少胰酶的合成和胰液的分泌,绝对禁食,以保证胰腺得到充分休息,必要时行胃肠减压,给予肠外营养。热能供给量,从允许性低能量开始每天 20～25 kcal/kg 逐渐适当增加每天 30～35 kcal/kg。外周或中心静脉输注葡萄糖(补充糖类)、氨基酸、胰岛素,及时补充微量元素、维生素和矿物质。

②急性水肿型:发病初期,应禁食 2～3 d,待症状缓解后,从流质饮食开始逐渐增加饮食量,并过渡到正常饮食。

(2)恢复期:当胰腺炎症趋于控制、胃肠功能恢复后,应及早行肠内营养,避免由于长期禁食引起胃肠功能减退,以维持和改善肠黏膜细胞结构和功能的完整性,防止肠道细菌移位。

①肠内营养初始阶段,应选用对胰腺刺激最小的空肠途径给予,可给予氨基酸型或短肽型要素膳食。

②待病情稳定,消化吸收功能逐步恢复后,再经胃造瘘或空肠造瘘途径。在行经肠内营养时,从低剂量、低浓度、低蛋白质、低脂肪流质膳食开始,逐渐提高浓度、剂量,并应注意滴速和温度,切忌操之过急。

③恢复正常经口进食后,应供给热能每天 2 000～2 200 kcal。应避免高脂肪、高动物蛋白质及辛辣刺激性食物。

④补充适量的维生素和矿物质,尤其是维生素 C,保证每天 300 mg 的摄入量,有利于机体的恢复。

⑤坚持少量多餐,每天进餐 5～7 次,禁酒或含酒精饮料。

⑥食物的烹调方式选择以蒸、煮、氽、烩、炖为主。

3. 膳食营养护理

(1)强调膳食调理的重要性。避免暴饮暴食、高脂肪膳食和酗酒。

(2)根据病情分期随时调整膳食种类与用量。

(3)进行膳食营养状况和营养不良风险的评估,为患者制订营养支持方案。

(4)食物的选择如下。

①宜用食物:开始进食时,应选用低脂、低蛋白质易消化型经肠营养制剂;病情好转后给予易消化的低脂、高糖类流质膳食,如米汤、菜汤、藕粉、蛋花汤、面片等,供给标准以维持机体的基础代谢为宜;恢复正常进食后,可给予富含优质蛋白质的鱼虾类、嫩的畜禽肉类、蛋清、豆腐、豆浆、脱脂牛奶等,主食可选用素面条、面片、烂米粥、素馄饨、软米饭等。

②忌用或少用食物：绝对禁酒，忌食油腻的含脂肪较多的食物，如肥肉、花生、芝麻、油酥点心、油炸食品、奶类、蛋黄及各种汤类，如肉汤、鱼汤、鸡汤等。

③忌辛辣刺激调味品，如辣椒、花椒粉、咖喱粉等。

(5)一日食谱举例。

早餐：米汤（大米粉 10 g、白糖 20 g）。

加餐：橘汁（鲜橘汁 200 g、白糖 20 g）。

午餐：鸡蛋白汤（鸡蛋白 50 g），番茄汤（番茄 150 g、白糖 20 g）。

加餐：红枣汤（红枣 20 g、白糖 20 g）。

晚餐：粳米汤（粳米 10 g、食盐 2 g）。

加餐：藕羹（藕粉 25 g、白糖 20 g）。

全天用油：5 g。

全天用盐：食盐 2 g。

(二)慢性胰腺炎

慢性胰腺炎产生原因众多，其中以胆道疾病和嗜酒为主要原因，其引起的胰腺慢性实质性的反复或持续性损伤，导致胰腺组织和功能发生不可逆转的损害。临床上可表现为腹痛、腹胀、恶心、呕吐、食欲减退、脂肪泻等，并可出现水肿、消瘦和皮肤粗糙等营养缺乏症的表现。

1. 营养代谢因素

(1)脂肪：慢性胰腺炎最显著的特点是脂肪泻，这是由于机体对脂肪的消化不良和吸收障碍引起的。重症者由于脂肪消化吸收不良，可造成脂溶性维生素缺乏。

(2)蛋白质：由于长期胰蛋白酶缺乏，蛋白质吸收不良，蛋白质摄入不足导致患者出现消瘦、浮肿等营养不良症状。

(3)糖类：由于胰岛细胞严重受损，出现胰岛素缺乏，常并发糖尿病或糖耐量异常。

(4)能量：因食欲下降、进食受限或消化吸收障碍，导致能量代谢失衡，从而影响患者的营养状态，最终演变为严重营养不良。

2. 膳食营养治疗

(1)充足的能量：根据患者情况有针对性调整饮食。每天需供给 2 500～3 000 kcal。

(2)充足的糖类：应在每天 300 g 以上，以满足机体对能量的需求。多选易于消化吸收的糖类，如蔗糖、蜂蜜、红糖、粉丝、粉芡、杏仁茶、藕粉等都可酌量采用。糖尿病症状明显者，可酌情选择。

(3)适宜的蛋白质：宜选用含脂肪低的优质蛋白质食物，如豆类及豆制品、脱脂奶、瘦肉类、鱼类、猪肝、蛋清等。蛋白质供给量每天 100～120 g。

(4)控制脂肪的摄入：采用低脂膳食，供给量每天不超过 30 g。避免富含脂肪食物，如油煎或油炸食品、肉汤、肥肉、干果、奶油点心等。待病情好转后脂肪摄入量可逐渐增加到每天 50 g。胆固醇摄入量每天不超过 300 g。

(5)保证充足的维生素：患者由于恶心、呕吐、脂肪泻等影响，出现不同程度的营养缺乏，尤以脂溶性维生素和维生素 B_{12}、维生素 C 及叶酸、钙、铁等需及时补充。多食用如土豆、菠菜、胡萝卜、莴笋等新鲜绿叶蔬菜。尤其应增加维生素 C 的摄入，每天供给在 300 mg 以上。

(6)食物应清淡、细软、易消化、无刺激,以减轻胰腺负担。

3.膳食营养护理

(1)加强膳食营养指导,强调膳食营养对防治本病的重要性。

(2)密切关注病情变化,积极协助营养师随时做好调整膳食工作。

(3)开展营养评估,为主管医师制订营养支持的方案提供有效参考。

(4)坚持养成良好生活习惯,避免暴饮暴食、高脂肪膳食和酗酒。

(5)宜选清淡易消化、低脂肪膳食,少量多餐。

(6)宜食富含多种维生素、微量元素和矿物质的新鲜蔬菜、水果。

(7)宜食谷类,如大米、小米、玉米、赤小豆、绿豆及瘦猪肉、牛肉、鸡、鱼、虾、蛋和豆制品等。

(8)忌肥腻食物,如肥猪肉、羊肉、肉松以及核桃、花生、葵花籽、芝麻、油炸食物、油酥点心、奶油等。

(9)忌粗粮、韭菜、芹菜等粗糙纤维多、对肠道刺激的食物。

(10)忌烟、酒及酸、麻、辣等刺激性食物。

(11)一日食谱举例

一日食谱:能量为 2 400 kcal,脂肪 35 g,蛋白质 95 g。

早餐:大米粥(大米 50 g),馒头(面粉 70 g),凉拌绿豆芽(红腐乳 20 g、绿豆芽 25 g),鸡蛋 50 g。

午餐:米饭(粳米 150 g),清蒸鱼(黄鱼 100 g),肉末炒甜椒(瘦猪肉 40 g、粉丝 3 g、甜椒 125 g)。

晚餐:米饭(粳米 150 g),牛肉炖胡萝卜(牛肉 50 g、胡萝卜 40 g),千张青菜汤(青菜 125 g、千张 100 g、香油数滴)。

加餐:脱脂牛奶 200 mL,白糖 20 g。

全天用油:植物油(玉米油或豆油)10 g。

全天用盐:食盐 5 g。

▎▎ Key Words ▎▎

1.脂肪肝的膳食营养代谢因素有 ＿＿＿＿＿、＿＿＿＿＿、＿＿＿＿＿、＿＿＿＿＿、＿＿＿＿＿。

2.肝硬化肝损害较轻、无并发症患者供给"三高一适量"的膳食,即 ＿＿＿＿＿、＿＿＿＿＿、＿＿＿＿＿、＿＿＿＿＿。

3.慢性胆囊炎伴胆石症者,应坚持长期采用＿＿＿＿＿、＿＿＿＿＿、＿＿＿＿＿。

4.急性胰腺炎的特点为 ＿＿＿＿＿,发病前常有 ＿＿＿＿＿、＿＿＿＿＿ 或 ＿＿＿＿＿、＿＿＿＿＿ 等诱因。

5.对胰腺炎患者强调膳食调理的重要性,避免 ＿＿＿＿＿、＿＿＿＿＿ 和＿＿＿＿＿。

任务五　常见肾脏疾病膳食营养与护理

学习目标

【掌握】
1. 常见肾脏疾病膳食营养护理内容

【熟悉】
2. 常见肾脏疾病膳食营养治疗措施

【了解】
3. 常见肾脏疾病膳食营养代谢因素
4. 常见肾脏疾病膳食营养一日食谱

案例导入 7-5

患者,男性,学生,18岁。某日与同学一起打篮球,回家洗冷水澡后休息,第二天出现发热、咳嗽、乏力等上呼吸道感染症状,自行用药治疗半个月痊愈,开始出现血尿、水肿,入院后诊断为急性肾小球肾炎。

请问:(1)急性肾小球肾炎的营养相关因素有哪些?
(2)急性肾小球肾炎采取哪些营养治疗措施?

肾脏的功能是通过生成尿液和排泄代谢产物及有毒物质,维持机体水、电解质和酸碱平衡。肾功能异常常导致糖、脂肪、蛋白质、电解质和维生素的代谢紊乱,引起胰岛素抵抗和糖耐量降低、血脂异常、营养不良等临床症状。

一、肾小球肾炎

肾小球肾炎又称肾炎,是因感染引起的发生于双侧肾脏肾小球的变态反应性疾病,分为急性和慢性两种。

(一)急性肾小球肾炎

1. 营养代谢因素

急性肾小球肾炎是因感染引起的双侧肾脏肾小球弥漫性损害为主的变态反应性疾病。多发生于儿童,男性多于女性。多数是由于溶血性链球菌感染引起的。起病急,病程短,表现为:

(1)尿量异常:发病开始多见少尿,每天尿量少于 400 mL,或逐渐少尿,甚至无尿即每天尿量少于 100 mL。

(2)血尿、蛋白尿:出现血尿是肾小球炎症水肿的表现,是指每高倍镜下红细胞数大于等于 3 个。由于肾功能不全,蛋白质代谢异常,出现不同程度的蛋白尿,尿蛋白量每天为 0.5~3.5 g。

(3)高血压:部分病人伴有中度血压升高。血压一旦增高呈持续性,则不易自行下降。

(4)水肿:半数以上病人在开始少尿时出现水肿,以面部及下肢为重。

2. 膳食营养治疗

(1)限制蛋白质摄入:根据病情确定供给能量,如血尿素氮大于 60 mg/dl,膳食中蛋白质供给量可按每天 0.5 g/kg 供给,病情好转可增加蛋白质供给每天 0.8 g/kg,以利于肾脏功能修复,血尿素氮正常后即可不再限制蛋白质的供给。在限制蛋白质时应选用优质蛋白质含量高的食物如鸡蛋、牛奶、瘦肉类等,减少植物蛋白质摄入。粮食可以选择麦淀粉膳食,以减少不完全蛋白质供应,减轻肾脏的负担。低蛋白质膳食时间不宜过长,防止发生贫血。若肾功能损害不严重,食物中蛋白质不必严格限制,一般低于每天 1 g/kg,其中优质蛋白质占 50% 以上。

(2)充足糖类供给:限制蛋白质的摄入,应补充足够糖类,防止热能不足。但因长期卧床,热能消耗降低,每天供给热能也不必过高,按每天 1 500～2 000 kcal 为宜(一般按每天 25～30 kcal/kg)。

(3)适量脂肪供给:急性肾小球肾炎常伴有血压升高,应限制含动物油脂多及油煎、油炸类食物摄入,以防止血脂升高。但不需严格限制脂肪总量。

(4)控制钾摄入量:成人每天从食物中摄取的钾 90% 由肾脏排出,以维持体内血钾平衡。当肾功能不全出现少尿或无尿时,机体对钾的摄入十分敏感。如果在少尿期突然增加钾的摄入量,可因高钾血症导致心搏骤停。应严格控制钾供给量,避免食用含钾高的蔬菜、水果等食物。

(5)限制钠摄入量:从肠道吸收的氯化钠量每天约 4 400 mg,由肾脏排泄 2 300～3 200 mg。正常情况下,肾脏对氯化钠摄入量有较强的调节能力。当肾脏功能受损,肾小球率过滤下降时,血压对钠的摄入敏感性增加,出现血压升高,血容量增加,加重心肾负担,使肾功能恶化。因此,应根据病情、尿量及水肿情况,给予低盐、无盐或少钠膳食,每天食盐 2 g 或酱油 10 mL,无盐低钠膳食每天钠摄入量少于 500 g 为宜。不食咸菜、腐乳、咸蛋等腌制品;不食挂面、饼干、加碱或苏打粉的馒头及含钠高的蔬菜等,以严格控制钠的摄入。

(6)限制液体摄入量:液体摄入按患者尿量及水肿情况给予。正常人每天进水量与排出量基本相等,以保持机体内环境稳定。肾脏病患者排尿能力下降,如强制性排尿,可导致低钠血症和酸碱平衡失调。肾脏病患者进水量每天应控制在前一日尿量加 500 mL,即为全天的摄入量。

(7)供给充足维生素:每天膳食应补充含维生素 A、维生素 C、叶酸、B 族维生素等丰富的蔬菜、水果,维生素 C 的摄入量每天 300 mg 以上;供给含铁、钙等丰富的食物,补充微量元素和矿物质,以利于肾功能恢复、预防贫血和骨质疏松等并发症。

3. 膳食营养护理

(1)绝对卧床休息,严防并发症的发生。

(2)密切观察病情变化,准确记录 24 h 的液体出入量。患者入液量每天应控制在前一日尿量加 500 mL 即为全天的摄入量。

(3)根据病情、尿量及水肿情况,给予低盐、无盐或少钠膳食。严格控制钠的摄入,不食咸菜、腐乳、咸蛋等腌制品,不食挂面、饼干、加碱或苏打粉的馒头及含钠高的蔬菜和水果。避免食用含钾高的蔬菜、水果如香蕉、橘子等。

(4)根据病情确定蛋白质供给量,随着病情好转逐渐增加到蛋白质供给量每天 1 g/kg。膳食中蛋白质应选用优质蛋白质含量高的食物如鸡蛋、牛奶、瘦肉类等,减少植物蛋白质摄入。粮食可以选择麦淀粉膳食。低蛋白质饮食时间不宜过长,防止发生贫血。

(5)补充足够糖类,防止热能不足,按全天以 1 500~2 000 kcal 为宜,一般按每天 25~30 kcal/kg。每天膳食应补充含维生素 A、B 族维生素、维生素 C、叶酸等丰富的蔬菜、水果,维生素 C 的摄入量每天 300 mg 以上;供给含铁、钙丰富的食物,补充微量元素和矿物质,以利于肾功能恢复,预防贫血和骨质疏松等并发症。

(6)禁食含香料、刺激性及含钾高的食品。

(7)一日食谱举例。

一日食谱:能量为 1 900 kcal,蛋白质 35 g。

早餐:牛奶(牛奶 200 mL、糖 20 g),麦淀粉饼(麦淀粉 100 g)。

午餐:大米饭(大米 50 g),肉末炒粉丝(肉末 50 g、粉丝 100 g),土豆泥(土豆 100 g)。

晚餐:麦淀粉蒸饺(麦淀粉 150 g、青菜 100 g、木耳 10 g),芹菜炒鸡丝(芹菜 100 g、鸡丝 30 g),丝瓜汤(丝瓜 50 g)。

全天用油:植物油 25 g。

全天用盐:食盐 2 g。

知识拓展

何谓麦淀粉

将小麦粉(玉米粉、大米粉、土豆粉、红薯粉亦同)中的蛋白质抽掉后剩下的淀粉,即为麦淀粉,蛋白质含量远远低于普通面粉。米、面约含植物蛋白 9%,淀粉(麦淀粉、玉米淀粉、大米淀粉、土豆淀粉、红薯淀粉等)含植物蛋白 0.2%~0.6%。如 100 g 玉米淀粉,含蛋白质仅 1.2 g。当慢性肾功能不全患者需要的营养和能量不能从蛋白质和脂肪中获得时,所需能量的 85%~90% 只能由淀粉和少量米面提供,麦淀粉膳食就成了他们的主食,如麦淀粉蒸饺、粉肠、煎饼、烙饼、面条、馒头等。慢性肾衰竭患者进食高蛋白质膳食,含氮物质生成增加,加重肾脏负担,无异于让残存的肾单位"过劳死"。因此,要减少蛋白质的摄入量,采用低蛋白麦淀粉膳食,从而减轻肾脏负担,以延迟慢性肾功能衰竭的发生。

(二)慢性肾小球肾炎

慢性肾小球肾炎是由多种原因引起的以免疫炎症为主,引发不同程度的肾功能减退,进展缓慢,最终将发展成慢性肾功能衰竭的一组肾小球疾病。其发病隐匿,病程较长,以青、中年男性居多。由于不同的病理类型及病程阶段不同,症状表现呈多样化。

1. 营养代谢因素

(1)水肿:水肿程度可轻可重,轻者仅晨起发现眼眶周围、面部肿胀呈"肾性面容"或午后双下肢踝部出现指凹形水肿,严重者可出现全身水肿。

(2)高血压:出现以舒张压升高(高于 90 mmHg)为特点,持续中度以上高血压症状。

(3)蛋白尿:大量蛋白质丢失,使血液胶体渗透压下降,出现水肿。24 h 尿蛋白超过 3.5 g,血浆蛋白浓度降低,白蛋白少于 3 g。

2. 膳食营养治疗

(1)适量蛋白质:对于病程迁延而轻度肾功能损害者,尿蛋白丢失较多或血浆蛋白低下,无氮质血症,膳食中适当增加蛋白质摄入,蛋白质供给按每天 1 g/kg,其中优质蛋白质占 50% 以上。肾功能中度及以上损伤者,每天蛋白质摄入量 30～40 g,并适当辅以 α-酮酸或必需氨基酸,以补充体内必需氨基酸的不足。

(2)充足的热能:对低蛋白质膳食者,可适当增加糖类摄入量,以满足机体能量需要,防止负氮平衡。热能需要量为每天 30～35 kcal/kg。

(3)限制钠盐:水肿和高血压好转时,低盐膳食每天食盐摄入限制在 2～3 g;高血压、水肿严重时,食盐摄入控制在每天 2 g 以下,或短期无盐膳食。同时定期检测血钾、血钠的水平,防止因病造成体内钠含量不足。

(4)补充各种维生素和矿物质:增加新鲜水果和蔬菜的摄入,以补充各种维生素和矿物质,出现高血钾时应慎重选择膳食种类。

(5)禁食钠高的腌制食品,如咸菜、咸肉、火腿等。有持续少尿和高血钾时,避免吃含钾高的食品,肾功能不全时严格控制各种动物性蛋白质的摄入。

3. 膳食营养护理

(1)密切观察患者水肿、血压等情况的变化,定期测量体重,严格记录 24 h 的出入液量,尤其是尿量的变化。

(2)对有氮质血症的病人,应限制蛋白质的摄入量,以每天 0.5～0.8 g/kg 为宜,其中 50% 以上应为优质蛋白质,并适当辅以 α-酮酸或必需氨基酸,以补充体内必需氨基酸的不足,如鸡蛋、牛奶等。

(3)适当增加糖类摄入量,以满足机体能量需要,防止负氮平衡。热能需要量为每天 30～35 kcal/kg。增加新鲜水果和蔬菜的摄入,以补充各种维生素和矿物质。出现高血钾时应慎重选择膳食种类。适当增加糖类和脂类在膳食热量中的比例。

(4)有水、钠潴留和血压升高的患者,严格控制液体与钠的摄入量。每天液体摄入量为前一天尿量加 500 mL。低盐膳食每天食盐摄入限制在 2～3 g,严重高血压、水肿时,食盐摄入控制在每天 2 g 以下,或短期无盐膳食。使用利尿剂者注意及时监测血钾。

(5)养成良好的生活习惯,禁烟戒酒,禁食腌制食品。

(6)一日食谱举例。

一日食谱:能量为 1 900 kcal,蛋白质 60 g。

早餐:大米粥(大米 50 g、白糖 15 g),花卷(面粉 50 g)。

加餐:牛奶 200 mL、白糖 20 g。

午餐:大米饭(大米 100 g),茭白炒肉(猪肉 40 g、茭白 150 g)。

加餐:苹果 150 g。

晚餐:大米饭(大米 100 g),清蒸鱼(青鱼 100 g)。

全天用油:植物油 25 g。

全天用盐:食盐 2 g。

二、肾病综合征

肾病综合征是多种病因、多种病理变化引起的一组具有相似临床症状与体征的综合征,可能与免疫有关。肾病综合征分为原发性和继发性两大类,最常见的病因表现为急性肾小球肾炎,其严重的并发症是急性肾衰竭。

1. 营养代谢因素

(1)低蛋白血症:血浆白蛋白浓度低于 30 g/L,患者因产生大量蛋白尿,体内蛋白质分解增加、合成代谢降低,加之食欲差,外源性蛋白质摄入不足,导致低蛋白血症。严重低蛋白血症引起营养不良、水肿、补体和免疫球蛋白丢失、免疫力下降、易并发感染。

(2)水肿:由于肾功能受损,肾小球率过滤下降,导致水、钠潴留,毛细血管静水压增加,血浆外渗引起水肿。水肿程度与低蛋白血症呈正相关,但不平行。

(3)微量元素:矿物质和维生素代谢异常:肾病综合征患者产生大量蛋白尿,导致转运蛋白丢失,使运输铁、钙等二价阳离子,铜、锌等微量元素和维生素 D_3 等发生改变,引起缺铁性贫血、低血钙和维生素 D_3 水平下降。

(4)血脂异常:血脂异常与低蛋白血症共存,总胆固醇水平明显升高,甘油三酯和低密度脂蛋白胆固醇升高,高密度脂蛋白胆固醇降低。

2. 膳食营养治疗

(1)增加糖类摄入:糖类供给应占总热能的 60% 以上。足量的糖类摄入,可防止氨基酸氧化,提高蛋白质的利用率,热能供应为每天 30～35 kcal/kg。

(2)适量蛋白质:在热能供给充足的的条件下,膳食蛋白质适宜的供给量为每天 0.8～1.0 g/kg;伴有肾功能不全时,酌情给予每天 0.6～0.8 g/kg 低蛋白质膳食,供给以高生物价的优质蛋白质为主,如牛奶、蛋类、豆类及其制品。如用极低蛋白质膳食应同时加每天 10～20 g 必需氨基酸或 α-酮酸。

(3)适量脂肪:纠正低蛋白血症,限制脂肪的摄入,脂肪应占总热能的 30% 以下。控制胆固醇和饱和脂肪酸摄入量,增加多不饱和脂肪酸和单不饱和脂肪酸摄入量。烹调食物以植物油为主,如豆油、花生油、橄榄油等。每天胆固醇的摄入量控制在 300 mg 以下。

(4)补充维生素和矿物质:大量蛋白尿会造成矿物质和维生素的丢失,应适当补充含铁、B 族维生素、维生素 A、维生素 C 丰富的食物。增加钙的补充,对用利尿剂患者注意监测血钾、血钠情况,以防止低钠血症、低钾血症的发生。增加膳食纤维摄入,以辅助降低血氨,减轻酸中毒。

(5)限制钠盐:水肿时应选用低盐膳食,食盐量每天不超过 2 g 为宜。

(6)控制液体摄入量:明显水肿者,应限制液体摄入量。液体摄入量为前一日尿量加 500 mL。

3. 膳食营养护理

(1)低蛋白质膳食:在能量充足的情况下,给予低蛋白质膳食,可使蛋白质的分解下降,白蛋白的合成率接近正常,低蛋白血症得到改善,血脂降低,患者可以达到正氮平衡。同时低蛋白质膳食能减轻蛋白尿,减轻肾小球内高压、高灌注及高滤过,减轻肾小球硬化及肾间质纤维化,从而延缓肾功能不全的发展。当有氮潴留时,蛋白质供给为每天 0.5～0.6 g/kg,同时选用富含优质蛋白质的食物,如肉、鱼、蛋、奶等,必要时选用麦淀粉饮食。

(2)膳食中增加富含糖类的土豆、红薯、山药、粉皮的摄入,以补充足够能量。能量按每天 30～35 kcal/kg 供给,膳食应多样化,营养合理,色香味形俱佳,以增进病人的食欲。

(3)充足维生素与矿物质的摄入:大量的蛋白尿使钙、磷和维生素等丢失,易发生低钙血症、骨质疏松。注意膳食中增加含钙丰富的牛奶、虾皮等食物。同时增加富含维生素 C 的蔬菜、水果,富含维生素 B_1 的粗粮和坚果,富含维生素 B_2 的乳类及含铁丰富的食物等。

(4)适当限制脂肪供给,一般占总热量的 30% 以下。同时,注意选择含不饱和脂肪酸的植物油,如豆油、橄榄油、茶油、花生油等。减少富含饱和脂肪酸的动物油和含胆固醇高的动物内脏等,胆固醇的摄入量每天控制在 300 mg 以内。

(5)根据患者水肿的情况,限制钠盐和液体的摄入量,每天钠盐摄入 1～2 g,水肿严重时限制在 500 mg 以内,并禁食含钠高的食物,如咸菜、咸鱼等腌制品。液体摄入量为前一日尿量加 500 mL。

(6)禁食辛辣、腌制食物及调味品,以及富含饱和脂肪酸的动物油脂等。

(7)一日食谱举例。

一日食谱:能量为 2 000 kcal,蛋白质 40 g。

早餐:大米粥(大米 50 g),馒头(麦淀粉 50 g),煮鸡蛋(鸡蛋 50 g)。

加餐:牛奶 200 mL、白糖 20 g。

午餐:大米饭(大米 100 g),鸡肉炒卷心菜(鸡肉 50 g、卷心菜 100 g)。

加餐:牛奶 100 mL、白糖 20 g。

晚餐:烙饼(麦淀粉 100 g),牛肉丸子冬瓜汤(牛肉 50 g、冬瓜 200 g)。

加餐:苹果 150 g。

全天用油:植物油 25 g。

全天用盐:食盐 2 g。

▌ 知识卡片 ▐
慢性肾脏病十忌

一忌饮酒;二忌吸烟;三忌恼怒;四忌过劳;五忌焦虑;六忌悲;七忌乱用补药;八忌生活不规律;九忌滥用药;十忌乱投医。

三、肾衰竭

肾衰竭是指肾脏疾病发展到后期引起的肾脏功能部分或全部丧失的病理状态。按其发作分为急性肾衰竭和慢性肾衰竭两种。

(一)急性肾衰竭

急性肾衰竭是指肾小球滤过率突然或持续下降引起的肾功能急剧、进行性减退,代谢产物潴留而导致的体内水、电解质紊乱、酸碱平衡失调和尿毒症等为主的临床综合征。

1. 营养代谢因素

(1)水及酸碱平衡失调:在少尿期,因代谢产物的潴留蓄积,导致血尿素氮、肌酐和血钾升高,造成代谢性酸中毒及尿毒症;过多的水潴留,可导致心力衰竭、肺水肿或脑水肿。

(2)电解质紊乱:在少尿期和多尿期,由于尿量异常、机体所处高分解状态和摄入量不足,出现高钾血症、低钠血症、高镁血症、高磷血症、低钙血症等电解质代谢紊乱。尤其是高钾血症,严重者可导致心搏骤停。重症高镁血症可出现肌力下降甚至昏迷。

(3)营养不良:在急性期,体内蛋白质处于高分解状态,加之能量摄入不足,加速蛋白质分解,而因病情关系又需限制蛋白质的摄入,易出现营养不良、抵抗力下降等症状。

2. 膳食营养治疗

（1）少尿期或无尿期：

①充足的热能：热能供给标准为每天 35 kcal/kg，热能来源以易于消化的糖类为主，足够的糖类可防止或减轻酮症，减轻钾的释放而增高血钾。充足的热能可以提高蛋白质的利用，降低脂肪和蛋白质分解。主食以麦淀粉为主，多食水果。

②限制蛋白质：在少尿期，选用高生物价的低蛋白膳食，以满足患者营养需要，有效减轻氮质血症和高钾血症，每天蛋白质供给 15～20 g，选用富含必需氨基酸的牛奶、蛋类等。亦可适量增加瘦肉类、禽类、鱼虾类等动物性蛋白质摄入。如果少尿期持续时间较长、丢失蛋白质较多，除补充高生物价的蛋白质膳食外，还应酌情配以要素膳。

③限制液体摄入量：根据尿量严格控制、计算液体摄入量，防止因液体摄入过多而引起急性肺水肿和稀释性低钠血症，按每天液体摄入量为前一日尿量加 500 mL 计算，发热病人可适当增加液体摄入量。

④适量的维生素和矿物质：在控制液体摄入量的情况下，适当进食各种新鲜水果或菜汁以补充维生素 C、矿物质等。

⑤限制钠和钾的摄入量：根据水肿程度、尿量及血钠监测结果，分别采用少盐、无盐和少钠膳食，摄入量宁少勿多，每天限量 500 mg 以内。若血钾升高，应控制钾盐摄入量，每天 1 760 mg 以内。

（2）多尿期：多尿早期的膳食营养治疗与少尿期相同。尿量增多，血尿素氮下降，食欲好转，应适当增加营养物质，以利于机体的修复。每天供给热能 2 000～3 000 kcal，供给蛋白质 0.5～0.8 g/kg，其中优质蛋白质应占 50% 以上。液体摄入量取决于前一日的尿量。食盐供给增加，每排出 1 000 mL 尿供给氯化钠 3 g，以补偿尿中的丢失量，同时补充含钾丰富的蔬菜、水果。

（3）恢复期：可恢复正常膳食，每天热能按 3 000 kcal 供给，蛋白质供给量可随血液中尿素氮的下降而逐渐提高，从每天 0.5～1 g/kg 逐步提高到每天 1 g/kg 以上，高生物价蛋白占 30%～50%，以保证组织恢复需要。

3. 膳食营养护理

（1）密切关注病情分期，准确记录 24 h 尿量。强调膳食营养重要性。

（2）少尿期或无尿期：

①高热量膳食营养：足量的糖类、脂肪摄入以供给人体足够的热量，防止蛋白质为提供热量而分解，减少蛋白质的消耗。可选用人造黄油、植物油和食糖等。热能供给标准为每天 35 kcal/kg，主食以麦淀粉为主，适当进食各种新鲜水果或菜汁以补充维生素 C、叶酸、矿物质等。亦可给予片剂口服。

②低蛋白质膳食营养：给予低蛋白质膳食，以减少代谢产物（尿素氮）的来源，减轻肾脏的负担，减慢肾功能恶化的速度，既满足机体生理的基本需要，又不至于发生营养不良。每天蛋白质供给 15～20 g，其中 60% 以上为优质蛋白质，即含必需氨基酸的动物蛋白质，如鸡蛋、牛奶、瘦肉等。为防止低蛋白质带来的营养不良，可加用必需氨基酸及其 α-酮酸混合制剂。α-酮酸本身不含氮，在体内与氨结合成相应的必需氨基酸（EAA），EAA 在合成蛋白质过程中，可利用一部分尿素，故能减少血中尿素氮水平，改善尿毒症症状。

③根据尿量严格控制、计算液体摄入量，按每天液体摄入量为前一日尿量加

500 mL计算,有发热、呕吐等症状患者可经静脉补液。

④根据水肿程度、尿量及血钾、血钠监测结果,考虑供给量。钠盐摄入量宁少勿多。若血钾升高,应控制钾盐摄入量,每天1 760 mg以内,膳食中应选用含钾低的蔬菜和水果,如南瓜、西葫芦、冬瓜、茄子、大白菜等。

(3)多尿期:尿量增多,病情好转,食欲增加,应适当增加营养物质,每天供给热能2 000~3 000 kcal,供给蛋白质0.5~0.8 g/kg,其中优质蛋白质应占50%以上。液体摄入量取决于前一日的尿量。每排出1 000 mL尿供给食盐3 g,以补偿尿中的丢失量,同时补充含钾丰富的蔬菜、水果。

(4)恢复期:可恢复正常膳食,每天热能按3 000 kcal供给,蛋白质供给量可随血液中尿素氮的下降而逐渐提高,从每天0.5~1 g/kg逐步提高到每天1 g/kg以上,高生物价蛋白质占30%~50%,以保证组织恢复需要。

(5)禁忌酒、咖啡、刺激性食物和调味品、动物内脏及油煎、油炸食品,控制钠盐与酱油的摄入。

(6)对已行透析的患者,则不需严格限制饮食,蛋白质的摄入量按每天1.1~1.2 g/kg供给,其中优质蛋白质占50%以上;能量供给每天35 kcal/kg以上,其中脂肪占总能量的35%~40%,糖类占60%~65%,以多糖为主;钠的摄入量每天0.75~2 g/kg;注意补充锌及多种维生素;限制液体量,两次透析之间体重增长不宜超过2.5 kg。

(7)一日食谱举例。

一日食谱:能量为2 200 kcal,蛋白质60 g。

早餐:大米粥(大米50 g),烙饼(麦淀粉75 g),凉拌黄瓜(黄瓜50 g)。

加餐:牛奶250 mL,面包50 g。

午餐:大米饭(大米100 g),素烧冬瓜(冬瓜150 g),番茄炒鸡蛋(鸡蛋50 g、番茄150 g)。

加餐:苹果150 g。

晚餐:麦淀粉蒸饺(麦淀粉125 g、青菜200 g、瘦猪肉50 g)。

全天用油:植物油25 g。

全天用盐:食盐2 g。

(二)慢性肾衰竭

慢性肾衰竭是各种慢性肾脏疾病的晚期表现,由各种原发或继发原因造成的慢性渐进性、不可逆的肾实质损害,出现氮质代谢产物聚集、潴留,水、电解质紊乱和酸碱平衡失调等一系列症状。

1.营养代谢因素

(1)蛋白质代谢异常:由于慢性肾衰竭蛋白质代谢能力下降,当进食高蛋白质膳食时出现血尿素氮升高,加重肾功能恶化;而给予低蛋白质膳食又会出现低蛋白血症和负氮平衡,导致机体免疫力下降。

(2)脂肪和糖代谢紊乱:肾脏功能不全导致脂质代谢紊乱,可出现高脂血症;又因外周胰岛素抵抗和机体对胰岛素清除能力降低,导致患者出现低血糖和糖耐量减低。

(3)水、电解质和酸碱失衡:随着肾功能逐渐减退,肾脏对水、电解质和酸碱平衡调节能力下降,引起钾、钠、水的潴留,出现水肿、高钾血症和充血性心衰;也可因限制液体摄入、发热、呕吐、腹泻及钾的摄入不足,导致低钠、低钾血症,低钙和高磷血症和脱水等。

(4)代谢性酸中毒:代谢产物如磷酸、硫酸等酸性物质在体内潴留,引发酸碱平衡失调,出现代谢性酸中毒。

2. 膳食营养治疗

(1)充足的热能:热能来源以糖类和脂肪为主。为提高蛋白质的生物利用率,减少脂肪和蛋白质分解,按每天 30～35 kcal/kg 供给。

(2)限制蛋白质:限制蛋白质摄入可减少氮质代谢产物在体内堆积,保护残余肾单位。根据病情和肾小球滤过率决定膳食蛋白质的供给量,肾功能不全代偿期为每天 0.7～0.8 g/kg;肾功能早期失代偿期为每天 0.6～0.7 g/kg;肾功能失代偿期为每天 0.5 g/kg;终末期为每天 0.3～0.4 g/kg。

(3)适量的脂肪:肾功能不全导致脂质代谢紊乱,可出现高脂血症,诱发动脉粥样硬化,因此,控制膳食中脂肪摄入能有效控制慢性肾衰竭的脂质代谢紊乱。脂肪摄入量占总热能的 30%,降低饱和脂肪酸和胆固醇摄入量。

(4)适量的糖类:为满足患者对热能的需求,供给充足的糖类,减少机体组织分解。糖类主要来源应为粮食、淀粉以及麦淀粉。

(5)适宜的液体摄入量:出现尿少时,液体摄入量为前一日液体排出量加 500 mL,患者尿量减少不明显时不必严格限制液体摄入量。有水肿和心衰症状时则应严格控制液体摄入量。

(6)低盐、低钾、低磷:有水肿和高血压者应采用低盐膳食甚至无盐膳食。患者出现尿少或合并高血钾时,应限制钾的摄入。高磷血症加重肾功能恶化,使血清钙下降,应采用低磷膳食,磷摄入量每天少于 600 mg。

(7)充足的维生素:由于饮食控制,患者易出现水溶性维生素的缺乏,应适当补充。注意维生素 C 的补充以适量为宜。

3. 膳食营养护理

(1)严密观察病情动态变化,加强对生命体征的监测:每天定时测量体重,准确记录出 24 h 液体出入量。

(2)指导患者及家属制订合理的膳食营养计划,正确使用麦淀粉膳食和科学运用蛋白质食物。

(3)补充足够的热量:患者每天应摄取足够的热量,以防止体内蛋白质过度分解。热量供给每天应在 30 kcal/kg 以上,主要由糖类和脂肪供给。

(4)低蛋白质膳食:在高热量前提下,应根据病情来调整蛋白质的摄入量。当肾小球滤过率(GFR)低于 50 mL/min 时,开始限制蛋白质的摄入,其中 50%～60% 以上的蛋白质必须是富含必需氨基酸的蛋白质(高生物价优质蛋白质),如鸡蛋、鱼、牛奶、瘦肉等。当 GFR<5 mL/min 时,每天摄入的蛋白质约为 20 g(0.3 g/kg),此时病人需应用氨基酸疗法;当 GFR 在 5～10 mL/min 时,每天摄入的蛋白质约为 25 g(0.4 g/kg);GFR 在 10～20 mL/min 时,每天摄入蛋白质约为 35 g(0.6 g/kg);GFR 大于 20 mL/min 时,每天摄入蛋白质可加 5 g。尽量少摄入植物蛋白质,如花生、豆类及其制品,因其含非必需氨基酸多。可部分采用麦淀粉作主食。限制蛋白质摄入会引起患者饥饿感,这时可食芋头、马铃薯、苹果、马蹄粉等补充糖类。

(5)如患者尿量不减少,摄入量不必严格限制,以利于排泄。但对于晚期尿量每天少于 1 000 mL,有水肿或心脏负担增加的患者,应限制进液量。当出现尿量过少或无尿时,应避免食用含钾高的食物,以防饮食性高钾血症,如白菜、萝卜、梨、桃、木耳、紫菜、苹果、西兰花、绿豆、青豆等。

(6)充足的糖类可以满足机体的能量需求,减少机体组织的分解。热量供给每天应在 30 kcal/kg 以上;控制膳食中脂肪摄入能有效控制慢性肾衰竭的脂质代谢紊乱。脂肪摄入量占总热能的 30%,降低饱和脂肪酸和胆固醇摄入量。饱和脂肪酸小于 10%,胆固醇摄入量每天小于 300 mg。

(7)患者若无明显的浮肿和高血压,则不必严格限制食盐,以防止低钠血症的发生;若出现水肿和高血压,应采用低盐膳食(3～6 g/d);若有严重的水肿和高血压时,则采用无盐或少钠膳食。

(8)采用低磷膳食,摄入充足的维生素 A、B 族维生素、叶酸等水溶性维生素,适量补充维生素 C。

(9)禁食富含镁、钾、钠的食物和水果及含非必需氨基酸丰富的食物。戒烟忌酒。

(10)一日食谱举例

一日食谱:能量为 1 900 kcal,蛋白质 40 g。

早餐:玉米粥(玉米面 20 g),馒头(麦淀粉 70 g),鸡蛋羹(鸡蛋 50 g),凉拌水萝卜(水萝卜 50 g)。

加餐:牛奶 250 mL、白糖 15 g。

午餐:面条(土豆粉 50 g、面粉 50 g),红烧草鱼(草鱼 50 g),素炒菜花(菜花 100 g)。

加餐:西瓜 250 g。

晚餐:发糕(玉米面 30 g、麦淀粉 70 g),冬瓜丸子汤(冬瓜 150 g、瘦肉 30 g)。

全天用油:植物油 25 g。

全天用盐:食盐 3 g。

▎知 识 链 接 ▐

为了对慢性肾功能衰竭的病人进行营养治疗,使患者能够坚持长期食用,我们制定了低蛋白质膳食,采用淀粉作为主食的三个阶段,即全日蛋白质含量为 20 g、30 g、40 g。安排调配的低蛋白质淀粉食谱对病人改善症状、缓解病情起到非常重要的作用。其原则是:

(1)优质蛋白质要比较恰当地安排在三餐中,只集中在一餐或两餐是不对的;

(2)有限品种的粮食可在三餐中巧妙地与副食搭配,使食物变得可口,提高病人食欲;

(3)淀粉类食物尽量做到花样翻新、味道可口,并在餐次中合理分配,使病人不至于因饮食单调而厌食。

▎Key Words ▐

1.慢性肾小球肾炎有氮质血症的患者,应限制蛋白质的摄入,以每天_____为宜。

2.肾功能不全伴水肿患者,液体摄入量为_____。

3.急性肾衰竭少尿期应给予充足的_____,以提高_____的利用,降低_____和_____分解。

4.高磷血症加重肾功能恶化,使_____下降,应采用低磷膳食,磷摄入量每天_____。

任务六 | 代谢性疾病膳食营养与护理

学习目标

【掌握】

1.痛风、糖尿病、肥胖症、骨质疏松症患者饮食的特点与内容

2.痛风、糖尿病、肥胖症、骨质疏松症患者的饮食管理

3.痛风、糖尿病、肥胖症、骨质疏松症患者营养治疗原则

【熟悉】

4.常见的高嘌呤食物

5.痛风、糖尿病、肥胖症、骨质疏松症患者的合理膳食

6.痛风、糖尿病、肥胖症、骨质疏松症患者的膳食要求

【了解】

7.痛风患者的健康指导

案例导入 7-6

患者,男性,75岁。无明显诱因下出现左侧肩关节疼痛伴红肿,活动严重受限。无晨僵,无骶髂关节疼痛,无胸痛胸闷,无尿频、尿急、尿痛等不适症状。双手、双肘关节及双足多处皮下痛风结石形成,双踝及双侧手部多处关节有压痛,四肢关节畸形。血生化检查示:BUA 628 μmol/L,Scr 176 μmol/L,有痛风病史11年,为进一步治疗收治入院。

请问:如何指导该患者饮食及生活护理?

一、痛风

痛风(gout)是慢性嘌呤代谢障碍所致的一组异质性疾病。临床表现为高尿酸血症,反复发作的痛风性急性关节炎、痛风石、间质性肾炎,严重者呈关节畸形及功能障碍,常伴尿酸性尿路结石。根据尿酸增高原因,分为原发性痛风和继发性痛风。原发性痛风由先天性或特发性嘌呤代谢紊乱引起。继发性痛风由慢性肾脏病、血液病、内分泌疾病和食物、药物引起。痛风的急性关节炎发作与血尿酸增高有关,而血尿酸浓度往往与进食嘌呤高的饮食有直接关系。肥胖、冠心病、动脉粥样硬化、糖尿病、原发性高血压常伴发痛风。高嘌呤食物是痛风高危发病者的促发因素。

营养治疗是通过限制嘌呤食物,采用适当能量,限制脂肪和蛋白质饮食,供应充足水分及禁酒,减少外源性的核蛋白,降低血清尿酸水平并增加尿酸的排出,防止痛风的急性发作,减少药物用量。

(一)营养代谢因素

1. 糖类

痛风约半数患者伴有超重或肥胖症。每天的总能量摄入应低于正常的 $10\%\sim$ 15%，力求控制和减轻体重。通过定时观察，逐渐使体重达到理想体重，甚至达到理想体重的 $90\%\sim95\%$。应以植物性食物为热量的主要来源，如面粉、谷类等。尽量少食蔗糖和甜菜糖，因其分解后会产生果糖，而果糖能增加尿酸生成。蜂蜜含果糖较高，不宜食用。

2. 脂肪

痛风患者约 70% 伴有高脂血症。高脂肪摄入不仅不利于高脂血症的治疗，而且还会相应增加体重，导致脂肪代谢紊乱，对于超重或肥胖症减重不应过快、过猛。避免因体内脂肪分解而生成过多酮体与尿酸排泄相竞争，促使急性痛风发作。

3. 蛋白质

慢性痛风可并发痛风性肾病。当患者有间歇性蛋白尿时，应根据尿蛋白的丢失量及血浆蛋白量给予适量补充。在已发生痛风性肾病、肾功能不全时应限制蛋白质摄入，以减轻肾脏的负担，避免发生急性肾衰竭。

4. 维生素

B 族维生素和维生素 C 能促使组织内淤积的尿酸盐溶解，从而减少体内尿酸的形成与滞留。

(二)膳食营养治疗

痛风是由于体内嘌呤合成代谢紊乱和(或)尿酸排泄减少、血尿酸升高引起组织损伤的一组疾病。嘌呤是细胞核物质的组成元素，不仅机体代谢会产生嘌呤，几乎所有的动植物细胞中或多或少都含有嘌呤成分。机体代谢产生的嘌呤与从食物中摄入的嘌呤最终结局差异甚大。机体代谢产生的嘌呤在多种酶的作用下经过复杂的代谢过程大部分合成核酸，被组织细胞重新利用，少部分分解成尿酸。而食物来源的嘌呤绝大部分生成尿酸，很少被机体利用。所以，从食物中摄取嘌呤量的多少，对尿酸的浓度影响很大。饮食不调是痛风产生的重要原因之一，故痛风患者的饮食营养治疗就显得格外重要。

痛风患者营养治疗的作用是防止或减轻痛风急性发作；避免急性发作期的延长；减轻尿酸盐在体内的沉积，预防尿酸结石的形成；减少抗尿酸药的应用，从而减少其副作用。

(1)限制总能量，减少糖类摄入：为保持体重，每天的总能量摄入应低于正常值的 $10\%\sim15\%$。尤其要限制高糖类饮食及饮料的摄入。

(2)限制脂肪与蛋白质饮食：因脂肪与胆固醇、嘌呤并存，同时脂肪可减少尿酸排出。限制蛋白质和脂肪的摄入，实际上能减少嘌呤的摄入。低脂肪饮食指每天的脂肪摄入应限制在 $40\sim50$ g 以内。尤其要限制饱和脂肪酸、高脂肪饮食，这些饮食可减少尿酸的排泄，导致血尿酸增高。蛋白质摄入量每天为 $0.8\sim1.0$ g/kg。鸡蛋和牛奶不含核蛋白，是痛风患者补充蛋白质的首选食物。患痛风性肾病时，因尿蛋白丢失导致体内蛋白质减少，应当进行适当补充。但在出现氮质血症、肾功能不全时应严格限制蛋白质的摄入，以减轻肾脏的负担，避免发生急性肾功能衰竭。

(3)严格限制嘌呤饮食:高嘌呤饮食可使血尿酸升高,甚至出现急性关节炎发作。每天的嘌呤量应严格限制在 300 mg 以内。

(4)多饮水、忌饮酒:痛风患者应坚持多饮水,每天 2 000～3 000 mL,以利尿酸的排出。忌饮酒,因饮酒后体内乳酸增加,乳酸与尿酸呈竞争排泄趋势,促使尿酸排泄减少,血尿酸增高,诱发痛风急性发作,特别是啤酒,因啤酒花极易诱发痛风,故应绝对禁止。

(5)多吃新鲜蔬菜、水果:新鲜蔬菜、水果中的钾可减少尿酸的沉积,有利于尿酸排出体外,如香蕉、西兰花、西芹等。蔬菜、水果为碱性食物,可调节尿 pH,当患者的尿 H^+ 浓度为 10 000 mmol/L(pH 6.0 以下)时,可促使尿液保持碱性,以增加尿酸的溶解度,促进尿酸排泄,避免结石形成。痛风患者蔬菜摄入宜达 500 g/d,水果摄入 250 g/d。

(三)膳食营养护理

1. 加强健康教育

对痛风患者及其家属要加强饮食管理教育,使他们了解痛风的预防和发病知识,以及慢性关节炎的急性发作与饮食的不良习惯如喝酒、摄入高嘌呤食物密切相关。这是预防痛风性肾结石和肾病的有效措施。

2. 鼓励多饮水

水是人体非常重要的营养素之一,是维持生命及其他营养素代谢是不可缺少的。痛风患者更是要鼓励饮水,坚持每天至少饮水 2 000～3 000 mL,以利尿酸的排出,减轻症状。

3. 正确选用低嘌呤食物

要积极劝说患者不用或少用富含嘌呤的食物,详细地给患者介绍含嘌呤量不同的食物,改变患者的不良饮食习惯。食物中的嘌呤含量规律:内脏＞肉、鱼＞干豆、坚果＞叶菜＞谷类＞淀粉类、水果。每 100 g 食物中嘌呤的含量见表 7-6。

表 7-6　　　　　　　　　　每 100 g 食物中嘌呤的含量

含量	食物种类
①嘌呤含量少或不含嘌呤的食物	精白米、馒头、面条、精白面包、苏打饼干、玉米;卷心菜、胡萝卜、芹菜、茄子、黄瓜、南瓜、莴笋、西红柿、萝卜、土豆;牛奶、酸奶、蛋类、各种水果及干果类;各种饮料包括汽水、茶、巧克力、咖啡等
②含 50～75 mg 嘌呤的食物	菌菇类、花菜、菠菜、豌豆、青豆、麦片、鸡肉、羊肉、花生等
③含 75～150 mg 嘌呤的食物	鲤鱼、带鱼、鳕鱼、大比目鱼、贝壳类水产;猪肉、牛肉、鸭、鹅、鹌鹑、干豆类等
④含 150～1 000 mg 嘌呤的食物	动物内脏、沙丁鱼、鱼籽、蟹黄、虾类、火锅汤、鸡汤、肉汤、肉馅等

注:(1)痛风急性发作期:近期有症状,如关节的红肿热痛等禁用③④类食物,少用②类食物,以①类食物为主。

(2)缓解期和慢性期:近期无痛风发作症状。禁用④类食物,少用②③类食物,以①类食物为主。

(3)高尿酸血症患者:仅有血尿酸升高,无痛风症状。禁用④类食物,可少量用③类食物,以①②类食物为主。

4. 一日食谱举例

痛风食谱举例见表 7-7。

表 7-7

餐次	食谱一	食谱二
早餐	花卷(面粉 50 g),豆浆 250 g,白煮蛋 50 g	燕麦片煮牛奶(燕麦片 25 g、低脂牛奶 250 g),切片面包 25 g,蔬菜色拉(卷心菜 75 g、胡萝卜 15 g)
早加餐	核桃 30 g	
午餐	米饭(粳米 100 g),蚝油鸡片(鸡脯肉 50 g),塌菜炒冬笋(塌菜 150 g、冬笋 25 g),番茄木耳汤(番茄 50 g、木耳 1 g)	米饭(粳米 100 g),香煎鲑鱼(鲑鱼 75 g),芹菜炒方干(芹菜 200 g、豆腐干 50 g),水蒸蛋(鸡蛋 50 g)
午加餐	猕猴桃 125 g	
晚餐	米饭(粳米 75 g),红烧青鱼块(青鱼 75 g),茭白青椒丝(茭白丝 100 g、青椒丝 25 g),菠菜汤(菠菜 100 g)	米饭(粳米 75 g),青椒土豆肉丝(青椒丝 25 g、土豆丝 50 g、猪肉丝 50 g),青菜炒鲜香菇(青菜 125 g、鲜香菇 25 g)
晚加餐	低脂牛奶 250 g	苹果 125 g
全天用油		25 g
合计	能量 1 603 kcal,蛋白质 69.6 g,脂肪 49.5 g,糖类 220.3 g	能量 1 626 kcal,蛋白质 67.3 g,脂肪 52.9 g,糖类 220.6 g

5. 生活指导

(1)因 50%的嘌呤可溶于汤内,所以肉类及鱼类食物均应先煮,弃汤后再烹调,浓茶、浓咖啡、辣椒、生姜等辛辣调味品因其能使神经系统兴奋,诱使痛风发作,应尽量避免食用。

(2)调节饮食与降尿酸药结合:因为高尿酸血症是多因素造成的,摄入高尿酸食物只是原因之一,严格控制饮食并不能阻断其他尿酸升高,所以应采取降尿酸药和饮食调配同时进行。

(3)运动疗法:适当运动可预防痛风发作,对减轻体重、减少内脏脂肪、减轻胰岛素抵抗也有帮助,运动量一般以中等运动量为宜。运动后心率能达 110~120 次/min,少量出汗为宜。每天早晚各 30 min,每周 3~5 次。运动以散步、健身运动等有氧运动为宜。

值得注意的是,跑步等剧烈运动后出汗增加,血容量、肾血流量降低。尿酸、肌酸等排泄减少,导致出现一过性高尿酸血症。另外,运动后体内产生乳酸增加,竞争性抑制肾小管排泄尿酸,也可暂时升高血尿酸。所以,一般不主张痛风病人剧烈运动。适当运动时应多补充水分,防止血液浓缩。

(4)热水浴足:每天应热水浴或热水泡脚,以促进血液循环增加尿酸排泄,减轻疼痛。

(5)消除应激状态,避免诱因:痛风是一种终生性疾病,而且复发率高,并发症多,稍不注意极易诱发。生活中注意避免痛风发作的诱因,如高嘌呤饮食、饮酒、过度疲劳、局部外伤、紧张焦虑、情绪激动、手术、感染等。痛风患者要劳逸结合,保证睡眠,生活规律,消除各种心理压力。

(6)定期门诊随访:定期做血尿酸检查。尤其是痛风性肾病患者还要定期做尿微量白蛋白的测定、尿常规、肾功能的检查,以便及时掌握病情变化,采取针对性治疗。

二、糖尿病

糖尿病(Diabetes Mellitus,DM)是由遗传和环境因素相互作用而引起的一组代谢异常综合征。因胰岛素分泌、胰岛素作用或两者同时存在缺陷,引起糖类、蛋白质、脂肪、水和电解质等代谢紊乱。临床以慢性(长期)高血糖为共同特征,最严重的急性并发症是糖尿病酮症酸中毒(diabetic ketoacidosis,DKA)或高渗性非酮症糖尿病昏迷(non-ketonic hyperosmotic diabetic coma,NHDC),长期患糖尿病可引起多个系统器官的慢性酸中毒并发病,导致功能障碍和衰竭,是致残病死的主要原因。

(一)营养代谢因素

1. 糖类

糖类是构成身体组织的一种重要物质,如肝内及肌肉内糖原,体内的糖蛋白、核蛋白、糖脂等。人体器官时刻不能离开糖,尤其是脑细胞,为维持其功能,在休息状态下,每天需消耗 100～150 g 葡萄糖。患糖尿病时,因体内胰岛素分泌异常,不能合理调节人体的血糖水平。当摄入过高的糖类,体内分泌胰岛素异常,因而出现高血糖。合理控制糖类的摄入是糖尿病治疗的关键,供应一定比例的糖类,可改善糖耐量,提高胰岛素敏感性。摄入过低的糖类,人体处于饥饿状态,既不能理想地控制血糖,又需动用体内脂肪和蛋白质,体内酮体产生增多导致糖尿病酮症。糖类占总热能的 50%～60%,根据患者的病情、总能量及空腹血糖的高低来选择比例。

2. 蛋白质

糖尿病患者因体内糖原异生旺盛,蛋白质消耗量大,所以需要合理补充。糖尿病患者的蛋白质供给量为每天 1 g/kg,基本上与正常人相同,蛋白质所供能量占总能量的12%～15%。儿童、孕妇、乳母、营养不良及消耗性疾病者,可酌情增至 20%。蛋白质应保证三分之一为优质蛋白,但要注意肾功能的运输情况。并发糖尿病肾病时,应注意蛋白质的摄入要适量。尤其是氮质血症及尿毒症期,应减少蛋白质的供应,以免肾脏负担过重而导致肾衰竭。如肾功能不全,蛋白质的供给要减少为每天 0.6～0.8 g/kg,一般每天不超过 30～40 g。

3. 脂肪

脂肪是人体不可缺少的营养素。糖尿病患者体内脂肪分解加速,脂肪代谢紊乱。多伴有血脂异常,合并有脂肪肝、动脉粥样硬化。1 型糖尿病血糖控制不良常伴发高脂血症,经胰岛素合理治疗,血脂可恢复正常。2 型糖尿病多伴发高甘油三酯血症,极低密度脂蛋白、胆固醇增高及高密度脂蛋白胆固醇减少。为防止和延缓心脑血管疾病并发症,必须限制脂肪的摄入。糖尿病患者患冠状动脉疾病的危险比正常人增大 3～4倍,糖尿病宜用不饱和脂肪酸,限制饱和脂肪酸。每天摄入量应占总能量的 20%～30%,同时要合理选择脂肪的种类,要严格控制饱和肪酸的摄入,其不超过总能量10%。糖尿病患者每天胆固醇摄入量应小于 200 mg,要限制动物性脂肪及含饱和脂肪酸高的脂肪摄入,少吃油煎、油炸食物及猪、鸡、鸭、腰花、肝、肾等动物内脏类食物。

4. 维生素

维生素是调节生理功能不可缺少的营养素。糖尿病因葡萄糖和糖基化蛋白质自动氧化可产生大量自由基,若不及时清除可积聚在组织内,引发生物膜上脂质中不饱和脂肪酸的一系列自由基反应,即脂质过氧化,导致膜的流动性发生不可逆的改变,细胞膜的正常功能受损。人体中的维生素 C、维生素 E、β-胡萝卜素是清除积聚自由基的重要物质,能阻断和防止自由基引发的氧化和过氧化反应,保护生物膜,还可参与调节清除自由基的超氧化物歧化酶、过氧化氢酶、谷胱甘肽酶等抗氧化酶活性。尤其是糖尿病病情控制不好,易并发感染和酮症酸中毒的患者,更应注意维生素的补充。β-胡萝卜素有较强的抗氧化及调节免疫的作用。B 族维生素对糖代谢有重要作用。维生素不足可伴发葡萄糖耐量下降,胰岛素和胰高血糖素分泌受损,维生素 B_{12} 缺乏与糖尿病的神经病变有关。维生素 E 是强抗氧化剂,长期补充能抑制氧化应激,有助于糖尿病控制,并能预防和延缓糖尿病并发症的发生。通过改善细胞膜对胰岛素的反应而明显增加胰岛素介导的葡萄糖非氧化消耗,使血糖下降。可抑制免疫反应对胰岛 β 细胞的损害,通过抑制脂质过氧化,改善糖尿病患者的血液黏稠性,直接抑制胆固醇的生物合成。

5. 膳食纤维

膳食纤维可延缓胃排空,改变肠转运时间。可溶性纤维在肠内形成凝胶时,可减慢糖的吸收,从而降低空腹血糖和餐后血糖,改善葡萄糖耐量。可通过调节肠激素,如通过胰高血糖素的释放减少对 P 细胞的刺激,增加周围组织对胰岛素的敏感性,加速葡萄糖的利用。还可增加胰岛素依赖型糖尿病患者单核细胞上的胰岛素受体结合力,从而减少胰岛素的需要量,同时还减少口服降糖药物的应用剂量。

6. 能量

人体的能量摄入与能量消耗应该处于一定的平衡。正常人因年龄、性别、生活与工作方式不同对能量的需求也不同。糖尿病患者因体内缺乏胰岛素或周围组织对胰岛素不敏感、胰岛素受体的数目减少,能量代谢也会发生紊乱。过高能量的摄入可使体重增加,血糖控制不理想;过低能量的摄入可使患者处于饥饿状态,导致人体脂肪代谢紊乱,酮体产生过多,出现糖尿病酮症。故根据糖尿病患者的年龄、性别、生活需求及工作性质来科学确定能量供给。

(二)膳食营养治疗

糖尿病患者虽然存在一系列代谢紊乱,但仍然需要营养支持做保证,借以改善患者的营养状态,提高机体抵抗能力和免疫功能。但营养治疗方案应根据患者病情、治疗方式、机体的营养状况而随时做出调整。

(1)合理控制总热量:首先按患者性别、年龄和身高查表或用简易公式计算理想体重,然后根据理想体重和工作性质,参照原来生活习惯等,计算每天所需总热量。儿童、孕妇、乳母、营养不良和消瘦以及伴有消耗性疾病者应酌情增加热量,肥胖者酌减,使体重逐渐恢复至理想体重的±5%左右。不同体力劳动强度的能量需要见表 7-8。

标准体重(kg)=[身高(cm)-80]×70%(男性)

=[身高(cm)-70]×60%(女性)

正常:标准体重±10%;

肥胖:标准体重>20%;

消瘦:标准体重<20%。

表 7-8		不同体力劳动强度的能量需要		kcal/(kg·d)
体型	卧床休息	轻度劳动	中度劳动	中度劳动
消瘦	30	35	40	45
正常	15～20	30	35	40
肥胖	15	20～25	30	35

(2)少食多餐,定时定量:三餐以 1/5、2/5、2/5 或 1/3、1/3、1/3 分配热量,其中糖类占 50%～60%,脂肪占 30% 以下,蛋白质占 10%～15%,肾功能正常的糖尿病患者,推荐蛋白质的摄入量占供能比的 10%～15%,有显性蛋白尿的患者蛋白摄入量宜限制在每天 0.8 g/kg 左右,从肾小球滤过率下降起,即应实施低蛋白质饮食,推荐蛋白质摄入量每天 0.6 g/kg,并同时补充复方酮酸制剂。低升糖指数食物有利于血糖稳定。儿童糖尿病患者每天总热量(kcal)=1000＋年龄×(70～100),蛋白质按 2～3 g/kg 供应。妊娠糖尿病者在未怀孕基础上每天增加 200～300 kcal 热量,蛋白质供给一般为 100 g/d,糖类不低于 250 g/d。宜少食多餐,定时定量进餐,与药物作用、运动时间保持一致,使血糖不会波动太大。建议每天至少进食 3 餐,注射胰岛素患者 4～5 餐为宜,可以预防低血糖的发生。糖尿病、肾病患者限制蛋白质摄入。不推荐糖尿病患者饮酒,饮酒时需把酒中所含的热量算入总热量范围内,每天饮酒不超过 10 g 酒精。

(3)平衡膳食:每天膳食应有谷类、蔬菜、水果、奶豆类、鱼肉类、适量的油盐等食物。如胃肠道条件允许,应适当增加膳食纤维的摄入。因为各种富含可溶性食用纤维的食品可延缓食物吸收,降低餐后血糖高峰,有利于改善糖、脂代谢紊乱,并促进胃肠蠕动,防止便秘。每天饮食中纤维素含量不宜少于 40 g,提倡食用绿叶蔬菜、豆类、块根类、粗谷物、含糖成分低的水果等。每天摄入食盐应限制在 10 g 以下。

(4)补充微量元素:微量元素对人体很重要,如锂能促进胰岛素的合成和分泌,能提高 B 细胞有丝分裂过程中的 DNA 系列和细胞数目增多,能改善外周血组织对胰岛素的敏感性;锌参与构成人体的新生细胞和蛋白质合成,能协助葡萄糖在细胞膜上转运,并与胰岛素活性有关。锌是体内多种酶的成分,能帮助人体利用维生素 A,维持正常免疫功能。糖尿病患者若锌缺乏常伴胰岛素分泌减少,组织对胰岛素作用的抗拒性增强。锌对胰岛素分泌影响具有双向性,血浆浓度极高或极低均损害胰岛素分泌,可导致葡萄糖耐量降低。补锌能加速愈合老年糖尿病患者的下肢溃疡。糖尿病出现尿糖或酮症酸中毒时可使过量的镁从尿中丢失,导致低镁血症引起胰岛素抵抗。镁缺乏时导致 2 型糖尿病对胰岛素不敏感,在补充镁后胰腺胰岛素分泌能力得到改善。缺镁与部分糖尿病患者视网膜损坏和缺血性心脏病有关,建议选用富含锌的食物,如瘦牛肉、瘦猪肉、牡蛎、羔羊肉、牛奶、蛋、麸皮等。

(5)油脂宜少,烹调方法以蒸、烩、煮为主,少用油煎、油炸食品。

(6)随时调整,定期与营养师联系:糖尿病患者在治疗过程中饮食随时调整十分重要。如肥胖患者在治疗措施适当的前提下,体重不下降,应进一步减少饮食总热量;体型消瘦的患者,在治疗中体重有所恢复,其饮食方案也应适当调整,避免体重继续增加。

(三)膳食营养护理

(1)熟悉病情,做好患者心理护理,及时与营养师沟通,合理制订营养方案。掌握患者的膳食状态,营造良好的进餐氛围,使营养疗法得以顺利实施。

(2)做好营养评估,认真记录患者的各项营养指标并做出客观的评价,以便根据患者的营养状态和病情确定营养供给标准和补给方式。

（3）食物的选择如下。

①宜用食物：

a.蔬菜类：如生菜、菠菜、青菜、荠菜、莴苣、芥菜、鸡毛菜、大白菜、番茄、西兰花、卷心菜等，蔬菜富含日常需要的维生素、矿物质、膳食纤维等。另外，蔬菜水分含量多，能量少，特别适宜糖尿病患者。同时蔬菜可以降低餐后血糖、增加饱腹感、调整肠道菌群、促进益生菌生长、保持大便通畅等。一般多选择含糖分在3％以下的蔬菜，以绿叶蔬菜为主。

b.水果类：水果富含维生素和一些抗氧化剂，在选择得当的情况下，糖尿病患者也可食用水果。在挑选水果时可根据水果的含糖量及血糖指数来挑选。血糖指数代表食物在餐后引起血糖升高的能力。在营养学上，血糖指数低于55为低血糖指数水果，例如樱桃、李子、柚子、苹果、猕猴桃等。而中高血糖指数的水果如葡萄、橘子、菠萝、香蕉，糖尿病患者应限量食用。糖尿病患者每天吃的水果量要控制在150 g左右。吃水果时间应放在两顿饭之间，最好在运动之前或者运动之后。吃完水果之后进行适量的运动，可以将血糖尽快降下来。不建议喝果汁，建议直接吃水果。

c.谷物类：主要包括大米、面粉、玉米、小米、高粱、燕麦、筱麦等谷类食物。这些食物构成了日常生活的主食，所提供的热量占全天总热量的50％～60％。

d.鱼肉蛋类：主要是精瘦肉、鸡肉、鸡蛋、鱼、虾等食物，主要提供机体所需的蛋白质，所含的氨基酸构成平衡，能满足生长发育和机体更新修复的需要。

e.奶制品、豆制品类：包括鲜奶及奶制品、豆腐等食物。注意：糖尿病患者如果肾功能有损害时，建议不宜食用大豆及豆制品等。

f.油类及盐类：成人每天的食用油摄入量一定要控制在25～30 g，每天摄入的食盐不超过6 g。

②忌用（少用）食物：

糖尿病患者应忌用易于升血糖的食物，如白糖、红糖、冰淇淋、甜饮料等。另外，动物脂肪、内脏、腌渍与烟熏食物、酸泡食物、罐头制品、辛辣刺激性食品和调味品、反复高温油炸食品等也不宜食用。

③食谱举例：糖尿病患者三餐食谱见表7-9。

表 7-9　　　　　　　　　　　　糖尿病患者三餐食谱

食谱	早餐	午餐	晚餐
食谱一	牛奶250 mL，玉米饼，草莓5颗	米饭（100 g），山药小排骨汤，参须鳝鱼煲	海蜇拌黄瓜丝，玉米西红柿羹
食谱二	荠菜鲜肉混沌100～150 g，柚子50 g	生菜色拉，樱桃三豆羹，苦瓜肉糜煲	山药牛肉汤，小米南瓜饭
食谱三	窝头1个（50 g），牛奶1杯（250 mL），鸡蛋1个，凉拌豆芽1小碟	米饭（100 g），雪菜豆腐，肉丝炒芹菜	馒头1个（100 g），盐水大虾，鸡片炒油菜
食谱四	全麦面包片（50 g），豆浆1杯（400 mL），茶鸡蛋1个，凉拌苦瓜1小碟	烙饼2块（100块），口蘑冬瓜，牛肉丝炒胡萝卜	米饭1碗（100 g），鸡汤豆腐小白菜，清炒虾仁黄瓜
食谱五	豆包1个（50 g），荷叶绿豆粥1碗，鸡蛋1个，凉拌三丝1小碟	玉米面馒头1个（100 g），炒鱿鱼卷芹菜，素烧茄子	米饭1碗（100 g），葱花烧豆腐，椒油圆白菜

三、肥胖症

肥胖症(obesity)指体内脂肪堆积过多和(或)分布异常、体重增加,是包括遗传和环境因素在内的多种因素相互作用所引起的慢性代谢性疾病。公认的定义是指体内贮积的脂肪量超过理想体重20%以上,而不是指实际体重超过理想体重20%以上。近年来肥胖症的发病率不断攀升,已成为威胁现代社会公共健康最主要的非传染性流行疾病之一。

(一)营养代谢因素

1.糖类

肥胖症直接起因于长期的能量过剩,与长时期较大量摄入高糖类有密切关系。过多的糖类除少量以糖原的形式储存外,大多数最终变为脂肪,渐渐在体内堆积。同时,肥胖症的血浆胰岛素浓度多处于高水平,摄取过量的糖类后,血浆胰岛素则继续升高,但在血糖恢复正常后,血浆胰岛素水平恢复到较高基础水平。长时期的高糖类摄入最终导致胰岛功能衰竭,出现糖代谢异常。肥胖症需长期控制能量的摄入和增加能量的消耗,才能纠正能量代谢的过量摄入。糖类是主要能源物质之一,能维持机体器官的能量代谢,防止酮症的发生。肥胖症应保证膳食糖类的比值,糖类的量过高或过低,都将影响机体的代谢。

2.脂肪

脂肪细胞形成的能量贮存库具有弹性,以其肥大和增生两种形式进行调节,以适应人体能量的平衡。肥胖症患者身体中过剩的能量以甘油三酯形式贮存于脂肪细胞,其脂肪细胞体积增大、数目增多,脂肪组织的脂蛋白脂酶活性升高,促使甘油三酯进入细胞能力提高,从而脂肪合成加强。由于膳食脂肪具有很高的能量密度,易导致机体的能量超标,另外脂肪有较强的饱腻作用,也可影响食欲。肥胖症的膳食供给要合理,应选能量较低、耐饥性较强的食物。

3.蛋白质

由于限制膳食能量的供给,不仅会促使体脂消耗的增加,而且还会造成机体组织蛋白质的丢失。为维持正常的氮平衡,必须保证膳食中有足够量的优质食物蛋白质。蛋白质是三大物质的能源之一,尽管不是主要的供能物质,但过多的供给也会促使机体肥胖。

(二)膳食营养治疗

(1)控制总进食量,采用低热量、低脂肪饮食。肥胖症患者应制订能接受、能长期坚持的个体化饮食方案,使体重逐渐减轻到适当水平,再继续维持。只有当摄入的能量低于生理需要量并达到一定程度负平衡,才能把贮存的脂肪动员出来消耗掉。由于每千克身体脂肪含热量 31 394 kJ(7 500 kcal),因而如果每天热量负平衡达到 2 093 kJ(500 kcal),则每15天可使体重减轻 1 kg。热量过低患者难以坚持,而且可引起衰弱、脱发、抑郁,甚至心律失常等,有一定危险性。一般所谓低热量饮食指每天 63~84 kJ(15~20 kcal)/kg IBW,极低热量饮食指每天<63 kJ(15 kcal)/kg IBW。体重减少需要极低热量饮食,而且极低热量饮食不能超过12周。

（2）合理饮食，须采用混合的平衡饮食，糖类、蛋白质和脂肪提供能量的比例，分别占总热量的 60％～65％、15％～20％和 25％，所以要食用含有适量优质蛋白质、复杂糖类等食物，如谷类、足够新鲜蔬菜 400～500 g/d 和水果 100～200 g/d、适量维生素和微量营养素。

（3）避免油煎油炸食品、方便食品、快餐、巧克力和零食等，少吃甜食，少吃盐。

（4）适当增加膳食纤维、非吸收食物及无热量液体以满足饱腹感。

（5）随时调整，定期与营养师联系。如果在进行饮食治疗的情况下，体重没有下降，应进一步减少饮食的总热量。

知识链接

富含纤维素的食物

现代医学和营养学经研究确认了食物纤维可与传统的六大营养素并列称为"第七营养素"。传统富含纤维素的食物有麦麸、玉米、糙米、大豆、燕麦、荞麦、茭白、芹菜、苦瓜、水果等。吃含高纤维素的食物不仅可以帮助排除身体里的有害物质和废物，还可以减肥，使我们的身体变得更加健康。

（三）膳食营养护理

（1）做好患者心理护理，及时与营养师沟通，合理制订营养方案。掌握患者的膳食心理状态，营造良好的进餐氛围，使营养疗法得以顺利持续实施。针对患者有关问题，如发生肥胖的起始年龄、有关遗传因素、不良的饮食习惯和生活习惯等，对患者进行膳食指导。了解患者的心理状况，是否忧虑、自卑，或对疾病治疗丧失信心，鼓励患者正确认识疾病，积极配合治疗。

（2）做好营养评估，认真记录患者的各项营养指标并做出客观的评价，以便根据患者的营养状态和病情确定营养供给标准和补给方式。

（3）鼓励患者参加体育运动，在限制饮食的情况下，增加一定的活动量，提倡有氧运动。要制订体育运动计划，运动内容因人而异，可选用打球、骑车、登山、游泳、跑步、快走等方式运动。老年肥胖者可坚持每天散步或快走。运动不仅能减轻体重，而且可以改善胰岛功能。

（4）帮助患者改变不良饮食习惯，很多肥胖症患者存在咀嚼少、进食快、饮食过量等问题，应帮助患者认识和改变这些不良饮食习惯，控制饮食，减少摄入高热量、高脂肪的食物。

（5）食物的选择如下。

①宜用食物：

a.蔬菜类：如黄瓜中含有的丙醇二酸，有助于抑制各种食物中的糖类在体内转化为脂肪；白萝卜中含有辛辣成分芥子油，促进脂肪新陈代谢，可避免脂肪在皮下堆积；韭菜中含纤维较多且不易消化，可促进肠蠕动，有较强的通便作用；冬瓜中的营养成分较少且能去掉体内过剩的脂肪，亦具有较强的通便作用；绿豆芽含水分多，产生的热量少，更不容易形成脂肪堆积皮下。

b.谷物类：以粗粮为主，如燕麦、高粱、小米、玉米等，这些谷物主要用来提供患者所需要的糖类。

c.蛋白质类:宜选用高生物效价的蛋白质,如牛奶、豆类、鸡蛋清、鱼、精瘦肉等。对于中度以上肥胖症患者,食物中蛋白质摄入量应控制在饮食总能量的 20%～30%。

d.脂肪类:宜选用橄榄油、茶油、葵花籽油、玉米油、豆油等植物油。每天摄入量为 50～60 g,因为这些植物油富含单不饱和脂肪酸和多不饱和脂肪酸。

e.水果类:宜选用苹果、橘子、柑子、香蕉等富含食物纤维和维生素 C 的水果。由于新鲜水果所含能量较低,营养丰富且易有饱腹感,所以在食用上不必限制摄取量。

②忌用(少用)食物:

不宜食用动物脂肪、动物内脏、油煎油炸食品、方便食品、快餐、巧克力和零食等,少吃甜食,少吃盐。

③食谱举例:肥胖症患者的推荐食谱见表 7-10。

表 7-10　　　　　　　　　　　　肥胖症患者的推荐食谱

	早餐	午餐	晚餐
食谱一	豆浆 250 mL,鸡蛋 1 个,花卷 50 g	米饭 80 g,牛肉豆腐干、清炒白菜(白菜 150 g)	米饭 80 g,肉片香干芹菜(瘦肉 50 g,芹菜 100 g,豆腐干 50 g)
食谱二	牛奶 200 mL,燕麦面包 3 片,苹果 50 g	米饭 80 g,薏米冬瓜鸡、清炒小白菜(小白菜 100 g)	米饭 80 g,荠菜香干(荠菜 100 g,香干 50 g),水煮河虾(河虾 50 g)

四、骨质疏松症

骨质疏松症(osteoporosis)是一种多因素所致的慢性疾病。骨组织有正常的钙化,钙盐与基质呈正常比例,骨质疏松症是以单位体积内骨组织量减少为特点的代谢性骨病。其特征是骨量下降和骨的微细结构破坏,表现为骨的脆性增加,因而骨折的危险性大大增加。该病女性患者多于男性,常见于绝经后妇女和老年人,随着我国老年人口的增加,骨质疏松症发病率处于上升趋势,骨质疏松症的防治在我国乃至全球已成为普遍关注的公共卫生问题。

(一)营养代谢因素

1.蛋白质

膳食中的蛋白质与钙代谢有一定关系。当摄入中等量蛋白质(95 g/d)时,摄入 500 mg 钙即可达到钙平衡,而当蛋白质摄入量提高到 142 g/d 时,需要摄入 1 400 mg 钙方能达到钙平衡,高蛋白质膳食可引起尿钙排出量增加,从而提高机体对钙的需要。另外,摄入肉类多的高蛋白质膳食(137 g/d),反而有利于维持钙平衡,由于肉类含磷高,使钙的排出量减少而抵消了高蛋白质所引起的高尿钙反应。体内蛋白质与钙、磷代谢的关系十分复杂。

2.矿物质

(1)钙:钙是骨盐中主要的阳离子,是影响骨密度的一个重要的营养因素。新生儿骨钙的含量约为 25 g,成人骨钙量增加到 1 000～1 500 g,主要依靠摄入的钙补充。钙摄入量与骨的生长发育密切相关,儿童饮奶量与峰值骨密度呈正相关,而骨峰值低是发生骨质疏松症的危险因素之一。绝经后的妇女晚期补充钙剂对增加骨量、预防骨量丢失或骨折均有作用。虽然绝经期妇女骨质疏松症与雌激素水平降低有关,但除雌激素外,适宜的钙摄入在预防绝经后妇女骨质疏松症上仍有不可替代的作用,补钙能在很大程度上延缓绝经期妇女的骨量丢失。

(2)磷:机体内磷总量的85%存在于骨骼和牙齿,与钙同为骨和牙的重要无机成分,并参与许多酶的异构和肾脏合成1,25二羟基维生素D_3[1,25-$(OH)_2D_3$]的速度。体内钙、磷代谢十分复杂,两者之间相互制约,并维持一定的数量关系,骨中的钙、磷比几乎是恒定的。日常膳食中缺磷比较少见,普遍存在的是高磷或低钙高磷问题。长期摄入过多的磷可损害钙、磷的平衡机制,尤其是对于敏感人群。对于钙的吸收和存留功能减退的老年人,摄入高磷膳食可能引起低钙血症和继发性甲状旁腺功能亢进而促进骨吸收,使骨量减少,这在某种程度上成为骨质疏松症的诱因。磷酸盐能调节体内维生素D的代谢,维持钙的内环境稳定。因此,膳食中的磷摄入应适量,钙、磷比值不超过1:2为宜。

(3)镁:镁对生命活动是必需的,其在人体内的含量约26 g,机体内镁总量60%~65%存在于骨骼、牙齿中,与钙、磷等形成骨盐,是促进骨生长、维护骨细胞结构与功能的重要矿物质元素。镁与钙离子、钾离子、钠离子一起维持肌肉神经的兴奋性,参与细胞内能量代谢,调节脂肪酸和胆固醇的体内代谢,参与骨形成和骨再重建,对维持骨骼、牙齿的强度和密度有着重要作用。镁与钙既有协同作用,又常相互竞争,血镁的缺乏或过多,直接或间接地影响钙平衡及骨代谢。妇女绝经后骨质疏松症被认为与镁的缺乏也有关。

(4)钠:钠的需要量为5~10 g/d,食盐、加工食品中均含有钠。人体中30%~35%的钠分布在骨骼中。钠与钙在肾小管中有共同的转运通道,尿钠排出量增加会使尿钙排出量增加。每排出钠300 mg,同时要排出钙20~30 mg。限钠饮食可减少骨吸收,使绝经后妇女骨盐含量增加,有利于骨质疏松症的防治。

(5)微量元素:微量元素中的锌、铜、氟与骨代谢关系较密切。锌是细胞增殖和分化、组织再生、骨骼发育与重建所必需的物质之一。在骨胶原合成的酶反应中,锌是辅助因子,并在钙调蛋白的调节中起作用。锌可通过生长激素或胰岛素样因子(IGFs)的诱导作用调节骨的代谢过程。缺锌时成骨细胞活性降低,骨骼发育受抑制,影响骨细胞的生长、成熟与骨的钙化。铜也是机体许多重要酶的组成成分。铜缺乏会使细胞色素C氧化酶、赖氨酸氧化酶和脯氨酸氧化酶的活性降低,弹性蛋白及胶原纤维的共价交联发生障碍,影响骨胶原的合成与稳定性,从而导致骨骼的矿化作用不良。氟是维持骨骼、牙齿生长和代谢的必需微量元素之一,体内含氟过少或过多均会影响骨代谢。适量的氟具有抗骨吸收作用,对防治骨质疏松症有益。

3. 维生素

(1)维生素D:从食物中摄入或从皮肤合成的维生素D在肝脏和肾脏进行两次羟化后,转变成1,25-$(OH)_2D_3$活性形式。1,25-$(OH)_2D_3$与甲状旁腺激素和降钙素一样,都是调节钙、磷代谢的重要激素,直接或间接参与骨代谢。多数学者认为,老年人血1,25-$(OH)_2D_3$降低与老年人户外活动少、肾功能减退有关。1,25-$(OH)_2D_3$的数量和效能的降低,可能是导致老年人骨质疏松症发生的重要原因之一。有研究显示,补充活用维生素D_3可使肠吸收增加,成骨功能好转。因此,防治骨质疏松不可忽视维生素D的作用。

(2)维生素K:维生素K作为维生素K依赖性羧化酶的辅酶,参与蛋白质中谷氨酸羧基化,反应产物γ-羧基谷氨酸残基有高特异的钙结合活性。骨钙素是存在于骨基质中的一种维生素K依赖蛋白,它主要在成骨细胞中合成,生理功能与骨矿化作用有密切关系。有调查显示,老年妇女的骨折发生率与血维生素 K 水平呈负相关,骨密度与血维生素 K 水平呈正相关。

(3)维生素 A:维生素 A 参与骨细胞基质中黏多糖的合成,后者是骨骼生长、发育和代谢过程中所必需的物质。维生素 A 的另一重要功能是维护上皮组织的完整性,维生素 A 缺乏会使上皮组织损伤,影响钙的重吸收。此外,维生素 A 还参与类固醇激素的代谢(包括雌激素和雄激素)。维生素 A 缺乏,使类固醇激素合成降低,影响骨骼的正常生长、发育,尤其是雌激素不足时,破骨细胞过于活跃,这是妇女绝经后发生骨质疏松的致病因素之一。

(4)维生素 C:骨胶原是骨骼中的基本成分,维生素 C 对胶原蛋白的生成有重要作用。一方面维生素 C 缺乏,胶原的合成和分泌速度大为减慢;另一方面,维生素 C 缺乏还导致氨基多糖含量减少,也影响胶原纤维的形成,使骨基质的多聚化解体,进而影响骨基质的质与量,所形成的骨质脆弱易折。维生素 C 还可作用于成骨细胞,使之分泌磷酸酶,对骨折的修复有重要作用。

(二)膳食营养治疗

骨质疏松症的预防比治疗更为现实和重要,预防骨质疏松症应从年轻时开始。妇女从儿童和少年时期起就应注意平衡膳食和积极运动,获取足够的钙和维生素 D,也要注意妊娠期和哺乳期营养和钙的补充,尽量避免和矫正诱发本病的不利因素,以获得最佳骨峰值,从而延缓并降低绝经期和老年妇女的骨量丢失率。营养治疗的目的是在合理能量和蛋白质供给的基础上,通过膳食补充钙、维生素 D 等营养,与雌激素替代疗法等相配合,预防和治疗骨质疏松症。

(1)适量的蛋白质:蛋白质是构成骨质的主要原料,膳食中蛋白质与钙代谢有一定关系。适量蛋白质可增加钙质的吸收与储存,有利于骨骼生长。但过量的蛋白质也促进钙排泄,故蛋白质的摄取应适量。健康成人每天摄入 1.2 ～1.4 g/kg 蛋白质比较合适。若处于生长期、妇女妊娠期和哺乳期,则应酌量增加。

(2)充足的钙:在注意平衡饮食,保证足够热能、蛋白质的基础上,供给足够的钙十分必要。目前,我国营养学会推荐的成年人钙的适宜摄入量为 800 mg/d,中老年人为1 000 mg/d,妇女妊娠期和哺乳期骨骼更新更快,钙的适宜摄入量增加到 1 200 mg/d。对确实缺钙者,应以食补为基础,必要时可采用钙剂或钙强化食品来补钙,但总钙摄入量不超过 2 000 mg/d。

(3)适量而平衡的矿物质:机体内磷总量的 85% 存在于骨骼和牙齿,与钙同为骨和牙的重要无机成分。体内钙、磷代谢十分复杂,两者之间相互制约,并维持一定的数量关系。合理的钙磷比例有利于钙的利用和减慢骨钙丢失,如磷摄入过多可能会加重骨质疏松症的危险性,膳食中磷的摄入量为 700 mg/d,钙磷比值不超过 1：2 为宜。机体内镁总量的 60%～65% 存在于骨骼,与钙、磷等形成骨盐,是促进骨生长、维护骨细胞结构与功能的重要矿物质元素。镁与钙既有协同作用,又相互竞争。妇女绝经后骨质疏松症被认为与镁的缺少有关,应注意选用一些含镁丰富的食物。

(4)适量的微量元素:锌缺乏时,骨中各种含锌酶的活性下降,骨的生长受抑制,骨折愈合迟缓,因此,应保证锌的供给。铜也是机体许多重要酶的组成成分,铜缺乏影响骨胶原的合成与稳定性,骨骼的矿化作用不良。氟是维持骨骼、牙齿生长和代谢的必要微量元素之一,氟在骨质疏松发生、发展中具有双向作用,小剂量氟起预防作用,大剂量氟可增加骨脆性导致氟骨病,体内含氟过少或过多均会影响骨代谢。适量的氟对防治骨质疏松症有益。

(5)丰富的维生素:维生素 D 能促进钙的吸收和利用,推荐摄入量为 10 μg/d,在补钙的同时应适量多晒太阳和补充相应剂量的维生素 D 以利于钙的吸收。维生素 A 促进骨骼发育,维生素 C 促进骨基质中胶原蛋白的合成,应足量供给。

(6)科学的烹饪:烹调加工应尽量消除和避免干扰钙吸收的膳食因素,如对菠菜、竹叶菜等含草酸高的蔬菜,可先在沸水中焯一下,待部分草酸溶于水后再烹调。食物应新鲜、清淡、少油腻,避免太咸或过多的植物纤维。烹调加醋,有利于钙在酸性环境中溶解和被吸收。如胃肠道条件允许,可适当增加膳食纤维的摄入。

(三)膳食营养护理

(1)尊重患者,认真倾听患者的感受,了解他们的心理活动和生活情况,建立良好的护患关系,增强患者战胜疾病的信心,并及时与营养师沟通,制订合理的营养方案,以提高疗效,促进康复,改善患者的生命质量。

(2)在进行营养治疗时,应根据骨质疏松的程度对病人进行正确的营养评价,做好营养评估,认真记录患者的各项营养指标,并做出客观的评估。根据病情的变化及时调整营养治疗方案。

(3)食物的选择如下。

①宜用食物:

a.含蛋白质丰富的食物:牛奶、蛋类、核桃、猪骨、甲鱼等富含胶原蛋白和弹性蛋白,是合成骨质的重要原料,应常选用。

b.含钙丰富的食物:奶和奶制品因其钙含量和吸收率均高,是理想的钙来源。小虾皮、鱼、海带、坚果类、芝麻酱等含钙量也很高。豆类、绿色蔬菜如甘蓝菜、花椰菜,因含钙丰富,也是钙的较好来源。平时多喝骨头汤,必要时可补充钙剂。

c.含维生素 D 丰富的食物:维生素 D 主要存在于海水鱼(如沙丁鱼)、鲑鱼、青鱼、牛奶、鸡蛋、蘑菇类等食物中,也可添加鱼肝油等含维生素 D 的制剂。同时适量晒太阳和做日光浴。

d.含镁丰富的食物:荞麦、燕麦、小米、瓜子、花生、绿叶蔬菜等。

e.含锌丰富的食物:牡蛎、蛤蚌、海蜇、海米、鲫鱼、牛肉等。

f.钙磷比例适中的食物:豆腐、豆腐丝、黑木耳、橙子等。

②少选用的食物:油腻、煎炸类食物,碳酸饮料、咖啡、浓茶等刺激性饮料。建议在每喝下一瓶碳酸饮料(250 mL)或者两小杯咖啡(150 mL)后,就应补充稍许牛奶(含钙100 mg 左右)。

③忌选食物:

a.禁用高磷酸盐添加剂、动物内脏等,因内脏磷含量比钙高 20~50 倍。

b.老年人应慎用药物:如利尿剂、四环素、异烟肼、泼尼松、抗癌药等均可影响骨质代谢。

c.不要将含草酸多的食物(如菠菜、苋菜、莴笋)和鱼汤、骨头汤等高钙食物一起食用,以免草酸和钙结合成草酸钙影响钙(钙食品)的吸收。

d.忌烟禁酒。

④食谱举例:骨质疏松症患者的推荐食谱见表 7-11。

表 7-11　骨质疏松症患者的推荐食谱

早餐	脱脂牛奶 250 mL,馒头(面粉 60 g),煮鸡蛋(鸡蛋 45 g)
午餐	米饭(大米 125 g),青椒豆腐干炒肉(青椒 75 g,豆腐干 50 g,瘦猪肉 50 g),虾皮冬瓜汤(虾皮 6 g,冬瓜 150 g)
晚餐	米饭(大米 100 g),清蒸鱼(鳊鱼 100 g),炒青菜(油菜 250 g),海带猪骨汤(海带 40 g,猪排骨 25 g),橙子 100 g

能量:7.6 MJ(1 855.4 kcal)	蛋白质:87.2 g	脂肪:50.2 g	糖类:263.5 g
视黄醇当量:616.4 μg	维生素 B_1:1.2 mg	维生素 B_2:1.3 mg	维生素 C:199.0 mg
钙:1 109.1 mg	铁:19.1 mg	锌:11.7 mg	

▍ 知识链接 ▍

适合骨质疏松患者的三种运动

1.太极

太极是一种缓慢的、优雅的运动,强调身心协调,具有健骨的功能。研究发现,太极可以减缓绝经后女性骨量流失的速度,这些女性每天练习太极 45 分钟,一周 5 次,持续了 1 年,于其他人相比,骨量丢失的速度减慢了 1/3。实验的结果是由骨矿物质密度检查结果衡量的。

2.瑜伽

瑜伽这种缓慢的、精致的运动可以使髋部、脊柱、腕部骨骼密度增加,这些部位是骨折的好发部位。瑜伽还可以锻炼人的平衡、协调能力,能使人高度集中,保持身体的警觉状态。

3.慢跑

慢跑是一种永不过时的运动。慢跑可以根据自身的健康状态调整速度。这是一项自由的运动,你在任何地方、任何时间都可以进行。

在决定进行任何一项运动之前要咨询医生,尤其是如果你正在服用某种影响身体协调性及平衡状态的药物。

▍ Key Words ▍

1.痛风是长期_____、_____引起组织损伤的一组疾病。

2.糖尿病的营养治疗原则:_____、_____、_____。

3.肥胖症的相关营养因素有_____、_____、_____。

4.骨质疏松症的相关营养因素有_____、_____、_____。

任务七｜　创伤疾病膳食营养与护理

学习目标

【掌握】

1.各类相关营养物质的代谢变化

2.术前营养的治疗原则

【熟悉】

3. 如何根据患者的病情提供相应的膳食指导

【了解】

4. 创伤疾病患者的健康指导

案例导入 7-7

患者,男性,45岁。因车祸受伤半小时后来院急救。X片显示:多发性肋骨骨折;B超显示:脾破裂。需手术治疗,患者既往无高血压,糖尿病史。

请问:术后如何为该患者做饮食指导?

手术、创伤使机体进入应激状态,导致全身性代谢和神经内分泌反应,儿茶酚胺、肾上腺皮质激素、胰升糖素等分泌增加,高分解代谢和负氮平衡,病人体重减轻,营养不良,对手术、创伤的耐受力减弱。

一、营养代谢因素

(一)相关营养物质

手术创伤初期,机体处于应激状态,表现为交感-肾上腺髓质系统兴奋,肾上腺素、去甲肾上腺素、糖皮质激素、生长激素和胰高血糖素分泌增加。这些变化会引起:①肝糖原和肌糖原大量分解为葡萄糖进入血液,抑制脂肪组织、结缔组织、骨骼肌、皮肤摄取和葡萄糖利用,从而出现高血糖甚至尿糖;②肝外蛋白质(主要是骨骼肌蛋白质)大量分解生成的氨基酸随血液循环进入肝脏,经糖异生生成肝糖原;③脂肪动员加强,血中脂肪酸和甘油浓度升高,脂肪酸氧化供能,甘油成为糖异生的原料。

尽管肌肉蛋白质大量分解,但体内各种酶类、抗体、免疫球蛋白、补体、肽类激素、神经介质(氨基酸衍生物)等的合成并未减弱。

1.蛋白质

为了保证机体的不断需要,糖皮质激素一方面参与肾上腺素与去甲肾上腺素的作用,另一方面促进肝外蛋白质分解为氨基酸,经过血液循环到达肝脏,在肝脏中经过糖异生作用生成肝糖原以保证血糖的供应。肌蛋白分解加强,尿氮排出量增加,使机体呈负氮平衡状态。总氮丢失量与创伤的严重程度呈正相关,如甲状腺大部切除术时氮的丢失量为 12 g/d,胆囊切除术氮的丢失量为 114 g/d,而大范围手术时负氮平衡可达 30 g/d。

蛋白质缺乏的病人全身血容量减少,术后易出现失血性休克。网状内皮细胞也因蛋白质缺乏而出现萎缩现象,导致抗体生成障碍,机体免疫功能受损。此外,组织间隙易出现水潴留,导致内脏水肿。伤口水肿时愈合延迟,易合并感染。

2.脂肪

机体糖类储备提供的能量是有限的。一个 65 kg 体重的成年男性体内储备的糖类(主要是肝糖原)仅为 200 g,提供的能量最多能满足 6~12 h 的需要。

为保证能量供应,在肾上腺素、去甲肾上腺素、糖皮质激素、胰高血糖素的协同作用下,机体脂肪组织分解代谢增强,脂肪动员使血液中的脂肪酸与甘油浓度升高,甘油作为糖异生的原料,脂肪酸则氧化供能。大范围手术后 1~2 d,脂肪消耗量可达 200 g/d。

脂肪分解过度可引起必需脂肪酸缺乏,导致细胞膜通透性的病理性改变,使机体细胞再生和组织修复能力降低。

3. 糖类

手术创伤引起病人血液中儿茶酚胺和胰高血糖素增高,致使胰岛素抵抗,使胰岛素作用降低,进而出现术后早期的血糖升高。肾上腺素与去甲肾上腺素通过与肝细胞膜以及肌肉细胞膜上的受体结合,使肝糖原与肌糖原(机体内约 75% 的糖原储存于骨骼肌,约 25% 储存于肝脏)分解为葡萄糖进入血液,抑制脂肪组织、皮肤、结缔组织、淋巴组织、骨骼肌摄取和利用葡萄糖,使血糖保持高浓度。这种高血糖症不仅保证了大脑组织必要的能量供应,而且满足了外周神经、红细胞、白细胞、吞噬细胞及肾髓质等组织细胞的应激需要,是对机体的保护性反应。

4. 水和电解质

手术后体内抗利尿激素和盐皮质激素释放增加,对水、电解质代谢产生较大影响。表现为:①水潴留:即使肾功能正常,病人尿量也很少,一般不超过 1 000 mL/d;②钾排出量增加:手术后尿钾排出量增加,第 1 天可达 70～90 mmol,以后逐渐减少,在正氮平衡出现前即可恢复;③钠排出量减少:与尿氮和尿钾的变化相反,术后钠排出量显著减少,呈现一时性正平衡,然后经负平衡再恢复为正平衡。尿氮增加时,磷、硫、锌、镁排出量也增加,氯的变化与钠相平行但程度较轻。

(二)心血管功能

生理性应激可使心血管出现防御反应,表现为心率加快、心肌收缩力加强、心搏出量增加、血压升高等。创伤应激引发交感神经兴奋,导致心律失常,同时儿茶酚胺分泌增加,在血浆和心肌内的浓度升高,在适当范围内引起心血管防御反应,但超过一定限度时心肌耗氧量增加,脂质过氧化物生成增多,加之冠状动脉收缩使心肌缺氧,结果导致心肌细胞损害,甚至出现心肌坏死的情况发生。

(三)消化道功能

创伤应激时交感神经兴奋,内脏血管收缩,尤其是肾脏和胃肠道血管收缩明显,肠血流量减少,胃蠕动亢进,胃酸分泌增加,胃黏膜屏障功能降低,使胃黏膜出现充血、水肿、出血、浅表糜烂和溃疡等病理改变。

(四)免疫功能

围手术期病人的神经内分泌系统出现功能紊乱,糖皮质激素、内啡肽、脑啡肽等大量分泌,致使淋巴细胞增殖、转化及功能发挥受到抑制,出现免疫抑制作用。

二、膳食营养治疗

(一)手术前的膳食营养治疗

1. 营养治疗原则

①手术前应尽量改善病人的血红蛋白、血清总蛋白及其他各项营养指标,最大限度地提高其手术耐受力;②改善病人营养状况的方式依病情而定,尽量采用肠内营养,严重营养不良且伴有消化吸收功能障碍者,可选用要素营养制剂,以减轻胃肠道负担,或(和)采用肠外营养;③对于没有足够时间纠正营养不良的限期手术病人,多采用肠外营

养,必要时可选用血液制品、新鲜全血或血浆,以迅速改善其营养状态;④对于急诊手术的病人,应采用中心静脉营养,以利于在手术中、手术后进行营养支持和生命体征监测。

2.营养供应

(1)能量及来源:一般住院治疗的病人,如果仅在室内病房活动,供给能量只需增加基础代谢率的 10%左右即可;对于能进行室内外活动的病人,则要增加基础代谢率的 20%～25%。对发烧病人可按体温每升高 1 ℃增加基础代谢率的 13%计算。病人明显消瘦时,若病情允许,宜在体重接近正常后再手术。

手术前病人每天能量供给量可在 8.4～10.5 MJ(2 000～2 500 kcal),糖类应作为主要能量来源,供给量应占总能量的 65%。脂肪供给量一般应低于正常人,可占全天总能量的 15%～20%。蛋白质必须供应充足,应占每天总能量的 15%～20%,或按每天 1.5～2.0 g/kg 体重计算,其中 50%以上应为优质蛋白质。

(2)维生素:一般应从手术前 7～10 d 开始,每天供给维生素 C 100 mg、胡萝卜素 3 mg、维生素 B_1 5 mg、烟酸 50 mg、维生素 B_6 6 mg,在有出血或凝血机制障碍时需每天补充维生素 K 15 mg。

(3)治疗合并疾患:营养支持过程中,应注意对病人合并疾患的处理。在制订营养治疗计划时,应考虑合并疾患因素。病人有贫血、低蛋白血症及腹水时,除输注全血、血浆和白蛋白外,还应通过膳食补充足够蛋白质和能量;对高血压病人,需在药物治疗的同时给予低盐、低胆固醇膳食,待血压稳定在安全范围时再行手术,以减少手术过程中出血量;对糖尿病病人,则必须按糖尿病要求供给膳食,配合药物治疗,使血糖接近正常水平、尿糖转为阴性,预防术后伤口感染及其他并发症;对肝功能不全的病人,要给予高能量、高蛋白质、低脂肪膳食,并充分补给各种维生素,促进肝细胞再生,恢复肝脏功能,而对严重肝病病人,可选用含支链氨基酸较高的静脉营养制剂,限制芳香族氨基酸的输入,以免诱发肝性脑病;对肾功能不全的病人,需依照病情给予高能量、低蛋白质、低盐膳食。

(二)手术后的膳食营养治疗

无论何种手术,都会对机体组织造成不同程度的损伤,一般都可能有失血、发热、物质代谢紊乱、消化吸收功能降低等情况发生,甚至还可能发生感染等并发症。营养支持的目的就在于尽快改善病人的营养状态,促进机体恢复,最大限度地减少并发症的发生。

1.营养支持

营养支持原则上以肠内营养为主,膳食多从要素营养制剂开始,经普通流食、半流食、软食逐渐过渡至普食。通常采用少食多餐的供给方式,必要时可由静脉输注补充部分营养素。

(1)胃肠道手术:传统观点认为手术后病人需禁食 2～3 d,胃肠减压同时进行肠外营养支持,待病人排气、肠道功能初步恢复后才能经口摄食。大量研究表明,对那些术前营养状况良好及术后 7 d 内能够恢复饮食的病人而言,常规肠内、肠外营养支持并没有明显的益处。许多临床对照研究发现,术后第 1 d 即经口摄食的病人,其胃肠道功能恢复较应用传统治疗方法者好;即使对于持续胃肠道功能不全的病人,进行肠外营养的同时给予适当途径的肠内营养才是最可取的营养支持方式。目前许多国家和世界肠外、肠内营养学会发表的营养支持指南都提到了以上推荐方法。

胃、小肠手术病人术后经口摄食时应先给予少量清流质饮食,然后视病情改为普通流食,5～6 d后改为少渣半流食、半流食,一般术后10 d左右即可供应软食。直肠和肛门手术后也应先给予清流食,2～3 d后可使用少渣、易消化的要素制剂(临床常用安素、立适康),以减少粪便形成,1周后可使用少渣半流食、软食。阑尾切除术后也可给予要素制剂和少渣的半流食、软食,以减少粪便形成、减小粪便体积,避免排便时用力导致伤口迸裂;拆线后可食用富含蔬菜、水果的普食,以保证膳食纤维的摄入量。防止便秘时腹压增高导致伤口迸裂。

(2)肝、胆、脾手术:肝、胆手术后病人的营养支持与胃肠道手术后相似,此外应注意采用低脂肪、高蛋白质的半流食,减轻肝、胆代谢负担。因门脉高压症行脾切除手术后的病人,由于存在肝功能障碍和食管静脉曲张,一般要限制膳食中脂肪及粗纤维的含量,烹调时要将食物切碎、煮烂,尽量避免食用带有骨、刺的食物及粗糙、干硬的食物。

(3)口腔、咽喉部手术:一般仅在术后第1餐时禁食,下一餐时即可供给冷流质食物,至第3 d中午改为少渣半流食。注意食物温度要低,以免引起伤口出血。病人手术后1周左右可供给软食。

(4)其他部位手术:其他部位手术病人的术后营养支持应根据手术创伤的大小、病人状况等因素决定营养支持的时间和方式。创伤小的手术一般不引起或很少引起全身反应,病人在手术后即可进食。做完创伤大的手术或全身麻醉的病人,多伴有短时间的消化吸收功能障碍,一般进食较少,需进行肠外营养补充。随着机体的恢复,逐步改为肠内营养。对于颅脑损伤和昏迷的病人应给予管饲营养支持。

慢性消耗性疾病病人(如恶性肿瘤等)往往存在不同程度的营养不良,应给予高优质蛋白质膳食。对于严重贫血、低血容量性休克、急性化脓性感染造成大量蛋白质丢失者,还应及时输血或摄取血浆代用品。

2. 营养供应

手术后病人对能量和各种营养素的需要量明显增大,主要是以下原因导致营养素的大量消耗:①手术创伤引发的应激反应使机体能量消耗和物质分解代谢增强;②手术时出血和病人呕吐、出汗、胃肠减压、引流、创面渗出等丢失了大量含氮体液;③损伤组织吸收以及感染都会引起体温升高,增加能量消耗;④术后并发症(如消化道瘘等)造成的额外消耗。手术后病人的营养补充要依病情而定,但原则上是通过各种途径供给高能量、高蛋白质、高维生素膳食。

(1)能量:手术会造成机体能量的大量消耗,必须供给充足的能量以减少机体组织消耗,促进创伤修复。卧床休息的男性病人每天应供给能量8.4 MJ(2 000 kcal),女性为7.5 MJ(1 800 kcal)。在能经常下床活动后,应增加到每天10.9～12.6 MJ(2 600～3 000 kcal)。病人的全天能量需要量也可按以下公式计算:

$$能量需要量＝基础代谢能量消耗(BEE)×活动系数×应激系数$$

活动系数:卧床为1.2,轻度活动为1.3。

不同手术或创伤时的应激系数见表7-12。

(2)糖类:体内某些组织(如周围神经、红细胞、吞噬细胞等)及创伤愈合所必需的成纤维细胞,均以葡萄糖作为能量的主要来源。给予充足的糖类,可发挥节约蛋白质作用,加速机体转向正氮平衡,又能防止酮症酸中毒,并能增加肝糖原储存量,具有保护肝脏作用。每天供给量以 300～400 g 为宜,超量供应会引发高血糖和尿糖。

表 7-12　　　　　　　　　　　不同手术或创伤时的应激系数

创伤种类	应激系数	创伤种类	应激系数
外科小手术	1.0～1.1	骨折	1.20～1.35
外科大手术	1.1～1.2	复合性损伤	1.6
感染(轻度)	1.0～1.2	癌症	1.10～1.45
感染(中度)	1.2～1.4	烧伤	1.50～2.00
感染(重度)	1.4～1.8	脑外伤(激素治疗)	1.6

(3)脂肪:脂肪是含能量最丰富的营养素,病人膳食中应含有一定量的脂肪,可占总能量的 20%～30%。对胃肠道功能低下和肝、胆、胰手术后的病人,应限制脂肪摄入量。若病人长时间依靠肠外营养支持,应保证必需脂肪酸的供给。对肝病病人最好给予中链甘油三酯,因其比长链甘油三酯更容易消化吸收,而且可直接经门静脉进入肝脏,也易于氧化分解代谢。

(4)蛋白质:蛋白质是维持组织生长、更新和修复所必需的原料。手术病人多伴有不同程度的蛋白质缺乏,呈负氮平衡状态,不利于创伤愈合恢复。对术后病人应供给高蛋白质膳食,以纠正负氮平衡,每天供给量应达 100～140 g。

(5)维生素:一般手术前缺乏维生素者手术后应立即补充。营养状况良好的病人手术后无须供给太多的脂溶性维生素,但要给予足量的水溶性维生素。维生素 C 是合成胶原蛋白、促进创伤愈合所必需的物质,术后每天可给予 500～1 000 mg。B 族维生素与能量代谢有密切关系,也影响伤口愈合与机体对失血的耐受力,每天供给量应增加至正常供给量的 2～3 倍为宜。

(6)矿物质:手术后病人因失血和渗出液体等原因而大量丢失钾、钠、镁、锌、铁等矿物质,应根据实验室检查结果及时补充。

三、膳食营养护理

1.认真做好营养健康教育

提高病人对营养支持重要性的认识,充分理解,主动配合主管医师及营养师的营养支持方案。

2.正确进行营养评估

详细观察病情,根据病人的症状、体征及相关实验室检查结果,对病人的营养状况进行正确评估,并协助医师及营养师选择适当的营养支持方案。

3.密切观察全身营养状况变化

记录病人每天营养素的摄入量和营养状况的变化,并根据病人的情况变化随时调整。对于管饲的病人,要保持喂养管通畅,注意营养液的温度、浓度和输注速度;对于肠外营养支持的病人,要严格按照无菌操作要求做好深静脉置管护理,防止导管性败血症的发生。

4.食物的选择

(1)非消化道手术:对于肝、胆、脾等非胃肠道手术病人,宜选用:①富含优质蛋白质的食物,如瘦肉、蛋类、乳类及其制品、豆类及其制品等;②富含膳食纤维、维生素和矿物质的新鲜蔬菜、水果,如芹菜、白菜、油菜、菠菜、苹果、橘子、大枣、猕猴桃、香蕉等。

279

（2）消化道手术：手术后肠道功能恢复前，可采用肠外营养支持；手术后早期可选用安素、能全素、立适康等要素营养制剂，逐渐增加菜汁、果汁、牛乳、稀粥、烂面条等，由流食过渡到普食；肠道功能初步恢复后，宜选用高蛋白质、少渣食物，如蛋类、鱼肉、乳类及其制品等。烹调方式宜采用蒸、煮、炖、煨等，使食物易于消化。

5.食谱举例

围手术期普食参考食谱见表 7-13。

表 7-13	围手术期普食参考食谱
早餐	牛乳 250 mL，煮鸡蛋（鸡蛋 50 g），酱猪肝 50 g，发糕 100 g
午餐	米饭（大米 150 g），余丸子（瘦猪肉 50 g、鸡肉 50 g），炒白菜豆腐（白菜 150 g、豆腐 100 g）
晚餐	馒头（面粉 150 g），番茄炒鸡蛋（鸡蛋 50 g、番茄 150 g），虾仁炒黄瓜（鲜虾 100 g、黄瓜 100 g）
加餐	牛乳 250 mL，蛋糕 50 g
能量：11.2 MJ（2 684 kcal）　蛋白质：131.6 g（20%）　脂肪：83.5 g（28%）　糖类：351.3 g（52%）	

新近的一些研究指出，胃肠手术后早期即可开始肠内营养。手术后小肠的蠕动、消化功能在术后几小时即可恢复正常，只要喂养管能保证置入空肠，手术后第一天即可开始肠内营养。

Key Words

1.在围手术期，生理性的应激可使心血管出现防御反应，表现为心率＿＿＿＿＿，心肌收缩力＿＿＿＿＿，心搏出量＿＿＿＿＿，血压＿＿＿＿＿。

2.手术后的治疗原则中，以＿＿＿＿＿营养为主，膳食多从要素营养制剂开始，经普通流食、＿＿＿＿＿、＿＿＿＿＿逐渐过渡到＿＿＿＿＿。

3.简述如何做好手术患者的营养护理。

任务八　恶性肿瘤膳食营养与护理

学习目标

【掌握】

1.恶性肿瘤的定义

2.恶性肿瘤患者的膳食营养治疗原则

3.恶性肿瘤患者的能量需求

【熟悉】

4.如何为恶性肿瘤患者制定食谱

5.恶性肿瘤患者饮食护理中的注意事项

【了解】

6.恶性肿瘤患者的饮食禁忌

案例导入 7-8

患者,女性,66 岁,身高 160 cm,体重 46.5 kg。结肠癌手术后 5 年,先后共行 18 次化疗。两个月前患者体重进行性下降,出现食欲不振,入眠困难,家属陪伴也较少开口交谈。

请问:应为患者制定怎样的食谱? 在实施过程中应注意哪些问题?

恶性肿瘤(malignant tumor)是机体在多种内在与外在致瘤因素的作用下,导致细胞异常增生与分化而形成的新生物。肿瘤细胞在结构、功能和代谢方面均与正常细胞明显不同,具有超常的增生力,并且与机体不协调,是危害人类健康的主要杀手。

一、营养代谢因素

1. 糖类

糖类提供人体 60%～65%的热量,每天应至少摄入 50～100 g 可消化的糖类。能量是反映三大产能营养素的间接指标。营养过剩可引起超重或肥胖,而肥胖将增加患结肠癌、乳腺癌、胰腺癌、肝癌、胆囊癌、子宫内膜癌和前列腺癌等的危险性。动物实验表明,长期限制能量的摄取可减少多种癌症的发生,并可使自发性肿瘤的潜伏期延长。但另有报道指出,在经济状况较差的人群中,胃癌的发生率和死亡率较高。因此,中老年人在限制总能量摄入的同时,必须摄入足够的蛋白质、矿物质和维生素。

2. 脂肪

脂肪作为对肿瘤的影响因素之一可能是目前研究最为彻底的因素。目前较为一致的看法是乳腺癌、结肠癌、前列腺癌和子宫内膜癌等与脂肪摄入量有关,尤其是与动物脂肪(主要是饱和脂肪酸)摄入量呈正相关。其中结肠癌的发病率与人均摄入脂肪(主要指动物脂肪)和肉类消费水平密切相关,相关系数为 0.8～0.9。当然结肠癌的发病因素除动物脂肪外,与总热量摄入过多、活动过少等也显著相关。脂肪占食物总热量20%～25%,一般每人每天摄入 25 g 左右。富含脂肪的食物包括植物油、动物性食物、坚果类等。

3. 蛋白质

动物蛋白质及总蛋白质摄取量与乳腺癌、结肠癌、胰腺癌和子宫内膜癌呈正相关,而与肝癌和食管癌呈负相关。在儿童时期即开始不吃或少吃动物蛋白质及脂肪,其消化功能可能出现早衰,消化酶分泌下降,导致胃癌发病率升高。由此可见,肿瘤的发生均与膳食蛋白质摄入过多或过少有关。结合我国居民的膳食情况,主张供给适量的蛋白质,尤其是选择优质蛋白质为宜。蛋白质占食物总热量 10%～15%,一般摄入量是每天 1.5～2.0 g/kg 体重。富含蛋白质的食物包括蛋类、奶类、豆类、畜禽肉类、鱼虾等。

4. 维生素

维生素分为水溶性维生素(B 族维生素、维生素 C)和脂溶性维生素(维生素 A、维生素 D、维生素 E、维生素 K)两大类。新鲜蔬菜和水果,尤其是黄绿色的蔬菜和水果因含有丰富的 β-胡萝卜素和维生素 C 常与各种肿瘤的死亡率呈负相关。维生素缺乏可导致机体的代谢发生紊乱,从而引发肿瘤。维生素 A 的重要作用是控制上皮组织分化,维持上皮组织细胞正常形态;具有抗氧化作用,能清除自由基,保护细胞膜和线粒体膜免受脂质过氧化物和致癌物损伤;诱导细胞的正常分化,摄入足够的维生素 A 能防止细胞异常分化,避免癌症发生。维生素 E 能清除自由基致癌基因,抑制癌细胞的增殖;维生素 E 与某些抗癌药物合用可增强疗效;维生素 E 还可减轻化疗的毒性反应。维生素 C 具有很强的抗氧化和抗癌作用,能阻断致癌物质亚硝胺的合成;促进淋巴细胞的生成;增强机体免疫力;加速机体致癌物的排出;通过干扰癌细胞的能量代谢直接抑制癌细胞的生长,增强机体自身对癌细胞的抵抗能力。

5.矿物质

矿物质包括常量元素(钙、镁、钾、钠、氯、磷等)和微量元素(铁、碘、锌、硒、铜、钼、铬、钴等)。许多矿物质含量的多少与恶性肿瘤的发生有关。

(1)钙:流行病学资料表明,膳食中维生素 D 和钙与结肠癌和直肠癌发病率呈负相关。

(2)锌与铜:研究表明,在肺癌、食管癌、胃癌等癌症病人中,均可见铜、锌含量升高。

(3)硒:硒是谷胱甘肽过氧化物酶的重要组成成分,能清除自由基,保护细胞和线粒体膜的结构和功能。流行病学调查资料表明,人群中硒的摄入量和血硒水平与人类肺癌、食管癌、胃癌和肝癌等恶性肿瘤的死亡率呈负相关。

6.膳食纤维

膳食纤维分两类:①不可溶性纤维,包括纤维素、半纤维素和木质素,它不溶于水,不能在肠道被发酵,可通过吸收水分增加粪便体积,促进肠蠕动,缩短食物残渣排出体外的时间,稀释致癌物或致癌物前体;②可溶性纤维,包括果胶、树胶和其他半纤维素,能刺激肠道微生物的生长,生成短链脂肪酸,降低肠道 pH,从而抑制直肠癌和结肠癌发生。关于膳食纤维与肿瘤的关系,有研究指出,减少膳食纤维摄入将使食物通过肠道时间延长,增加厌氧菌的作用,使致癌物或致癌前体物产生,增加大肠癌的发病率。但纤维素摄入过多,容易造成机械刺激和营养缺乏,导致胃癌和食道癌的发生。由此可见,膳食纤维对肿瘤的影响尚有待于进一步深入研究。

二、膳食营养治疗

由于恶性肿瘤患者存在一系列代谢紊乱问题,这就需要营养支持做保证,借以改善患者的营养状态,提高机体抗氧化能力和免疫功能。但营养治疗方案应根据患者病情、治疗方式、机体的营养状况和食欲随时调整。

1.适宜的热能

机体的热量主要用于维持机体细胞和组织存活、维持基础代谢、保证食物的消化吸收、维护身体的生长发育和生理活动。在人工营养支持情况下机体的热量来自糖类、脂肪和蛋白质。在无明显消耗的情况下,成人供给量为每天 8.4 MJ(2 000 kcal)左右或按每天 104.5～188.2 kJ/kg(25～45 kcal/kg),而肿瘤病人的能量代谢比正常情况下高 10%,具体用量依年龄、性别、活动量及营养状况而定,使患者能确保体重在理想体重范围内,借以增强机体的抵抗力。

2.充足的蛋白质

蛋白质食物来源包括植物性蛋白质、动物性蛋白质和豆类蛋白质,其中植物性蛋白质占 70%,动物性蛋白质占 25%,豆类蛋白质占 5%。肿瘤患者的高代谢率,使机体对蛋白质的消耗较大。此外,手术、放疗和化疗也会对机体造成不同程度的损伤,因此,恶性肿瘤患者常伴有不同程度的蛋白质缺乏。为确保患者的营养需求,应供给足够的蛋白质。营养状况良好者,供给量为每天 0.8~1.2 g/kg;严重营养不良者,可按每天 1.5~2.0 g/kg 供给。

3. 适当的脂肪

脂肪食物来源包括植物性脂肪和动物性脂肪;植物性脂肪约占 60%,动物性脂肪约占 40%。其中动物性脂肪产生的热量应占总热量的 10% 以下。因多种恶性肿瘤的发生都与脂肪有关,尤其是与动物性脂肪(鱼油除外)的摄入过高有关,故应限制脂肪的摄入。脂肪供给量应占总热能的 15%~20%,其中饱和脂肪酸、单不饱和脂肪酸与多不饱和脂肪酸的比例应为 1:1:1。

4. 充足的糖类

供给足够的糖类,可以减少蛋白质的消耗,保证蛋白质的充分利用,改善患者的营养状况,因此,应供给足够的糖类。供给量占总热能的 60%~70%。如胃肠道条件允许,应适当增加膳食纤维的摄入。

5. 充足的维生素和矿物质

多数恶性肿瘤患者均存在维生素和矿物质的代谢异常与缺乏的现象,应根据临床检测指标,及时予以补充。如患者不能通过膳食调整满足机体需要,可给予相应的维生素、矿物质制剂。

6. 具有抗癌保健作用的食品

很多食物含有某些具有防癌、抑癌作用的特殊物质,如香菇和木耳中富含多糖类的物质,大豆中的异黄酮、四季豆中的植物血凝素等都具有很强的防癌、抗癌作用,应经常食用。

7. 随时调整膳食治疗方案

肾功能不全时,需限制蛋白质、钠盐和水的摄入;实施放疗、化疗时由于患者的食欲较差,宜采用清淡饮食;当患者拒食或因上消化道肿瘤不能经口进食时,应采用管饲饮食或肠内营养。

三、膳食营养护理

(1)熟悉病情,为患者做好心理疏导,注意患者的病情变化,鼓励患者增强战胜疾病的信心,及时与营养师沟通,合理制订营养方案。掌握患者的膳食心理状态,营造良好的进餐氛围,使营养疗法得以顺利实施。必要时采用强化饮食或肠内营养。

(2)做好营养评估,认真记录患者的各项营养指标并做出客观的评价,以便根据患者的营养状态和病情确定营养供给标准和补给方式。

(3)肿瘤和肿瘤治疗所产生的许多症状会影响病人的膳食营养摄入,通过膳食及药物手段可减轻这些症状带来的不良影响。影响营养治疗的常见症状及其处理措施如下:

①厌食

厌食是肿瘤和肿瘤治疗中最常见的症状之一。为减轻厌食,应当从心理和食物加工的方法上进行改进。

②味觉迟钝

味觉迟钝应少量多餐,多进食新鲜水果、蔬菜,增加食物的色泽和香味,并避免可能引起异味的某些蛋白质食物,有可能部分克服味觉迟钝带来的不良影响。

③口干

口干出现于头颈部放疗之后,是由于唾液腺分泌减少所致。可增加多汁的饮食和水果的摄入,咀嚼无糖的口香糖,但酸辣食物应慎用。

④吞咽困难

吞咽困难常常是头颈部放疗或口腔手术的并发症,如果症状不严重,可进软食,但不主张进流食以避免食物吸入呼吸道。如果症状严重,则需用管饲或静脉营养输注。

⑤腹胀

腹胀是由于胃肠道消化能力下降和食物通过的时间延长所致,也与所进食物性质有关。应少量多餐,餐前餐后坐起或适当行走,避免进食肥腻、油炸、产气食物以及牛奶和碳酸饮料。

⑥便秘

便秘可能是由于缺乏膳食纤维、活动减少和使用麻醉药品所致。膳食中应增加新鲜蔬菜、水果、全谷面包和麦片,也应增加进液量,必要时可用轻泻剂或灌肠。

⑦腹泻

腹泻可能由于化疗、腹部放疗或肠道手术所致。开始仅服液体使肠道休息,逐步增加无渣或少渣食物,再过渡至低渣软食最后过度正常饮食。应避免进食油腻、辛辣、刺激、过冷以及含纤维素多的食物。必要时可用药物止泻。

⑧食管炎

食管炎是由于化疗或头颈区放疗所致。往往造成吞咽疼痛和困难。含漱或咽下止痛液如利多卡因,有助于缓和对食管黏膜的刺激,必要时可口服解热镇痛药来减轻痛苦。

(4)减少食物中致癌物和致癌前体物的摄入,例如霉变、油煎和油炸食物等;注意摄入膳食结构的平衡,摄入的膳食中的种类齐全、数量充足、比例合理;增加保护性物质、营养物质的摄入,例如抗氧化营养素、膳食纤维、蛋白质和钙,还有抗致病菌的食物,如大蒜、韭菜等和提高免疫功能的食物如真菌类食物等的摄入。选择食物时注意以下两点:

①宜用食物

a.蘑菇及木耳类:如香菇、冬菇、银耳、金针菇、黑木耳等,因其富含多糖以及多种维生素和重要的微量元素而具有明显的抗癌作用,其中金针菇对恶性肿瘤的抑制率可高达81%。

b.人参:含有蛋白质合成促进因子,对胃癌、结肠癌、乳腺癌和胰腺癌等具有明显的疗效。

c.鱼类(水产类):尤其是海鱼富含锌、钙、碘、硒等矿物质及核酸,具有防癌功效;海参中含有海参素,对肿瘤有抑制作用,能提高吞噬细胞的吞噬功能,增强机体免疫力;海带富含藻酸,能促进肠蠕动,防止便秘,抑制致癌物在消化道吸收。

d.豆制品:大豆富含异黄酮,对乳腺癌和结肠癌等均有明显的抑制作用。

e.蔬菜:莼菜含有丰富的胶质蛋白、糖,脂肪、多种维生素和矿物质,莼菜黏液中的多糖,对某些肿瘤有抑制作用;卷心菜和莴笋等蔬菜均含有能分解、破坏亚硝胺的物质,从而消除亚硝胺的致癌作用;茄子因含有龙葵碱而具有抗癌功效;大蒜含有大蒜素、硒及某些脂溶性挥发油,具有抗癌和提高机体免疫力的作用;葱类富含谷胱甘肽,可与致癌物结合;绿色蔬菜,包括菠菜、韭菜、甘蓝和深绿色的莴苣等,颜色越深的蔬菜,含抗氧化剂越多,抗癌力量越强。

f.水果:水果中富含多种维生素,对防癌、抗癌都有一定作用,如梨、猕猴桃、杏、山楂、橘子、大红枣、香蕉、草莓、苹果等。

g.茶叶:茶叶富含茶多酚、叶绿素及多种维生素,具有防癌、抗癌作用。

h.粗粮:粗粮有阻止皮肤癌扩散、抑制肝癌和结肠癌生长的作用。玉米中富含胡萝卜素,对肺癌、胃癌、食道癌有抑制作用。

②忌用(少用)食物

肿瘤患者忌用动物脂肪、虾蟹类、腌渍与烟熏食物、酸泡食物、罐头制品、辛辣刺激性食品和调味品、反复高温油煎油炸食物、过咸或过热食物、烧焦食物、霉变食品等。

③食谱举例

食谱一

早餐:橙汁 200 mL,麦麸面包 100 g,鸡蛋 1 个。

午餐:馒头 50 g,人参 2 片炖猪蹄 150 g,炒卷心菜 50 g。

晚餐:米饭 50 g,胡萝卜蒸排骨 150 g,青菜 50 g。

食谱二

早餐:酸奶 200 mL,豆沙包 50 g,鸡蛋 1 个,猕猴桃 1 个。

午餐:米饭 100 g,香菇炖鸭 200 g,新鲜番茄 50 g。

晚餐:馒头 50 g,鸡汁芦笋汤 150 g,银耳莲子冰羹 50 g。

▍▍ 知识链接 ▍

肿瘤患者常用药膳

1.虫草蒸老鸭:扶正固本,滋阴化瘀。虫草补肺益肾,止血化瘀,具有抗癌及调节免疫的功效;老雄鸭肉滋阴壮阳,补而不热。《本草纲目拾遗》记载:虫草蒸老鸭,凡病后调养及虚劳损伤者,每服一只鸭,可抵人参 50 g。二者合用,适于癌症患者手术、放化疗后身体虚弱、乏力盗汗、气短喘咳者,尤其适于肺癌、肾癌、膀胱癌患者。

2.红豆洋参粥:补心健脾,利水消肿,化瘀排毒。适于癌症患者和体质虚弱、营养不良、胸水、腹水、小便不利、大便不通者。

3.荷叶乳鸽:清热补肾,益气止痛。对需用清热药膳以解其热,而又希望能增加蛋白质以补充营养,增强体质,加强抗病能力者最宜。

4.刀豆杏仁薏仁粥:温中降逆,化痰散结。刀豆中含有的血细胞凝集素有抗癌作用。本方降逆止呕,散结下气,清热利湿,润肺化痰,适于肝癌、食管癌、胃癌、肺癌、肠癌等患者食用。

▍▍ Key Words ▍

1.恶性肿瘤是机体在多种内在与外在_____的作用下,导致细胞_____而形成的_____。

2.恶性肿瘤患者的相关营养因素有_____、_____、_____、_____、_____。

3.肿瘤患者宜用食物有:_____、_____、_____、_____、_____等。

4.肿瘤患者忌用(少用)食物:_____、_____、_____、_____、
_____等。

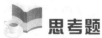 思考题

1.对有营养风险的患者的处理原则有哪些?

2.急性胃炎营养代谢因素有哪些?

3.急性胰腺炎营养代谢因素有哪些?

4.简述消化性溃疡的膳食营养护理内容。

5.试述冠心病患者的膳食营养护理内容。

6.简述如何做好手术患者的营养护理。

7.案例分析:

患者,男性,37岁。主因颜面及双下肢浮肿1月余来院就诊。

患者约一年前无明显原因出现双下肢浮肿,并进行性加重,波及全身。曾在当地医院就诊,查尿常规:PRO(+++),无血尿,BP偏高,达150/80 mmHg左右,诊断为"肾炎",经治不祥,无好转。后又继续按急性肾炎治疗,仍予青霉素静点,配合中药治疗,效果欠佳。

化验尿常规:PRO(++++),24 h尿蛋白定量:3.6 g,无血尿,血脂高,ALB 18.8 g/L。行肾活检,病检报告示:肾小球微小病变。

请问:(1)根据报告写出可能的诊断(要写出主要诊断依据)。

(2)写出营养护理要点。

实 训 部 分

实训一 | 参观医院营养科

【实训目的】

1.了解医院营养科的组织架构及工作制度

2.能说出医院营养师的工作职责

3.熟悉住院患者营养咨询的要求

4.归纳医院膳食的配制过程

【实训学时】

2学时

【内容与步骤】

1.由任课教师带领学生到医院营养科。

2.由营养科负责人做科室组织架构及工作制度介绍。

3.由营养师带领学生在营养科内参观,并随时互动,介绍工作职责,及时解答相关疑问。

4.跟随营养师深入病房,了解住院患者的营养情况,提供营养咨询。

5.参观住院患者膳食的配制过程。

6.参观结束,及时反馈。

【实训要求】

要求每名学生写一篇参观营养科的心得体会,结合所学知识对营养科的重要性进行评价。

实训二 | 食谱编制

【实训目标】

1.熟悉食谱编制的目的和原则

2.学会一般人群食谱编制的方法

【实训学时】

2 学时

【内容与步骤】

食谱是食用者一定时间内的饮食清单。它是根据食用者的能量、营养素需要量、饮食习惯和食物的供应状况等,将一定时间内(主要是指一天或一周)各餐主副食的食物原料种类和数量、食物的烹调方法和进餐时间等做出详细的计划,并以表格的形式展示给食用者和食物加工人员。

一、理论依据

膳食食谱的编制必须基于以下基本理论和基本工具,才能有效完成。

1. 中国居民膳食营养素参考摄入量(DRIs)

中国居民膳食营养素参考摄入量是食谱编制和对编制的食谱进行合理性评价的主要依据。

2. 平衡膳食基本理论和中国居民膳食指南(平衡膳食宝塔)

平衡膳食基本理论和中国居民膳食指南(平衡膳食宝塔)是食谱编制和对其进行合理性评价的重要参考。

3. 食物成分表

食物成分表是计算食谱中各种营养素和能量以及对食谱进行调整时的主要工具。

二、编制要求

编制食谱要在熟悉食用者的年龄、性别、职业(劳动强度)、经济状况、饮食习惯等基础上进行。

(1)保证营养平衡:营养齐全、比例适宜,品种多样、搭配合理等。

(2)照顾饮食习惯:注意饭菜口味,合理安排餐次等。

(3)考虑原料供应和经济条件:尽量安排时令食材、当地食材,新鲜营养,价廉物美。

(4)烹调方法得当:尽量减少营养损失,还要兼顾色香味形。

(5)确保安全卫生。

此外,编制时要以食物为基础进行,不要以营养素为基础。

三、编制步骤

食谱编制的步骤主要包括确定食用者一日能量和各种营养素的需要量、确定组成膳食的各种食物的种类和用量、合理配餐、计算及评价食谱和根据评价结果调整食谱五个步骤。

第一步,确定食用者一日能量和各种营养素的需要量

根据食用者的年龄、性别、职业(劳动强度)等,对照中国成年人平均能量摄入水平,见表实训 2-1。此表是根据 2002 年中国第四次居民营养与健康状况调查的结果,对中国居民膳食营养素参考摄入量(DRIs)进行适当修正形成的,初步确定食用者能量摄入水平。

表实训 2-1　　　　　　　中国成年人 * 平均能量摄入水平(修正值)

年龄组	城市/[kJ(kcal)]		农村/[kJ(kcal)]	
	男	女	男	女
18～59 岁	9 200(2 200)	7 550(1 800)	10 900(2 600)	9 200(2 200)
60～79 岁	8 350(2 000)	6 700(1 600)	10 050(2 400)	8 350(2 000)

注：* 是指年龄为 18～79 岁,BMI=18.5～24.9 kg/m², 无高血压、糖尿病、血脂异常现象的人。

如果食用者属于特殊人群,如 18 岁以下人群,则可直接对照中国居民膳食营养素参考摄入量(DRIs),查出其每天能量的需要量。如果是疾病患者,则要根据患者的实际情况和临床经验综合来确定其每天能量的需要量。

第二步,确定组成膳食的各种食物的种类和用量

根据食用者的经济状况、饮食习惯以及当地当时食材资源的供应状况等,参考居民平衡膳食宝塔的建议摄入量来确定食物的种类,并进一步确定各自用量。

膳食宝塔建议的每人每天各类食物适宜摄入量范围适用于一般健康成年人,按照七种能量水平分别建议了 10 类食物的摄入量,应用时要根据食用者自身的能量需要进行选择,见表实训 2-2。

表实训 2-2　　　　　　　七种不同能量水平建议的食物摄入量　　　　　　　g/d

食物类别	能量水平						
	I	II	III	IV	V	VI	VII
	6 700 kJ (1 600 kcal)	7 500 kJ (1 800 kcal)	8 350 kJ (2 000 kcal)	9 200 kJ (2 200 kcal)	10 050 kJ (2 400 kcal)	10 900 kJ (2 600 kcal)	11 700 kJ (2 800 kcal)
谷类	225	250	300	300	350	400	450
大豆类	30	30	40	40	40	50	50
蔬菜	300	300	350	400	450	500	500
水果	200	200	300	300	400	400	500
肉类	50	50	50	75	75	75	75
乳类	300	300	300	300	300	300	300
蛋类	25	25	25	50	50	50	50
水产类	50	50	75	75	75	100	100
烹调油	20	25	25	25	30	30	30
食盐	6	6	6	6	6	6	6

第三步,合理配餐

根据食用者的饮食习惯,把已确定的食物种类和用量,合理调配到一日三餐中去。注意三餐能量分配比例,并应用平衡膳食宝塔把营养与美味结合起来,按照同类互换、多种多样的原则调配一日三餐。

第四步,计算及评价食谱

(1)计算

根据"食物成分表"计算出一日食谱提供的热能和营养素的供给量。

(2)评价

①膳食构成评价

我国居民的膳食应以植物性食物为主、动物性食物为辅,尽可能做到品种丰富、比例适当、搭配合理,以满足各类人群的需要。

②膳食能量来源及分配评价

膳食能量来源的适当比例：蛋白质占 10％～15％，脂肪占 20％～30％，糖类占 50％～65％。

三餐适宜的供能比例：早餐占 25％～30％，午餐占 30％～40％，晚餐占 30％～35％。

③能量与各种营养素满足程度评价

我国膳食中营养素推荐摄入量是衡量膳食质量的主要依据。能量和部分主要营养素的评价标准详见表实训 2-3。

表实训 2-3　　　　　　　　能量和部分主要营养素的评价标准

项目类别	评价指标名称	指标水平	评价
能量	实际摄入量/供给量标准(RNI)	±10％	合理
营养素	实际摄入量/供给量标准(RNI)	≥80％	合理
蛋白质	优质蛋白摄入量/总蛋白质摄入量	>1/3	合理
油脂	PUFA：MUFA：SFA	接近 1：1：1	合理
食物构成	植物性食物/动物性食物	接近 4：1	合理

同时，还应参照《中国居民膳食指南》(2016)中各类人群膳食指南的有关要求进行评价。

第五步，根据评价结果调整食谱

根据评价结果，按照同类互换的原则，对不合理的项目进行适当调整，使其趋于合理，达到营养要求。

【实训要求】

在理论学习的基础上，按照食谱编制步骤，为自己编制一日食谱。

实训三　糖尿病患者营养膳食设计

【实训目的】

1. 熟悉糖尿病患者食谱编制的目的和原则
2. 掌握糖尿病患者食谱编制的方法

【实训学时】

2 学时

【内容与步骤】

一、案例导入

王某，男性，58 岁。糖尿病 5 年，会计师，身高 165 cm，体重 62 kg，无明显并发症。请为他制定一日食谱。

二、糖尿病患者膳食营养防治计算步骤与方法

(一)步骤与方法

1. 计算该男子标准体重

165－105＝60 kg

体重的超重百分比(%)＝(实测体重－标准体重)/标准体重×100%

2. 计算该男子一日能量总需要量

60×30＝1 800 kcal(属轻体力劳动、无应激状态,能量系数为30)

3. 三大营养素比例

按照糖类60%,蛋白质15%,脂肪25%的供能比例,计算三大营养素的需要量。

糖类:1 800×60%÷4＝270 g

蛋白质:1 800×15%÷4＝67.5 g

脂肪:1 800×25%÷9＝50 g

4. 一日三餐分配

一日三餐:30%、40%、30%或1/5、2/5、2/5

一日四餐:1/7、2/7、2/7、2/7

两餐中间可以加水果,但主食应减去相应的量。

(二)膳食营养食谱编制

食谱举例

适用对象:适用于中等身材、体重正常、活动量较少的男性或一般体力劳动的女性糖尿病患者。

每天营养素:蛋白质60~70 g,脂肪40~50 g,糖类220~230 g。总热量1 500~1 650 kcal。

早餐:牛奶250 mL,三明治(切片面包2片、鸡蛋50 g),生菜2片,番茄(85 g)

午餐:虾仁豆腐(虾仁25 g,豆腐200 g),凉拌韭菜绿豆芽(韭菜、绿豆芽各100 g),海带小排汤(海带50 g,小排骨2块),米饭1小碗。

晚餐:木耳鱼片(青鱼50 g,木耳少许),凉拌苦瓜(苦瓜200 g),毛菜汤(毛菜50 g),米饭1小碗。

加餐:桃子一个(120~150 g)。

全天用油:20 g。

全天用盐:食盐6 g。

【实训要求】

结合上述糖尿病患者一日膳食营养食谱计算步骤,为此患者编制出一周食谱。

另附　糖尿病并发症患者食谱举例

参考食谱一:适用于糖尿病伴超重的中等身高、一般活动量的男性患者。

每天营养素:蛋白质85~90 g,脂肪45 g,糖类210~220 g,总热量1 600 kcal。

早餐:低脂奶250 mL,煮鸡蛋1个(鸡蛋50 g),凉拌海带丝1碟(海带丝50 g),花卷3个(荞麦、面粉各12.5 g,鲜酵母适量)。

午餐:米饭 90 g,双片砂锅(白菜 300 g,豆腐 300 g,瘦肉片 30 g,鸡片 30 g,麻油半匙)。

晚餐:青菜香菇面条(青菜 300 g,香菇 20 g,干面条 75 g),清蒸青鱼(青鱼中段 150 g)。

加餐:猕猴桃 1 个(75 g),豆浆 200 mL。

全天用油:20 g。

全天用盐:食盐 5 g。

参考食谱二:适用于活动较少、体重正常的男性或从事较轻劳动的女性糖尿病伴高血压、高脂血症的患者。

每天营养素:蛋白质 60～70 g,脂肪 45～50 g,糖类 200 g,总热量 1 500～1 600 kcal。

早餐:低脂奶 250 mL,全麦切片面包 2 片,煮鸡蛋 1 个(鸡蛋 50 g),生黄瓜半条(黄瓜 75 g)。

午餐:米饭 90 g,鲫鱼豆腐汤(鲫鱼 150 g、豆腐 200 g),塔菜炒香菇(塔菜 200 g、香菇 15 g)。

晚餐:荞麦大米饭 80 g,蒸牛肉饼(去筋牛肉 50 g,少量蛋清,淀粉 5 g),青椒茭白丝(青椒 150 g,茭白丝 50 g),紫菜虾皮汤(紫菜 2 g,虾皮 2 g)。

加餐:橘子 150 g。

全天用油:20 g。

全天用盐:食盐 5 g。

注:(1)如果血清胆固醇较高,早餐改为隔日吃一次鸡蛋,不食用鸡蛋时,可用豆腐干替代。

(2)水果以安排在两餐之间或餐后两小时食用为宜。

参考食谱三:适用于糖尿病并发肾功能轻微受损,肾功能生化检测略高于正常值的患者。

每天营养素:蛋白质 40～50 g,脂肪 45～55 g,糖类 270～290 g。总热量 1 750～1 850 kcal。

早餐:牛奶大米粥(牛奶 200 mL,大米 30 g),蔬菜水晶饼(麦淀粉 50 g,青菜 50 g,胡萝卜 25 g,香菇适量),煮鸡蛋 1 个(鸡蛋 50 g)。

午餐:米饭一小碗,青椒烩鸡丝(青椒 100 g,鸡 40 g),烩丝瓜(100 g),番茄(50 g),土豆(50 g)汤。

晚餐:米饭一小碗,冬瓜烩肉圆(冬瓜 100 g,去肥肉末 40 g,淀粉 5 g),菜心 150 g。一餐烹调油 10 g。

加餐:梨 1 个(带皮 130～140 g)。

全天用油:20 g。

全天用盐:食盐 4 g。

参 考 文 献

[1]　张爱珍. 临床营养学[M]. 3 版. 北京:人民卫生出版社,2012.

[2]　王江琼,童强. 营养与膳食[M]. 武汉:华中科技大学出版社,2014.

[3]　张金梅. 营养与膳食[M]. 北京:高等教育出版社,2014.

[4]　田颖,张宝华,李华. 食品营养与卫生学[M]. 1 版. 武汉:华中科技大学出版社,2015.

[5]　王翠玲. 营养与膳食[M]. 北京:人民卫生出版社,2014.

[6]　孙长颢. 现代营养学的发展历程、现状和展望[J]. 中华预防医学杂志,2008,42(增刊).

[7]　李苹苹. 公共营养学实务[M]. 北京:化学工业出版社,2012.

[8]　李兰芳. 营养与膳食[M]. 3 版. 北京:人民卫生出版社,2014.

[9]　孙长颢,营养与食品卫生学[M]. 7 版. 北京:人民卫生出版社,2012.

[10]　胡玉华,梁金香. 营养与膳食[M]. 武汉:华中科技大学出版社,2010.

[11]　李胜利. 营养与膳食[M]. 2 版. 北京:科学出版社,2009.

[12]　杨柳清,贾丽娜. 营养与膳食[M]. 北京:高等教育出版社,2012.

[13]　张金沙. 营养与膳食[M]. 北京:人民卫生出版社,2014.

附　　录

附录一　中国居民膳食营养素参考摄入量(2013)

表1　　　　　　　　　　　中国居民膳食能量需要量(EER)

人群	能量/[(MJ/kcal)·d⁻¹]					
	PAL(轻)		PAL(中)		PAL(重)	
	男	女	男	女	男	女
0 岁～	—ᵃ	—	* ᵇ	* ᵇ	—	—
0.5 岁～	—	—	* ᶜ	* ᶜ	—	—
1 岁～	—	—	3.77/900	3.35/800	—	—
2 岁～	—	—	4.60/1 100	4.18/1 000	—	—
3 岁～	—	—	5.23/1 250	5.02/1 200	—	—
4 岁～	—	—	5.44/1 300	5.23/1 250	—	—
5 岁～	—	—	5.86/1 400	5.44/1 300	—	—
6 岁～	5.86/1 400	5.23/1 250	6.96/1 600	6.07/1 450	7.53/1 800	6.90/1 650
7 岁～	6.28/1 500	5.65/1 350	7.11/1 700	6.49/1 550	7.95/1 900	7.32/1 750
8 岁～	6.90/1 650	6.07/1 450	7.47/1 850	7.11/1 700	8.79/2 100	7.95/1 900
9 岁～	7.32/1 750	6.49/1 550	8.37/2 000	7.53/1 800	9.41/2 250	8.37/2 000
10 岁～	7.53/1 800	6.90/1 650	8.58/2 050	7.95/1 900	9.62/2 300	9.00/2 150
11 岁～	8.58/2 050	7.53/1 800	9.83/2 350	8.58/2 050	10.88/2 600	9.62/2 300
14 岁～	10.46/2 500	8.37/2 000	11.92/2 850	9.62/2 300	13.39/3 200	10.67/2 550
18 岁～	9.41/2 250	7.53/1 800	10.88/2 600	8.79/2 100	12.55/3 000	10.04/2 400
50 岁～	8.79/2 100	7.32/1 750	10.25/2 450	8.58/2 050	11.72/2 800	9.83/2 350
65 岁～	8.58/2 050	7.11/1 700	9.83/2 350	8.16/1 950	—	—
80 岁～	7.95/1 900	6.28/1 500	9.20/2 200	7.32/1 750	—	—
孕妇(早)	—	+0ᵈ/+0	—	+0/0	—	+0/0
孕妇(中)	—	+1.26/+300	—	+1.26/+300	—	+1.26/+300
孕妇(晚)	—	+1.88/+450	—	+1.88/+450	—	+1.88/+450
乳母	—	+2.09/+500	—	+2.09/+500	—	+2.09/+500

注:①a:"—"表示未制定参考值。
　　②b、c:"＊"表示需要用公式计算,＊ᵇ＝0.38×体重数(kg)、＊ᶜ＝0.33×体重数(kg)。
　　③d:"＋"表示在同龄人群参考值基础上的额外增加量。

表 2 　　　　　　　　　中国居民膳食蛋白质、碳水化合物、脂肪酸参考摄入量(DRIs)

人群	蛋白质/(g/d⁻¹)				总碳水化合物/(g/d⁻¹)	亚油酸/(%Eᶜ)	亚麻酸/(%E)	EPA+DHA/(g/d⁻¹)
	EAR		RNI		EAR	AI	AI	AI
	男	女	男	女	EAR	AI	AI	AI
0 岁～	—ᵃ	—	9(AI)	9(AI)	60(AI)	7.3(0.15gᵈ)	0.87	0.10ᵉ
0.5 岁～	15	15	20	20	85(AI)	6.0	0.66	0.10
1 岁～	20	20	25	25	120	4.0	0.60	0.10
2 岁～	20	20	25	25	120	4.0	0.60	0.10
3 岁～	25	25	30	30	120	4.0	0.60	0.10
4 岁～	25	25	30	30	120	4.0	0.60	—
5 岁～	25	25	30	30	120	4.0	0.60	—
6 岁～	25	25	35	35	120	4.0	0.60	—
7 岁～	30	30	40	40	120	4.0	0.60	—
8 岁～	30	30	40	40	120	4.0	0.60	—
9 岁～	40	40	45	45	120	4.0	0.60	—
10 岁～	40	40	50	50	120	4.0	0.60	—
11 岁～	50	45	60	55	150	4.0	0.60	—
14 岁～	60	50	75	60	150	4.0	0.60	—
18 岁～	60	50	65	55	120	4.0	0.60	—
50 岁～	60	50	65	55	120	4.0	0.60	—
65 岁～	60	50	65	55	—	4.0	0.60	—
80 岁～	60	50	65	55	—	4.0	0.60	—
孕妇(早)	—	+0ᵇ	—	+0	130	4.0	0.60	0.25(0.20)
孕妇(中)	—	+10	—	+15	130	4.0	0.60	0.25(0.20)
孕妇(晚)	—	+25	—	+30	130	4.0	0.60	0.25(0.20)
乳母	—	+20	—	+25	160	4.0	0.60	0.25(0.20)

注:①a:"—"表示未制定参考值。

②b:"+"表示在同龄人群参考值基础上的额外增加量。

③c:"%E"表示占总能量的百分比。

④d:为花生四烯酸。

⑤e:为 DHA。

⑥我国 2 岁以上儿童及成年人膳食中来源于食品工业加工产生的反式脂肪酸的 UL<1%E。

表3

中国居民膳食常量元素参考摄入量(DRIs)

人群	钙/(mg·d⁻¹)			磷/(mg·d⁻¹)			钾/(mg·d⁻¹)		钠/(mg·d⁻¹)		镁/(mg·d⁻¹)		氯/(mg·d⁻¹)
	EAR	RNI	UL	EAR	RNI	UL^c	AI	PI	AI	PI	EAR	RNI	AI
0 岁~	—^{a}	200(AI)	1 000	—	100(AI)	—	350	—	170	—	—	20(AI)	260
0.5 岁~	—	250(AI)	1 500	—	180(AI)	—	550	—	350	—	—	65(AI)	550
1 岁~	500	600	1 500	250	300	—	900	—	700	—	110	140	1 100
4 岁~	650	800	2 000	290	350	—	1 200	2 100	900	1 200	130	160	1 400
7 岁~	800	1 000	2 000	400	470	—	1 500	2 800	1 200	1 500	180	220	1 900
11 岁~	1 000	1 200	2 000	540	640	—	1 900	3 400	1 400	1 900	250	300	2 200
14 岁~	800	1 000	2 000	590	710	—	2 200	3 900	1 600	2 200	270	320	2 500
18 岁~	650	800	2 000	600	720	3 500	2 000	3 600	1 500	2 000	280	330	2 300
50 岁~	800	1 000	2 000	600	720	3 500	2 000	3 600	1 400	1 900	280	330	2 200
65 岁~	800	1 000	2 000	590	700	3 000	2 000	3 600	1 400	1 800	270	320	2 200
80 岁~	800	1 000	2 000	560	670	3 000	2 000	3 600	1 300	1 700	260	310	2 000
孕妇(早)	+0^b	+0	2 000	+0	+0	3 500	+0	3 600	+0	2 000	+30	+40	+0
孕妇(中)	+160	+200	2 000	+0	+0	3 500	+0	3 600	+0	2 000	+30	+40	+0
孕妇(晚)	+160	+200	2 000	+0	+0	3 500	+0	3 600	+0	2 000	+30	+40	+0
乳母	+160	+200	2 000	+0	+0	3 500	+400	3 600	+0	2 000	+0	+0	+0

注:①a——未制定参考值者用"—"表示。
②b——"+"表示在同龄人群参考值基础上额外增加量。
③c——有些营养素未制订可耐受最高摄入量,主要是研究资料不充分,并不表示过量摄入量没有健康风险。

表 4

中国居民膳食微量元素参考摄入量(DRIs)

人群	铁/(mg·d⁻¹) EAR 男	铁 EAR 女	铁 RNI 男	铁 RNI 女	铁 UL^c	碘/(μg·d⁻¹) EAR	碘 RNI	碘 UL	锌/(mg·d⁻¹) EAR 男	锌 EAR 女	锌 RNI 男	锌 RNI 女	锌 UL	硒/(μg·d⁻¹) EAR	硒 RNI	硒 UL	铜/(mg·d⁻¹) EAR	铜 RNI	铜 UL	氟/(mg·d⁻¹) AI	氟 UL	铬/(μg·d⁻¹) AI	锰/(mg·d⁻¹) AI	锰 UL	钼/(μg·d⁻¹) EAR	钼 RNI	钼 UL
0 岁~	—ᵃ	—	0.3(AI)	0.3(AI)	—	—	85(AI)	—	—	—	2.0(AI)	2.0(AI)	—	—	15(AI)	55	—	0.3(AI)	—	0.1	—	0.2	0.01	—	—	2(AI)	—
0.5 岁~	7	7	10	10	—	—	115(AI)	—	2.8	2.8	3.5	3.5	—	—	20(AI)	80	—	0.3(AI)	—	0.23	—	4.0	0.7	—	—	15(AI)	—
1 岁~	6	6	9	9	25	65	90	—	3.2	3.2	4.0	4.0	8	20	25	100	0.25	0.3	2	0.6	0.8	15	1.5	—	35	40	200
4 岁~	7	7	10	10	30	65	90	—	4.6	4.6	5.5	5.5	12	25	30	150	0.30	0.4	3	0.7	1.1	20	2.0	3.5	40	50	300
7 岁~	10	10	13	13	35	65	90	—	5.9	5.9	7.0	7.0	19	35	40	200	0.40	0.5	4	1.0	1.7	25	3.0	5.0	55	65	450
11 岁~	11	14	15	18	40	75	100	400	8.2	7.6	10.0	9.0	28	45	55	300	0.55	0.7	6	1.3	2.5	30	4.0	8.0	75	90	650
14 岁~	12	14	16	18	40	85	120	500	9.7	6.9	11.5	8.5	35	50	60	350	0.60	0.8	7	1.5	3.1	35	4.5	10	85	100	800
18 岁~	9	15	12	20	42	85	120	600	10.4	6.1	12.5	7.5	40	50	60	400	0.60	0.8	8	1.5	3.5	30	4.5	11	85	100	900
50 岁~	9	9	12	12	42	85	120	600	10.4	6.1	12.5	7.5	40	50	60	400	0.60	0.8	8	1.5	3.5	30	4.5	11	85	100	900
65 岁~	9	9	12	12	42	85	120	600	10.4	6.1	12.5	7.5	40	50	60	400	0.60	0.8	8	1.5	3.5	30	4.5	11	85	100	900
80 岁~	9	9	12	12	42	85	120	600	10.4	6.1	12.5	7.5	40	50	60	400	0.60	0.8	8	1.5	3.5	30	4.5	11	85	100	900
孕妇(早)	—	+0ᵇ	—	+0	42	+75	+110	600	—	+1.7	—	+2.0	40	+4	+5	400	+0.10	+0.1	8	+0	3.5	+1.0	+0.4	11	+7	+10	900
孕妇(中)	—	+4	—	+4	42	+75	+110	600	—	+1.7	—	+2.0	40	+4	+5	400	+0.10	+0.1	8	+0	3.5	+4.0	+0.4	11	+7	+10	900
孕妇(晚)	—	+7	—	+9	42	+75	+110	600	—	+1.7	—	+2.0	40	+4	+5	400	+0.10	+0.1	8	+0	3.5	+6.0	+0.4	11	+7	+10	900
乳母	—	+3	—	+4	42	+85	+120	600	—	+3.8	—	+4.5	40	+15	+18	400	+0.50	+0.6	8	+0	3.5	+7.0	+0.3	11	+3	+3	900

注:①a——未制定参考值者用"—"表示。

②b——"+"表示在同龄人群参考值基础上额外增加量。

③c——有些营养素未制订可耐受最高摄入量,主要是研究资料不充分,并不表示过量摄入没有健康风险。

表5　中国居民膳食脂溶性维生素参考摄入量(DRIs)

| 人群 | 维生素 A/(μgRAE·d⁻¹) | | | | | 维生素 D/(μg·d⁻¹) | | | 维生素 E/(mg α-TE·d⁻¹) | | 维生素 K/(μg·d⁻¹) |
	EAR 男	EAR 女	RNI 男	RNI 女	UL	EAR	RNI	UL	ULᶜ	AI	AI
0 岁~	—	—ᵃ	300(AI)	300(AI)	600	—	10(AI)	20	—	3	2
0.5 岁~	—	—	350(AI)	350(AI)	600	—	10(AI)	20	—	4	10
1 岁~	220	220	310	310	700	8	10	20	150	6	30
4 岁~	260	260	360	360	900	8	10	30	200	7	40
7 岁~	360	360	500	500	1 500	8	10	45	350	9	50
11 岁~	480	450	670	630	2 100	8	10	50	500	13	70
14 岁~	590	450	820	630	2 700	8	10	50	600	14	75
18 岁~	560	480	800	700	3 000	8	10	50	700	14	80
50 岁~	560	480	800	700	3 000	8	10	50	700	14	80
65 岁~	560	480	800	700	3 000	8	15	50	700	14	80
80 岁~	560	480	800	700	3 000	8	15	50	700	14	80
孕妇(早)	—	+0ᵇ	—	+0	3 000	+0	+0	50	700	+0	+0
孕妇(中)	—	+50	—	+70	3 000	+0	+0	50	700	+0	+0
孕妇(晚)	—	+50	—	+70	3 000	+0	+0	50	700	+0	+0
乳母	—	+400	—	+600	3 000	+0	+0	50	700	+3	+5

注:①a——未制定参考值者用"—"表。
②b——"+"表示在同龄人群参考值基础上额外增加量。
③c——有些营养素未制定可耐受最高摄入量，主要是研究资料不充分，并不表示过量摄入没有健康风险。
④视黄醇活性当量(RAE,μg)=膳食或补充剂视黄醇(μg)+1/2补充剂纯品全反式β-胡萝卜素(μg)+1/12膳食全反式β-胡萝卜素(μg)+1/24其他膳食维生素A原类胡萝卜素(μg)。
⑤α-生育酚当量(α-TE,mg)，膳食中总α-TD当量(mg)=1×α-生育酚(mg)+0.5×β-生育酚(mg)+0.1×γ-生育酚(mg)+0.02×δ-生育酚(mg)+0.3×α-三烯生育酚(mg)。

表6

中国居民膳食水溶性维生素参考摄入量（DRIs）

人群	B_1 EAR 男	B_1 EAR 女	B_1 RNI 男	B_1 RNI 女	B_2 EAR 男	B_2 EAR 女	B_2 RNI 男	B_2 RNI 女	B_6 EAR	B_6 RNI	B_6 UL[f]	B_{12} EAR	B_{12} RNI	泛酸 AI	叶酸 EAR	叶酸 RNI	叶酸 UL[d]	烟酸 EAR 男	烟酸 EAR 女	烟酸 RNI 男	烟酸 RNI 女	烟酸 UL	烟酰胺 UL	胆碱 AI 男	胆碱 AI 女	胆碱 UL	生物素 AI	维C EAR	维C RNI	维C PI	维C UL
单位	mg·d^{-1}				mg·d^{-1}				mg·d^{-1}			μg·d^{-1}		mg·d^{-1}	μgDFE·d^{-1}[c]			mgNE·d^{-1}[e]					mg·d^{-1}	mg·d^{-1}			μg·d^{-1}	mg·d^{-1}			
0岁~	—[a]	—	0.1 (AI)		—	—	0.4 (AI)		—	0.2 (AI)	—	—	0.3 (AI)	1.7	—	65 (AI)	—	—	—	2 (AI)	0.2 (AI)	—	—	120		—	5	—	40 (AI)	—	—
0.5岁~	—	—	0.3 (AI)		—	—	0.5 (AI)		—	0.4 (AI)	—	—	0.6 (AI)	1.9	—	100 (AI)	—	—	—	3 (AI)	0.2 (AI)	—	—	150		—	9	—	40 (AI)	—	—
1岁~	0.5	0.5	0.6	0.6	0.5	0.5	0.6	0.6	0.5	0.6	20	0.8	1.0	2.1	130	160	300	5	5	6	6	10	100	200		1 000	17	35	40	—	400
4岁~	0.6	0.6	0.8	0.8	0.6	0.6	0.7	0.7	0.6	0.7	25	1.0	1.2	2.5	150	190	400	7	6	8	8	15	130	250		1 000	20	40	50	—	600
7岁~	0.8	0.8	1.0	1.0	0.8	0.8	1.0	1.0	0.8	1.0	35	1.3	1.6	3.5	210	250	600	9	8	11	10	20	180	300		1 500	25	55	65	—	1 000
11岁~	1.1	1.0	1.3	1.1	1.1	0.9	1.3	1.1	1.1	1.3	45	1.8	2.1	4.5	290	350	800	11	10	14	12	25	240	400		2 000	35	75	90	—	1 400
14岁~	1.3	1.1	1.6	1.3	1.3	1.0	1.5	1.2	1.2	1.4	55	2.0	2.4	5.0	320	400	900	14	11	16	13	30	280	500	400	2 500	40	85	100	—	1 800
18岁~	1.2	1.0	1.4	1.2	1.2	1.0	1.4	1.2	1.2	1.4	60	2.0	2.4	5.0	320	400	1 000	12	10	15	12	35	310	500	400	3 000	40	85	100	200	2 000
50岁~	1.2	1.0	1.4	1.2	1.2	1.0	1.4	1.2	1.3	1.6	60	2.0	2.4	5.0	320	400	1 000	12	10	14	12	35	310	500	400	3 000	40	85	100	200	2 000
65岁~	1.2	1.0	1.4	1.2	1.2	1.0	1.4	1.2	1.3	1.6	60	2.0	2.4	5.0	320	400	1 000	11	9	14	11	35	310	500	400	3 000	40	85	100	200	2 000
80岁~	1.2	1.0	1.4	1.2	1.2	1.0	1.4	1.2	1.3	1.6	60	2.0	2.4	5.0	320	400	1 000	8	13	10		30	280	500	400	3 000	40	85	100	200	2 000
孕妇（早）	—	+0[b]	—	+0	—	+0	—	+0	+0.7	+0.8	60	+0.4	+0.5	+1.0	+200	+200	1 000	—	+0	—	+0	35	310		+20	3 000	+0	+0	+0	200	2 000
孕妇（中）	—	+0.1	—	+0.1	—	+0.1	—	+0.1	+0.7	+0.8	60	+0.4	+0.5	+1.0	+200	+200	1 000	—	+0	—	+0	35	310		+20	3 000	+0	+10	+15	200	2 000
孕妇（晚）	—	+0.2	—	+0.2	—	+0.2	—	+0.2	+0.7	+0.8	60	+0.4	+0.5	+1.0	+200	+200	1 000	—	+0	—	+0	35	310		+20	3 000	+0	+10	+15	200	2 000
乳母	—	+0.2	—	+0.3	—	+0.2	—	+0.3	+0.2	+0.3	60	+0.6	+0.8	+2.0	+130	+150	1 000	—	+2	—	+3	35	310		+120	3 000	+10	+40	+50	200	2 000

注：①a——未指订参考值者用"—"表示。
②b——"+"表示在同龄人群参考值基础上额外增加量。
③c——叶酸当量（DFE，μg）＝天然食物来源叶酸（μg）＋1.7×合成叶酸（μg）。
④d——合成叶酸摄入量上限，不包括天然食物来源的叶酸量。
⑤e——烟酸当量（NE，mg）＝烟酸（mg）＋1/60色氨酸（mg）。
⑥f——有些营养素未制定可耐受最高摄入量，主要是因为研究资料不充分，并不表示过量摄入没有健康风险。

表7　中国居民膳食宏量营养素可接受范围（AMDR）

人群	总碳水化合物/(%Eᵃ)	添加糖/(%E)	总脂肪/(%E)	饱和脂肪酸 U-AMDR/(%E)	n-6多不饱和脂肪酸/(%E)	n-3多不饱和脂肪酸/(%E)	EPA+DHA/(g·d⁻¹)
0岁～	—ᵇ	—	48(AI)	—	—	—	—
0.5岁～	—	—	40(AI)	—	—	—	—
1岁～	50～65	—	35(AI)	—	—	—	—
4岁～	50～65	<10	20～30	<8	—	—	—
7岁～	50～65	<10	20～30	<8	—	—	—
11岁～	50～65	<10	20～30	<8	—	—	—
14岁～	50～65	<10	20～30	<8	—	—	—
18岁～	50～65	<10	20～30	<10	2.5～9.0	0.5～2.0	0.25～2.0
50岁～	50～65	<10	20～30	<10	2.5～9.0	0.5～2.0	0.25～2.0
65岁～	50～65	<10	20～30	<10	2.5～9.0	0.5～2.0	0.25～2.0
80岁～	50～65	<10	20～30	<10	2.5～9.0	0.5～2.0	0.25～2.0
孕妇(早)	50～65	<10	20～30	<10	2.5～9.0	0.5～2.0	—
孕妇(中)	50～65	<10	20～30	<10	2.5～9.0	0.5～2.0	—
孕妇(晚)	50～65	<10	20～30	<10	2.5～9.0	0.5～2.0	—
乳母	50～65	<10	20～30	<10	2.5～9.0	0.5～2.0	—

注:①a——%E为占能量的百分比。
②b——未制定参考值者用"—"表示。

表8　中国居民膳食水适宜摄入量（AI）

人群	饮水量ᵃ/(L·d⁻¹) 男	女	总摄入量ᵇ/(L·d⁻¹) 男	女
0岁～	—ᵈ		0.7ᶜ	
0.5岁～	—		0.9	
1岁～	—		1.3	
4岁～	0.8		1.6	
7岁～	1.0		1.8	
11岁～	1.3	1.1	2.3	2.0
14岁～	1.4	1.2	2.5	2.2
18岁～	1.7	1.5	3.0	2.7
50岁～	1.7	1.5	3.0	2.7
65岁～	1.7	1.5	3.0	2.7
80岁～	1.7	1.5	3.0	2.7
孕妇(早)	—	+0.2ᵉ	—	+0.3
孕妇(中)	—	+0.2	—	+0.3
孕妇(晚)	—	+0.2	—	+0.3
乳母	—	+0.6	—	+1.1

注:①a——温和气候条件下,轻体力活动水平。如果在高温或 进行中等以上身体活动时,应当增加水摄入量。
②b——总摄入量包括食物中的水以及饮水中的水。
③c——来自母乳。
④d——未制定参考值者用"—"表示。
⑤e——"+"表示在同龄人群参考值基础上额外增加量。

护理营养学

表 9 中国成人其他膳食成分特定建议值(SPL)和可耐受最高摄入量(UL)

其他膳食成分	SPL	UL
膳食纤维/(g·d^{-1})	25(AI)	—[a]
植物甾醇/(g·d^{-1})	0.9	2.4
植物甾醇酯/(g·d^{-1})	1.5	3.9
番茄红素/(mg·d^{-1})	18	70
叶黄素/(mg·d^{-1})	10	40
原花青素/(mg·d^{-1})	—	800
大豆异黄酮[b]/(mg·d^{-1})	55	120
花色苷/(mg·d^{-1})	50	—
氨基葡萄糖/(mg·d^{-1})	1 000	—
硫酸或盐酸氨基葡萄糖/(mg·d^{-1})	1 500	—
姜黄素/(mg·d^{-1})	—	720

注:①a——未制定参考值者用"—"表示。
②b——指绝经后妇女。

[表 1~9 摘自中国营养学会编著.中国居民膳食营养素参考摄入量速查手册(2013 版)]

附录二　常见食物一般营养成分表

表10　常见食物一般营养成分表

食物名称	食部/%	水分/g	能量/kcal	蛋白质/g	脂肪/g	糖类/g	膳食纤维/g	灰分/g	维生素A/μgRE	胡萝卜素/μg	硫胺素/mg	核黄素/mg	尼克酸/mg	维生素C/mg	钙/mg	磷/mg	钾/mg	钠/mg	镁/mg	铁/mg	锌/mg	硒/μg	铜/mg	锰/mg
谷类及制品																								
小麦	100	10.0	317	11.9	1.3	75.2	10.8	16	—	—	0.40	0.10	4.0	—	34	325	289	6.8	4	5.1	2.33	4.05	0.43	3.10
小麦粉(标准粉)	100	12.7	344	11.2	1.5	73.6	2.1	1.0	—	—	0.28	0.08	2.0	—	31	188	190	3.1	50	3.5	1.64	5.36	0.42	1.56
小麦粉(富强粉)	100	12.7	350	10.3	1.1	75.2	0.6	0.7	—	—	0.17	0.06	2.0	—	27	114	128	2.7	32	2.7	0.97	6.88	0.26	0.77
挂面(标准粉)	100	12.4	344	10.1	0.7	76.0	1.6	0.8	—	—	0.19	0.04	2.5	—	14	153	157	150.0	51	3.5	1.22	9.90	0.44	1.28
挂面(精致龙须面)	100	11.9	347	11.2	0.5	74.7	0.2	1.7	—	—	0.18	0.03	2.5	—	26	137	109	292.8	48	2.3	0.87	14.28	0.33	0.81
面条(标准粉·切面)	100	29.7	280	8.5	1.6	59.5	1.5	0.7	—	—	0.35	0.10	3.1	—	13	142	161	3.4	61	2.6	1.07	0.40	0.20	1.35
面条(富强粉·切面)	100	29.2	285	9.3	1.1	59.9	0.4	0.5	—	—	0.18	0.04	2.2	—	24	92	102	1.5	29	2.0	0.83	17.30	0.14	0.56
花卷	100	45.7	211	6.4	1.0	45.6	1.5	1.3	—	—	Tr	0.02	1.1	—	19	72	83	95.0	12	0.4	—	6.17	0.09	—
烙饼(标准粉)	100	36.4	255	7.5	2.3	52.9	1.9	0.9	—	—	0.02	0.04	—	—	20	146	141	149.3	51	2.4	0.94	7.50	0.15	1.15
馒头(标准粉)	100	40.5	233	7.8	1.0	49.8	1.5	0.9	—	—	0.05	0.07	—	—	18	136	129	165.2	39	1.9	1.01	9.70	0.14	1.27
馒头(富强粉)	100	47.3	208	6.2	1.2	44.2	1.0	1.1	—	—	0.02	0.02	—	—	58	78	146	165.0	20	1.7	0.40	7.20	0.05	0.29
油饼	100	24.8	399	7.9	22.9	42.4	2.0	2.0	—	—	0.11	0.05	—	—	46	124	106	572.5	13	2.3	0.97	10.60	0.27	0.71
油条	100	21.8	386	6.9	17.6	51.0	0.9	2.7	—	—	0.01	0.07	0.7	—	6	77	227	585.2	19	1.0	0.75	8.60	0.19	0.52
稻米(五)	100	13.8	346	7.4	0.8	77.9	0.7	0.6	—	—	0.11	0.05	1.9	—	13	110	103	3.8	34	2.3	1.70	2.23	0.30	1.29
粳米(标一)	100	13.7	343	7.7	0.6	77.4	0.6	0.6	—	—	0.16	0.08	1.3	—	11	121	97	2.4	34	1.1	1.45	2.50	0.19	1.36
籼米(标一)	100	13.0	346	7.7	0.7	77.9	0.6	0.7	—	—	0.15	0.06	2.1	—	7	146	89	2.7	33	1.3	1.46	3.8	0.23	1.00
晚籼(标一)	100	13.5	345	7.9	0.7	77.3	0.5	0.6	—	—	0.17	0.05	1.7	—	9	140	112	1.5	53	1.2	1.52	2.83	0.16	1.11

食物名称	食部/%	水分/g	能量/kcal	蛋白质/g	脂肪/g	糖类/g	膳食纤维/g	灰分/g	维生素A/μgRE	胡萝卜素/μg	硫胺素/mg	核黄素/mg	尼克酸/mg	维生素C/mg	钙/mg	磷/mg	钾/mg	钠/mg	镁/mg	铁/mg	锌/mg	硒/μg	铜/mg	锰/mg
黑米	100	14.3	333	9.4	2.5	72.2	3.9	1.6	—	—	0.33	0.13	7.9	—	12	356	256	7.1	147	1.6	3.80	3.20	0.15	1.72
香大米	100	12.9	346	12.7	0.9	72.4	0.6	1.1	—	—	—	0.08	2.6	—	8	106	49	21.5	12	5.1	0.69	4.60	0.52	1.75
糯米[江米](元)	100	12.6	348	7.3	1.0	78.3	0.8	0.8	—	—	0.11	0.04	2.3	—	26	113	137	1.5	49	1.4	1.54	2.71	0.25	1.54
粳米饭(蒸)	100	70.6	117	2.6	0.3	26.2	0.2	0.3	—	—	0.02	0.03	2.0	—	7	62	39	3.3	20	2.2	1.36	0.40	0.08	0.85
籼米饭(蒸)	100	71.1	114	2.5	0.2	26.0	0.4	0.2	—	—	0.02	0.03	1.7	—	6	—	21	1.7	10	0.3	0.47	—	0.04	0.31
籼米粉[排米粉]	100	10.7	355	7.4	0.1	81.5	0.3	0.3	—	—	0.02	0.02	0.6	—	6	62	14	16.3	16	3.2	0.80	7.48	0.30	0.60
玉米(鲜)	46	71.3	106	4.0	1.2	22.8	2.9	0.7	—	—	0.16	0.11	1.8	16	—	117	238	1.1	32	1.1	0.90	1.63	0.09	0.22
玉米面(白)	100	13.4	340	8.0	4.5	73.1	6.2	1.0	—	—	0.34	0.06	3.0	—	12	187	276	0.5	111	1.3	1.22	1.58	0.23	0.40
玉米面(黄)	100	12.1	341	8.1	3.3	75.2	5.6	1.3	7	40	0.26	0.09	2.3	—	22	196	249	2.3	84	3.2	1.42	2.49	0.35	0.47
大麦[元麦]	100	13.1	307	10.2	1.4	73.3	9.9	2.0	—	—	0.43	0.14	3.9	—	66	381	49	—	158	6.4	4.36	9.80	0.63	1.23
小米	100	11.6	358	9.0	3.1	75.1	1.6	1.2	17	100	0.33	0.10	1.5	—	41	229	284	4.3	107	5.1	1.87	4.74	0.54	0.89
小米面	100	11.8	356	7.2	2.1	77.7	0.7	1.2	—	—	0.13	0.08	2.5	—	40	159	129	6.2	57	6.1	1.18	2.82	0.32	0.55
高粱米	100	10.3	351	10.4	3.1	74.7	4.3	1.5	—	—	0.29	0.10	1.6	—	22	329	281	6.3	129	6.3	1.64	2.83	0.53	1.22
荞麦	100	13.0	324	9.3	2.3	73.0	6.5	2.4	3	20	0.28	0.16	2.2	—	47	297	401	4.7	258	6.2	3.62	2.45	0.56	2.04
莜麦面	100	11.0	366	12.2	7.2	67.8	4.6	1.8	3	20	0.39	0.04	3.9	—	27	35	319	2.2	146	13.6	2.21	0.50	0.89	3.86
薯类、淀粉及制品																								
马铃薯[土豆,洋芋]	94	79.8	76	2.0	0.2	17.2	0.7	0.8	5	30	0.08	0.04	1.1	27	8	40	342	2.7	23	0.8	0.37	0.78	0.12	0.14
甘薯[白心]	86	72.6	104	1.4	0.2	25.2	1.0	0.6	37	220	0.07	0.04	0.6	24	24	46	174	58.2	17	0.8	0.22	0.63	0.16	0.21
甘薯[红心]	90	73.4	99	1.1	0.2	24.7	1.6	0.6	125	750	0.04	0.04	0.6	26	23	39	130	28.5	12	0.5	0.15	0.48	0.18	0.11
木薯	99	69.0	116	2.1	0.3	27.8	1.6	0.8	—	—	0.21	0.09	1.2	35	88	50	764	8.0	66	2.5	—	—	—	—
藕粉	100	6.4	372	0.2	…	93.0	0.1	0.4	—	—	…	0.01	0.4	—	8	9	35	10.8	2	17.9	0.15	2.10	0.22	0.28
粉条	100	14.3	337	0.5	0.1	84.2	0.6	0.9	—	—	0.01	…	0.1	—	35	23	18	9.6	11	5.2	0.83	2.18	0.18	0.16
干豆类及制品																								

食物名称	食部 /%	水分 /g	能量 /kcal	蛋白质 /g	脂肪 /g	糖类 /g	膳食纤维 /g	灰分 /g	维生素A /μgRE	胡萝卜素 /μg	硫胺素 /mg	核黄素 /mg	尼克酸 /mg	维生素C /mg	钙 /mg	磷 /mg	钾 /mg	钠 /mg	镁 /mg	铁 /mg	锌 /mg	硒 /μg	铜 /mg	锰 /mg
黄豆[大豆]	100	10.2	359	35.0	16.0	34.2	15.5	4.6	37	220	0.41	0.20	2.1	—	191	465	1 503	2.2	199	8.2	3.34	6.16	1.35	2.26
青豆[青大豆]	100	9.5	373	34.5	16.0	35.4	12.6	4.6	132	790	0.41	0.18	3.0	—	200	395	718	1.8	128	8.4	3.18	5.62	1.38	2.25
豆腐（北）	100	80.0	98	12.2	4.8	2.0	0.5	1.0	5	30	0.05	0.03	0.3	—	138	158	106	7.3	63	2.5	0.63	1.55	0.22	0.69
豆腐（南）	100	87.9	57	6.2	2.5	2.6	0.2	0.8	—	—	0.02	0.04	1.0	—	116	90	154	3.1	36	1.5	0.59	2.62	0.14	0.44
豆腐（内酯）	100	89.2	49	5.0	1.9	3.3	0.4	0.6	—	—	0.06	0.03	0.3	—	17	57	95	6.4	24	0.8	0.55	0.81	0.13	0.26
豆浆	100	96.4	14	1.8	0.7	1.1	1.1	0.2	15	90	0.02	0.02	0.1	—	10	30	48	3.0	9	0.5	0.24	0.14	0.07	0.09
豆奶[豆乳]	100	94.0	30	2.4	1.5	1.8	...	0.3	—	—	0.02	0.06	0.3	—	23	35	92	3.2	7	0.6	0.24	0.73	5.57	0.11
豆腐卷	100	61.6	201	17.9	11.6	7.2	1.0	1.7	30	180	0.31	0.04	0.4	—	156	288	82	81.1	152	6.1	2.76	2.51	0.42	1.66
豆腐皮	100	16.5	409	44.6	17.4	18.8	0.2	2.7	—	—	0.31	0.11	1.5	—	116	318	536	9.4	111	13.9	3.81	2.26	1.86	3.51
腐竹	100	7.9	459	44.6	21.7	22.3	1.0	3.5	—	—	0.13	0.07	0.8	—	77	284	553	26.5	71	16.5	3.69	6.65	1.31	2.55
豆腐干（五）	100	65.2	140	16.2	3.6	11.5	0.8	2.1	7	40	0.03	0.07	0.3	—	308	273	140	76.5	64	4.9	1.76	0.02	0.77	1.31
豆腐干（香干）	100	69.2	151	15.8	7.8	5.1	0.8	2.1	10	60	0.04	0.03	0.3	—	299	219	99	234.1	88	5.7	1.59	3.15	0.41	1.19
素鸡	100	64.3	192	16.5	12.5	4.2	0.9	2.5	10	60	0.02	0.03	0.4	—	319	180	42	373.8	61	5.3	1.74	6.73	0.27	1.12
绿豆	100	12.3	316	21.6	0.8	62.0	6.4	3.3	22	130	0.25	0.11	2.0	—	81	337	787	3.2	125	6.5	2.18	4.28	1.08	1.11
赤小豆[红小豆]	100	12.6	309	20.2	0.6	63.4	7.7	3.2	13	80	0.16	0.11	2.0	—	74	305	860	2.2	138	7.4	2.20	3.80	0.64	1.33
蚕豆	100	13.2	335	21.6	1.0	61.5	1.7	2.7	—	—	0.09	0.13	1.9	2	31	418	1 117	86.0	57	8.2	3.42	1.30	0.99	1.09
豇豆	100	10.9	322	19.3	1.2	65.6	7.1	3.0	10	60	0.16	0.08	1.9	—	40	344	737	6.8	36	7.1	3.04	5.74	2.10	1.07
蔬菜类及制品																								
白萝卜[莱菔]	95	93.4	21	0.9	0.1	5.0	1.0	0.6	3	20	0.02	0.03	0.3	21	36	26	173	61.8	16	0.5	0.30	0.61	0.04	0.09
水萝卜[脆萝卜]	93	92.9	20	0.8	...	5.5	1.4	0.8	42	250	0.03	0.05	—	45	—	—	—	9.7	—	—	0.49	—	0.01	0.05
心里美萝卜	88	93.5	21	0.8	0.2	4.9	0.8	0.6	2	10	0.02	0.04	0.4	23	68	24	116	85.4	34	0.5	0.17	1.02	0.06	0.08
胡萝卜(红)[金笋]	96	89.2	37	1.0	0.2	8.8	1.1	0.8	688	4 130	0.04	0.03	0.6	13	32	27	190	71.4	14	1.0	0.23	0.63	0.08	0.24
胡萝卜(黄)	97	87.4	43	1.4	0.2	10.2	1.3	0.8	668	4 010	0.04	0.04	0.2	16	32	16	193	25.1	7	0.5	0.14	2.80	0.03	0.07

（续表）

食物名称	食部 /%	水分 /g	能量 /kcal	蛋白质 /g	脂肪 /g	糖类 /g	膳食纤维 /g	灰分 /g	维生素A /μgRE	胡萝卜素 /μg	硫胺素 /mg	核黄素 /mg	尼克酸 /mg	维生素C /mg	钙 /mg	磷 /mg	钾 /mg	钠 /mg	镁 /mg	铁 /mg	锌 /mg	硒 /μg	铜 /mg	锰 /mg
刀豆	92	89.0	36	3.1	0.3	7.0	1.8	0.6	37	220	0.05	0.07	1.0	15	49	57	209	8.5	29	4.6	0.84	0.88	0.09	0.45
豆角	96	90.0	30	2.5	0.2	6.7	2.1	0.6	33	200	0.05	0.07	0.9	18	29	55	207	3.4	35	1.5	0.54	2.16	0.15	0.41
荷兰豆	88	91.9	27	2.5	0.3	4.9	1.4	0.4	80	480	0.09	0.04	0.7	16	51	19	116	8.8	16	0.9	0.50	0.42	0.06	0.48
毛豆[青豆]	53	69.6	123	13.1	5.0	10.5	4.0	1.8	22	130	0.15	0.07	1.4	27	135	188	478	3.9	70	3.5	1.73	2.48	0.54	1.20
黄豆芽	100	88.8	44	4.5	1.6	4.5	1.5	0.6	5	30	0.04	0.07	0.6	8	21	74	160	7.2	21	0.9	0.54	0.96	0.14	0.34
绿豆芽	100	94.6	18	2.1	0.1	2.9	0.8	0.3	3	20	0.05	0.06	0.5	6	9	37	68	4.4	18	0.6	0.35	0.50	0.110	0.10
豌豆苗	86	89.6	34	4.0	0.8	4.6	1.9	1.0	445	2 667	0.05	0.11	1.1	67	40	67	222	18.5	21	4.2	0.77	1.09	0.20	0.76
茄子(x)	93	93.4	21	1.1	0.2	4.9	1.3	0.4	8	50	0.02	0.04	0.6	5	24	23	142	5.4	13	0.5	0.23	0.48	0.10	0.13
番茄[西红柿]	97	94.4	19	0.9	0.2	4.0	0.5	0.5	92	550	0.03	0.03	0.6	19	10	23	163	5.0	9	0.4	0.13	0.15	0.06	0.08
甜椒[柿子椒]	82	93.0	22	1.0	0.2	5.4	1.4	0.4	57	340	0.03	0.03	0.9	72	14	20	142	3.3	12	0.8	0.19	0.38	0.09	0.12
佛手瓜[棒瓜]	100	94.3	16	1.2	0.1	3.8	1.2	0.6	3	20	0.01	0.10	0.1	8	17	18	76	1.0	10	0.1	0.08	1.45	0.02	0.03
黄瓜[胡瓜]	92	95.8	15	0.8	0.2	2.9	0.5	0.3	15	90	0.02	0.03	0.2	9	24	24	102	4.9	15	0.5	0.18	0.38	0.05	0.06
苦瓜[凉瓜]	81	93.4	19	1.0	0.1	4.9	1.4	0.6	17	100	0.03	0.03	0.4	56	14	35	256	2.5	18	0.7	0.36	0.36	0.06	0.16
南瓜[倭瓜]	85	93.5	22	0.7	0.1	5.3	0.8	0.4	148	890	0.03	0.04	0.4	8	16	24	145	0.8	8	0.4	0.14	0.46	0.03	0.08
西葫芦	73	94.9	18	0.8	0.2	3.8	0.6	0.3	5	30	0.01	0.03	0.2	6	15	17	92	5.0	9	0.3	0.12	0.28	0.03	0.04
蒜黄	97	93.0	21	2.5	0.2	3.8	1.4	0.5	47	280	0.05	0.07	0.6	18	24	58	168	7.8	16	1.3	0.33	0.79	0.09	0.25
蒜苗	82	88.9	37	2.1	0.4	8.0	1.8	0.6	47	280	0.11	0.08	0.5	35	29	44	226	5.1	18	1.4	0.46	1.24	0.05	0.17
大葱	82	91.0	30	1.7	0.3	6.5	1.3	0.5	10	60	0.03	0.05	0.5	17	29	38	144	4.8	19	0.7	0.40	0.67	0.08	0.28
小葱	73	92.7	24	1.6	0.4	4.9	1.4	0.4	140	840	0.05	0.06	0.4	21	72	26	143	10.4	18	1.3	0.35	1.06	0.06	0.16
洋葱[葱头]	90	89.2	39	1.1	0.2	9.0	0.9	0.5	3	20	0.03	0.03	0.3	8	24	39	147	4.4	15	0.6	0.23	0.92	0.05	0.14
韭菜	90	91.8	26	2.4	0.4	4.6	1.4	0.8	235	1 410	0.2	0.09	0.8	24	42	38	247	8.1	25	1.6	0.43	1.38	0.08	0.43
大白菜(x)	87	94.6	17	1.5	0.1	3.2	0.8	0.6	20	120	0.04	0.05	0.6	31	50	31	—	57.5	11	0.7	0.38	0.49	0.05	0.15
小白菜	81	94.5	15	1.5	0.3	2.7	1.1	1.0	280	1 680	0.02	0.09	0.7	28	90	36	178	73.5	18	1.9	0.51	1.17	0.08	0.27

食物名称	食部/%	水分/g	能量/kcal	蛋白质/g	脂肪/g	糖类/g	膳食纤维/g	灰分/g	维生素A/μgRE	胡萝卜素/μg	硫胺素/mg	核黄素/mg	尼克酸/mg	维生素C/mg	钙/mg	磷/mg	钾/mg	钠/mg	镁/mg	铁/mg	锌/mg	硒/μg	铜/mg	锰/mg
油菜	87	92.9	23	1.8	0.5	3.8	1.1	1.0	103	620	0.04	0.11	0.7	36	108	39	210	55.8	22	1.2	0.33	0.79	0.06	0.23
菜花[花椰菜]	82	92.4	24	2.1	0.2	4.6	1.2	0.7	5	30	0.03	0.08	0.6	61	23	47	200	31.6	18	1.1	0.38	0.73	0.05	0.17
西兰花[绿菜花]	83	90.3	33	4.1	0.6	4.3	1.6	0.7	1 202	7 210	0.09	0.13	0.9	51	67	72	17	18.8	17	1.0	0.78	0.70	0.03	0.24
菠菜[赤根菜]	89	91.2	24	2.6	0.3	4.5	1.7	1.4	487	2 920	0.04	0.11	0.6	32	66	47	311	85.2	58	2.9	0.85	0.97	0.10	0.66
芹菜[旱芹]	66	94.2	14	0.8	0.1	3.9	1.4	1.0	10	60	0.01	0.08	0.4	12	48	50	154	73.8	10	0.8	0.46	0.47	0.09	0.17
生菜[油麦菜]	81	95.7	15	1.4	0.4	2.1	0.6	0.4	60	360	Tr	0.10	0.2	20	70	31	100	80.0	29	1.2	0.43	1.55	0.08	0.15
莴笋[莴苣]	62	95.5	14	1.0	0.1	2.8	0.6	0.6	25	150	0.02	0.02	0.5	4	23	48	212	36.5	19	0.9	0.33	0.54	0.07	0.19
竹笋	63	92.8	19	2.6	0.2	3.6	1.8	0.8	—	—	0.08	0.08	0.6	5	9	64	389	0.4	1	0.5	0.33	0.04	0.09	1.14
藕[莲藕]	88	80.5	70	1.9	0.2	16.4	1.2	1.0	3	20	0.09	0.03	0.3	44	39	58	243	44.2	19	1.4	0.23	0.39	0.1	1.30
山药[大薯]	83	84.8	56	1.9	0.2	12.4	0.8	0.7	3	20	0.05	0.02	0.3	5	16	34	213	18.6	20	0.3	0.27	0.55	0.24	0.12
芋头[芋艿]	84	78.6	79	2.2	0.2	18.1	1.0	0.9	27	160	0.06	0.05	0.7	6	36	55	378	33.1	23	1.0	0.49	1.45	0.37	0.30
香椿[香椿芽]	76	85.2	47	1.7	0.4	10.9	1.8	1.8	117	700	0.07	0.12	0.9	40	96	147	172	4.6	36	3.9	2.25	0.42	0.09	0.35
苜蓿[金花菜]	100	81.8	60	3.9	1.0	10.9	2.1	2.4	440	2 640	0.10	0.73	2.2	118	713	78	497	5.8	61	9.7	2.01	8.53	—	0.79
菌藻类																								
金针菇[智力菇]	100	90.2	26	2.4	0.4	6.0	2.7	1.0	5	30	0.15	0.19	4.1	2	—	97	195	4.3	17	1.4	0.39	0.28	0.14	0.10
蘑菇(鲜蘑)	99	92.4	20	2.7	0.1	4.1	2.1	0.7	2	10	0.08	0.35	4.0	2	6	94	312	8.3	11	1.2	0.92	0.55	0.49	0.11
木耳(干)[黑木耳]	100	15.5	205	12.1	1.5	65.6	29.9	5.3	17	100	0.17	0.44	2.5	—	247	292	757	48.5	152	97.4	3.18	3.72	0.32	8.86
香菇[香蕈,冬菇]	100	91.7	19	2.2	0.3	5.2	3.3	0.6	—	—	Tr	0.08	2.0	1	2	53	20	1.4	11	0.3	0.66	2.58	0.12	0.25
海带(干)[昆布]	97	70.5	77	1.8	0.1	23.4	6.1	4.2	40	240	0.01	0.10	0.8	…	348	52	761	327.4	129	4.7	0.65	5.84	0.14	1.14
水果类及制品																								
苹果(云)	76	85.9	52	0.2	0.2	13.5	1.2	0.2	3	20	0.06	0.02	0.2	4	4	12	119	1.6	4	0.6	0.19	0.12	0.06	0.03
梨(云)	82	85.8	44	0.4	0.2	13.3	3.1	0.3	6	33	0.03	0.06	0.3	6	9	14	92	2.1	8	0.5	0.46	1.14	0.62	0.07
红果[山里红]	76	73.0	95	0.5	0.6	25.1	3.1	0.8	17	100	0.02	0.02	0.4	53	52	24	299	5.4	19	0.9	0.28	1.22	0.11	0.24

食物名称	食部/%	水分/g	能量/kcal	蛋白质/g	脂肪/g	糖类/g	膳食纤维/g	灰分/g	维生素A/μgRE	胡萝卜素/μg	硫胺素/mg	核黄素/mg	尼克酸/mg	维生素C/mg	钙/mg	磷/mg	钾/mg	钠/mg	镁/mg	铁/mg	锌/mg	硒/μg	铜/mg	锰/mg
桃(x̄)	86	86.4	48	0.9	0.1	12.2	1.3	0.4	3	20	0.01	0.03	0.7	7	6	20	166	5.7	7	0.8	0.34	0.24	0.05	0.07
李子	91	90.0	36	0.7	0.2	8.7	0.9	0.4	25	150	0.03	0.02	0.4	5	8	11	144	3.8	10	0.6	0.14	0.23	0.04	0.16
杏	91	89.4	36	0.9	0.1	9.1	1.3	0.5	75	450	0.02	0.03	0.6	4	14	15	226	2.3	11	0.6	0.20	0.20	0.11	0.06
枣(鲜)	87	67.4	122	1.1	0.3	30.5	1.9	0.7	40	240	0.06	0.09	0.9	243	22	23	375	1.2	25	1.2	1.52	0.80	0.06	0.32
枣(干)	80	26.9	264	3.2	0.5	67.8	6.2	1.6	2	10	0.04	0.16	0.9	14	64	51	524	6.2	36	2.3	0.65	1.02	0.27	0.39
葡萄(x̄)	86	88.7	43	0.5	0.2	10.3	0.4	0.3	8	50	0.04	0.02	0.2	25	5	13	104	1.3	8	0.4	0.18	0.20	0.09	0.06
葡萄干	100	11.6	341	8.5	0.4	83.4	1.6	2.1	—	—	0.09	—	—	5	52	90	995	19.1	45	9.1	0.18	2.74	0.48	0.39
石榴(x̄)	57	79.1	63	1.4	0.2	18.7	4.8	0.6	—	—	0.05	0.03	—	9	9	71	231	0.9	16	0.3	0.19	—	0.14	0.17
柿	87	80.6	71	0.4	0.1	18.5	1.4	0.4	20	120	0.02	0.02	0.3	30	9	23	151	0.8	19	0.2	0.08	0.24	0.06	0.50
中华猕猴桃	83	83.4	56	0.8	0.6	14.5	2.6	0.7	22	130	0.05	0.02	0.3	62	27	26	144	10.0	12	1.2	0.57	0.28	1.87	0.73
草莓[洋莓]	97	91.3	30	1.0	0.2	7.1	1.1	0.4	5	30	0.02	0.03	0.3	47	18	27	131	4.2	12	1.8	0.14	0.70	0.04	0.49
橙	74	87.4	47	0.8	0.2	11.1	0.6	0.5	27	160	0.05	0.04	0.3	33	20	22	159	1.2	14	0.4	0.14	0.31	0.03	0.05
柑橘(x̄)	77	86.9	51	0.7	0.2	11.9	0.4	0.3	148	890	0.08	0.04	0.4	28	35	18	154	1.4	11	0.2	0.08	0.30	0.04	0.14
芦柑	77	88.5	43	0.6	0.2	10.3	0.6	0.4	87	520	0.02	0.03	0.2	19	45	25	54	—	45	1.3	0.10	0.07	0.10	0.03
芭蕉[甘蕉]	68	68.9	109	1.2	0.1	28.9	3.1	0.9	—	—	0.02	0.02	0.6	—	6	18	330	1.3	29	0.3	0.16	0.81	0.10	0.78
菠萝[凤梨]	68	88.4	41	0.5	0.1	10.8	1.3	0.2	3	20	0.04	0.02	0.2	18	12	9	113	0.8	8	0.6	0.14	0.24	0.07	1.04
荔枝	73	81.9	70	0.9	0.2	16.6	0.5	0.4	2	10	0.10	0.04	1.1	41	2	24	151	1.7	12	0.4	0.17	0.14	0.16	0.09
香蕉[甘蕉]	59	75.8	91	1.4	0.2	22.0	1.2	0.6	10	60	0.02	0.04	0.7	8	7	28	256	0.8	43	0.4	0.18	0.87	0.14	0.65
白金瓜	70	93	24	0.4	Tr	6.2	0.5	0.4	17	100	0.05	0.08	0.7	17	12	13	182	1.6	10	0.4	0.26	0.37	0.08	—
哈密瓜	71	91.0	32	0.5	0.1	7.9	0.2	0.5	153	920	…	0.01	…	12	4	19	190	26.7	19	…	0.13	1.10	0.01	0.01
甜瓜(香瓜)	78	92.9	26	0.4	0.1	6.2	0.4	0.4	5	30	0.02	0.03	0.3	15	14	17	139	8.8	11	0.7	0.09	0.40	0.04	0.04
西瓜(x̄)	56	93.3	25	0.6	0.1	5.8	0.3	0.2	75	450	0.02	0.03	0.2	6	8	9	87	3.2	8	0.3	0.10	0.17	0.05	0.05
坚果,种子类																								

（续表）

食物名称	食部/%	水分/g	能量/kcal	蛋白质/g	脂肪/g	糖类/g	膳食纤维/g	灰分/g	维生素A/μgRE	胡萝卜素/μg	硫胺素/mg	核黄素/mg	尼克酸/mg	维生素C/mg	钙/mg	磷/mg	钾/mg	钠/mg	镁/mg	铁/mg	锌/mg	硒/μg	铜/mg	锰/mg
山核桃（干）	24	2.2	601	18.0	50.4	26.2	7.4	3.2	5	30	0.16	0.09	0.5	—	57	521	237	250.7	306	6.8	6.42	0.87	2.14	8.16
栗子（熟）[板栗]	78	46.6	212	4.8	1.5	46.0	1.2	1.0	40	240	0.19	0.13	1.2	36	15	91	—	3.0	—	1.7	—	—	—	—
松子（炒）	31	3.6	619	14.1	58.5	21.4	12.4	2.4	5	30	…	0.11	3.8	…	161	227	612	36	186	5.2	5.49	0.62	1.21	7.40
花生仁（生）	100	6.9	563	24.8	44.3	21.7	5.5	2.3	5	30	0.72	0.13	17.9	2	39	324	587	5.5	178	2.1	2.50	3.94	0.95	1.25
葵花子（生）	50	2.4	597	23.9	49.9	19.1	6.1	4.7	5	30	0.36	0.20	4.8	…	72	238	562	15.8	264	5.7	6.03	1.21	2.51	1.95
南瓜子（炒）[白瓜子]	68	4.1	574	36.0	46.1	7.9	4.1	5.9	—	—	0.08	0.16	3.3	—	37	—	672	15.8	376	6.5	7.12	27.03	1.44	3.85
畜肉类及制品																								
猪肉（肥瘦）（x̄）	100	46.8	395	13.2	37.0	2.4	—	0.6	18	—	0.22	0.16	3.5	—	6	162	204	59.4	16	1.6	2.06	11.97	0.06	0.03
猪肉（里脊）	100	70.3	155	20.2	7.9	0.7	—	0.9	5	—	0.47	0.12	5.2	—	6	184	317	43.2	28	1.5	2.30	5.25	0.16	0.03
猪肉（瘦）	100	71.0	143	20.3	6.2	1.5	—	1.0	44	—	0.54	0.10	5.3	—	6	189	305	57.5	25	3.0	2.99	9.50	0.11	0.03
猪蹄	60	58.2	260	22.6	18.8	0	—	0.4	3	—	0.05	0.10	1.5	—	33	33	54	101.0	5	1.1	1.14	5.85	0.09	0.01
猪肝	99	70.7	129	19.3	3.5	5	—	1.5	4 972	—	0.21	2.08	15.2	20	6	310	235	68.6	24	22.6	5.78	19.21	0.65	0.26
火腿肠	100	57.4	212	14.0	10.4	15.6	—	2.6	5	—	0.26	0.43	2.3	—	9	187	217	771.2	22	4.5	3.22	9.20	0.36	0.14
牛肉（肥瘦）（x̄）	99	72.8	125	19.9	4.2	2.0	—	1.1	7	—	0.04	0.14	5.6	—	23	168	216	84.2	20	3.3	4.73	6.45	0.18	0.04
牛肉（瘦）	100	75.2	106	20.2	2.3	1.2	—	1.1	6	—	0.07	0.13	6.3	—	9	172	284	53.6	21	2.8	3.71	10.55	0.16	0.04
酱牛肉	100	50.7	246	31.4	11.9	3.2	—	2.8	11	—	0.05	0.22	4.4	—	20	178	148	869.2	27	4.0	7.12	4.35	0.14	0.25
羊肉（肥瘦）（x̄）	90	65.7	203	19.0	14.1	0	—	1.2	22	—	0.05	0.14	4.5	—	6	146	232	80.6	20	2.3	3.22	32.20	0.75	0.02
羊肉（瘦）	90	74.2	118	20.5	3.9	0.2	—	1.2	11	—	0.15	0.16	5.2	—	9	196	403	69.4	22	3.9	6.06	7.18	0.12	0.03
羊肉串（电烤）	100	52.8	234	26.4	11.6	6.0	—	3.2	42	—	0.03	0.32	5.8	—	52	230	430	796.3	54	6.7	4.94	6.73	0.16	0.30
禽肉类及制品																								
鸡（x̄）	66	69.0	167	19.3	9.4	1.3	—	1.0	48	—	0.05	0.09	5.6	—	9	156	251	63.3	19	1.4	1.09	11.75	0.07	0.03
鸡胸脯肉	100	72.0	133	19.4	5.0	2.5	—	1.1	16	—	0.07	0.13	10.8	—	3	214	338	34.4	28	0.6	0.51	10.50	0.06	0.01
鸡翅	69	65.4	194	17.4	11.8	4.6	—	0.8	68	—	0.01	0.11	5.3	—	8	161	205	50.8	17	1.3	1.12	10.98	0.05	0.03

（续表）

食物名称	食部/%	水分/g	能量/kcal	蛋白质/g	脂肪/g	糖类/g	膳食纤维/g	灰分/g	维生素A/μgRE	胡萝卜素/μg	硫胺素/mg	核黄素/mg	尼克酸/mg	维生素C/mg	钙/mg	磷/mg	钾/mg	钠/mg	镁/mg	铁/mg	锌/mg	硒/μg	铜/mg	锰/mg
鸡腿	69	70.2	181	16.0	13.0	0	—	0.8	44	—	0.02	0.14	6.0	—	6	172	242	64.4	34	1.5	1.12	12.40	0.09	0.03
鸭	68	63.9	240	15.5	19.7	0.2	—	0.7	52	—	0.08	0.22	4.2	—	6	122	191	69.0	14	2.2	1.33	12.25	0.21	0.06
乳类及制品																								
牛乳[元]	100	89.8	54	3.0	3.2	3.4	—	0.6	24	—	0.03	0.14	0.1	1	104	73	109	37.2	11	0.3	0.42	1.94	0.02	0.03
全脂速溶奶粉	100	2.3	466	19.9	18.9	54.0	—	4.9	272	—	0.08	0.80	0.5	7	659	571	541	247.6	73	2.9	2.16	7.98	0.12	0.05
酸奶[元]	100	84.7	72	2.5	2.7	9.3	—	0.8	26	—	0.03	0.15	0.2	1	118	85	150	39.8	12	0.4	0.53	1.71	0.03	0.02
蛋类及制品																								
鸡蛋[元]	88	74.1	144	13.3	8.8	2.8	—	1.0	234	—	0.11	0.27	0.2	—	56	130	154	131.5	10	2.0	1.10	14.34	0.15	0.04
松花蛋(鸡蛋)	83	66.4	178	14.8	10.6	5.8	—	2.4	310	—	0.02	0.13	0.2	—	26	263	148	—	8	3.9	2.73	44.32	0.12	0.06
鹌鹑蛋	86	73.0	106	12.8	11.1	2.1	—	1.0	337	—	0.11	0.49	0.1	—	47	180	138	106.6	11	3.2	1.61	25.48	0.09	0.04
鱼虾蟹贝类																								
草鱼[草包鱼]	58	77.3	113	16.6	5.2	0	—	1.1	11	—	0.04	0.11	2.8	—	38	203	312	46.0	31	0.8	0.87	6.66	0.05	0.05
鲫鱼[鲫拐子]	54	76.7	109	17.6	4.1	0.5	—	1.1	25	—	0.03	0.09	2.7	—	50	204	334	53.7	33	1.0	2.08	15.38	0.06	0.05
鲢鱼[白鲢]	61	77.4	104	17.8	3.6	0	—	1.2	20	—	0.03	0.07	2.5	—	53	190	277	57.5	23	1.4	1.17	15.68	0.06	0.09
带鱼[刀鱼]	76	73.3	127	17.7	4.9	3.1	—	1.0	29	—	0.02	0.06	2.8	—	28	191	280	150.1	43	1.2	0.70	36.57	0.08	0.17
鲈鱼[鲈花]	58	76.5	105	18.6	3.4	0	—	1.5	19	—	0.03	0.17	3.1	—	138	242	205	144.1	37	2.0	2.83	33.06	0.05	0.04
对虾	61	76.5	93	18.6	0.8	2.8	—	1.3	15	—	0.01	0.07	1.7	—	62	228	215	165.2	43	1.5	2.38	33.72	0.34	0.12
虾皮	100	42.4	153	30.7	2.2	2.5	—	22.2	19	—	0.02	0.14	3.1	—	991	582	617	5 057.7	265	6.7	1.93	74.43	1.08	0.82

注：①"…"表示未检出。
②"—"表示未测定。

（摘自杨月欣、王光亚、潘兴昌.中国食物成分表 2002.北京：北京大学医学出版社,2002.）